温病类方
临证思辨录

主 审　唐旭东

主 编　李吉彦　沈　会

人民卫生出版社
·北 京·

版权所有，侵权必究！

图书在版编目（CIP）数据

温病类方临证思辨录 / 李吉彦，沈会主编. -- 北京 ：
人民卫生出版社，2024. 11. -- ISBN 978-7-117-36486
-7

I. R289. 51

中国国家版本馆 CIP 数据核字第 2024FQ5908 号

人卫智网	www.ipmph.com	医学教育、学术、考试、健康，
		购书智慧智能综合服务平台
人卫官网	www.pmph.com	人卫官方资讯发布平台

温病类方临证思辨录

Wenbing Leifang Linzheng Sibianlu

主　　编：李吉彦　沈　会
出版发行：人民卫生出版社（中继线 010-59780011）
地　　址：北京市朝阳区潘家园南里 19 号
邮　　编：100021
E - mail：pmph @ pmph.com
购书热线：010-59787592　010-59787584　010-65264830
印　　刷：天津画中画印刷有限公司
经　　销：新华书店
开　　本：710 × 1000　1/16　　印张：32
字　　数：558 千字
版　　次：2024 年 11 月第 1 版
印　　次：2024 年 11 月第 1 次印刷
标准书号：ISBN 978-7-117-36486-7
定　　价：89.00 元

打击盗版举报电话：010-59787491　E-mail：WQ @ pmph.com
质量问题联系电话：010-59787234　E-mail：zhiliang @ pmph.com
数字融合服务电话：4001118166　E-mail：zengzhi @ pmph.com

编委会

主　审　唐旭东

主　编　李吉彦　沈　会

副主编　王　萍　马兆楠　杨　洋　朱炜楷
　　　　赵妍妍

编　委　李吉彦　沈　会　王　萍　马兆楠
　　　　杨　洋　朱炜楷　赵妍妍　马璐萍
　　　　张靖源　王冬阳　陈永轩　盛洪峰
　　　　王　颖　周婷婷　王思云　韩昌昊

序

　　从方剂初萌之时,至方剂学繁茂之今,浩如烟海之方剂,令后学者多"望方兴叹"。约成书于公元前 3 世纪的《五十二病方》是我国现存最古老的一部方书。《汉书·艺文志》列"经方十一家",其中有按病归类的方剂专著,亦有方剂理论专著《汤液经法》。医圣张仲景的《伤寒杂病论》,创造性地融理、法、方、药于一体,被后人尊为"方书之祖"。仲景以后,方剂学蓬勃发展。耳熟能详的有北齐徐之才的《药对》,晋代葛洪的《肘后方》,唐代孙思邈的《备急千金要方》《千金翼方》,唐代王焘的《外台秘要》,宋代的《太平圣惠方》《圣济总录》《太平惠民和剂局方》,明代的《普济方》《新方八阵》,清代徐大椿的《伤寒论类方》、汪昂的《医方集解》《汤头歌诀》,中华人民共和国成立后的《中医方剂大辞典》等。在茫茫方海中,古今有志于方剂之研习者,不乏探源溯本之辈。临床用好方、用对方,提高临床疗效,一直是中医临床医家孜孜不倦探寻的目标。

　　医圣张仲景《伤寒杂病论》创立了经方的方证理论。清代名医徐大椿著《伤寒论类方》不类经而类方,提出"方之治病有定,而病之变迁无定,知其一定之治,随其病之千变万化而应用不爽"。清代温病学家吴鞠通学术思想的形成主要是受历代经典医籍和医家的影响,尤其与《黄帝内经》、张仲景《伤寒杂病论》、叶天士《临证指南医案》及《温热论》等的学术思想密不可分。吴鞠通创立了温病的方证理论,提出"虽为温病而设,实可羽翼伤寒"。温病学方证与《伤寒杂病论》经方方证一脉相承而又独树一帜。当代中医工作者需要更好地掌握温病学方证,更好地推广温病类方的使用,使其不仅能用来治疗外感病,同时能运用到内伤杂病的治疗中,从而进一步提高中医药临床疗效,坚定中医药传承创新发展的信心与决心。

　　辽宁省名中医李吉彦先生、第五批全国中医临床优秀人才沈会女士广求医道,集思广益,勤于临床,善于总结,教学相长,传仲景术且伤寒与温病并重,擅用经方及温病类方治疗杂病,体会颇多,将自己对温病类方的体悟与临床经验相结合,著成《温病类方临证思辨录》一书,可喜可贺。本书分为上、中、下三篇,在参阅了古代历代名家及现代医家温病类方研究专著及临床经验的基础上,以"不类经而类方"的形式编撰而成,强调临床应用,书中专门列出每个温病类方的"医家临床应用"。《温病类方临证思辨录》强调尊崇师训、重温经典、勤于临床,传承类方思想,将仲景以后医家所创之温病方根据其临床效用编入温病类方,使读者能够随证取方,便于临床应用,同时列举了历代医家及作者的温病类方临床经验,理、法、方、药兼备,具有重要的临床实用价值及较高的学术参考价值,适合中医临床工作者、中医药院校师生、中医药科研工作者及中医爱好者阅读。

　　获悉此书即将付梓,谨表祝贺,欣然为序。

唐旭东

癸卯年初春

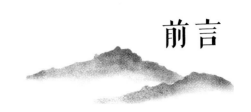

前言

温病学是广义伤寒中的一类，是仲景学术思想的延续，是中医临床经典的重要组成部分。然而，叶天士、吴鞠通、薛生白等温病医家在温病方面的巨大成就在一定程度上掩盖了他们用温病类方治疗内科杂病的光辉。在三焦辨证或卫气营血辨证指导下，《温病条辨》所记载的理法方药是对经方的重要补充和发挥。

东汉末年，由于战乱不息，以致仲景著作散佚不全，虽经魏晋间王叔和整理编次，流传仍然不广，唐初孙思邈在著《备急千金要方》时就有"江南诸师秘仲景要方不传"之叹！可见《伤寒杂病论》一直为当时和后世医家所珍视，直到他的晚年，才发现较完整的《伤寒杂病论》，叹为观止，并探索论中要妙，用"方证同条，比类相附"的研究方法，单独构成两卷，编入《千金翼方》里。孙思邈以方类证的方法，是一种比较分析的方法，颇为后来施沛、柯琴、张璐、徐大椿所赏识和借鉴。他们都认为《伤寒杂病论》是辨证论治的大经大法的张本，主张从方证立论，把仲景辨证用方的心法要领阐发出来。明代施沛《祖剂》论方宗祖。清代柯琴《伤寒来苏集》以方类证，证从经分。清代张璐《张氏医通·祖方》方祖类方。清代徐大椿借鉴孙思邈"以方类证"的归类方法，同时吸收施沛、柯琴、张璐各家研究《伤寒杂病论》类方之长，撰《伤寒论类方》。徐氏着眼于对仲景处方用药的探讨，在《伤寒论类方·自序》中说："当时著书，亦不过随症立方，本无一定之次序也。余始亦疑其有错乱，乃探求三十年而后悟其所以然之故。于是不类经而类方，盖方之治病有定，而病之变迁无定，知其一定之治，随其病之千变万化而应用不爽，此从流溯源之法，病无遁形矣。"说明方剂治病虽有一定范围，但病之变化无一定规律，只要掌握用方对症并随症加减变化，即可治疗千变万化的疾病。徐大椿《伤寒论类方》问世以后，引起后世医家极大的兴趣和关注，对类方的研究代有发展。例如《伤寒论类方汇参》《伤寒论方解》的出现，使伤寒论类方的学术研究意义进一步提升。

　　本书传承徐氏《伤寒论类方》"以方类证"学术思想而有所创新。本书类方归类原则主要有：治法一致归为一类，如辛凉解表法之银翘散类方，辛温寒凉表里双解之防风通圣散类方；病机一致归为一类，如燥热在肺、肺津受灼之桑杏汤类方；主证病状一致归为一类，如肺痈咳喘之苇茎汤类方；主要药物一致归为一类，如香薷为主之新加香薷饮类方，六一散为主的六一散类方；病位一致归为一类，如湿热弥漫三焦之三仁汤类方等。

　　本书分为三篇，上篇温热病类方临证思辨，中篇湿热病类方临证思辨，下篇寒湿病类方临证思辨。上篇温热病类方临证思辨分为十八章，包括银翘散类方临证思辨，桑杏汤类方临证思辨，杏苏散类方临证思辨，栀子豉汤类方临证思辨，苇茎汤类方临证思辨，麻杏石甘汤类方临证思辨，白虎汤类方临证思辨，清营汤类方临证思辨，犀角地黄汤类方临证思辨，安宫牛黄丸类方临证思辨，导赤散类方临证思辨，青蒿鳖甲汤类方临证思辨，泻心汤类方临证思辨，承气汤类方临证思辨，增液汤类方临证思辨，沙参麦门冬汤类方临证思辨，乌梅丸类方临证思辨，炙甘草汤类方临证思辨。中篇湿热病类方临证思辨分为十八章，包括新加香薷饮类方临证思辨，六一散类方临证思辨，清暑益气汤类方临证思辨，三仁汤类方临证思辨，温胆汤类方临证思辨，橘皮竹茹汤类方临证思辨，龙胆泻肝汤类方临证思辨，藿香正气散类方临证思辨，半夏泻心汤类方临证思辨，小陷胸汤类方临证思辨，黄芩汤类方临证思辨，中焦宣痹汤类方临证思辨，茵陈蒿汤类方临证思辨，小柴胡汤类方临证思辨,三石汤类方临证思辨,宣清导浊汤类方临证思辨,白头翁汤类方临证思辨,茯苓皮汤类方临证思辨。下篇寒湿病类方临证思辨分为八章,包括参附汤类方临证思辨,五苓散类方临证思辨,四逆汤类方临证思辨,理中汤类方临证思辨,达原饮类方临证思辨,鹿附汤类方临证思辨,竹皮大丸类方临证思辨,寒湿其他类方临证思辨。每章内容包括温病类方介绍、温病类方鉴别、温病类方临床应用。

"方之治病有定,而病之变迁无定。"临床治病方药亦应随病变化无穷,方能奏效。因此,我们对每一类温病类方的各个单方进行解析,列举了历代名家对该方的经典论述及临床应用经验,彰显古今著名医家对类方的精思妙用,并且在温病类方临床应用部分补充了编者临床应用温病类方的经典案例,希望能对读者有所启迪。同时,温病类方鉴别以表格的形式比较《伤寒杂病论》(《伤寒论》《金匮要略》)中同类方方名、组成、主症、舌脉、辨证要点、治法、方源等,揭示类方运用变化规律。本书中所有方剂及古代医案用药均保留原书剂量、单位及表述,部分近代、现代医案亦遵从原书表述。书中"医家临床应用"所涉及著作,由多人主编的,仅列第一主编人名。

总之,我们力求将温病类方理论、临床经验较为全面地介绍于本书,希望能对读者有所裨益,但水平有限,难免有不妥之处,敬望各位同道指正。本书的问世,得益于辽宁省名老中医药专家李吉彦传承工作室、大连市中医医院专家工作站全体工作人员的辛勤劳动,对此深表感谢!

李吉彦　沈会

2023 年 2 月

目录

上篇 温热病类方临证思辨

第一章 银翘散类方临证思辨 ·········· 002

　　第一节 银翘散类方 ·········· 002

　　　　一、银翘散、银翘散去牛蒡子元参加杏仁滑石方、银翘散
　　　　　　加生地丹皮赤芍麦冬方、银翘散去牛蒡子元参芥穗
　　　　　　加杏仁石膏黄芩方 ·········· 002

　　　　二、加减银翘散方 ·········· 006

　　　　三、银翘汤 ·········· 006

　　　　四、桑菊饮 ·········· 007

　　　　五、陈氏桑杏前胡汤 ·········· 009

　　第二节 银翘散类方鉴别 ·········· 009

　　第三节 银翘散类方临床应用 ·········· 010

　　　　医案一　何廉臣医案 ·········· 010

　　　　医案二　张文选医案 ·········· 011

　　　　医案三　吴鞠通医案 ·········· 011

　　　　医案四　何廉臣医案 ·········· 012

　　　　医案五　蒲辅周医案 ·········· 012

　　　　医案六　张文选医案 ·········· 013

　　　　医案七　李吉彦医案 ·········· 013

第二章 桑杏汤类方临证思辨 ·········· 015

　　第一节 桑杏汤类方 ·········· 015

　　　　一、桑杏汤 ·········· 015

　　　　二、翘荷汤 ·········· 017

　　　　三、清燥救肺汤 ·········· 018

　　　　四、贝母瓜蒌散 ·········· 020

　　　　五、五仁橘皮汤 ································· 022

　　　　六、加减葳蕤汤 ································· 023

　　第二节　桑杏汤类方鉴别 ···················· 024

　　第三节　桑杏汤类方临床应用 ················ 024

　　　　医案一　张文选医案 ···················· 024

　　　　医案二　张文选医案 ···················· 025

　　　　医案三　张文选医案 ···················· 026

　　　　医案四　何廉臣医案 ···················· 026

　　　　医案五　何拯华医案 ···················· 026

　　　　医案六　沈会医案 ······················ 027

第三章　杏苏散类方临证思辨 ················ 030

　　第一节　杏苏散类方 ························· 030

　　　　一、杏苏散 ····························· 030

　　　　二、活人败毒散 ························· 032

　　　　三、荆防败毒散 ························· 034

　　第二节　杏苏散类方鉴别 ···················· 035

　　第三节　杏苏散类方临床应用 ················ 036

　　　　医案一　心禅僧医案 ···················· 036

　　　　医案二　魏之琇医案 ···················· 036

　　　　医案三　张文选医案 ···················· 037

　　　　医案四　刘渡舟医案 ···················· 037

　　　　医案五　赵绍琴医案 ···················· 037

　　　　医案六　沈会医案 ······················ 038

第四章　栀子豉汤类方临证思辨 ·············· 040

　　第一节　栀子豉类方 ························· 040

　　　　一、栀子豉汤 ··························· 040

　　　　二、栀子甘草豉汤、栀子生姜豉汤 ········ 043

　　　　三、栀子干姜汤 ························· 045

　　　　四、栀子厚朴汤 ························· 046

　　　　五、栀子柏皮汤 ························· 047

　　　　六、枳实栀子豉汤 ······················ 049

　　　　七、栀子大黄汤 ························· 050

八、柴胡栀子散 ……………………………………………… 051

九、泻黄散 …………………………………………………… 052

十、三香汤 …………………………………………………… 053

十一、连翘赤豆饮 …………………………………………… 054

十二、杏仁石膏汤 …………………………………………… 055

第二节 栀子豉汤类方鉴别 …………………………………… 056

第三节 栀子豉汤类方临床应用 ……………………………… 057

医案一　叶天士医案 ……………………………………… 057

医案二　叶天士医案 ……………………………………… 058

医案三　刘渡舟医案 ……………………………………… 058

医案四　张文选医案 ……………………………………… 058

医案五　张文选医案 ……………………………………… 059

医案六　李吉彦医案 ……………………………………… 059

医案七　李吉彦医案 ……………………………………… 060

医案八　李吉彦医案 ……………………………………… 060

医案九　李吉彦医案 ……………………………………… 061

第五章　苇茎汤类方临证思辨 …………………………………… 063

第一节 苇茎汤类方 …………………………………………… 063

一、千金苇茎汤、千金苇茎汤加滑石杏仁汤 ……………… 063

二、桔梗汤 …………………………………………………… 065

第二节 苇茎汤类方鉴别 ……………………………………… 067

第三节 苇茎汤类方临床应用 ………………………………… 067

医案一　吴鞠通医案 ……………………………………… 067

医案二　吴鞠通医案 ……………………………………… 067

医案三　缪希雍医案 ……………………………………… 068

医案四　薛立斋医案 ……………………………………… 068

医案五　黄仲权医案 ……………………………………… 068

医案六　沈会医案 ………………………………………… 069

第六章　麻杏石甘汤类方临证思辨 …………………………… 071

第一节 麻杏石甘汤类方 ……………………………………… 071

一、麻杏石甘汤 ……………………………………………… 071

二、清金化痰汤 ……………………………………………… 073

三、清金降火汤 ······························· 074
四、雷氏清宣金脏法 ························· 075
第二节 麻杏石甘汤类方鉴别 ··············· 076
第三节 麻杏石甘汤类方临床应用 ··········· 077
医案一 吴鞠通医案 ······················· 077
医案二 吴鞠通医案 ······················· 077
医案三 雷丰医案 ························· 078
医案四 雷丰医案 ························· 078
医案五 沈会医案 ························· 078

第七章 白虎汤类方临证思辨 ················· 080

第一节 白虎汤类方 ··························· 080
一、白虎汤 ······························· 080
二、白虎加人参汤 ························· 085
三、苍术白虎汤加草果 ····················· 086
四、白虎加桂枝汤 ························· 088
五、竹叶石膏汤 ··························· 090
六、玉女煎、玉女煎去牛膝熟地加细生地元参方、竹叶玉女
    煎方 ······························· 092
七、通变白虎加人参汤 ····················· 094
八、三黄石膏汤 ··························· 095
九、防风通圣散 ··························· 096
十、石膏知母汤 ··························· 098
十一、泻白散 ····························· 099
十二、黄芩泻白散 ························· 101
第二节 白虎汤类方鉴别 ····················· 102
第三节 白虎汤类方临床应用 ················· 104
医案一 张锡纯医案 ······················· 104
医案二 张锡纯医案 ······················· 104
医案三 李吉彦医案 ······················· 104
医案四 李吉彦医案 ······················· 105
医案五 李吉彦医案 ······················· 106
医案六 李吉彦医案 ······················· 107
医案七 李吉彦医案 ······················· 108

　　　医案八　沈会医案 ··· 109

第八章　清营汤类方临证思辨 ··· 111

第一节　清营汤类方 ··· 111
　　　一、清营汤 ··· 111
　　　二、清热地黄汤合银翘散 ··· 113
　　　三、银翘散去豆豉加细生地丹皮大青叶倍元参方 ··········· 114

第二节　清营汤类方鉴别 ··· 115

第三节　清营汤类方临床应用 ··· 116
　　　医案一　叶天士医案 ··· 116
　　　医案二　叶天士医案 ··· 116
　　　医案三　张文选医案 ··· 116
　　　医案四　张文选医案 ··· 117
　　　医案五　张文选医案 ··· 117
　　　医案六　张文选医案 ··· 117

第九章　犀角地黄汤类方临证思辨 ··· 118

第一节　犀角地黄汤类方 ··· 118
　　　一、犀角地黄汤 ··· 118
　　　二、黄连解毒汤合犀角地黄汤 ··· 120
　　　三、神犀丹 ··· 122
　　　四、清宫汤、清宫汤去莲心麦冬加银花赤小豆皮方、加味清
　　　　　宫汤 ··· 123
　　　五、化斑汤 ··· 125
　　　六、清瘟败毒饮 ··· 126

第二节　犀角地黄汤类方鉴别 ··· 127

第三节　犀角地黄汤类方临床应用 ······································· 129
　　　医案一　何拯华医案 ··· 129
　　　医案二　刘渡舟医案 ··· 129
　　　医案三　张文选医案 ··· 130
　　　医案四　张文选医案 ··· 131
　　　医案五　曹仁伯医案 ··· 131
　　　医案六　张聿青医案 ··· 132

第十章 安宫牛黄丸类方临证思辨 ·········· 133

第一节 安宫牛黄丸类方 ················· 133
一、安宫牛黄丸 ······················ 133
二、紫雪丹 ·························· 135
三、至宝丹 ·························· 137
四、羚角钩藤汤 ······················ 139

第二节 安宫牛黄丸类方鉴别 ············· 141
第三节 安宫牛黄丸类方临床应用 ·········· 141
医案一 姜德清医案 ··················· 141
医案二 何拯华医案 ··················· 143
医案三 陈作仁医案 ··················· 143
医案四 刘渡舟医案 ··················· 144
医案五 赵绍琴医案 ··················· 145

第十一章 导赤散类方临证思辨 ·········· 146

第一节 导赤散类方 ··················· 146
一、导赤散 ·························· 146
二、导赤清心汤 ······················ 148
三、清心莲子饮 ······················ 149

第二节 导赤散类方鉴别 ················ 150
第三节 导赤散类方临床应用 ············· 151
医案一 刘以敏医案 ··················· 151
医案二 张琪医案 ···················· 151

第十二章 青蒿鳖甲汤类方临证思辨 ········ 153

第一节 青蒿鳖甲汤类方 ················ 153
一、青蒿鳖甲汤 ······················ 153
二、清骨散 ·························· 155
三、秦艽鳖甲散 ······················ 155

第二节 青蒿鳖甲汤类方鉴别 ············· 156
第三节 青蒿鳖甲类方临床应用 ············ 157
医案一 李竹溪医案 ··················· 157
医案二 卧云山人医案 ·················· 158

医案三　王德光医案 ················ 158

第十三章　泻心汤类方临证思辨 ················ 160

第一节　泻心汤类方 ················ 160

一、泻心汤 ················ 160

二、大黄黄连泻心汤 ················ 161

三、黄连解毒汤 ················ 163

四、清胃散 ················ 163

五、凉膈散 ················ 165

六、升降散 ················ 167

七、冬地三黄汤 ················ 169

八、黄连黄芩汤 ················ 170

九、普济消毒饮 ················ 171

十、仙方活命饮 ················ 172

十一、五味消毒饮 ················ 174

十二、四妙勇安汤 ················ 175

十三、三黄二香散 ················ 176

第二节　泻心汤类方鉴别 ················ 177

第三节　泻心汤类方临床应用 ················ 179

医案一　江瓘医案 ················ 179

医案二　魏之琇医案 ················ 179

医案三　吴鞠通医案 ················ 179

医案四　严绍岐医案 ················ 180

医案五　刘渡舟医案 ················ 181

医案六　刘渡舟医案 ················ 181

医案七　赵绍琴医案 ················ 181

医案八　赵翠英医案 ················ 182

医案九　沈会医案 ················ 182

第十四章　承气汤类方临证思辨 ················ 184

第一节　承气汤类方 ················ 184

一、大承气汤 ················ 184

二、小承气汤 ················ 186

三、调胃承气汤 ················ 189

　　　　四、新加黄龙汤、宣白承气汤、导赤承气汤、牛黄承气汤、

　　　　　　增液承气汤 ·· 190

　　　　五、承气合小陷胸汤 ·································· 193

　　　　六、护胃承气汤 ······································ 193

　　　　七、桃仁承气汤 ······································ 194

　　　　八、吴氏桃仁承气汤 ································ 196

　　　　九、加减桃仁承气汤 ································ 198

　　　　十、紫草承气汤 ······································ 198

　　　　十一、解毒承气汤 ·································· 199

　　　　十二、白虎承气汤 ·································· 202

　　第二节　承气汤类方鉴别 ······························ 204

　　第三节　承气汤类方临床应用 ························ 206

　　　　医案一　雷丰医案 ·································· 206

　　　　医案二　张锡纯医案 ······························ 206

　　　　医案三　何拯华医案 ······························ 207

　　　　医案四　刘渡舟医案 ······························ 208

　　　　医案五　李吉彦医案 ······························ 209

　　　　医案六　李吉彦医案 ······························ 210

第十五章　增液汤类方临证思辨 ·························· 212

　　第一节　增液汤类方 ···································· 212

　　　　一、增液汤 ·· 212

　　　　二、《伤寒六书》黄龙汤 ·························· 213

　　　　三、承气养荣汤 ···································· 214

　　　　四、清燥汤 ·· 215

　　第二节　增液汤类方鉴别 ······························ 216

　　第三节　增液汤类方临床应用 ························ 217

　　　　医案一　吴又可医案 ······························ 217

　　　　医案二　袁桂生医案 ······························ 218

第十六章　沙参麦门冬汤类方临证思辨 ················ 220

　　第一节　沙参麦门冬汤类方 ·························· 220

　　　　一、沙参麦冬汤 ···································· 220

　　　　二、益胃汤 ·· 221

　　　　三、玉竹麦门冬汤 ………………………………………………… 222

　　　　四、五汁饮 …………………………………………………………… 223

　　　　五、麦冬麻仁汤 …………………………………………………… 225

　　　　六、薛氏四汁四香汤 ……………………………………………… 226

　　　　七、三才汤 ………………………………………………………… 226

　　第二节　沙参麦门冬汤类方鉴别 ………………………………… 227

　　第三节　沙参麦门冬汤类方临床应用 ………………………… 228

　　　　医案一　何拯华医案 …………………………………………… 228

　　　　医案二　张文选 ………………………………………………… 229

　　　　医案三　吴华堂医案 …………………………………………… 229

　　　　医案四　李吉彦医案 …………………………………………… 230

第十七章　乌梅丸类方临证思辨 ………………………………… 233

　　第一节　乌梅丸类方 ………………………………………………… 233

　　　　一、乌梅丸 ………………………………………………………… 233

　　　　二、连梅汤 ………………………………………………………… 235

　　　　三、椒梅汤 ………………………………………………………… 236

　　　　四、减味乌梅丸 …………………………………………………… 238

　　　　五、人参乌梅汤 …………………………………………………… 239

　　第二节　乌梅丸类方鉴别 ………………………………………… 240

　　第三节　乌梅丸类方临床应用 …………………………………… 240

　　　　医案一　黄衮甫医案 …………………………………………… 240

　　　　医案二　李吉彦医案 …………………………………………… 241

第十八章　炙甘草汤类方临证思辨 ……………………………… 243

　　第一节　炙甘草汤类方 ……………………………………………… 243

　　　　一、炙甘草汤 ……………………………………………………… 243

　　　　二、加减复脉汤、加减复脉汤仍用参方 ……………………… 246

　　　　三、一甲复脉汤、二甲复脉汤、三甲复脉汤 ………………… 249

　　　　四、大定风珠 ……………………………………………………… 251

　　　　五、薛氏三甲散 …………………………………………………… 253

　　　　六、黄连阿胶汤 …………………………………………………… 254

　　　　七、加减黄连阿胶汤 ……………………………………………… 256

　　　　八、青蒿鳖甲汤 …………………………………………………… 257

　　第二节　炙甘草汤类方鉴别 ·· 258
　　第三节　炙甘草汤类方临床应用 ·· 259
　　　　医案一　吴鞠通医案 ··· 259
　　　　医案二　曾月根医案 ··· 260
　　　　医案三　何拯华医案 ··· 261
　　　　医案四　丁甘仁医案 ··· 262

中篇　湿热病类方临证思辨

第一章　新加香薷饮类方临证思辨 ·· 264
　　第一节　新加香薷饮类方 ··· 264
　　　　一、香薷散 ··· 264
　　　　二、新加香薷饮 ··· 266
　　　　三、四味香薷饮 ··· 266
　　　　四、黄连香薷饮 ··· 267
　　　　五、五物香薷饮 ··· 268
　　　　六、十味香薷饮 ··· 268
　　第二节　新加香薷饮类方鉴别 ·· 269
　　第三节　新加香薷饮类方临床应用 ······································ 270
　　　　医案一　刘方柏医案 ··· 270
　　　　医案二　缪仲丽医案 ··· 270

第二章　六一散类方临证思辨 ·· 271
　　第一节　六一散类方 ··· 271
　　　　一、六一散 ··· 271
　　　　二、益元散（辰砂益原散） ·· 273
　　　　三、碧玉散 ··· 273
　　　　四、鸡苏散 ··· 274
　　第二节　六一散类方鉴别 ··· 274
　　第三节　六一散类方临床应用 ·· 275
　　　　医案一　陈子佩医案 ··· 275
　　　　医案二　叶天士医案 ··· 275

第三章　清暑益气汤类方临证思辨 ················· 276
　第一节　清暑益气汤类方 ····················· 277
　　一、清暑益气汤 ·························· 277
　　二、升阳益胃汤 ·························· 278
　　三、生脉散 ···························· 280
　　四、王氏清暑益气汤 ······················ 281
　　五、雷氏清凉涤暑法 ······················ 281
　第二节　清暑益气汤类方鉴别 ·················· 282
　第三节　清暑益气汤类方临床应用 ··············· 283
　　医案一　叶天士医案 ······················ 283
　　医案二　张文选医案 ······················ 284
　　医案三　彭静山医案 ······················ 284
　　医案四　张璐医案 ······················· 285

第四章　三仁汤类方临证思辨 ··················· 286
　第一节　三仁汤类方 ······················· 286
　　一、三仁汤 ···························· 286
　　二、甘露消毒丹 ·························· 288
　　三、藿朴夏苓汤 ·························· 289
　　四、卫分宣湿饮 ·························· 289
　　五、杏仁汤 ···························· 290
　　六、上焦宣痹汤 ·························· 291
　　七、黄芩滑石汤 ·························· 291
　　八、薏苡竹叶散 ·························· 293
　　九、芩连二陈汤 ·························· 294
　第二节　三仁汤类方鉴别 ····················· 295
　第三节　三仁汤类方临床应用 ·················· 296
　　医案一　蒲辅周医案 ······················ 296
　　医案二　赵绍琴医案 ······················ 297
　　医案三　刘方柏医案 ······················ 298
　　医案四　张文选医案 ······················ 298
　　医案五　沈会医案 ······················· 299
　　医案六　沈会医案 ······················· 300

第五章　温胆汤类方临证思辨·················· 302

第一节　温胆汤类方························· 302
一、温胆汤··························· 302
二、柴胡枳桔汤······················· 304
三、蒿芩清胆汤······················· 304
四、香附旋覆花汤····················· 306
第二节　温胆汤类方鉴别··················· 307
第三节　温胆汤类方临床应用··············· 308
医案一　岳美中医案················· 308
医案二　唐祖宣医案················· 308
医案三　孟澍江医案················· 309

第六章　橘皮竹茹汤类方临证思辨··········· 310

第一节　橘皮竹茹汤类方··················· 310
一、橘皮竹茹汤······················· 310
二、新制橘皮竹茹汤··················· 311
第二节　橘皮竹茹汤类方鉴别··············· 312
第三节　橘皮竹茹汤类方临床应用··········· 312
医案一　吴少怀医案················· 312
医案二　沈会医案··················· 312

第七章　龙胆泻肝汤类方临证思辨··········· 314

第一节　龙胆泻肝汤类方··················· 314
一、龙胆泻肝汤······················· 314
二、胃苓汤··························· 315
三、萆薢渗湿汤······················· 316
第二节　龙胆泻肝汤类方鉴别··············· 316
第三节　龙胆泻肝汤类方临床应用··········· 317
医案一　刘渡舟医案················· 317
医案二　刘渡舟医案················· 317
医案三　彭显光医案················· 318

第八章 藿香正气散类方临证思辨 …………… 319

第一节 藿香正气散类方 ………………………… 319
一、藿香正气散 …………………………………… 320
二、一加减正气散 ………………………………… 320
三、二加减正气散 ………………………………… 321
四、三加减正气散 ………………………………… 322
五、四加减正气散 ………………………………… 323
六、五加减正气散 ………………………………… 323
七、滑石藿香汤 …………………………………… 324
八、雷氏芳香化浊法 ……………………………… 325
九、五叶芦根汤 …………………………………… 326
十、不换金正气散 ………………………………… 326

第二节 藿香正气散类方鉴别 …………………… 327

第三节 藿香正气散类方临床应用 ……………… 329
医案一 蒲辅周医案 ……………………………… 329
医案二 张文选医案 ……………………………… 329
医案三 张文选医案 ……………………………… 330
医案四 沈会医案 ………………………………… 330

第九章 半夏泻心汤类方临证思辨 …………… 332

第一节 半夏泻心汤类方 ………………………… 332
一、半夏泻心汤 …………………………………… 332
二、半夏泻心汤去人参干姜大枣甘草加枳实杏仁方 … 333
三、人参泻心汤(半夏泻心汤去甘草大枣半夏加枳实白芍方) ·· 334
四、半夏泻心汤去人参干姜大枣甘草加枳实生姜方 … 335
五、泻心汤(半夏泻心汤去大枣甘草加枳实方) ………… 336
六、加减人参泻心汤 ……………………………… 336
七、黄连白芍汤方 ………………………………… 337
八、泻心汤(半夏泻心汤去大枣甘草加枳实生姜汁方) …… 338
九、加减泻心汤 …………………………………… 339

第二节 半夏泻心汤类方鉴别 …………………… 340

第三节 半夏泻心汤类方临床应用 ……………… 341
医案一 李吉彦医案 ……………………………… 341

医案二　沈会医案 ……………………………………………… 342

第十章　小陷胸汤类方临证思辨 ……………………………… 344

第一节　小陷胸汤类方 ………………………………………… 344
一、小陷胸汤 …………………………………………………… 344
二、小陷胸加枳实汤 …………………………………………… 345

第二节　小陷胸汤类方鉴别 …………………………………… 346

第三节　小陷胸汤类方临床应用 ……………………………… 346
医案一　孟澍江医案 …………………………………………… 346
医案二　沈会医案 ……………………………………………… 347

第十一章　黄芩汤类方临证思辨 ……………………………… 349

第一节　黄芩汤类方 …………………………………………… 349
一、黄芩汤、黄芩加半夏生姜汤 ……………………………… 349
二、黄芩汤加豆豉玄参方 ……………………………………… 350
三、四苓合芩芍汤 ……………………………………………… 351
四、芍药汤 ……………………………………………………… 352
五、加减芩芍汤 ………………………………………………… 352
六、理阴煎 ……………………………………………………… 353
七、加减理阴煎 ………………………………………………… 354
八、参芍汤 ……………………………………………………… 355
九、大香连丸 …………………………………………………… 356

第二节　黄芩汤类方鉴别 ……………………………………… 356

第三节　黄芩汤类方临床应用 ………………………………… 358
医案一　张文选医案 …………………………………………… 358
医案二　刘渡舟医案 …………………………………………… 358
医案三　张介宾医案 …………………………………………… 359

第十二章　中焦宣痹汤类方临证思辨 ………………………… 360

第一节　中焦宣痹汤类方 ……………………………………… 361
一、中焦宣痹汤 ………………………………………………… 361
二、杏仁薏苡汤 ………………………………………………… 362
三、加减木防己汤 ……………………………………………… 363
四、二妙散、三妙丸、四妙丸 ………………………………… 364

五、薛氏地龙二藤汤 ·· 365

六、薛氏加减三甲散 ·· 366

七、三甲散 ·· 367

第二节　中焦宣痹汤类方鉴别 ······································ 368

第三节　中焦宣痹汤类方临床应用 ······························ 369

医案一　刘渡舟医案 ·· 369

医案二　王华明医案 ·· 369

医案三　许家松医案 ·· 371

医案四　刘渡舟医案 ·· 371

医案五　刘渡舟医案 ·· 372

医案六　张文选医案 ·· 373

第十三章　茵陈蒿汤类方临证思辨 ·································· 374

第一节　茵陈蒿汤类方 ·· 374

一、茵陈蒿汤 ·· 374

二、茵陈五苓散 ··· 375

三、二金汤 ·· 376

四、杏仁石膏汤 ··· 377

五、连翘赤豆饮煎送保和丸 ·· 378

第二节　茵陈蒿汤类方鉴别 ··· 379

第三节　茵陈蒿汤类方临床应用 ···································· 379

医案一　方药中医案 ·· 379

医案二　刘渡舟医案 ·· 380

医案三　江尔逊医案 ·· 381

第十四章　小柴胡汤类方临证思辨 ·································· 382

第一节　小柴胡汤类方 ·· 382

一、小柴胡汤 ·· 382

二、加减小柴胡汤 ·· 384

三、厚朴草果汤 ··· 384

四、苍术白虎汤加草果方 ·· 385

五、草果知母汤 ··· 386

第二节　小柴胡汤类方鉴别 ··· 387

第三节 小柴胡汤类方临床应用 388
医案一 吴鞠通医案 388
医案二 张文选医案 388
医案三 张文选医案 388
医案四 张文选医案 389
医案五 李吉彦医案 389
医案六 沈会医案 390

第十五章 三石汤类方临证思辨 392

第一节 三石汤类方 392
一、三石汤 392
二、杏仁滑石汤 394
三、五苓散加寒水石 395
四、人参石脂汤 396
第二节 三石汤类方鉴别 397
第三节 三石汤类方临床应用 397
医案一 张文选医案 397
医案二 张文选医案 398

第十六章 宣清导浊汤类方临证思辨 399

第一节 宣清导浊汤类方 399
一、宣清导浊汤 399
二、枳实导滞汤 400
三、王氏连朴饮 401
四、苏叶黄连汤 402
五、菖蒲郁金汤 403
六、葛根芩连汤 403
第二节 宣清导浊汤类方鉴别 404
第三节 宣清导浊汤类方临床应用 405
医案一 刘渡舟医案 405
医案二 刘渡舟医案 406
医案三 印会河医案 406
医案四 赵绍琴医案 406
医案五 沈会医案 407

　　　　医案六　沈会医案 ·· 408

第十七章　白头翁汤类方临证思辨 ························· 410

　　第一节　白头翁汤类方 ·· 410
　　　　一、白头翁汤 ·· 410
　　　　二、加味白头翁汤 ·· 411
　　　　三、白头翁加甘草阿胶汤 ······································ 412
　　　　四、茵陈白芷汤 ·· 413
　　第二节　白头翁汤类方鉴别 ······································ 414
　　第三节　白头翁汤类方临床应用 ·································· 414
　　　　医案一　刘渡舟医案 ·· 414
　　　　医案二　沈会医案 ·· 414

第十八章　茯苓皮汤类方临证思辨 ························· 416

　　第一节　茯苓皮汤类方 ·· 416
　　　　一、茯苓皮汤 ·· 416
　　　　二、八正散 ·· 417
　　第二节　茯苓皮汤类方鉴别 ······································ 418
　　第三节　茯苓皮汤类方临床应用 ·································· 418
　　　　医案一　周仲瑛医案 ·· 418
　　　　医案二　沈会医案 ·· 419

下篇　寒湿病类方临证思辨

第一章　参附汤类方临证思辨 ····························· 422

　　第一节　参附汤类方 ·· 422
　　　　一、参附汤 ·· 422
　　　　二、桂枝姜附汤 ·· 423
　　　　三、椒附白通汤 ·· 423
　　　　四、术附汤 ·· 425
　　　　五、术附姜苓汤 ·· 426
　　第二节　参附汤类方鉴别 ·· 427

第三节 参附汤类方临床应用 …………………………………………… 427
　　医案一 张文选医案 ……………………………………………… 427
　　医案二 沈会医案 ………………………………………………… 428

第二章 五苓散类方临证思辨 …………………………………………… 430

　第一节 五苓散类方 ……………………………………………………… 430
　　一、五苓散 ………………………………………………………… 430
　　二、四苓加厚朴秦皮汤 …………………………………………… 431
　　三、四苓加木瓜草果厚朴汤 ……………………………………… 432
　　四、草果茵陈汤 …………………………………………………… 433
　　五、五苓散加防己桂枝薏仁方 …………………………………… 433
　　六、半苓汤 ………………………………………………………… 434
　第二节 五苓散类方鉴别 ………………………………………………… 435
　第三节 五苓散类方临床应用 …………………………………………… 435
　　医案一 李吉彦医案 ……………………………………………… 435
　　医案二 李吉彦医案 ……………………………………………… 436

第三章 四逆汤类方临证思辨 …………………………………………… 438

　第一节 四逆汤类方 ……………………………………………………… 438
　　一、四逆汤 ………………………………………………………… 438
　　二、茵陈四逆汤 …………………………………………………… 440
　　三、附子粳米汤 …………………………………………………… 441
　　四、加减附子粳米汤 ……………………………………………… 442
　第二节 四逆汤类方鉴别 ………………………………………………… 443
　第三节 四逆汤类方临床应用 …………………………………………… 443
　　医案一 张文选医案 ……………………………………………… 443
　　医案二 李吉彦医案 ……………………………………………… 444

第四章 理中汤类方临证思辨 …………………………………………… 446

　第一节 理中汤类方 ……………………………………………………… 446
　　一、理中汤 ………………………………………………………… 446
　　二、加减附子理中汤 ……………………………………………… 447
　　三、附子理中汤去甘草加广皮厚朴汤 …………………………… 448
　　四、薛氏扶阳逐湿汤 ……………………………………………… 449

第二节　理中汤类方鉴别 ……………………………………………… 449

第三节　理中汤类方临床应用 ……………………………………… 450

　　医案　张文选医案 ………………………………………………… 450

第五章　达原饮类方临证思辨 …………………………………… 451

第一节　达原饮类方 ………………………………………………… 451

　　一、达原饮 ………………………………………………………… 451

　　二、薛氏加减达原饮 ……………………………………………… 453

　　三、柴胡达原饮 …………………………………………………… 454

　　四、新定达原饮 …………………………………………………… 454

　　五、雷氏宣透膜原法 ……………………………………………… 455

第二节　达原饮类方鉴别 …………………………………………… 456

第三节　达原饮类方临床应用 ……………………………………… 457

　　医案一　唐祖宣医案 ……………………………………………… 457

　　医案二　张文选医案 ……………………………………………… 458

第六章　鹿附汤类方临证思辨 …………………………………… 459

第一节　鹿附汤类方 ………………………………………………… 459

　　一、鹿附汤 ………………………………………………………… 459

　　二、安肾汤 ………………………………………………………… 460

　　三、扶阳汤 ………………………………………………………… 461

　　四、双补汤 ………………………………………………………… 462

　　五、参茸汤 ………………………………………………………… 463

　　六、加减参茸汤 …………………………………………………… 464

第二节　鹿附汤类方鉴别 …………………………………………… 465

第三节　鹿附汤类方临床应用 ……………………………………… 465

　　医案一　张文选医案 ……………………………………………… 465

　　医案二　张文选医案 ……………………………………………… 466

　　医案三　张文选医案 ……………………………………………… 467

　　医案四　张文选医案 ……………………………………………… 467

第七章　竹皮大丸类方临证思辨 ………………………………… 468

第一节　竹皮大丸类方 ……………………………………………… 468

　　一、竹皮大丸 ……………………………………………………… 468

二、橘半桂苓枳姜汤 ………………………………………… 469

三、白术和中汤 …………………………………………… 470

第二节　竹皮大丸类方鉴别 ………………………………… 471

第三节　竹皮大丸类方临床应用 …………………………… 472

医案　刘渡舟医案 …………………………………… 472

第八章　寒湿其他类方临证思辨 …………………………… 473

第一节　寒湿其他类方 ……………………………………… 473

一、黄土汤 ………………………………………………… 473

二、椒桂汤 ………………………………………………… 474

三、大黄附子汤 …………………………………………… 475

四、天台乌药散 …………………………………………… 476

第二节　寒湿其他类方鉴别 ………………………………… 477

第三节　寒湿其他类方临床应用 …………………………… 477

医案一　吴鞠通医案 ………………………………… 477

医案二　吴鞠通医案 ………………………………… 478

医案三　蒲辅周医案 ………………………………… 478

医案四　赵守真医案 ………………………………… 479

主要参考文献 ………………………………………………… 480

上篇

温热病类方临证思辨

第一章　银翘散类方临证思辨

　　银翘散出自吴鞠通《温病条辨》,本方由连翘、金银花、桔梗、薄荷、竹叶、生甘草、荆芥穗、淡豆豉、牛蒡子、芦根组成,具有辛凉解表之功效,主治风温温热,一切四时温邪,病从外来,初起身热而渴,不恶寒,邪全在表者。银翘散以辛凉疏透为法,配伍特点有二:一是辛凉与辛温相伍,主以辛凉,金银花、连翘疏散风热、清热解毒、辟秽化浊,荆芥穗、淡豆豉辛而微温,开皮毛以解表散邪;二是疏散与清解相配,疏清兼顾,用辛凉、苦甘的药物疏散风热,用咸寒、甘苦的药物清热保津。此方所用药物均系轻清之品,加之用法强调"香气大出,即取服,勿过煮",体现了吴氏"治上焦如羽,非轻不举"的用药原则。"辛凉疏透法"是指用薄荷、牛蒡子、桑叶等辛凉疏表药与金银花、连翘、芦根等甘寒清热药以及杏仁、桔梗等宣达肺气药配伍所组成的治法,用于治疗温病风热郁闭肺卫证。除了银翘散,辛凉疏透法的代表方还有银翘散去牛蒡子元参加杏仁滑石方、银翘散加生地丹皮赤芍麦冬方、银翘散去牛蒡子元参芥穗加杏仁石膏黄芩方、加减银翘散方、银翘汤、桑菊饮、陈氏桑杏前胡汤等。银翘散为吴氏《温病条辨》中之首方,它以良好的临床疗效而成为辛凉解表法的代表方剂,并被后世广泛应用于感染性疾病如流行性感冒、肺炎、支气管炎、急性咽喉炎、急性扁桃体炎等的早期治疗。

第一节　银翘散类方

一、银翘散、银翘散去牛蒡子元参加杏仁滑石方、银翘散加生地丹皮赤芍麦冬方、银翘散去牛蒡子元参芥穗加杏仁石膏黄芩方

　　【银翘散】(辛凉平剂) 连翘一两　银花一两　苦桔梗六钱　薄荷六钱　竹叶四钱　生甘草五钱　芥穗四钱　淡豆豉五钱　牛蒡子六钱

　　上杵为散,每服六钱,鲜苇根汤煎,香气大出,即取服,勿过煎。肺药取轻

清,过煎则味厚而入中焦矣。病重者,约二时一服,日三服,夜一服;轻者三时一服,日二服,夜一服;病不解者,作再服。盖肺位最高,药过重,则过病所,少用又有病重药轻之患,故从普济消毒饮时时清扬法。今人亦间有用辛凉法者,多不见效,盖病大药轻之故,一不见效,随改弦易辙,转去转远,即不更张,缓缓延至数日后,必成中下焦证矣。胸膈闷者,加藿香三钱、郁金三钱,护膻中;渴甚者,加花粉;项肿咽痛者,加马勃、元参;衄者,去芥穗、豆豉,加白茅根三钱、侧柏炭三钱、栀子炭三钱;咳者,加杏仁利肺气;二三日病犹在肺,热渐入里,加细生地、麦冬保津液;再不解或小便短者,加知母、黄芩、栀子之苦寒,与麦、地之甘寒,合化阴气,而治热淫所胜。

【方解】 外感风热表证为本方主证。金银花味甘性寒,能散热解表,清络中风火实热,解温疫秽恶浊邪;连翘味苦性微寒,能透肌解表,清热逐风,为治风热要药,二药气味芳香,既有清宣透表、疏散风热的作用,又有清热解表、辟秽化浊的功效,在透散卫分表邪的同时,兼顾了温热病邪易蕴而成毒及多夹秽浊之气的特点,故重用为君药。薄荷辛凉,散风热,清利头目;牛蒡子辛苦而寒,入肺而疏风散热,泄热清咽,二药疏风散热,清利头目,且可解毒利咽。荆芥穗、淡豆豉辛而微温,解表散邪,此两者虽属辛温,但辛而不烈,温而不燥,与大队辛凉药配合,可增辛散透表之力。四药同用,助君药发散表邪,透邪外出,俱为臣药。热已伤津,当生津以扶正。芦根性凉能清肺热,味甘多液,更善滋养肺阴;竹叶止咳,除上焦烦热,二药同用,清热生津,既可增强清热之功,又可补充受损之津。上述二药为佐药。甘草既可调和药性,护胃安中,又合桔梗利咽止咳,是属佐使之用。诸药配伍,共奏疏散风热、清热解毒之功。

【银翘散去牛蒡子元参加杏仁滑石方】 即于银翘散内,去牛蒡子、元参,加杏仁六钱,飞滑石一两。服如银翘散法。胸闷加郁金四钱、香豉四钱;呕而痰多,加半夏六钱、茯苓六钱;小便短,加薏仁八钱、白通草四钱。

【方解】 伏暑初发外感风热,内蕴暑湿的卫气同病为本方主证。方中金银花、薄荷疏散风热、芳香化湿,加杏仁开肺气以宣气机,滑石利下窍,合用通利水道,使暑湿邪气有外泄之路。玄参滋腻,牛蒡子滑利,故去掉。

【银翘散加生地丹皮赤芍麦冬方】 即于银翘散内,加生地六钱、丹皮四钱、赤芍四钱、麦冬六钱。服法如前。

【方解】 外感风热,营阴内伤为本方主证。本方以银翘散加生地黄、麦冬清营养阴,加牡丹皮、赤芍凉营活血,防止营阴凝滞而成瘀血。

【银翘散去牛蒡子元参芥穗加杏仁石膏黄芩方】 即于银翘散内,去牛蒡子、元参、芥穗,加杏仁六钱,生石膏一两,黄芩五钱。服法如前。

【方解】本方以银翘散减去恋湿之牛蒡子、玄参,去荆芥穗防其疏散太过、汗出过多,伤阳耗阴,加杏仁、石膏、黄芩辛凉泄热,全方共奏清宣肺热之功,主治舌苔白口渴,邪在气分,表虚有汗,甚或大汗不止,气分热胜之证。

🏵 《温病条辨》相关条文 🏵

四、太阴风温、温热、温疫、冬温,初起恶风寒者,桂枝汤主之;但热不恶寒而渴者,辛凉平剂银翘散主之。温毒、暑温、湿温、温疟,不在此例。

按仲景《伤寒论》原文,太阳病(谓如太阳证,即上文头痛身热恶风自汗也),但恶热不恶寒而渴者,名曰温病,桂枝汤主之。盖温病忌汗,最喜解肌,桂枝本为解肌,且桂枝芳香化浊,芍药收阴敛液,甘草败毒和中,姜、枣调和营卫,温病初起,原可用之。此处却变易前法,恶风寒者主以桂枝,不恶风寒主以辛凉者,非敢擅违古训也。仲景所云不恶风寒者,非全不恶风寒也,其先亦恶风寒,迫既热之后,乃不恶风寒耳,古文简、质,且对太阳中风热时亦恶风寒言之,故不暇详耳。盖寒水之病,冬气也,非辛温春夏之气,不足以解之,虽曰温病,既恶风寒,明是温自内发,风寒从外搏,成内热外寒之证,故仍旧用桂枝辛温解肌法,俾得微汗,而寒热之邪皆解矣。温热之邪,春夏气也,不恶风寒,则不兼寒风可知,此非辛凉秋金之气,不足以解之。桂枝辛温,以之治温,是以火济火也,故改从《内经》"风淫于内,治以辛凉,佐以苦甘"法。(《温病条辨·上焦篇·风温 温热 温疫 温毒 冬温》)

五、太阴温病,恶风寒,服桂枝汤已,恶寒解,余病不解者,银翘散主之。余证悉减者,减其制。

太阴温病,总上条所举而言也。恶寒已解,是全无风寒,止余温病,即禁辛温法,改从辛凉。减其制者,减银翘散之制也。(《温病条辨·上焦篇·风温 温热 温疫 温毒 冬温》)

三八、太阴伏暑,舌白口渴,无汗者,银翘散去牛蒡、元参加杏仁、滑石主之。此邪在气分而表实之证也。(《温病条辨·上焦篇·伏暑》)

三九、太阴伏暑,舌赤口渴,无汗者,银翘散加生地、丹皮、赤芍、麦冬主之。此邪在血分而表实之证也。(《温病条辨·上焦篇·伏暑》)

四十、太阴伏暑,舌白口渴,有汗,或大汗不止者,银翘散去牛蒡子、元参、芥穗,加杏仁、石膏、黄芩主之;脉洪大,渴甚汗多者,仍用白虎法;脉虚大而芤者,仍用人参白虎法。此邪在气分而表虚之证也。(《温病条辨·上焦篇·伏暑》)

医家经典论述

张秉成：此方吴氏《温病条辨》中之首方，所治之温病，与瘟疫之瘟不同，而又与伏邪之温病有别。此但言四时之温邪，病于表而客于肺者，故以辛凉之剂，轻解上焦。银花、连翘、薄荷、荆芥皆辛凉之品，轻扬解散，清利上焦者也。豆豉宣胸化腐，牛蒡利膈清咽；竹叶、芦根，清肺胃之热而下达，桔梗、甘草，解胸膈之结而上行。此淮阴吴氏特开客气温邪之一端，实前人所未发耳。(《成方便读》)

俞根初：春温兼寒，往往新感多，伏气少，每由春令天气过暖，吸受温邪，先伏于肺，猝感暴寒而发。叶先生所谓温邪上受，首先犯肺是也。初起时头痛，身热，微恶寒而无汗者，仿张子培法，银翘散略加麻黄，辛凉开肺以泄卫。卫泄表解，则肺热外溃。(《重订通俗伤寒论》)

秦伯未：一般用银翘散，多把银花、连翘写在前面。在温病上采用银翘散，当然可将银、翘领先，但银、翘是否是君药，值得考虑，如果银、翘是君，那么臣药又是什么呢？银翘散的主病是风温，风温是一个外感病，外邪初期都应解表，所以银翘散的根据"风淫于内，治以辛凉，佐以苦甘"，称为辛凉解表法。这样，它的组成就应该以豆豉、荆芥、薄荷疏风解表为君；因系温邪，用银、翘、竹叶为臣；又因邪在于肺，再用牛蒡、桔梗开宣上焦；最后加生甘草清热解毒、以鲜芦根清热止渴煎汤。处方时依此排列，似乎比较惬当。(《秦伯未增补谦斋医学讲稿》)

刘景源：银翘散方中本来就没有元参，这里却说去元参，说明吴鞠通最初撰写《温病条辨》的时候，银翘散这个方剂中有元参，他在修改的过程中把元参去掉了，换成了鲜苇根。但是在这个方剂中他忘记了修改，所以又说去元参……在方中还可以加生薏苡仁健脾利湿清热，加通草以增强通利三焦水道的作用，给湿邪找出路，有形之湿外泄，无形之热就可随湿邪外散。如果见舌苔厚腻或有恶心呕吐，说明湿邪重，可以加入半夏、黄芩，辛开苦降，燥湿降逆止呕。(《刘景源温病学讲稿》)

医家临床应用

张文选：临床应用时，如风热郁闭卫表较重，无汗或少汗者，增荆、豉、薄之量以加强疏透之力；如肺气失宣，咳嗽为主者，于桔、蒡组加杏仁宣达肺气，或再加浙贝母开结清化痰热；如风热郁阻咽喉，咽喉肿痛为重者，在甘、桔、蒡、薄利咽组加玄参，或再加射干、蝉蜕、僵蚕等开结利咽；如热毒深重，发热，或有红肿热痛等热毒见证者，加大清热解毒组银、翘之量，或再加栀子、黄芩等以清热泻火解毒；如小便短赤，热移小肠者，增竹叶量，或加栀子、麦冬甘苦合化阴气以泻火腑之热;如口干、唇干、鼻干、舌干等津伤明显者,加芦根量,或再加玄参、麦冬等甘寒以生津液;如波及营血,发疹发斑者,加生地黄、牡丹皮、赤芍、大青叶、玄参等,清营凉血。(《温病方证与杂病辨治》)

二、加减银翘散方

【加减银翘散方】(辛凉兼芳香法) 连翘十分 银花八分 元参五分 麦冬五分,不去心 犀角五分 竹叶三分 共为粗末,每服五钱,煎成去渣,点荷叶汁二三茶匙。日三服。

【方解】方以金银花、连翘辛凉透表,领邪外出,犀角(现已禁用,多以水牛角代)、玄参清营养阴,麦冬、竹叶、荷叶清心开窍,全方共奏解毒开窍、泄热救阴之功,以透邪外出为要, "清肺与膈中之热,领邪出卫"。

▆▆ 《温病条辨》相关条文 ▆▆

五三、热多昏狂,谵语烦渴,舌赤中黄,脉弱而数,名曰心疟,加减银翘散主之;兼秽,舌浊口气重者,安宫牛黄丸主之。

心疟者,心不受邪,受邪则死,疟邪始受在肺,逆传心包络。其受之浅者,以加减银翘散清肺与膈中之热,领邪出卫;其受之重其,邪闭心包之窍,则有闭脱之危,故以牛黄丸,清宫城而安君主也。(《温病条辨·上焦篇·温疟》)

▆▆ 医家经典论述及临床应用 ▆▆

张秉成:治热多昏狂,谵语烦渴,舌赤中黄,脉弱而数,名曰心疟,此方主之。心疟者,邪气留伏于心包络,而化为热也,最多内闭之虑。故以犀角轻灵尖锐之品,直清其心脏而泄其邪,麦冬护其心阴,元参滋其肾水,而火自不炎。连翘、银花、竹叶、荷叶皆轻清涤热之物,且具解散之功,使浮游之邪外出耳。(《成方便读》)

三、银翘汤

【银翘汤】(辛凉合甘寒法) 银花五钱 连翘三钱 竹叶二钱 生甘草一钱 麦冬四钱 细生地四钱

【方解】金银花、连翘解毒轻宣表气;竹叶清上焦之热,生甘草益气清火,麦冬、生地黄滋阴清热,使还表之邪得汗而解。下之后,积秽去,腑气通,余邪还表,但以气阴俱伤,未得外透,证见无汗脉浮,故仿银翘散意。

⚏ 《温病条辨》相关条文 ⚏

十三、下后无汗脉浮者,银翘汤主之;脉浮洪者,白虎汤主之;脉洪而芤者,白虎加人参汤主之。

此下后邪气还表之证也。温病之邪,上行极而下,下行极而上,下后里气得通,欲作汗而未能,以脉浮验之,知不在里而在表,逐邪者随其性而宣泄之,就其近而引导之,故主以银翘汤,增液为作汗之具,仍以银花、连翘解毒而轻宣表气,盖亦辛凉合甘寒轻剂法也。若浮而且洪,热气炽甚,津液立见销亡,则非白虎不可。若洪而且芤,金受火克。元气不支,则非加人参不可矣。(《温病条辨·中焦篇·风温 温热 温疫 温毒 冬温》)

⚏ 医家经典论述 ⚏

王绵之:银翘汤是由于阳明温病用了下法以后,没有汗,脉仍浮,在温病中叫作邪还于表。泻后,里热已经去了,但是热没有退尽,里边的热邪要从表出,因为脉浮,说明腑气已通,邪要出来,已经到表,可是没透,原因是津伤气虚,所以加了一点养阴的药、清热透表的药……在这种情况下,选用鲜生地为宜。鲜生地一般是野生的,或者很小,生长时间短,这种情况,用来清热生津。大量吐血的热证,也可以打汁用。银花、连翘在这里还有透表的作用,也可以说有发汗的作用,但作用很小,着重用它芳香辟秽,也就是加上了辛凉的清热解毒的作用,但是它也有透邪解表的作用,只不过作用差一些,所以要加薄荷、牛蒡子,还要用适当的荆芥、豆豉,帮助开皮毛,用桔梗宣肺气,作为芦根,纯粹是因为热伤了津液,有渴、有咽痛。之所以咳嗽,也是因为风热之邪在肺。(《王绵之方剂学讲稿》)

四、桑菊饮

【桑菊饮】(辛凉轻剂) 杏仁二钱　连翘一钱五分　薄荷八分　桑叶二钱五分 菊花一钱　苦梗二钱　甘草八分　苇根二钱　水二杯,煮取一杯,日二服。二三日不解,气粗似喘,燥在气分者,加石膏、知母;舌绛暮热,甚燥,邪初入营,加元参(二钱)、犀角(现已禁用,多以水牛角代)(一钱);在血分者,去薄荷、苇根,加麦冬、细生地、玉竹、丹皮各二钱;肺热甚加黄芩;渴者加花粉。方论此辛甘化风、辛凉微苦之方也。盖肺为清虚之脏,微苦则降,辛凉则平,立此方所以避辛温也。今世金用杏苏散通治四时咳嗽，不知杏苏散辛温，只宜风寒，不宜风温，且有不分表里之弊。此方独取桑叶、菊花者：桑得箕星之精，箕好风，风气通于肝，故桑叶善平肝风；春乃肝令而主风，木旺金衰之候，故抑其有余，桑叶芳香有细毛，横纹最多，故亦走肺络而宣肺气。菊花晚成，芳香味甘，能补金水二脏，故用之以补其不足。风温咳嗽，虽系小病，常见误用辛温重剂销铄肺液，致久嗽成劳者不一而足。圣人不忽于细，必谨于微，医者于此等处，尤当加意也。

【方解】外感风热轻证为本方主证。桑叶味甘苦性凉，疏散上焦风热，且善走肺络，能清宣肺热而止咳嗽。菊花味辛甘性寒，疏散风热，清利头目而肃肺。二药轻清灵动，直走上焦，善疏肺中风热以消除病因，故共为君药。薄荷辛凉，辛能发散，凉能清利，专于消风散热，用之助君药疏散上焦风热，加强解表之力，为臣药。杏仁肃降肺气，桔梗开宣肺气，二药一宣一降，以复肺的宣降功能而止咳；连翘透邪解毒；芦根清热生津而止渴，共为佐药。甘草调和诸药为使，且与桔梗相合两利咽喉。诸药相伍，使上焦风热得以疏散，肺气得以宣畅，则表证解，咳嗽止。

▰ 《温病条辨》相关条文 ▰

六、太阴风温，但咳，身不甚热，微渴者，辛凉轻剂桑菊饮主之。

咳，热伤肺络也。身不甚热，病不重也。渴而微，热不甚也。恐病轻药重，故另立轻剂方。（《温病条辨·上焦篇·风温 温热 温疫 温毒 冬温》）

五五、感燥而咳者，桑菊饮主之。亦救肺卫之轻剂也。（《温病条辨·上焦篇·秋燥》）

▰ 医家经典论述 ▰

坐啸山人：治风温咳嗽，热伤肺络也，身不甚热微渴。桑叶善平肝风亦走肺络而宣肺气，菊花晚成甘芳能补金水二脏，气粗似喘燥在气分者，加石膏、知母；舌绛暮热甚燥，邪初入荣，加玄参二钱，犀角（现已禁用，多以水牛角代）一钱；在血分者去薄荷、苇根，加麦冬、细生地、玉竹、丹皮各二钱；肺热甚加黄芩，渴者加花粉。经曰冬不藏精必病温，又曰病温虚甚死，可见病温者，精气先虚。凡治风温温热温疫冬温当预护其虚。此银翘散、桑菊饮之所以为妙，为清解肺胃治温主剂，至外寒搏内热及非时伤风皆可少投辛温。（《诊验医方歌括》）

钱敏捷：主风温伤肺，咳嗽，身热，畏风，头痛……吴鞠通曰："肺为清虚之藏，微苦则降，辛凉则平。"立此方，清肃上焦，宣通腠表，不犯中下，无开门揖盗之弊，有轻可去实之能。此叶氏立法，所以迥出诸家也。（《医方絜度》）

꩜ 医家临床应用 ꩜

李经纬：因肺热上壅者，症见鼻衄而鼻孔干燥，咳呛痰少，治宜清泻肺热，用桑菊饮去薄荷、桔梗，加黄芩、栀子、白茅根；患者自觉鼻中时时发痒，因风热者，兼见风热症状，治宜疏风清热，用桑菊饮加蝉衣、僵蚕；因风热者，鼻塞不通而发热口渴，鼻流浊涕，治宜疏风清热，用桑菊饮。(《中医大辞典》)

五、陈氏桑杏前胡汤

【陈氏桑杏前胡汤】 薄荷 10g，前胡 10g，杏仁 10g，桔梗 10g，桑叶 10g，川贝 10g。陈氏未定方名，今据组方特点，拟定方名、剂量如上。

【方解】 薄荷、桑叶辛凉轻清疏散风热；杏仁宣肺止咳达邪；前胡、桔梗宣降肺气，杨素园云："前胡、桔梗一升一降，以利肺气，诚善。"川贝母清热化痰止咳。全方疏解风热，宣降肺气，化痰止咳，具有宣肺止咳、辛凉疏宣之效。

꩜ 《外感温病篇》相关条文 ꩜

风温证，身热畏风，头痛，咳嗽，口渴，脉浮数，舌苔白者，邪在表也，当用薄荷、前胡、杏仁、桔梗、桑叶、川贝之属，凉解表邪。

꩜ 医家经典论述及临床应用 ꩜

张文选：从方的结构分析，本方寓三法，其证主要有三个方面，一是薄荷、桑叶疏散风热法对应的风热郁闭卫表证，如发热恶风；二是杏仁宣肺法对应的肺气不宣证，如咳嗽；三是前胡、桔梗、川贝母对应的痰热肺失宣降证，如呛咳、咽喉不利、咯黄痰等。(《温病方证与杂病辨治》)

第二节　银翘散类方鉴别

方名	组成	主症	舌脉	辨证要点	治法	方源
银翘散	连翘、金银花、桔梗、薄荷、竹叶、生甘草、荆芥、淡豆豉、牛蒡子、鲜苇根	发热，微恶风寒，少汗或无汗，头痛，口微渴，微咳，咽喉红痛	舌边尖红，舌苔薄白欠润，脉浮数	外感风热表证，表郁甚，热象重	辛凉疏透	《温病条辨》

续表

方名	组成	主症	舌脉	辨证要点	治法	方源
银翘散去牛蒡子元参加杏仁滑石方	连翘、金银花、桔梗、薄荷、竹叶、生甘草、荆芥、淡豆豉、鲜苇根、杏仁、滑石	太阴伏暑,口渴,无汗	舌白	外感风热,内蕴暑湿	疏散风热,芳香化湿	《温病条辨》
银翘散加生地丹皮赤芍麦冬方	连翘、金银花、桔梗、薄荷、竹叶、生甘草、荆芥、淡豆豉、牛蒡子、鲜苇根、生地黄、牡丹皮、赤芍、麦冬	太阴伏暑,口渴、无汗	舌赤	外感风热,营阴内伤	疏散风热,清营养阴	《温病条辨》
银翘散去牛蒡子元参芥穗加杏仁石膏黄芩方	连翘、金银花、桔梗、薄荷、竹叶、生甘草、淡豆豉、鲜苇根、杏仁、生石膏、黄芩	太阴伏暑,口渴,有汗,或大汗不止者	舌白	外感风热,邪在气分而表虚之证	清宣肺热	《温病条辨》
加减银翘散方	连翘、金银花、玄参、麦冬、犀角(现已禁用,多以水牛角代)、竹叶、荷叶	热多昏狂,谵语烦渴	舌赤中黄,脉弱而数	心疟	清肺与膈中之热,领邪出卫	《温病条辨》
银翘汤	金银花、连翘、竹叶、生甘草、麦冬、生地黄	下后无汗	脉浮	下之后,气阴俱伤,未得外透	清热透表,滋阴清热,还表之邪,得汗而解	《温病条辨》
桑菊饮	杏仁、连翘、薄荷、桑叶、菊花、桔梗、甘草、苇根	太阴风温,但咳,身不甚热,微渴;感燥而咳	脉弦	外感风热轻证;风温咳嗽,热伤肺络	疏风清热	《温病条辨》
陈氏桑杏前胡汤	薄荷、前胡、杏仁、桔梗、桑叶、川贝母	风温证,身热畏风,头痛,咳嗽,口渴	舌苔白,脉浮数	风温证,邪在表	宣肺止咳,辛凉疏宣	《外感温病篇》

第三节　银翘散类方临床应用

医案一 **何廉臣医案**

风温火逆案(内科)

荣锡九(住永川五间铺太平紫)

[病者]荣锡九,年四十八岁,时住川东永邑五间铺观音桥。

[病名]风温火逆。

[原因]是年三月,春行夏令,温度太高,继以因公赴县,往来受热,故致此病。

[证候]四月一日回家,沉睡昏迷、不省人事。延族兄诊视,以锡九素病吐血,身体极弱,误认为阴寒,进以补中汤,身灼如火。是由火逆,病势一变,幸次日发衄,衄后稍苏。

[诊断]自诊脉浮数掣指。浮为风,数为热,身灼热焦痛干燥,此风温证也。

[疗法]拟用银翘散加减,风温身灼,焦燥如火熏,非汗不解,焦燥阴伤,汗之反逆,只得养阴,听其自解。

[处方]蜜银花(三钱)　青连翘(三钱)　大力子(三钱)　苦桔梗(二钱)　薄荷(三钱)　淡竹叶(三钱)　生白芍(三钱)　生甘草(八分)

[效果]此方稳服一星期,胸腋头面,稍得汗解,得汗处肌肉便活,以外焦灼如前,将前方去大力,加真川柴胡三钱以为输转。又一星期,腰以上得汗,以下无汗。再一星期,汗至足胫,两足无汗、焦痛不敢履地。直服到第四星期,全身皆得汗解,安好无恙矣。此症原误服补中汤,故缠绵不愈有如此久,然犹幸衄后人苏颇能自主,不然病久不解,未有不东扯西挪寒热杂投者,其为病不知胡底矣。

（康按）病本热厥,妄投补中,岂作中热气脱治耶?不然,何所见而率用提补耶!幸而鼻衄人苏,经治而愈,然亦险而幸矣。(《全国名医验案类编》)

医案二　张文选医案

花粉症:日本患者横田某,男,28岁。职员。2001年春天因杉树花粉过敏患花粉症。鼻痒、鼻塞、打喷嚏、流鼻涕,双目红赤,目痒,流泪,咽喉干痒。舌偏红,苔薄黄,脉浮数寸盛。辨为银翘散证,处方:荆芥穗5g,薄荷5g,牛蒡子5g,金银花5g,连翘6g,竹叶3g,芦根6g,菊花5g,谷精草5g,生地黄6g,牡丹皮6g,赤芍6g,辛夷3g。服用7剂,诸过敏症状减轻。患者遂自行与药局联系,取药服用1个月,花粉症未再出现。(《温病方证与杂病辨治》)

医案三　吴鞠通医案

乙酉五月二十四日,刘,十七岁。三月间春温呛咳见血;现在六脉弦细。五更丑寅卯时单声咳嗽,谓之木扣金鸣,风本生于木也。议辛甘化风,甘凉柔木。连翘三钱,细生地三钱,薄荷一钱,苦桔梗三钱,桑叶三钱,天冬一钱,茶菊花三钱,甘草二钱,麦冬三钱,鲜芦根三钱。二十八日复诊咳嗽减,食加,脉犹洪数,左大于右。效不更方,再服四五帖。六月初二、三诊:木扣金鸣,与柔肝清肺已效,左脉洪数已减于前。方去气分辛药,加甘润。(《吴鞠通医案》)

医案四 何廉臣医案

陈作仁(住南昌中大街四川会馆):病者陈其义,三十六岁,南昌人,住城内。因失偶续弦,时当客冬,房事过劳,真阴亏损,又兼冬令严寒。经云:"冬伤于寒,春必病温。"又云:"冬不藏精,春必病温。"其斯之谓欤!初起证似伤寒,惟热多寒少,常有汗出,汗后面热不稍减,且口渴引饮,此与伤寒病状,大不相同。两寸脉浮大而数,右寸脉尤洪。脉证合参,断为春温,乃热邪伤阴之候也。但春温证而恶寒,微兼表证,不能骤用纯阴之剂,宜仿仲景麻杏甘石汤主之,但麻黄春夏宜慎用,兹以薄荷代麻黄为君,杏仁宣表为臣,石膏质重泻火,气轻解肌为佐,甘草和中为使。但温必有毒,有浊气,加银翘芳香化浊,泄热解毒,以助石膏之清解。

[处方]苏薄荷(一钱二分) 叭嗒杏仁(三钱,去皮尖) 生石膏(八钱,杵) 生甘草(一钱) 净银花(三钱) 青连翘(三钱)

[效果]此方连进二剂,各证均减过半,唯咳嗽热渴,尚未痊愈。易以桑菊饮加减续进。

[处方]冬桑叶(三钱) 白菊花(二钱) 苦杏仁(二钱,去皮尖) 桔梗(钱半) 贝母(钱半) 鲜芦根(三钱) 淡竹叶(钱半) 苏薄荷(四分) 生甘草(一钱)

此方又接进三剂,未七日而各证逐渐就痊矣。

廉按 辨证清切,选药惬当,妙在初起即用荷、杏、石、甘加银翘,而为辛凉之重剂,较吴氏银翘散力量尤大,真得叶氏薪传也。(《全国名医验案类编》)

医案五 蒲辅周医案

韩某,男,74岁,1960年3月28日初诊。昨晚发热,体温38.5℃,微咳,咽红,今晨体温37.9℃,小便黄。脉浮数,舌赤无苔。属风热感冒,治宜辛凉。处方:桑叶二钱,菊花二钱,牛蒡子二钱,连翘二钱,桔梗一钱,芦根五钱,僵蚕二钱,竹叶二钱,生甘草一钱,香豆豉三钱,薄荷(后下)八分,葱白(后下)三寸。水煎2次,共取200ml,分早、晚2次温服,连服2剂。1960年3月30日复诊:服药后热退,体温36.4℃,咳嗽减轻,但痰黏滞不利。舌正无苔,脉缓和。感冒基本已愈,治以调和肺胃,兼化痰湿。处方:瓜蒌壳二钱,橘红二钱,川贝母一钱半,前胡一钱半,云茯苓三钱,天冬三钱,竹茹二钱,枇杷叶三钱,芦根四钱。水煎2次,共取

160ml,兑蜂蜜一两,分早、晚 2 次温服,连服 2 剂。(《蒲辅周医疗经验》)

医案六 张文选医案

周某,女,70 岁。2005 年 9 月 10 日初诊。咳嗽半年,痰少而黏,咽痒则咳,素有过敏性鼻炎,鼻塞,流清涕。曾请多位中医诊治,所用处方均以重剂清肺为主,药如鱼腥草、生石膏、桑白皮、金银花、连翘、川贝母等,咳嗽、鼻塞等症如故。舌红略干,苔白,脉浮滑略数。从过用寒凉、风邪伏肺考虑,用陈氏桑杏前胡汤法,参考赵邵琴经验方化裁,处方:苏叶、苏子各 10g,前胡 10g,杏仁 10g,浙贝母 10g,枇杷叶 10g,芦根 15g,陈皮 6g,辛夷 6g。3 剂。咳嗽止,过敏性鼻炎也告痊愈。(《温病方证与杂病辨治》)

医案七 李吉彦医案

于某,女,46 岁。初诊日期:2021 年 2 月 2 日。

[主诉]咽干咽痛伴颈部肿胀反复发作半月余,加重 1 周。

[现病史]半个月前无明显诱因出现咽干咽痛伴颈部肿胀,曾于当地医院就诊,诊断为"亚急性甲状腺炎",予"优甲乐"对症治疗,症状缓解,但仍有反复咽干咽痛。1 周前上述症状加重,遂来我院就诊。现症见:咽干,咽部红肿疼痛,渴欲饮水;脱发,无疲劳乏力;月经先期,略有血块,经前胸胀;急躁,寐可,食欲可,二便可;舌红,苔薄黄,脉弦数。

[中医诊断]咽痛(外感风热,邪毒内蕴)。

[治法]辛凉解表,解毒散邪。

[方宗]银翘散合消瘰丸加减。

[处方]连翘 15g,荆芥 15g,芦根 20g,浙贝母 15g,玄参 10g,橘核 15g,王不留行 10g,羌活 5g,川芎 10g,夏枯草 15g,柴胡 10g,怀牛膝 15g,益母草 15g,石斛 15g,薏苡仁 30g。10 剂,水煎服。

二诊:2021 年 2 月 23 日。患者咽干不舒缓解,脱发好转,仍有月经前胸胀,月经量可。舌淡,苔薄白,脉弦数。上方加沙参 15g,生地黄 15g,路路通 10g。10 剂,水煎服。

按语 该患者以咽干咽痛反复发作为主症,中医诊断为"咽痛",证属外感风热,邪毒内蕴。以银翘散加减治疗。《温病条辨·上焦篇》第四条曰:"太阴风温、温热、温疫、冬温,初起恶风寒者,桂枝汤主之;但热不恶寒而渴者,辛凉平剂银翘散主之。"亚急性甲状腺炎属中医学"温病""瘿痈"等范畴,时值春季,气候冷暖不调,人体不能适时调节,机体阴阳失衡,风温时邪易乘虚而入。春季人体阳气升发,正气渐盛,加之风温为阳邪,邪正相争,故而发热。三焦辨证为上焦肺,邪在上在表,以辛散为主,处方选药侧重轻清之品。温邪入里炼津成痰,阻于瘰络,治疗上祛邪兼以扶正。病机当属风温初起,热毒内盛,痰热阻于瘰络。故以银翘散为基础方,治以辛凉解表、清热解毒生津。方中以连翘、荆芥疏风清热解毒;芦根清热生津;川芎活血行气;风温为阳邪,最易伤津,因而以玄参、石斛养阴生津;加柴胡疏肝解郁,浙贝母、橘核、夏枯草清热化痰散结;王不留行、怀牛膝、益母草化瘀通络散结;薏苡仁清热利湿健脾;羌活疏风祛湿以解表邪。二诊咽干咽痛好转,热象减轻,因风温之邪最易伤津,故在前方基础上加沙参、生地黄以养阴,路路通活血通络。

第二章　桑杏汤类方临证思辨

桑杏汤是吴鞠通根据叶天士《临证指南医案》燥门某案处方加入梨皮而成,此方以辛凉为法,轻宣凉润,清润肺燥,可用于温燥外袭或杂病内伤所致的燥热在肺、肺津受灼之证,亦可治疗郁火灼膈犯肺引起的心烦、干咳等证。"燥微则物畅其机,燥甚则物即干萎",六气太过,则为六淫,易致人发病,燥气耗伤津液,耗散肺津,可出现口鼻、咽喉干燥,口中燥渴,皮肤干燥甚至皲裂等,燥邪入肺及大肠,还可引起干咳、大便干结不畅等症。本章将具有辛凉润燥治法的一类温病方剂进行专门介绍,以桑杏汤为代表,还包括了翘荷汤、清燥救肺汤、贝母瓜蒌散、五仁橘皮汤、加减葳蕤汤等。此类方剂或含有诸如桑叶、杏仁、沙参、贝母等清燥润肺之品,可治肺燥失宣证;或含有麦冬、火麻仁、玉竹等滋阴润燥之品,可治燥伤津液证;亦有栀子、薄荷、黄芩苦辛轻宣清凉者以宣散燥火之郁。在临床应用时不仅可治疗肺燥、肠燥等温病之证,还可广泛用于燥邪引起的诸类杂病。

第一节　桑杏汤类方

一、桑杏汤

【**桑杏汤**】(辛凉法)　桑叶一钱　杏仁一钱五分　沙参二钱　象贝一钱　香豉一钱　栀皮一钱　梨皮一钱　水二杯,煮取一杯,顿服之,重者再作服(轻药不得重用,重用必过病所。再一次煮成三杯,其二三次之气味必变,药之气味俱轻故也)。

【**方解**】本方证系温燥外袭,肺津受灼之轻证。方中桑叶清宣燥热,透邪外出;杏仁宣利肺气,润燥止咳,二药共为君药。淡豆豉辛凉透散,助桑叶轻宣透热;贝母清化热痰,助杏仁止咳化痰;沙参养阴生津,润肺止咳,三药共为臣药。栀子皮质轻而入上焦,清泄肺热;梨皮清热润燥,止咳化痰,二药均为佐药。本方乃辛凉甘润之法,轻宣凉润之方,使燥热除而肺津复,则诸症自愈。

⚞ 《温病条辨》相关条文 ⚟

五四、秋感燥气,右脉数大,伤手太阴气分者,桑杏汤主之。

前人有云:六气之中,惟燥不为病,似不尽然。盖以《内经》少秋感于燥一条,故有此议耳。如阳明司天之年,岂无燥金之病乎? 大抵春秋二令,气候较夏冬之偏寒偏热为平和,其由于冬夏之伏气为病者多,其由于本气自病者少,其由于伏气而病者重,本气自病者轻耳。其由于本气自病之燥证,初起必在肺卫,故以桑杏汤清气分之燥也。(《温病条辨·上焦篇·秋燥》)

⚞ 医家经典论述 ⚟

张秉成:治秋感燥气,右脉数大,伤手太阴气分者。夫秋燥微寒之气,感而为病者,前于杏苏散中已论之矣。此因燥邪伤上,肺之津液素亏,故见右脉数大之象。而辛苦温散之法,似又不可用矣,止宜轻扬解外,凉润清金耳。桑乃箕星之精,箕好风,故善搜风;其叶轻扬,其纹象络,其味辛苦而平,故能轻解上焦脉络之邪。杏仁苦辛温润,外解风寒,内降肺气。但微寒骤束,胸中必为不舒,或痰或滞,壅于上焦,久而化热,故以香豉散肌表之客邪,宣胸中之陈腐。象贝化痰,栀皮清热,沙参、梨皮养阴降火,两者兼之,使邪去而津液不伤,乃为合法耳。(《成方便读》)

刘景源:方中用桑叶与豆豉辛凉清宣透热,使邪从表而解。杏仁降肺气润肺燥以止咳。因为肺燥津伤,所以用沙参、梨皮甘寒清养,润燥生津。梨皮用一钱量太少,一般用一个大甜梨,把皮削下来与药一起煮。象贝就是浙贝母,有清热化痰散结的作用。栀子大苦大寒,但在这个方剂中是用皮,它的作用缓和,能轻扬宣透热邪。这个方剂中所有的药物都比较轻灵,而且用量也小,应该说它属于辛凉轻剂。它与桑菊饮很类似,区别就在于桑菊饮中没有用润燥药。(《刘景源温病学讲稿》)

⚞ 医家临床应用 ⚟

俞根初:根据廉臣先生晚年实验,他对于"燥夹伏暑"(即俞氏所谓肺燥脾湿)的理解,认为"秋日暑湿踞于内,新凉燥气加于外,燥湿兼至,最难界限清楚,稍不确当,其败坏不可胜言。盖燥有寒化热化,先将暑、湿、燥分开,再将寒热辨明,自有准的。治法:先用苦温发表,辛润宣上,以解凉燥外搏之新邪;俟凉燥外解,湿开热透,然后肃清其伏热,或用芳透清化,或用缓下清利,必俟伏邪去净,如发现津液两亏,则改用增液育阴以善后。"他归纳秋燥的治法,也很简单扼要,他说:"六气之中,惟燥气难明,盖燥有凉燥、温燥、上燥、下燥之分。凉燥者,燥之胜气也,治以温润;杏苏散主之。温燥者、燥之复气也,治以清润;清燥救肺汤主之。上燥治气,吴氏桑杏汤主之。下燥治血,滋燥养营汤主之。"这些中心学说供我们记取,对我们研究祖国医学是有帮助的。(《重订通俗伤寒论》)

沈麟:风咳嗽者,喉中痒咳吐黄痰,桑杏汤主之。(《重订温热经解》)

张文选:我在临床上常用桑杏汤治疗内伤咳嗽,具体用法有两个方面。第一,治疗火郁咳嗽。凡咳嗽见栀子豉汤证,表现为胸脘嘈杂不舒,或心烦急躁,咳嗽少痰,舌边尖红赤者,即用桑杏汤加减。第二,治疗内生燥热所致的肺燥咳嗽。(《温病方证与杂病辨治》)

二、翘荷汤

【翘荷汤】(辛凉法) 薄荷一钱五分　连翘一钱五分　生甘草一钱　黑栀皮一钱五分　桔梗二钱　绿豆皮二钱　水二杯,煮取一杯,顿服之。日服二剂,甚者日三。

【加减法】耳鸣者,加羚羊角、苦丁茶;目赤者,加鲜菊叶、苦丁茶、夏枯草;咽痛者,加牛蒡子、黄芩。

【方解】本证因燥热上郁清窍所致,故用连翘、薄荷疏解风热,栀子、绿豆清泄三焦之火,桔梗宣肺开窍,生甘草和中解毒。

《温病条辨》相关条文

五七、燥气化火,清窍不利者,翘荷汤主之。

清窍不利,如耳鸣目赤,龈胀咽痛之类。翘荷汤者,亦清上焦气分之燥热也。(《温病条辨·上焦篇·秋燥》)

医家经典论述

何廉臣:时瘖,一名时痧。发于冬春者多,夏秋亦间有之。其病恒发于小儿,且易传染。其症身热烦闷,咳呛鼻塞,面目有水红光,咽痛气急,指尖时冷,所见皆肺经症。因于风热者轻,因于温毒者重。热一二日见点者轻,三五日见点者重;见点要周身匀朗,色鲜润,形高突,颗粒分明者为吉。如初起见点后,一日三潮,潮则热势盛,而烦躁加,逾时方退,三日共作九潮,痧已齐透,然后徐徐回退,此为时瘖之顺症,亦为风热之轻症。宜疏风解热为先,不可骤用寒凉,必兼辛散为要,加味翘荷汤主之。若初起壮热无汗,烦躁神蒙,见点细碎平塌,其色晦滞淡白,模糊一片,既出不潮,倏然隐没,亦有闭闷而不能发出,喘急昏闷者,此为时瘄之逆症,亦为风热之险症。宜急急开达为要,新加麻杏石甘汤主之。〔附加味翘荷汤:青连翘(钱半) 苏薄荷(钱半) 炒牛蒡(钱半) 桔梗(钱半) 焦栀皮(钱半) 绿豆皮(二钱) 生甘草(六分) 蝉衣(十只) 苇茎(一钱) 老紫草(钱半)〕(《重订广温热论》)

张文选:翘荷汤用栀子皮不用栀子,取其轻清之性;薄荷用梗不用叶,防其过散伤津。两药配合为变通栀子豉汤法,可轻清宣散上焦燥热郁火。生甘草、桔梗为甘桔汤清利咽喉。绿豆皮甘寒质轻,解热毒,散目翳,合连翘壳轻清以泄燥火。全方以轻见长,且不用过辛、过寒与滋润药,是一首治疗燥热怫郁上焦头面孔窍的重要方剂。由于目前临床上已经很少用栀子皮、绿豆皮,因此,这两味药可以用栀子、绿豆代替……我在临床上常用翘荷汤治疗燥火上郁所致的耳鸣,目赤,龈肿,咽痛,鼻塞,喷嚏、流涕,头痛等病证。最基本的加减手法为:咽喉不痛者,减桔梗、甘草;耳鸣者,加夏枯草、蝉蜕、僵蚕等;目干、目赤、目痒者,加菊花、密蒙花、蝉蜕、荆芥等;咽痛者,加僵蚕、蝉蜕、藏青果、玄参、射干等;过敏性鼻炎,鼻塞流涕者,加谷精草、青葙子、密蒙花、辛夷、木贼等;头痛者,加蔓荆子、白蒺藜等;牙龈肿痛,或口唇起疱疹者,加升麻、生石膏,或大黄等。所加药物也遵循轻清疏散,"火郁发之"的原则,但求轻,不求重。(《温病方证与杂病辨治》)

三、清燥救肺汤

【清燥救肺汤】(辛凉甘润法) 石膏二钱五分 甘草一钱 霜桑叶三钱 人参七分 杏仁泥,七分 胡麻仁炒研,一钱 阿胶八分 麦冬不去心,二钱 枇杷叶去净毛,炙,六分 水一碗,煮六分,频频二三次温服。痰多加贝母、瓜蒌;血枯加生地黄;热甚加犀角(现已禁用,多以水牛角代)、羚羊角,或加牛黄。

【方解】温燥伤肺为本方的主证。方中以桑叶为君,清宣肺中燥热。石膏助君清肺经之热;麦冬甘寒,养阴润肺,以补燥热所伤之阴津。二药共为臣药。阿胶、黑芝麻助麦冬养阴润肺;杏仁、枇杷叶降泄肺气,使肺气肃降有权;因燥热伤肺,致气阴两伤,又用人参、甘草益气补中,使土旺金生,肺气自旺。诸药相伍,使燥热得宣散,肺郁得解除,气阴得恢复,而奏清燥救肺之功。

《温病条辨》相关条文

五八、诸气膹郁,诸痿喘呕之因于燥者,喻氏清燥救肺汤主之。

喻氏云：诸气膹郁之属于肺者，属于肺之燥也，而古今治气郁之方，用辛香行气，绝无一方治肺之燥者。诸痿喘呕之属于上者，亦属于肺之燥也，而古今治法以痿呕属阳明，以喘属肺，是则呕与痿属之中下，而惟喘属之上矣，所以千百方中亦无一方及于肺之燥也。即喘之属于肺者，非表即下，非行气即泻气，间有一二用润剂者，又不得其肯綮。总之，《内经》六气，脱误秋伤于燥一气，指长夏之湿为秋之燥。后人不敢更端其说，置此一气于不理，即或明知理燥，而用药夹杂，如弋获飞虫，茫无定法示人也。今拟此方，命名清燥救肺汤，大约以胃气为主，胃土为肺金之母也。其天门冬虽能保肺，然味苦而气滞，恐反伤胃阻痰，故不用也；其知母能滋肾水清肺金，亦以苦而不用；至于病寒降火正治之药，尤在所忌，盖肺金自至于燥，所存阴气不过一线耳，倘更以苦寒下其气，伤其胃，其人尚有生理乎？诚仿此增损以救肺燥变生诸证。如沃焦救焚，不厌其频，庶克有济耳。（《温病条辨·上焦篇·秋燥》）

《内经》失去长夏伤于湿、秋伤于燥，所以燥证湮没，至今不明。先哲虽有言之，皆是内伤津血干枯之证，非谓外感清凉时气之燥。然燥气起于秋分以后，小雪以前，阳明燥金凉气司令。经云：阳明之胜，清发于中，左胠胁痛，溏泄，内为嗌塞，外发㿗疝。大凉肃杀，华英改容，毛虫乃殃。胸中不便，嗌塞而咳。据此经文，燥令必有凉气感人，肝木受邪而为燥也。惟近代喻嘉言昂然表出，可为后世苍生之幸；奈以诸气膹郁，诸痿喘呕，咳不止而出白血死，谓之燥病，此乃伤于内者而言，诚与外感燥证不相及也。更自制清燥救肺汤，皆以滋阴清凉之品，施于火热刑金，肺气受热者宜之。若治燥病，则以凉投凉，必反增病剧。殊不知燥病属凉，谓之次寒，病与感寒同类。经以寒淫所胜，治以甘热，此但燥淫所胜，平以苦温，乃外用苦温辛温解表，与冬月寒冷而用麻桂姜附，其法不同，其和中攻里则一，故不立方……谓清燥救肺汤治燥之复气，断非治燥之胜气，喻氏自无从致辨；若谓竟与燥不相及，未免各就一边谈理。盖喻氏之清燥救肺汤，即《伤寒论》中后半截之复脉汤也。伤寒必兼母气之燥，故初用辛温甘热，继用辛凉苦寒，终用甘润，因其气化之所至而然也……（《温病条辨·上焦篇·补秋燥胜气论》）

医家经典论述

吴谦：柯琴曰："古方用香燥之品以治气郁，不获奏效者，以火就燥也。惟缪仲醇知之，故用甘凉滋润之品，以清金保肺立法。喻昌宗其旨，集诸润剂，而制清燥救肺汤，用意深，取药当，无遗蕴矣。"经云：损其肺者益其气。肺主诸气故也。然火与元气不两立，故用人参、甘草甘温而补气，气壮火自消，是用少火生气之法也。若夫火燥膹郁于肺,非佐甘寒多液之品,不足以滋肺燥,而肺气反为壮火所食,益助其燥矣。故佐以石膏、麦冬、桑叶、阿胶、胡麻仁辈,使清肃令行,而壮火亦从气化也。《经》曰:肺苦气上逆,急食苦以降之。故又佐以杏仁、枇杷叶之苦以降气。气降火亦降,而制节有权;气行则不郁,诸痿喘呕自除矣。要知诸膹郁,则肺气必大虚,若泥于肺热伤肺之说而不用人参,郁必不开而火愈炽,皮聚毛落,喘咳不休而死矣。此名之救肺,凉而能补之谓也。若谓实火可泻,而久服芩、连,苦从火化,亡可立待耳。(《删补名医方论》)

张秉成:喻氏治诸气膹郁,诸痿喘呕之属于肺燥者。夫燥之一证,有金燥,有火燥,前已论之详矣。此方为喻氏独创,另具卓识,发为议论,后人亦无从置辨。虽其主治固无金燥、火燥之分,而细阅其方,仍从火燥一端起见。此必六淫火邪,外伤于肺,而肺之津液素亏,为火刑逼,是以见诸气膹郁、诸痿喘呕之象。然外来之火,非徒用清降可愈,《经》有火郁发之之说。故以桑叶之轻宣肌表者,以解外来之邪;且此物得金气而柔润不凋,取之为君。石膏甘寒色白,直清肺部之火,禀西方清肃之气,以治其主病。肺与大肠为表里,火逼津枯,肺燥则大肠亦燥。故以杏仁、麻仁降肺而润肠,阿胶、麦冬以保肺之津液,人参、甘草以补肺之母气,枇杷叶苦平降气,除热消痰,使金令得以下行,则膹郁喘呕之证,皆可痊矣。(《成方便读》)

刘景源:清燥救肺汤证与麻杏甘石汤证都有肺热咳喘的见症,但两者病机不同,治法也不同。清燥救肺汤证是燥热犯肺,燥热盛而气阴两伤,属实中夹虚证,所以治疗既要清肺润燥以祛邪,又要养阴益气以扶正,方中虽用石膏,但用量很小。麻杏甘石汤证是热邪壅肺,热邪盛而正气未伤,所以用石膏配麻黄,重在清泄肺热。(《刘景源温病学讲稿》)

❧ 医家临床应用 ❧

俞根初:余热耗伤肺肾之阴,不能上接于阳者,宜清燥救肺汤。加岩制川贝、鸭梨汁以清养之。(《重订通俗伤寒论》)

何廉臣:余每治时瘖,始用防风解毒汤发之,继以缪氏竹叶石膏汤清之。未透,则芦根、葛根、茅根为必用之药;既透,则清燥救肺汤加减。(《重订广温热论》)

四、贝母瓜蒌散

【贝母瓜蒌散】贝母一钱五分　栝蒌一钱　花粉　茯苓　橘红　桔梗各八分

水煎服。

【**方解**】本方证多由燥热伤肺,灼津成痰所致。方中贝母苦甘微寒,润肺清热,化痰止咳;瓜蒌甘寒微苦,清肺润燥,开结涤痰,与贝母相须为用,是为润肺清热化痰的常用组合,二药共为君药。臣以天花粉,既清降肺热,又生津润燥,可助君药之力。痰因湿聚,湿自脾来,痰又易阻滞气机,无论湿痰抑或燥痰,皆须配伍橘红理气化痰、茯苓健脾渗湿,此乃祛痰剂配伍通则,但橘红温燥、茯苓渗利,故用量颇轻,少佐于贝母、瓜蒌、天花粉等寒性药中,则可去性存用,并能加强脾运,输津以润肺燥。桔梗宣肺化痰,且引诸药入肺经,为佐使药。全方清润宣化并用,肺脾同调,而以润肺化痰为主,且润肺而不留痰,化痰又不伤津,如此则肺得清润而燥痰自化,宣降有权而咳逆自平。

《医学心悟》相关条文

燥痰涩而难出,多生于肺,肺燥,则润之,贝母栝蒌散。(《医学心悟·痰饮》)

医家经典论述

张山雷:贝母瓜蒌散治肥人中风,口眼㖞斜,手足麻木,左右俱作痰治……喻嘉言曰:中风证多挟热痰,而肥人复素有痰,不论左右,俱作痰治是矣。但肥人多虚风,瘦人多实火,虚风宜用甘寒一派,如竹沥、人参、麦冬、生地、生葛汁、生梨汁、石膏、瓜蒌、玉竹、胡麻仁等药。〔批〕(瘦人多火是矣。然肥人亦多有痰热,不可概以为虚而投滋腻,是当以脉症辨之。)此方三黄并用,可治瘦人实火,而不宜于肥人虚风。存之以备实火生风生热之选。寿颐按:中风而手足麻木,甚至瘫痪不用,皆痰热上乘神经为病,丹溪左气右血,本是空言。此方以清热泄痰为主,谓不论左右,皆作痰治,是能独抒己见,不为古书束缚,识力固自有真。究之此证之风,纯由痰热生风,初非外感,必不当参用外风之药,模棱两可。而方中犹有荆薄羌防,则亦未能免俗。乃喻氏且谓中风证多挟痰热,则其意固谓以外风而兼痰热者也,是不可以不辨。(《中风斠诠》)

程国龄:书有五痰之名,以五脏分主之也。五饮之名,随症见也。其实犹未确当,大抵痰以燥湿为分,饮以表里为别。湿痰滑而易出。多生于脾,脾实则消之,二陈汤,甚则滚痰丸。脾虚则补之,六君子汤。兼寒兼热,随症加药,燥痰涩而难出,多生于肺。肺燥则润之,贝母瓜蒌散。肺受火刑,不能下降,以致真水上泛,则滋其阴,六味丸。饮有在表者,干呕,发热而咳,面目四肢浮肿,香苏五皮散。饮有在里者,或停心下,或伏两腋,咳则相引而痛。或走肠间,辘辘有声。用小半夏加茯苓汤,随其部位而分治之,此治痰饮之大法也。书云:

治痰须理脾。以痰属湿,脾土旺则能胜湿耳。治痰如此,饮亦宜然,然脾经痰饮,当健脾以祛其湿。若肾虚水泛,为痰为饮者。必滋其肾。肾水不足,则用六味。若命门真火衰微,寒痰上泛者则用八味肾气丸。补火生土、开胃家之关,导泉水下流,而痰饮自消矣。(《医学心悟杂症要义》)

五、五仁橘皮汤

【五仁橘皮汤】甜杏仁三钱,研细　松子仁三钱　郁李净仁四钱,杵　原桃仁二钱,杵
柏子仁二钱,杵　广橘皮钱半,蜜炙

【方解】肺有燥热,液亏肠闭为本方主证。方中杏仁配陈皮,以通大肠气闭,桃仁合陈皮,以通小肠血秘,气血通润,为君药。郁李仁得陈皮,善解气与水互结,洗涤肠中之垢腻,以滑大便,为臣药。佐以松子仁、柏子仁通幽,幽通则大便自通。诸药共奏肃肺化痰、润肠通便之效,为"润燥滑肠,体虚便闭之良方"。

《重订通俗伤寒论》相关条文

肠燥则隔食,五仁橘皮汤为主药。(《重订通俗伤寒论·伤寒要义·六淫病用药法》)

杏仁配橘皮,以通大肠气闭,桃仁合橘皮,以通小肠血秘,气血通润,肠自滑流矣,故以为君。郁李仁得橘皮,善解气与水互结,洗涤肠中之垢腻,以滑大便,故以为臣。佐以松、柏通幽,幽通则大便自通。此为润燥滑肠,体虚便闭之良方。若欲急下,加玄明粉二钱,提净白蜜一两,煎汤代水可也。挟滞,加枳实导滞丸三钱。挟痰,加礞石滚痰丸三钱。挟饮,加控涎丹一钱。挟瘀,加代抵当丸三钱。挟火,加当归龙荟丸三钱。挟虫,加椒梅丸钱半。或吞服,或包煎,均可随证酌加,此最为世俗通行之方,时医多喜用之。取其润不滞气,下不伤饮耳。(《重订通俗伤寒论·六经方药·攻下剂》)

若犹痰多便闭腹痛者,则用五仁橘皮汤,加全栝蒌(四钱,生姜四分、拌捣极烂)、干薤白(四枚白酒洗捣)、紫菀(四钱)、前胡(二钱),辛温以流利气机。(《重订通俗伤寒论·伤寒兼证·秋燥伤寒》)

夹血伤寒(一名伤寒夹瘀),活血解表为先,轻则香苏葱豉汤去香附,加枳、芎、归须,重则桂枝桃仁汤加味。次下瘀血,轻则五仁橘皮汤合代抵当丸,重则桃仁承气汤。(《重订通俗伤寒论·伤寒夹证·夹血伤寒》)

夹痛伤寒(一名伤寒夹胃脘痛),先当理气发汗……表邪去而痛不止者,必

有凝痰伏饮,或有宿食瘀血。当明辨病根,细审部位以施治,痛不可按,按之却软,甚则痛极如狂,或至昏厥不省者,属瘀血凝结。轻则五仁橘皮汤合代抵当丸,滑利通瘀以止痛;重则桃仁承气汤;峻攻瘀热以除根。(《重订通俗伤寒论·伤寒夹证·夹痛伤寒》)

🔷 医家经典论述及临床应用 🔷

何廉臣:痰积胃肠,宜以五仁橘皮汤、加味小陷胸汤为主,酌加节斋化痰丸,或集成金粟丹等消逐之。(《重订广温热论》)

六、加减葳蕤汤

【加减葳蕤汤】(滋阴发汗法)　生葳蕤二钱至三钱　生葱白二枚至三枚　桔梗一钱至钱半　东白薇五分至一钱　淡豆豉三钱至四钱　苏薄荷一钱至钱半　炙草五分　红枣两枚

【方解】方以生玉竹滋阴润燥为君;臣以葱白、淡豆豉、薄荷、桔梗疏风散热;佐以白薇苦咸降泄;使以甘草、红枣甘润增液,以助玉竹之滋阴润燥。为阴虚体感冒风温,及冬温咳嗽,咽干痰结之良剂。

🔷《重订通俗伤寒论》相关条文 🔷

若少阴伏气温病,骤感春寒而发者,必先辛凉佐甘润法,酌用七味葱白汤、加减葳蕤汤二方,以解外搏之新邪。继进甘寒复苦泄法,酌用犀地清络饮、导赤清心汤二方,以清内伏之血热。(《重订通俗伤寒论·伤寒兼证·春温伤寒》)

若邪舍于营而在血分,先与加减葳蕤汤,加青蒿脑、粉丹皮,滋阴宣气,使津液外达,微微汗出以解表。继即凉血清营以透邪,轻则导赤清心汤,重则犀地清络饮,二方随证加减。(《重订通俗伤寒论·伤寒兼证·伏暑伤寒》)

若冬温兼伏暑,病较秋燥伏暑,尤为晚发而深重,初起无汗恶风者,先与辛凉透邪,血虚者,七味葱白汤,阴虚者,加减葳蕤汤,使其阴气外溢。(《重订通俗伤寒论·伤寒兼证·冬温伤寒》)

惟风热风燥二症,常多夹痰,均当用辛润法,解其邪以豁其痰,如加减葳蕤汤、清燥救肺汤之类,并加竹沥莱菔汁等。临症时屡奏殊功,若误与辛热发汗,温燥劫痰,则变证百出矣,慎之。(《重订通俗伤寒论·伤寒夹证·夹痰伤寒》)

🔷 医家经典论述 🔷

程国彭:头痛身热与伤寒同,而其人身重,默默但欲眠,鼻息鼾,语言难出,

四肢不收者,风温也,不可发汗,加减葳蕤汤主之。(《医学心悟》)

第二节　桑杏汤类方鉴别

方名	组成	主症	舌脉	辨证要点	治法	方源
桑杏汤	桑叶、杏仁、沙参、贝母、淡豆豉、栀子、梨皮	身热不甚,口渴,咽干鼻燥,干咳无痰或痰少而黏	舌红,苔薄黄而干,脉浮数而右脉大者	外感温燥证	清宣温燥,润肺止咳	《温病条辨》
翘荷汤	薄荷、连翘、生甘草、栀子、桔梗、绿豆	身热,口渴,耳鸣,目赤,龈肿,咽痛	舌红,苔薄黄而干,脉数	燥热之邪上干头面,清窍不利	清宣上焦气分燥热	《温病条辨》
清燥救肺汤	石膏、甘草、霜桑叶、人参、杏仁、胡麻仁、阿胶、麦冬、枇杷叶	身热,干咳无痰,气逆而喘,鼻燥,齿燥,心烦口渴	舌边尖红赤,苔薄白而燥或薄黄干燥,脉数	肺燥阴伤	清肺润燥养阴	《温病条辨》
贝母瓜蒌散	贝母、瓜蒌、天花粉、茯苓、橘红、桔梗	燥痰涩而难出,咳嗽呛急,咯痰不爽,涩而难出,咽喉干燥哽痛	苔白而干	燥热伤肺,灼津成痰	润肺清热,理气化痰	《医学心悟》
五仁橘皮汤	甜杏仁、松子仁、郁李仁、桃仁、柏子仁、橘皮	咳嗽不爽而多痰,胸腹胀满,大便秘结	舌红而干	肺有燥热,液亏肠闭	肃肺化痰,润肠通便	《重订通俗伤寒论》
加减葳蕤汤	生葳蕤、葱白、桔梗、东白薇、淡豆豉、薄荷、炙甘草、红枣	头痛身热,微恶风寒,无汗或有汗不多,咳嗽,心烦,口渴,咽干	舌红,脉数	素体阴虚,外感风热证	滋阴解表	《重订通俗伤寒论》

第三节　桑杏汤类方临床应用

医案一　张文选医案

　　张某,女,51岁,2005年1月5日初诊。患者咳嗽半年余,服治咳中药及西药甚多而无一有效。咳嗽夜甚,咽喉痒,咽痒则咳,自觉从咽喉至胸部至胃脘灼热不舒,痰少黄黏,脉弦细数,舌红赤,苔黄白相兼。我接诊后,试用桑菊饮、清燥救肺汤、甘露消毒丹合麻杏石甘汤,也不见效。四诊时,患者丈夫代述,妻子由于家事烦恼,寝食不安,时常哭泣,由此咳嗽加重。此话使我恍然大悟,其咳属于郁火咳嗽。仔细询问,患者的确伴有烦躁不安,咽喉、胸、脘温病方证或余病辨治灼热,胃中嘈杂不舒等典型的栀子豉汤证,脉弦细数也为郁火之脉。遂从郁火犯肺入手,改用桑杏汤法,处方:桑叶 6g,杏仁 10g,沙参 10g,浙贝母 10g,淡豆豉 15g,生栀子 10g,前胡 10g,黛蛤散(包煎)20g,柴胡 18g,黄芩 10g。仅 3 剂,咳嗽告愈。(《温病方证与杂病辨治》)

医案二 **张文选医案**

厚某,女,13 岁。2005 年 9 月 10 日初诊。患者不曾感冒,但咳嗽,咳白黏痰,口唇干裂。舌淡红、略胖,苔白,脉滑。根据最近用射干麻黄汤治疗咳嗽屡试屡效的经验,用射干麻黄汤原方加生石膏 30g。3 剂。2005 年 9 月 17 日二诊:患者服药无效,仍然咳嗽,唇干红起皮。舌红赤,苔白薄略干,脉浮滑,患者以前曾让我诊治过两次咳嗽,每次都是 1 剂效,3 剂愈。因本次效果不明显,其母亲就找出前两次处方,拿来让我参考。第一次是 2004 年 12 月 11 日诊治:患咳嗽 1 周,无感冒史,咽喉痒,汗较多,大便偏干,舌红尖赤、苔腻,脉浮滑。用甘露消毒丹原方合麻杏石甘汤,3 剂,咳嗽痊愈。第二次是 2005 年 1 月 22 日诊治:2 周前因感冒引起咳嗽,经治疗感冒愈,但咳嗽不止,不恶风,咽喉痛。口唇干,舌红赤,苔白,脉沉细滑略弦。用桑菊饮合小柴胡汤化裁,3 剂,咳嗽痊愈。分析四次诊治情况:第一次 2004 年 12 月 11 日,是大雪后、冬至前,北京连续下雪,为冬令多湿之时,患者病湿咳,湿与内热相合发为湿热咳嗽,故用甘露消毒丹合麻杏石甘汤法奏显效。第二次 2005 年 1 月 22 日,是大寒后、立春前,时令多风,患者病风热咳嗽,故用桑菊饮合小柴胡汤法显捷效。2005 年 8 月天气炎热,南方洪水、台风不断发生,人们多贪享空调冷气,咳嗽患者多属寒湿,或者寒湿蕴热,故此前治疗曾用射干麻黄汤、射干麻黄汤加石膏法有显效。本次 2005 年 9 月 10 日,是白露之后,北京气候由热转燥,多日无雨,显露出秋燥当令的特点,其病应属燥咳,故用射干麻黄汤加石膏法无效。分析至此,我断然改用桑杏汤加减,处方:桑叶 10g,杏仁 12g,前胡 10g,芦根 30g,浙贝母 10g,生栀子 10g,淡豆豉 10g,沙参 12g,蝉蜕 10g,5 剂。电话随访,1 剂咳嗽减轻,3 剂愈。本案使我深刻地认识到二十四节气与疾病的密切关系以及辨时令用方的重要性。(《温病方证与杂病辨治》)

医案三　张文选医案

李某,男,46岁,职员。2005年3月8日初诊。因工作压力过重,心情急躁,进而郁火上逆,口唇出现疱疹,牙龈肿胀,自觉鼻息之气火热,口气浊热,心烦急躁。脉弦数,舌红尖赤,苔薄黄。辨为翘荷汤证,处方:薄荷6g,连翘15g,生栀子10g,绿豆15g,蝉蜕6g,升麻6g,大黄3g。3剂告愈。(《温病方证与杂病辨治》)

医案四　何廉臣医案

萧琢如(住湘乡水口山矿局)

[病者]舍弟萧璋如,住湘乡。

[病名]白喉兼泻。

[原因]秋杪感温燥而发。

[证候]身无寒热,口不渴,满喉发白,又兼泄泻,小便时清时浊。

[诊断]脉浮涩满指,舌苔淡白而薄,底面微露鲜红色。审由燥气所发,因兼泄泻,始尚犹豫。继乃恍然大悟曰:此肺移热于大肠,病邪自寻去路也。

疗法即疏喻氏清燥救肺汤,取其寒以制热、润而滋燥,为深秋燥热伤肺之主方。

[处方]霜桑叶(三钱)　北沙参(三钱)　原麦冬(钱半)　生石膏(二钱)　生甘草(七分)　陈阿胶(八分,烊冲)　黑芝麻(一钱,炒)　甜杏仁(一钱)　枇杷叶露(一两,冲)

[效果]一剂知,再剂已。

廉按 喻氏宗缪仲醇甘凉滋润之法制出此方,名曰清燥,实以滋水,即易所谓润万物者莫润乎水是也;名曰救肺,实以补胃,以胃液为肺津之母也。此案借治白喉兼泻,虽不脱养阴清肺之法,而其妙在煅石膏一味,石膏经煅,味淡微咸,西医推为盐类利尿药。尿利则肠中水分从小便排泄,不止泻而其泻自止。况煅过石质坚凝,又有坚肠之作用。萧君可谓善用咸方矣。(《全国名医验案类编》)

医案五　何拯华医案

[病者]单增康,年三十六岁,业商,住单港。因秋深初凉,西风肃杀,适感风燥而发病。初起头痛身热,恶寒无汗,鼻鸣而塞,状类风寒,惟唇燥嗌干,干咳连声,胸满气逆,两胁窜疼,皮肤干痛。脉右浮涩,左弦紧,舌苔白薄而干,扪

之戟手。此《内经》所谓"大凉肃杀,华英改容,胸中不便,嗌塞而咳"是也。遵经旨以苦温为君,佐以辛甘,香苏葱豉汤去香附,加杏仁、百部、紫菀、前胡、桔梗等,温润以开通上焦,上焦得通则凉燥自解。

[处方]光杏仁(三钱)　苏叶梗(钱半)　新会皮(钱半)　紫菀(三钱)　前胡(钱半)　鲜葱白(四枚)　淡香豉(三钱)　炙百部(钱半)　桔梗(一钱)　炙草(六分)

次诊　两剂后,周身津津微汗,寒热已除,胁痛亦减。惟咳嗽不止,痰多气逆,胸前满闷,大便燥结,脉右浮滑,左手弦紧已除,舌苔转为滑白,此肺气之膹郁,虽已开通,而胸腹之伏邪,尚多闭遏也。治以辛滑通润,流利气机,气机一通,大便自解。用五仁橘皮汤加蒌、薤。

[次方]甜杏仁(四钱,去皮,杵)　柏子仁(三钱,杵)　生姜(四分)　拌捣全爪蒌(五钱)　松子仁(三钱,去皮,杵)　栝蒌仁(四钱,杵)　干薤白(二钱,捣)　蜜炙橘红(一钱)

[效果]一剂而便通咳减,再剂而痰少气平。后用清金止嗽膏,日服两瓢,调养数日而瘥。

[附]清金止嗽膏方

藕汁、梨汁(各四两)　姜汁、萝卜汁、白蜜(各三两)　巴旦杏仁(去皮)、川贝(去心,各二两)　磁瓶内炭火熬膏,不时噙化。

康按　春月地气动而湿胜,故春分以后风湿暑湿之证多,秋月天气肃而燥胜,故秋分以后风燥凉燥之证多。若天气晴暖,秋阳以曝,温燥之证反多于凉燥。前哲沈氏目南谓性理大全,燥属次寒,感其气者,遵《内经》"燥淫所胜,平以苦温,佐以辛甘"之法,主用香苏散加味,此治秋伤凉燥之方法也。叶氏香岩谓秋燥一症,初起治肺为急,当以辛凉甘润之方,气燥自平而愈,若果有暴凉外束,只宜葱豉汤加杏仁、苏梗、前胡、桔梗之属。此案初方,悉从叶法加减,接方五仁橘皮汤加蒌、薤,方皆辛润滑降,稳健有效。惟初起虽属凉燥,继则渐从热化,故终用清金止嗽膏以收全功。(《全国名医验案类编》)

医案六　沈会医案

赵某,女,46岁。初诊日期2021年6月2日。

[主诉]烦躁伴面部潮热1个月。

[现病史]1个月前无明显诱因出现烦躁失眠,面部阵发性潮热,无心慌、恶心,未服药诊治,症状时有反复,时轻时重。今为求中医治疗,就诊于我院门诊,现症见:潮热多汗,心烦易怒,咽部灼热,后背燥热,胃脘胀痛,倦怠乏力,口

苦,睡眠欠佳,小便调,大便干。末次月经 5 月 31 日,经量少。舌淡苔薄白,脉弦细。

[中医诊断]绝经前后诸证 (阴虚火灼)。

[西医诊断]围绝经期综合征。

[治法]清宣温燥,益气养阴。

[方药]桑杏汤合小柴胡汤加减。

[处方]桑叶 10g,北沙参 15g,炒苦杏仁 10g,栀子 10g,干姜 2g,北柴胡 10g,姜半夏 10g,黄芩 10g,党参 5g,甘草 10g,炒枳壳 10g,生白术 30g,当归 10g,瓜蒌 20g,仙鹤草 30g。7 剂,水煎服。

二诊:2021 年 6 月 16 日。咽部灼热肿胀、口苦减轻,便干较前好转。舌淡苔薄黄,脉弦细。上方去党参、仙鹤草,加菊花 10g。7 剂,水煎服。

三诊:2021 年 6 月 23 日。后背燥热缓解,咽部仍红肿灼痛,手心潮热,午后加重。口苦口干,便不成形。舌淡苔薄黄,舌下络脉青紫,脉弦细。二诊方北柴胡加至 15g,生白术减至 15g,去瓜蒌,加天花粉 20g,煅牡蛎(先煎)20g,盐菟丝子 20g。7 剂,水煎服。

上方继服 1 周后,后背燥热感明显缓解,咽部肿痛减轻。随诊。

按语 患者以烦躁伴面部潮热为主症,中医诊断为"绝经前后诸证",同时并见心烦易怒、咽部灼热等一派热象,初诊选用桑杏汤清宣燥热,合用小柴胡汤和解少阳。患者发病年龄 46 岁,正值天癸乏源之际,《素问·阴阳应象大论》:"年四十而阴气自半也,起居衰矣。"肾藏真阴而寓元阳,围绝经期患者肾气不足,水不涵木,肝肾阴虚,见烘热汗出,烦躁易怒;肾水不能上济于心,心火独亢,心肾不交,阴不敛阳,见失眠多梦。桑杏汤在《温病条辨》中记载:"秋感燥气,右脉数大,伤手太阴气分者,桑杏汤主之。"桑叶甘苦,质轻,可疏风散热,清肺润燥;《本草纲目》载杏仁"能散能降,故解肌散风、降气润燥……药中用之",杏仁合桑叶,升降相用。北沙参滋阴润燥;栀子泻火除烦,消肿止痛。《伤寒论》第 230 条:"……可与小柴胡汤。上焦得通,津液得下,胃气因和。"唐容川《血证论》对该条文的注释:"是通津液,即是和胃气,盖津液足,则胃上输肺,肺得润养,其叶下垂,津液又随之而下,如雨露之降,五脏戴泽,莫不顺利,而浊阴全消,亢阳不作。"方中柴胡味苦、辛,可升阳达表,透达肝胆之邪热;栀子泻火除烦;黄芩可清热燥湿,泻火解毒;当归养血和血,与柴胡合用可补肝体合肝用,条达肝气。生白术、甘草健脾益气和胃,《本草求真》载白术:"味苦而甘,既能燥湿实脾,复能缓脾生津。"枳壳理气解郁,党参扶助正气。全方和解少阳,疏利三焦,运转枢机以通调津液,使津液敷布。瓜蒌性甘寒,可清热化痰、宽胸散结、润肠通便。

　　二诊患者口苦、燥热缓解，加菊花意在加强散风清热解毒的作用；三诊患者诉午后手心潮热，此为久病伤阴，阴不制阳，加用煅牡蛎平肝阴潜肝阳，收涩而不伤阴；菟丝子补肾益精、益阴扶阳；瓜蒌易为天花粉意在加强清热泻火，生津止渴。配伍煅牡蛎。

第三章　杏苏散类方临证思辨

杏苏散出自吴鞠通《温病条辨》，是其根据喻嘉言、叶天士等人论治凉燥的经验，结合《黄帝内经》燥气之论拟定而得，本方以苏叶、杏仁为君药，旨在辛温疏透、宣肺止咳，主治外感凉燥证。因于寒者，宜以辛温；风毒郁伏者，宜以疏风透邪。本章选以杏苏散、活人败毒散、荆防败毒散为代表，重点介绍了辛温疏透法在治疗风寒湿毒邪郁伏一类杂病的应用，这类方剂多以防风、荆芥、苏叶、羌活、独活等辛温疏风透邪药为主组方，具有辛散疏风、透邪败毒之效。三者区别在于杏苏散内含杏仁、前胡，长于宣肺止咳；活人败毒散内既含柴胡、枳壳、川芎，有四逆散之意，疏肝理气解郁，又含人参、茯苓、甘草，有四君子汤之意，扶正益气；活人败毒散去人参、生姜，加荆芥、防风即为荆防败毒散，长于解表发散。

第一节　杏苏散类方

一、杏苏散

【**杏苏散**】苏叶　半夏　茯苓　前胡　苦桔梗　枳壳　甘草　生姜　大枣_{去核}　橘皮　杏仁

【**加减法**】无汗，脉弦甚或紧，加羌活，微透汗。汗后咳不止，去苏叶、羌活，加苏梗。兼泄泻腹满者，加苍术、厚朴。头痛兼眉棱骨痛者，加白芷。热甚加黄芩，泄泻腹满者不用。

【**方解**】本方证为凉燥外袭，肺失宣降，痰湿内阻所致。方中紫苏叶辛温不燥，发散表邪，宣发肺气，使凉燥之邪从外而散；杏仁苦温而润，降利肺气，润燥止咳；前胡疏风散邪，降气化痰；桔梗、枳壳一升一降宣畅气机；半夏、陈皮燥湿化痰，理气行滞，茯苓渗湿健脾以杜生痰之源；生姜、大枣调和营卫以利解表，滋脾行津以润干燥；甘草调和诸药。本方苦温甘辛，发表宣燥，表里同治，外可轻宣发表而解凉燥,内可理肺化痰而止咳嗽,表解痰消,肺气调和。

《温病条辨》相关条文

二、燥伤本脏,头微痛,恶寒,咳嗽稀痰,鼻塞,嗌塞,脉弦,无汗,杏苏散主之。

本脏者,肺胃也。经有嗌塞而咳之明文,故上焦之病自此始。燥伤皮毛,故头微痛恶寒也,微痛者,不似伤寒之痛甚也。阳明之脉,上行头角,故头亦痛也。咳嗽稀痰者,肺恶寒,古人谓燥为小寒也;肺为燥气所搏,不能通调水道,故寒饮停而咳也。鼻塞者,鼻为肺窍。嗌塞者,嗌为肺系也。脉弦者,寒兼饮也。无汗者,凉搏皮毛也。按杏苏散,减小青龙一等。此条当与下焦篇所补之痰饮数条参看。再杏苏散乃时人统治四时伤风咳嗽通用之方,本论前于风温门中已驳之矣;若伤燥凉之咳,治以苦温,佐以甘辛,正为合拍。若受重寒夹饮之咳,则有青龙;若伤春风,与燥已化火无痰之证,则仍从桑菊饮、桑杏汤例。

此苦温甘辛法也。外感燥凉,故以苏叶、前胡辛温之轻者达表;无汗脉紧,故加羌活辛温之重者,微发其汗。甘、桔从上开,枳、杏、前、苓从下降,则嗌塞鼻塞宣通而咳可止。桔、半、茯苓,逐饮而补肺胃之阳。以白芷易原方之白术者,白术中焦脾药也,白芷肺胃本经之药也,且能温肌肉而达皮毛。姜、枣为调和营卫之用。若表凉退而里邪未除,咳不止者,则去走表之苏叶,加降里之苏梗。泄泻腹满,金气太实之里证也,故去黄芩之苦寒,加术、朴之苦辛温也。(《温病条辨·上焦篇·补秋燥胜气论》)

医家经典论述及临床应用

张秉成:治秋分以后,小雪以前,秋燥寒微之气,外束皮毛,肺金受病,头微痛,恶寒,咳嗽稀痰,鼻塞嗌塞,脉象微弦等证。夫燥淫所胜,平以苦温,即可见金燥之治法。《经》又云:阳明之胜,清发于中,大凉肃杀,华英改容。当此之时,人身为骤凉所束,肺气不舒,则周身气机为之不利,故见以上等证。方中用杏仁、前胡,苦以入肺,外则达皮毛而解散,内可降金令以下行。苏叶辛苦芳香,内能快膈,外可疏肌。凡邪束于表,肺气不降,则内之津液蕴聚为痰,故以二陈化之。枳、桔升降上下之气,姜、枣协和营卫,生津液,达腠理,且寓攘外安内之功,为治金燥微邪之一则耳。(《成方便读》)

刘景源:方中苏叶辛温芳香,前胡轻扬宣透,生姜辛温解表,用这三味药宣肺解表。因为邪气是凉而不是寒,不如寒邪之重,所以不用麻黄、桂枝、荆芥、防风这类发散作用太强的药物。半夏、橘皮、茯苓、甘草,就是二陈汤,用来宣肺化痰止咳。枳壳行气,宣通肺气。桔梗上行宣肺气,杏仁下行降肺气。桔梗配杏仁,一升一降,恢复肺的宣发肃降功能以止咳,杏仁有润燥之功。甘草调和诸药,生姜配大枣调和营卫。因为是外感凉燥邪气,所以从总体来看,方中药物偏于温性,但因其所用药物多属轻灵一类,又有杏仁、甘草、大枣的佐制,所以并无燥热之弊。如果燥象偏重,也可以在方中加芦根生津润燥。(《刘景源温病学讲稿》)

二、活人败毒散

【活人败毒散】(辛甘温法) 羌活 独活 茯苓 川芎 枳壳 柴胡 人参 前胡 桔梗以上各一两 甘草五钱 共为细末,每服二钱,水一杯,生姜三片,煎至七分,顿服之。热毒冲胃噤口者,本方加陈仓米各等分,名仓廪散,服法如前,加一倍,噤口属虚者勿用之。

【方解】本方证系正气素虚,又感风寒湿邪。方中羌活、独活善祛一身风湿之邪,解表止痛;柴胡、川芎疏散风邪,助羌活、独活解表疏风;前胡、桔梗、枳壳、茯苓理气化湿祛痰;人参益气扶正,生姜解表散寒,甘草调和诸药。综观全方,用羌活、独活、川芎、柴胡、枳壳、桔梗、前胡等与人参、茯苓、甘草相配,构成邪正兼顾,祛邪为主的配伍形式,扶正补而不滞,疏散表邪而不燥,表气疏通,里滞亦除。本方一名人参败毒散,又见于宋代《太平惠民和剂局方》,较本处多薄荷一味。

▛ 《太平惠民和剂局方》相关条文 ▜

治伤寒时气,头痛项强,壮热恶寒,身体烦疼,及寒壅咳嗽,鼻塞声重,风痰头痛,呕哕寒热,并皆治之。(《太平惠民和剂局方·治伤寒·人参败毒散》)

▛ 《温病条辨》相关条文 ▜

八八、暑湿风寒杂感,寒热迭作,表证正盛,里证复急,腹不和而滞下者,活人败毒散主之。

此证乃伤水谷之酿湿,外受时令之风湿,中气本自不足之人,又气为湿伤,内外俱急。立方之法,以人参为君,坐镇中州,为督战之帅;以二活、二胡合川芎从半表半里之际,领邪出外,喻氏所谓逆流挽舟者此也;以枳壳宣中焦之气,茯苓渗中焦之湿,以桔梗开肺与大肠之痹,甘草和合诸药,乃陷者举之之法,不治痢而治致痢之源,痢之初起,憎寒壮热者,非此不可也。若云统治伤寒温疫痹气则不可,凡病各有所因,岂一方之所得而统之也哉!此方在风湿门中,用处甚多,若湿不兼风而兼热者,即不合拍,奚况温热门乎!世医用此方治温病,已非一日,吾只见其害,未见其利也。(《温病条辨·中焦篇·湿温》)

医家经典论述

汪昂:此足太阳、少阳、手太阴药也。羌活入太阳而理游风;独活入少阴而理伏风,兼能去湿除痛;柴胡散热升清,协川芎和血平肝,以治头痛目昏;前胡、枳壳降气行痰,协桔梗、茯苓以泄肺热而除湿消肿;甘草和里而发表;人参辅正以匡邪。疏导经络,表散邪滞,故曰败毒。(《医方集解》)

张秉成:方中必先以人参为补正却邪地步。然后羌活走表,以散游邪;独活行里,以宣伏邪。柴胡、桔梗,散热升清,枳壳、前胡,消痰降气。川芎芳香,以行血中之气;茯苓淡渗,以利气中之湿。甘草协和各药,使之不争;生姜辟秽祛邪,令其无滞。于是各建其长,以收全功,皆赖人参之大力,驾驭其间耳。至于治痢用此者,此喻氏逆流挽舟之法,以邪从表而陷里,仍使里而出表也。(《成方便读》)

医家临床应用

王三才:治感冒非时伤寒,头痛身热拘急,憎寒壮热,及时行瘟疫热毒……劳役得病,倍用人参,加白术、当归、白芍药,去独活、前胡。饥馑兵乱之余,饮食不节,起居不常,致患时行瘟热病,沿门阖境,传染相似,宜此方加白术、黄芪(生),倍人参,去前胡、独活,甚效。若多服未效而有寒热往来者,必用小柴胡汤,不拘服数,并无过失。又有一种虾蟆瘟病,使人痰涎风壅,烦热头疼,身痛呕逆,或饮食起居如常,但咳声不响,续续相连,俨如蛙鸣,故俗号曰虾蟆瘟也。嘉靖己未五六七月间,江南淮北,在处患动数百里皆同,甚至赤眼口疮,大小腮肿,喉闭风壅,喷嚏涕嚔稠黏,并用此方,去茯苓、桔梗、独活,加青皮、陈皮、白术、藿香。但以荆芥为引,不用生姜、薄荷,一二服即愈。(《医便》)

鲍相璈:(治疯狗咬伤经验方)大剂人参败毒散,加生地榆、紫竹根浓煎。如病人牙关紧闭,用乌梅肉擦之自开。急灌一剂尽而神识清醒,两剂尽其病若失……凡癫犬来家,或遇诸途不及趋避,或被咬衔衣,感触毒气,知觉畏风、畏锣声。或在七日进药一剂,于本人头顶寻觅红发尽行拔去,至二七日,嚼生豆试验有无留毒。如嚼黄豆有生豆气,恶心欲呕,则已毒尽,不必再服;若无生豆气,如熟豆可口,不作恶呕,急再进一剂。至三七日,仍用豆照前嚼试,服至三剂,留毒已化为脓血,从大便出尽,永保无虞。设好犬被咬,于未发之先,亦用此方,再加乌药一两煎浓,拌饭与食,断不致癫。均经照方施治,应手见效,即孕妇亦可服愈,不惟可保无虞,且无他患,屡试神效,灵验异常。(《验方新编》)

张文选:先师刘渡舟先生常以人参败毒散、荆防败毒散为基础,加凉血、解毒药,治疗风湿热毒引起的疑难杂病。此介绍刘老用此方的经验如下:第一,用治慢性肾炎、尿毒症:刘老用荆防败毒散加味,拟定一方,名荆防肾炎汤,治疗慢性肾炎、尿毒症等肾病。其方由荆芥、防风、柴胡、前胡、羌活、独活、枳壳、桔梗、川芎、茯苓、半枝莲、白花蛇舌草、生地榆、炒槐花、赤芍组成,瘀热甚者,加茜草。刘老对荆防肾炎汤作了这样的解说:"巧妙地使用对药:荆芥、防风发表达邪,有逆流挽舟之用;柴胡、前胡疏里透毒,以宣展气机为功;羌活、独活出入表里;枳壳、桔梗升降上下;半枝莲、白花蛇舌草清利湿热毒邪;生地榆、炒槐花清热凉血止血;更用川芎、赤芍、茜草、茯苓等药入血逐瘀,以祛血中之湿毒。本方执一通百,照顾全面,共奏疏利三焦、通达表里、升降上下、溃邪解毒之功。临床用于慢性肾炎属湿热毒邪壅滞者,屡奏效验"。他曾形象地对我讲,"此方能给肾松绑",可谓寓意深刻。慢性肾炎、尿毒症患者,小便不利,尿毒蓄积,毒邪难以排出,肾之郁结难以松动。用败毒散轻清疏散,使肺气宣达,三焦气机通畅,则周身气血得以疏通,蓄积之毒得以溃解,肾之郁结从而松动。(《温病方证与杂病辨治》)

三、荆防败毒散

【荆防败毒散】 羌活　独活　柴胡　前胡　枳壳　茯苓　防风　荆芥　桔梗　川芎各一钱五分　甘草五分,上咀,水煎服,如内热加黄芩一钱;口渴加天花粉一钱。

【方解】 本方出自《摄生众妙方》,于人参败毒散去人参、生姜、薄荷,再加荆芥、防风,具有疏风解表、败毒消肿之效,解表发散之力明显增强,宜于外感风寒湿邪而正气不虚之表证及疮疡、瘾疹,亦可用于肠风下血,有逆流挽舟之用。

《摄生众妙方》相关条文

荆防败毒散,治疮肿初起。

羌活　独活　柴胡　前胡　枳壳　茯苓　防风　荆芥　桔梗　川芎各一钱五分
甘草五分

上用水一钟半煎至八分,温服。(《摄生众妙方·诸疮门》)

医家经典论述

汪昂：加荆芥防风，名荆防败毒散，亦治肠风下鲜血。(血鲜者为肠风，随感而见也，血瘀者为脏毒，积久而发也。)。(《医方集解》)

鲍相璈：(上中下三发背)如有表症，发热恶寒，脉浮无汗者，服荆防败毒散汗之。(《验方新编》)

彭怀仁：①《摄生众妙方》：疮肿初起。②《金鉴》：血风，遍身瘙痒之疹；风温汗少者；及痘夹斑，毒火郁遏，伤于阴血，血热相搏，浮游之火散布皮肤之间，与痘相类而出，片片如云头突起者。《方剂学》：外感风寒湿邪，以及时疫疟疾、痢疾、疮疡具有风寒湿表证者。(《中医方剂大辞典》)

医家临床应用

彭怀仁：①接触性皮炎：……李某，男，35岁。因搬运六六粉，出现头面皮肤瘙痒、灼热，搔后出现米粒或黄豆大小皮疹，一天后遍及上半身。并渗出黄水，伴恶寒发热，心烦，经治而愈。5个月后上症复发，面额、背部出现李子大脓疱，红肿焮痛，用抗生素、激素类药均无效。舌红，苔厚白，脉浮。用上方加土茯苓煎汤内服，外用苍耳草、苦参、蛇床子煎汤熏洗，日二三次，17剂后症状痊愈。9年后随访未复发。②小儿咳嗽：……用荆防败毒散加减治疗50例。结果：24例服药3剂后咳嗽停止，体温正常，饮食、睡眠良好，舌淡红泽润而痊愈；12例服药6剂而痊愈；14例服药9剂而痊愈。(《中医方剂大辞典》)

第二节　杏苏散类方鉴别

方名	组成	主症	舌脉	辨证要点	治法	方源
杏苏散	苏叶、半夏、茯苓、前胡、苦桔梗、枳壳、甘草、生姜、大枣、陈皮、杏仁	恶寒恶寒，头微痛，咳嗽痰稀，鼻塞咽干	苔白，脉弦	外感凉燥证	轻宣凉燥，理肺化痰	《温病条辨》
人参败毒散	羌活、独活、茯苓、川芎、枳壳、柴胡、人参、前胡、桔梗、甘草、生姜	伤寒时气，头痛项强，壮热恶寒，身体烦疼，及寒壅咳嗽，鼻塞声重，风痰头痛，呕哕寒热		正气素虚，又感风寒湿邪	益气解表，散风祛湿	《温病条辨》

续表

方名	组成	主症	舌脉	辨证要点	治法	方源
荆防败毒散	羌活、独活、柴胡、前胡、枳壳、茯苓、荆芥、防风、桔梗、川芎、甘草	疮肿红肿疼痛,恶寒发热,无汗不渴	舌苔薄白,脉浮数	疮肿初起	发汗解表,消疮止痛	《摄生众妙方》

第三节　杏苏散类方临床应用

医案一 **心禅僧医案**

　　武林丰乐桥华光巷俞姓者,年五十余,患湿邪内蕴。初冬微感风寒,咳嗽气逆,延湖南医士治之。重用麻黄、干姜、石膏三味,连服六七剂,而腹胀甚。改用商陆、甘遂、大戟、牵牛硬下,初服似稍宽快,久之其胀愈甚。至新正乃邀余诊,脉已离根,面色灰滞,气逆音哑,所吐之痰,状如腐肉,小便点滴不通,化源已绝,一误再误,无药挽救,真所谓杀人不以刃也。按是症初起,本属小恙,投以杏苏散一二剂,便可奏效。乃用辛温重药,以致风寒湿之邪,内外凑合,结于太阴阳明之分,而为臌胀。病本非水,而硬下之,使水道反闭,而小便不通,危迫至此,虽神圣亦无所施其技也。徐灵胎云:"不死于病,而死于医。"非斯之谓而谁谓耶。噫。(《一得集》)

医案二 **魏之琇医案**

　　立斋治一妇人,患乳痈,寒热头痛,与荆防败毒散一剂,更与蒲公英一握,捣烂,入酒二三盏,再捣取汁热服,渣热涂患处而消。丹溪云:此草散热毒,消肿核,又散滞气,解金石毒之圣药。

　　杨百户胸患毒,肿高焮赤,发热,脉数,大小便涩,饮食如常。齐氏曰:肿起色赤,寒热疼痛,皮肤壮热,头目昏重,气血之实也。又云:大便硬,小便涩,饮食如故,肠满膨胀,胸膈痞闷,肢节疼痛,身热脉大,精神昏塞,脏腑之实也。遂以黄连内疏汤二剂,诸症渐退。更以荆防败毒散加芩、连、山栀,四剂少愈。再以四物加芩、连、白芷、桔梗、甘草、银花,数剂而愈。

　　一老人冬月头、面、耳、项俱肿痛甚,便秘,脉实,此表里俱实病也。饮防风通圣散不应,遂砭患处出黑血,仍投前药即应,又以荆防败毒散而瘳。盖前药不应者,毒血凝聚上部经络,药力难达故也。恶血既去,其药自效。或拘用寒远寒,及年高畏用硝、黄,而用托里,与夫寻常之剂,或不砭泄其毒,专假药力,鲜不危矣。(徐灵胎曰:通圣散乃治表里俱热之方,所谓两解法也。须审定内外俱热之症,乃可消息施用。又曰:荆防败毒散为时毒主方,惟人参不宜轻用。)(《续名医类案》)

医案三　张文选医案

李某,女,22岁。2006年8月26日初诊。患者3个月前曾发热,某西医院据化验结果诊断为上呼吸道病毒感染,用清开灵口服液,并用大剂清热解毒类中药汤剂,发热渐退而咳嗽增重,持续3个月不愈。诊时仍有轻微鼻塞,咳嗽连续不断,有少量黏痰而不易咳出,大便3日未解,口干,脉滑略数,舌暗红,苔白薄。辨为加减杏苏散证,处方:苏叶、苏梗、苏子各10g,杏仁10g,前胡10g,芦根30g,浙贝母10g,紫菀15g,炒莱菔子10g。3剂。2006年8月29日二诊:咳嗽止,大便通畅,仅觉咽喉不利,舌正红,苔白薄略腻,脉沉滑。上方加陈皮6g,3剂善后。(《温病方证与杂病辨治》)

医案四　刘渡舟医案

王某,女,68岁。1994年12月3日初诊。患慢性肾炎2年,常因感冒、劳累而发浮肿,腰痛反复发作,多方治疗,迁延不愈。近半月来浮肿加剧,以下肢为甚,小便不利,腰部酸冷,纳呆,腹胀,时有咽痒,咳嗽。视其面色晦暗不泽,舌质红,苔厚腻,切其脉滑略弦。尿检:蛋白(+++),红细胞20个/HP,白细胞少许。血检:BUN(血尿素氮)9.2mmol/L,Scr(血肌酐)178μmol/L,胆固醇7.8mmol/L,Hb(血红蛋白)80g/L。辨为湿热之毒壅滞三焦。《黄帝内经》曰"少阳属肾……故将两脏",三焦为病可累及肺、肾。治以通利三焦湿热毒邪,处方:荆芥6g,防风6g,柴胡10g,前胡10g,羌活4g,独活4g,枳壳10g,桔梗10g,半枝莲10g,白花蛇舌草15g,生地榆15g,炒槐花12g,川芎6g,赤芍10g,茯苓30g。服14剂,浮肿明显消退,小便量增多。尿检:蛋白(+),红细胞少许。药已中鹄,继以上方出入,大约又服30余剂,浮肿尽退,二便正常。尿检:蛋白(±)。血检:BUN 4.9mmol/L,Scr 85μmol/L,胆固醇4.2mmol/L,Hb 110g/L。舌淡红,苔薄微腻,脉濡软无力,此大邪已退、正气不复之象。改用参苓白术散14剂善后,诸证皆愈。随访半年,未曾复发。(《刘渡舟医学全集》)

医案五　赵绍琴医案

邢某,女,38岁,1993年6月7日初诊。主诉:腰痛半年有余。经某医院尿常规多次检查,尿蛋白阳性持续不降,确诊为慢性肾小球肾炎。西医建议激素治疗,患者畏惧而未用。后就诊于某中医,令服六味地黄丸3个月,尿蛋白增加为(++),腰痛加剧。现夜寐梦多,腰痛不能自支,一身疲乏,舌红,苔白而润,诊脉濡滑且数。湿邪阻滞,热郁于内。先用清化湿热,兼以和络方法。处方:荆芥6g,防风9g,白芷6g,独活6g,生地榆10g,炒槐花10g,丹参10g,茜草10g,茅、芦根各10g,丝瓜络10g,桑枝10g。7剂。二诊:药后腰痛减轻,精神好转,气力有增。尿常规化验:蛋白(+),白细胞1~2个/HP,舌红,苔白,脉濡滑,仍用前法进退。处方:荆芥6g,防风6g,白芷6g,独活6g,生地榆10g,炒槐花10g,丹参10g,茜草10g,茅、芦根各10g,焦三仙各10g,丝瓜络10g,桑枝10g,水红花子10g。7剂。三诊:腰痛续减,精力日增,每日步行2~3小时,不觉疲劳。饮食增加,是为佳象,然则仍需慎食为要,不可恣意进食。继用前法。处方:荆芥6g,防风6g,苏叶(后下)10g,白芷6g,生地榆10g,赤芍10g,丹参10g,茜草10g,焦三仙各10g,茅、芦根各10g,水红花子10g。7剂。四诊:近因饮食不慎,食牛肉一块,致病情加重,腰痛复作,夜寐不安,尿蛋白(++),颗粒管型0~2/HP。舌红,苔白根厚,脉象滑数。再以疏调三焦方法。处方:荆芥6g,防风6g,苏叶10g,独活10g,生地榆10g,炒槐花10g,丹参10g,茜草10g,焦三仙各10g,水红花子10g,大腹皮10g,槟榔10g,大黄1g。7剂。五诊:药后大便畅行,舌苔渐化,脉象濡软,腰痛渐减,夜寐得安,尿常规化验:蛋白(+),颗粒管型消失。病有向愈之望,然饮食寒暖,诸宜小心。处方:荆芥6g,防风6g,白芷6g,独活6g,生地榆10g,炒槐花10g,茅、芦根各10g,焦三仙各10g,水红花子10g,大腹皮10g,大黄1g。7剂。上方续服2周后,尿蛋白转阴,腰痛消失。后以上方为基础加减治疗半年,尿蛋白保持阴性,腰痛未作,精力日增,未再反复。(《赵绍琴临床经验辑要》)

医案六 沈会医案

陈某,男,26岁。初诊日期:2023年2月13日。

[主诉]咽喉肿痛不适1个月,加重3天。

[现病史]1个月前室外运动后出现咽部疼痛,近3天咽喉肿痛加重,吞咽时尤甚。为求系统治疗遂来我院中医科就诊。现症:咽部肿痛,晨起口黏、痰多,偶有恶心,面部痤疮,手汗多,手部脱皮明显,寐差易醒,口渴欲饮,大便调。平素乏力,鼻炎易反复。舌淡,苔薄白,舌下青筋。脉细数。

[中医诊断]喉痹(外邪侵袭)。

[西医诊断]慢性咽炎。

[治法] 利咽解表,宣肺化痰。

[方宗] 杏苏散加减。

[处方] 紫苏梗 10g,苦杏仁 10g,姜半夏 10g,桔梗 15g,甘草 5g,桑叶 10g,连翘 10g,北沙参 15g,麦冬 15g,栀子 5g,薄荷 3g。7 剂,每日 1 剂,每日 2 次,水煎服。

二诊:2023 年 2 月 22 日。上述症状均有改善。咽喉肿痛明显缓解,手汗脱皮好转,乏力改善。继服原方。

按语 本案患者以"咽喉肿痛不适 1 个月,加重 3 天"为主诉,出现以咽部红肿,伴吞咽困难,中医诊断为"喉痹"。本病多因风寒阻遏,宣泄不得,壅结咽喉,发为喉痹。又见晨起口黏、痰多,面部痤疮,手汗多等内热之象,正如《素问·阴阳别论》所论:"一阴一阳结,谓之喉痹"。证属外邪侵袭,治以利咽解表,宣肺化痰,方以杏苏散加减治疗。杏苏散出自《温病条辨》,既是外感凉燥的代表方,也是治疗风寒咳嗽的基础方。本方紫苏梗辛温不燥,归肺、脾经,可理气宽中,疗胸痞呕恶;杏仁苦温而润,肃降肺气,润燥止咳。两者配伍,苦辛温润,共为君药。姜半夏行气燥湿化痰,绝生痰之源;桔梗辛苦宣肺,祛痰利咽;桑叶、连翘与薄荷疏散风热,利咽消肿,疗温病之初起;北沙参、麦冬滋阴润肺;栀子苦寒,不仅泻火除烦,疗三焦火邪,又泻火解毒,清肝胆火;甘草甘平止咳,调和诸药。诸药合用,以治外邪袭咽,津结为痰,以使咽喉得利,表解痰化,肺畅气调,诸症自愈。二诊上述症状均有好转,多汗乏力也有改善,继续服用原方。

第四章　栀子豉汤类方临证思辨

栀子豉汤首见于《伤寒论》,原是治疗无形邪热郁于胸膈而致胸脘窒闷、烦扰不安的有效方剂。叶天士以其丰富的经验根据栀子豉汤的作用提出"微苦以清降、微辛以宣通""微苦微辛之属能开上痹"的温病治法,以"解其陈腐郁热""宣其陈腐郁结"的特殊作用,扩展了该方的加减用法,将之广泛地用于治疗杂病。吴鞠通的《温病条辨》承接叶氏医案栀子豉汤变通之法,整理出了三香汤、连翘赤豆饮、杏仁石膏汤等方,进一步领会了本方精神实质。本章首先详解了源流《伤寒杂病论》之中栀子豉汤类方的方证理论及应用,如栀子豉汤、栀子甘草豉汤、栀子生姜豉汤、栀子干姜汤、栀子厚朴汤、栀子柏皮汤、枳实栀子豉汤、栀子大黄汤,此类方证组成相似,治法承顺,主证均可见胸闷烦热。柴胡栀子散及泻黄散为后世方,但此两者从治法上而言,也是发挥了栀子清三焦之火之效,故与前方统为清法。三香汤方为栀子豉汤与芳香化湿之品相配,是栀子豉汤治疗温病上焦气分膈热证的重要手法;连翘赤豆饮系由栀子豉汤与麻黄连轺赤小豆汤变通而出,是栀子豉汤分消三焦湿热的主要体现;杏仁石膏汤中含栀子柏皮汤证,并含麻杏石甘汤与半夏泻心汤证,亦是宣化清利三焦湿热的思路。该章诸方充分体现出温病方治疗杂病的广阔思路,我们在临床上熟练掌握温病方证辨证要点,灵活运用温病治法,将理论与实际相结合,不拘泥于外感温病,必能触类引申。

第一节　栀子豉类方

一、栀子豉汤

【栀子豉汤】(酸苦法)　栀子搗碎,五枚　香豆豉六钱　水四杯,先煮栀子数沸,后纳香豉,煮取二杯,先温服一杯,得吐止后服。

【方解】本方有清热除烦的作用,栀子苦寒清热下行,兼利小便;淡豆豉轻浮上行,透达表热,兼引水液上升。两者相伍,清热而不寒滞,宣透而不燥烈,为清宣胸中郁热,治心烦懊㤏之良方。《神农本草经》云:"栀子,味苦,寒,主五内邪气,胃中热气,面赤,酒疱,齄鼻,白癞,赤癞,疮疡。"本方并非"吐剂",究因热邪郁于胸膈,淡豆豉的宣发,往往导致热邪乘势上逆,热郁得伸,出现呕吐的症状,吐后热邪得以外越,症状即迅速消失,故方末有"得吐者止后服"之嘱。

《伤寒论》相关条文

发汗后,水药不得入口,为逆。若更发汗,必吐下不止。发汗、吐下后,虚烦不得眠;若剧者,必反复颠倒,心中懊㤏,栀子豉汤主之;若少气者,栀子甘草豉汤主之;若呕者,栀子生姜豉汤主之。(76)(《伤寒论》)

发汗,若下之,而烦热胸中窒者,栀子豉汤主之。(77)(《伤寒论》)

伤寒五六日,大下之后,身热不去,心中结痛者,未欲解也,栀子豉汤主之。(78)(《伤寒论》)

凡用栀子汤,病人旧微溏者,不可与服之。(81)(《伤寒论》)

阳明病,脉浮而紧、咽燥、口苦、腹满而喘、发热汗出、不恶寒反恶热、身重,若发汗则躁,心愦愦,反谵语;若加温针,必怵惕烦躁不得眠;若下之,则胃中空虚,客气动膈,心中懊㤏。舌上苔者,栀子豉汤主之。(221)(《伤寒论》)

阳明病,下之,其外有热,手足温,不结胸,心中懊㤏,饥不能食,但头汗出者,栀子豉汤主之。(228)(《伤寒论》)

下利后更烦,按之心下濡者,为虚烦也,宜栀子豉汤。(375)(《伤寒论》)

《温病条辨》相关条文

十三、太阴病得之二三日,舌微黄,寸脉盛,心烦懊㤏,起卧不安,欲呕不得呕,无中焦证,栀子豉汤主之。

温病二三日,或已汗,或未汗,舌微黄,邪已不全在肺中矣。寸脉盛,心烦懊㤏,起卧不安,欲呕不得,邪在上焦膈中也。在上者因而越之,故涌之以栀子,开之以香豉。(《温病条辨·上焦篇·风温 温热 温疫 温毒 冬温》)

十八、下后虚烦不眠,心中懊㤏,甚至反复颠倒,栀子豉汤主之;若少气者,加甘草;若呕者,加姜汁。

邪气半至阳明,半犹在膈,下法能除阳明之邪,不能除膈间之邪,故证现懊㤏虚烦,栀子豉汤,涌越其在上之邪也。少气加甘草者,误下固能伤阴,此则以误下而伤胸中阳气,甘能益气,故加之。呕加姜汁者,胃中未至甚热燥结,误下伤胃中阳气,木来乘之,故呕,加姜汁,和肝而降胃气也,胃气降,则不呕矣。(《温病条辨·中焦篇·风温 温热 温疫 温毒 冬温》)

医家经典论述

成无己:《内经》曰:"其高者,因而越之;其下者,引而竭之;中满者,泻之于内;其有邪者,渍形以为汗;其在皮者,汗而发之。"治伤寒之妙,虽有变通,终不越此数法也。伤寒邪气自表而传里,留于胸中,为邪在高分,则可吐之,是越之之法也。所吐之证,亦自不同。如不经汗下,邪气蕴郁于膈,则谓之膈实,应以瓜蒂散吐之,瓜蒂散吐胸中实邪者也。若发汗吐下后,邪气乘虚留于胸中,则谓之虚烦,应以栀子豉汤吐之,栀子豉汤,吐胸中虚烦者也。栀子味苦寒。内经曰:"酸苦涌泄为阴,涌者吐之也。"涌吐虚烦,必以苦为主,是以栀子为君,烦为热胜也。涌热者,必以苦,胜热者,必以寒,香豉味苦寒,助栀予以吐虚烦,是以香豉为臣。《内经》曰:"气有高下,病有远近,证有中外,治有轻重,适其所以为治。"依而行之,所谓良矣。(《伤寒明理论》)

刘完素:栀子豉汤治懊憹烦心,及伤寒不得眠,燥热怫郁结内,而气不宣通,胸满头痛,微汗虚烦。凡用栀子豉汤,皆非吐人之药。以其燥热郁结之甚,而药顿攻之,不能开通,则发热而呕吐。因其呕吐,发开郁结,则气通,津液宣行而已,故不须再服也。(《黄帝素问宣明论方》)

徐大椿:"发汗吐下后,诸法俱用,未必皆误,而正气已伤矣。虚烦不得眠,虚为正气虚,烦为邪气扰。发汗吐下,实邪虽去,而其余邪,因正气不充,留于上焦,故阳气扰动而不得眠也。若剧者,必反复颠倒,心中懊憹,反复颠倒,身不得宁也;心中懊憹,心不得安也。栀子豉汤吐之。此非汗下之所能除者,吐之而痰涎结气,无不出矣。按汗、吐、下之后,而邪未尽,则不在经而在肺胃之间,为有形之物,故必吐而出之,反复颠倒,心中懊憹。摩写病状,何等详切,凡医者之于病人,必事事体贴,如若身受之,而后用药无误。发汗若下之,而烦热胸中窒者,烦热且窒,较前虚烦等象为稍实。栀子豉汤主之……舌上苔者,此句乃要诀,舌上有白苔,则胸中有物,而可用吐法。否则,邪尚未结,恐无物可吐也。"(《伤寒论类方》)

王士雄:雄按:温暑湿热之证,每有痰涎滞气,凝结上焦,不必在汗吐下后也。既非汗下可除,尤忌妄投补剂。《经》所云:"在上者,因而越之",则不动经气,而正不重伤,此为最便,乃不易之法也。古方栀子皆生用,故入口即吐,后人作汤,以栀子炒黑,不复作吐,全失用栀子之意,然服之于虚烦证亦有验,想其清肺除烦之性故在也。汪按:欲取吐者,必宜生用。(《温热经纬》)

～ 医家临床应用 ～

葛洪：治卒心腹烦满，又胸胁痛欲死方。以热汤令灼灼尔，渍手足，复易秘方……即用前心痛栀子豉汤法，瘥。（《肘后备急方》）

丹波康赖：寒食药发动证候……或口复伤，舌强烂燥，不得食，坐食少，谷气不足，药积胃管中故也。急作栀子豉汤，服三剂瘥。（《医心方》）

胡希恕：常见于急性病的后期或慢性病某阶段，亦常见于胃胸疾病，如食管病变，还可见于食管裂孔疝、肺结核、胃病、冠心病等。（《经方传真》）

唐祖宣：呼吸、消化系统见于食管狭窄、食管炎、肺炎、胃炎、胆囊炎、胃酸过多症、胃酸缺乏症、胃溃疡等，心胸烦热，疼痛，有烧灼感，嘈杂似饥，但不欲食；循环、神经系统见于心肌炎、心包炎、高血压、精神分裂症、癔症、神经衰弱、神经官能症、更年期综合征等，心烦，甚则起卧不安，失眠，舌苔黄腻；泌尿系统见于慢性肾炎、膀胱炎；以及口腔炎、舌炎、咽喉炎等局部发烫、心烦躁动，咯血、吐血、功能性子宫出血、下血等血证。（《唐祖宣伤寒论类方解》）

李宇航：本方多用于外感热病初起，邪在气分轻证，亦可用于治疗肝炎、胃炎、自主神经功能紊乱、神经官能症等属于热郁胸膈者。（《伤寒论释读》）

张文选：栀子豉汤是治疗郁火聚于胃脘，胃脘痞满疼痛的重要方剂。若胃痛嘈杂，并见便溏，属于胃有郁火而脾阳不足者，栀子干姜汤有很好的疗效，该方寓有栀子豉汤与理中汤两方之意，可以调治胃热脾寒，寒热错杂之证；若胃脘嘈杂不适，并见腹满或大便秘结不通，属于郁火犯胃，肠腑结滞者，枳实栀子豉汤、栀子大黄汤、栀子厚朴汤有卓效，这三方含有栀子豉汤与小承气汤两法之意。其中栀子厚朴汤善于降泄胃与大肠无形之郁火，可以治疗郁火腹满；枳实栀子豉加大黄汤、栀子大黄汤能通泻胃与大肠有形之结滞，可以治疗郁火便秘之证。（《温病方证与杂病辨治》）

二、栀子甘草豉汤、栀子生姜豉汤

【**栀子甘草汤**】栀子十四个，擘　甘草二两，炙　香豉四合，绵裹　上三味，以水四升，先煮栀子、甘草，取二升半，内豉，煮取一升半，去滓，分二服。温进一服，得吐者，止后服。

【**栀子生姜豉汤**】栀子十四个，擘　生姜五两　香豉四合，绵裹　上三味，以水四升，先煮栀子、生姜，取二升半，内豉，煮取一升半，去滓，分二服。温进一服，得吐者，止后服。

【方解】 栀子甘草汤于栀子豉汤加安中益气的甘草,故治栀子豉汤证而虚怯少气者。栀子生姜豉汤于栀子豉汤中加治呕逆的生姜,故治栀子豉汤证而呕逆者。《神农本草经》云:"甘草,味甘平。主五脏六腑寒热邪气,坚筋骨,长肌肉,倍力,金疮尰,解毒。"

《伤寒论》相关条文

发汗后,水药不得入口,为逆。若更发汗,必吐下不止。发汗、吐下后,虚烦不得眠;若剧者,必反复颠倒,心中懊恼,栀子豉汤主之;若少气者,栀子甘草豉汤主之;若呕者,栀子生姜豉汤主之。(76)(《伤寒论》)

医家经典论述

成无己:少气者,热伤气也,加甘草以益气;呕者,热烦而气逆也,加生姜以散气。少气,则气为热搏散而不收者,甘以补之可也;呕,则气为热搏逆而不散者,辛以散之可也。(《注解伤寒论》)

王子接:栀子豉汤吐胸中热郁之剂。加甘草一味,能治少气,而诸家注释皆谓益中,非理也。盖少气者,一如饮家之短气也,热蕴至高之分,乃加甘草载栀豉于上,须臾即吐,越出至高之热。栀子豉汤加生姜,则又何说也?盖栀豉为轻剂,以吐胸中之热,若呕则热更在脾,窒于胃矣,故加生姜入胃升散,引领栀豉从胃中涌热上出也。(《绛雪园古方选注》)

柯琴:若夫热伤气者少气,加甘草以益气,虚热相搏者多呕,加生姜以散邪,此为夹虚者立法也。(《伤寒附翼》)

徐大椿:栀子清越上焦之火,与肠胃亦无大害,微溏者,即不可服,未知何义?想因大肠之气滑脱者,肺气不宜更浅也。若少气者,栀子甘草豉汤主之。甘草能补中气。若呕者,栀子生姜豉汤主之。此二条言凡遇当用栀子汤之病、见此二症,则加此二味也。无物为呕,有物为吐。欲止其呕,反令其吐。吐之而呕反止,真匪夷所思也。(《伤寒论类方》)

医家临床应用

胡希恕:栀子豉汤用于胃胸里热,栀子甘草豉汤证较虚怯少气。栀子豉汤以里热为主,胃气失降则呕,因加生姜降逆止呕,栀子生姜豉汤常见于胃、食管病变。(《经方传真(修订版)——胡希恕经方理论与实践》)

李经纬:栀子豉汤除镇惊、降温、利胆保肝、抑菌、滋养消化等作用外,尚应加生姜之作用。即温中止呕,兴奋血管运动中枢和呼吸中枢,升高血压,促进

发汗,并参抑制某些常见的致病性皮肤真菌,灭杀阴道滴虫和抑制大鼠的蛋白性关节炎。(《中医大辞典》)

三、栀子干姜汤

【栀子干姜汤】栀子十四个,擘　干姜二两　上二味,以水三升半,煮取一升半,去滓,分二服,温进一服。得吐者,止后服。

【方解】本方仍用栀子清上焦之热为主,但由于下后里气虚寒者,与栀子的苦寒不宜,故加用干姜温中以佐治之。里虚寒者,不宜表散,故去豆豉。全方清热除烦,温中散寒,寒温相反相成。《神农本草经》云:"干姜,味辛温……温中……生者尤良。"

《伤寒论》相关条文

伤寒,医以丸药大下之,身热不去;微烦者,栀子干姜汤主之。(80)(《伤寒论》)

医家经典论述

尤在泾:大下后身热不去,证与前同,乃中无结痛,而烦又微而不甚,知正气虚,不能与邪争,虽争而亦不能胜之也,故以栀子彻胸中陷入之邪,干姜复下药损伤之气。(《伤寒贯珠集》)

柯琴:或以丸药下之,心中微烦,外热不去,是知寒气留中,而上焦留热,故任栀子以除烦,用干姜逐内寒以散表热,此甘草泻心之化方也。(《伤寒附翼》)

徐大椿:身热不去,外有微邪。微烦,下后而烦,即虚烦也。栀子干姜汤主之,下后故用干姜。(《伤寒论类方》)

山田正珍:按丸药,谓大陷胸丸,三物备急类也。(王肯堂曰:"丸药,所谓神丹甘遂也,或作巴豆。")凡伤寒热盛者,虽有可下证,不可以丸药下之。何者? 丸药惟荡涤肠胃,而不能除身热也。今伤寒热盛者,医反以丸药大下之,身热不去,更加微烦者,内虚而烦也,法当以栀子豉汤主之。然以其烦微而无心中结痛,及懊侬等证,去香豉加干姜。一以解热,一以复虚也。犹胸中有热胃中有寒者,黄连干姜,寒热并施之意。金鉴云:"栀子干姜汤,当是栀子豉汤,断无烦热用干姜之理。"非也,虚烦虚热,不用干姜而何。(《伤寒论集成》)

🧧 医家临床应用 🧧

李梴：医以丸药下之，致留余热未净者，栀子干姜汤。(《医学入门》)

胡希恕：多见于热病误治或慢性胃肠疾患，而见上热下寒者。〔《经方传真(修订版)——胡希恕经方理论与实践》〕

唐祖宣：主要用于消化系统疾病，如急、慢性肠炎，菌痢，胃炎，胆囊炎，慢性迁延性肝炎。(《唐祖宣伤寒论类方解》)

四、栀子厚朴汤

【栀子厚朴汤】栀子十四个,擘　厚朴四两,炙,去皮　枳实四枚,水浸,炙令黄　上三味，以水三升半，煮取一升半，去滓，分二服。温进一服，得吐者，止后服。

【方解】本方即栀子豉汤去淡豆豉、小承气汤去大黄的复方。因下后大便不硬，故去大黄；邪已深入及腹，不宜宣透，故去淡豆豉。栀子除心烦，枳实、厚朴泄腹满。热得清则烦自除，气得行则满自解。《神农本草经》曰："厚朴，味苦，温。主中风、伤寒、头痛、寒热，惊悸气，血痹死肌，去三虫。"

🧧 《伤寒论》相关条文 🧧

伤寒下后，心烦、腹满、卧起不安者，栀子厚朴汤主之。(79)(《伤寒论》)

🧧 医家经典论述 🧧

汪机：治伤寒下后，心烦，腹胀，起卧不安。乃邪气壅于胸腹之间故也。故用栀子之苦以涌胸分之烦，枳实、厚朴以泄腹中之满。(《医学原理》)

钱潢：伤寒表证未除而误下之，下后外邪陷入，在膈则烦，在胃则满，既烦且满，所以躁扰不宁，卧起皆不安也，邪气虽入，未成痞结，阴阳应象论云，高者因而越之，中满者泻之于内，所以用栀子之苦寒，涌越其心胸之虚邪，厚朴枳实之苦辛，以泄其胀满之浊气，故以栀子厚朴汤主之，然汗随吐发，故不须更解其表也。(《伤寒溯源集》)

吴坤安：此症邪已入胃，则不可吐；便未燥硬，则不可下。此栀子厚朴汤重于栀豉而轻于承气也。(《伤寒指掌》)

柯琴：如妄下后，而心烦腹满起卧不安者，是热已入胃，便不当吐，故去香豉；心热未解，不宜更下，故只用栀子以除烦，佐枳、朴以泄满。此两解心腹之妙，是小承气之变局也。(《伤寒附翼》)

徐大椿：伤寒，下后心烦，即微烦。腹满，卧起不安，烦而加之腹满，则卧起俱不宁矣。厚朴枳实，以治腹满也。栀子厚朴汤主之(《伤寒论类方》)

✄ 医家临床应用 ✄

胡希恕：此腹满亦属虚满，即未至阳明腑实证的胀满，但与太阴病的腹满有寒热之别。由于心烦热和腹胀满，故使其人卧起不安。此证亦多有，宜注意。(《经方传真》)

唐祖宣：食积化热、消化不良、肝胆疾病等，心烦，胸腹胀满痞闷，卧起不安；急性胃肠炎、细菌性痢疾、伤寒、副伤寒等，身热不退，胸脘痞闷；冠心病心绞痛、神经衰弱、脱肛、疝气、子宫脱垂等，见有心烦，腹满，舌红苔厚腻者。(《唐祖宣伤寒论类方解》)

五、栀子柏皮汤

【栀子柏皮汤】栀子五钱　生甘草二钱　黄柏五钱　水五杯，煮取二杯，分二次服。此湿淫于内，以苦燥之，热淫于内，佐以甘苦法也。栀子清肌表，解五黄，又治内烦。黄柏泻膀胱，疗肌肤间热。甘草协利内外。三者其色皆黄，以黄退黄，同气相求也。按又可但有茵陈大黄汤，而无栀子柏皮汤，温热发黄，岂皆可下者哉！

【方解】栀子泄三焦火兼利小便，黄柏治五脏肠胃热结黄疸，故用之以泄热邪；甘草和药性，以防苦寒伤胃。故本方适用于里热较重而湿轻的发黄证。《神农本草经》云：黄柏(蘗木)"主五脏、肠胃中结热，黄疸，肠痔；止泄痢，女子漏下赤白，阴阳伤，蚀疮。"

✄ 《伤寒论》相关条文 ✄

伤寒身黄发热，栀子柏皮汤主之。(261)(《伤寒论》)

✄ 《温病条辨》相关条文 ✄

二七、阳明温病，不甚渴，腹不满，无汗，小便不利，心中懊恼者，必发黄，黄者栀子柏皮汤主之。

受邪太重，邪热与胃阳相搏，不得发越，无汗不能自通，热必发黄矣。(《温病条辨·中焦篇·风温 温热 温疫 温毒 冬温》)

医家经典论述

尤在泾:此热瘀而未实之证。热瘀,故身黄;热未实,故发热而腹不满。栀子彻热于上,柏皮清热于下,而中未及实,故须甘草以和之耳……茵陈蒿汤是下热之剂,栀子柏皮汤是清热之剂,麻黄连轺赤小豆汤是散热之剂也。(《伤寒贯珠集》)

柯琴:若因于伤寒而肌肉发黄者,是寒邪已解而热不得越,当两解表里之热。故用栀子以除内烦,柏皮以散外热,佐甘草以和之,是又茵陈汤之轻剂矣。(《伤寒附翼》)

徐大椿:伤寒身黄发热者,栀子柏皮汤主之。《本草》:柏皮散脏腑结热黄疸。(《伤寒论类方》)

王士雄:伤寒身黄发热者,栀子柏皮汤主之。尤在泾曰:此热瘀而未实之证,热瘀故身黄,热未实,故发热而腹不满。栀子撤热于上,柏皮清热于下,而中未及实,故用甘草以和之。沈尧封曰:栀柏汤清热利水,治湿热之主方也。程扶生以麻黄小豆汤为主方,不知麻黄小豆乃发汗之方,惟外兼风寒者宜之,栀柏汤为利小便之方,乃治湿热之正法。观论中但当利其小便句,则此理自明矣。《温热经纬·仲景湿温篇》……邹润安曰:栀子大黄汤、茵陈蒿汤、大黄硝石汤、栀子柏皮汤证,其标皆见于阳明。阳明者,有在经、在腑之分。发热、汗出、懊㦍,皆经证也;腹满、小便不利,皆腑证也。栀子大黄汤证,经多而腑少;茵陈蒿汤证,有腑而无经;栀子柏皮汤证,有经而无腑;大黄硝石汤证,经少而腑多。雄按:《金鉴》云:此方之甘草,当是茵陈蒿,必传写之讹也。(《温热经纬》)

医家临床应用

虞抟:治身热不去,大便利而烦热身黄。(《医学正传》)

俞震:身发热,疼如煅,脉涩而数,右甚于左,应属血虚有热,所谓热痹证也,宜用生地、龟板、天冬、黄柏、丹皮、黑栀、秦艽、防己、牛膝、红花、银花、木通等药可愈,或仲景栀子柏皮汤大剂与之亦佳。(《古今医案按》)

胡希恕:黄疸病,发烦热而不可下者,宜本方。(《经方传真》)

唐祖宣:现代多用于治疗传染性肝炎、菌痢、胆囊炎、尿路感染等证。(《唐祖宣伤寒论类方解》)

六、枳实栀子豉汤

【枳实栀子豉汤】枳实三枚,炙 栀子十四个,擘 豉一升,绵裹 上三味,以清浆水七升,空煮取四升;内枳实、栀子,煮取二升;下豉,更煮五六沸,去滓,温分再服,覆令微似汗。若有宿食者,内大黄如博棋子五六枚,服之愈。

【方解】枳实栀子豉汤清宣透达兼行滞气,主治栀子豉汤证而心下胀满者。栀子清热除烦,淡豆豉宣热透表,枳实宽中行滞,若兼有宿食停滞,可加大黄以推荡宿食。《神农本草经》:"枳实,味苦,寒。主大风在皮肤中,如麻豆苦痒。除寒热结,止痢。长肌肉,利五脏,益气,轻身。"

《伤寒论》相关条文

大病瘥后劳复者,枳实栀子豉汤主之。(393)(《伤寒论》)

医家经典论述

王子接:枳实栀子豉汤,微汗、微下方也。大都瘥复必虚实相兼,故汗之不欲其大汗,下之不欲其大下。栀豉,上焦药也。复以枳实宣通中焦,再用清浆水空煮,减三升,则水性熟而沉,栀、豉轻而清,不吐不下,必发于表,故覆之必有微汗。若欲微下,再加大黄围棋子大,佐枳实下泄,助熟水下沉,则栀豉从上泻下,三焦通畅,营卫得和,而劳复愈,故云微下。(《绛雪园古方选注》)

钱天来:大病瘥后,劳复者,枳实栀子豉汤主之。若有宿食者,加大黄如博棋子大五六枚。凡大病新瘥,真元大虚,气血未复,精神倦怠,余热未尽,但宜安养,避风节食,清虚无欲,则元气日长,少壮之人,岂惟复旧而已哉。若不知节养,必犯所禁忌,而有劳复、女劳复、食复、饮酒复剧诸证矣。夫劳复者,如多言多虑,多怒多哀,则劳其神;梳洗沐浴,早坐早行,则劳其力,皆可令人重复发热,如死灰之复燃,为重复之复,故谓之复。但劳复之热,乃虚热之从内发者,虽亦从汗解,然不比外感之邪,可从辛温发散取汗也,故以枳实栀子豉汤主之。(《伤寒溯源集》)

徐大椿:大病瘥后劳复者,劳复乃病后之余症,不在吐法,故取微汗。枳实栀子汤主之。劳复因病后气虚,邪气又结于上焦,其症不一,故不著其病形,惟散其上焦之邪足矣,后人以峻补之剂治劳复,则病变百出矣。若有宿食者,加大黄如博棋子大五六枚。此指劳复之有宿食者,治食复之法,亦在其中矣……栀子汤加减七方,既不注定何经,亦不专治何误,总由汗吐下之后,正气已虚,尚有痰涎滞气,凝结上焦,非汗下之所能除。《经》所云:"在上者因而越之。"

则不动经气而正不重伤,此为最便,乃不易之法也。古方栀子皆生用,故入口即吐。后人作汤以栀子炒黑,不复作吐,全失用栀子之意,然服之于虚烦症,亦有验,想其清肺除烦之性故在也。终当从古法生用为妙。(《伤寒论类方》)

☗ 医家临床应用 ☗

胡希恕:主要见于胃肠疾病有热的胀满者,大便难者加大黄。(《经方传真》)

何廉臣:(食复)温热瘥后,胃气尚虚,余邪未尽,若纳谷太骤,则运化不及,余邪假食滞而复作。其症仍发热头痛,烦闷不纳,宜枳实栀子豉汤,加山楂肉、麦芽、连翘、莱菔汁等凉疏之;腹痛不大便者,加生锦纹。若温病新瘥,饮酒者,必复热,以酒味辛性热,助其余邪热毒故也,必兼烦闷干呕,口燥不纳等症,急用川连、葛花、银花、连翘、枳实、焦栀、乌梅、花粉、枳椇子等清解之。(《重订广温热论》)

七、栀子大黄汤

【栀子大黄汤】栀子十四枚 大黄一两 枳实五枚 豉一升 上四味,以水六升,煮取三升,分温三服。

【方解】栀子大黄汤为枳实栀子豉汤加大黄,当治栀子豉汤方证而腹胀满,大便难者。《神农本草经》曰:"大黄,味苦,寒。主下瘀血,血闭,寒热,破癥瘕积聚,留饮宿食,荡涤肠胃,推陈致新,通利水谷,调中化食,安和五脏。"

☗ 《金匮要略》相关条文 ☗

酒黄疸,心中懊憹,或热痛,栀子大黄汤主之。(15)(《金匮要略·黄疸病脉证并治》)

☗ 医家经典论述及应用 ☗

柯琴:若素有宿食者,加枳实以降之,地道不通者,加大黄以润之,此可为实热者立法也。叔和用以治太阳瘥后劳复之症,误甚矣。(《伤寒附翼》)

李东垣:食膏粱之物过多,烦热闷烦者,宜服之。(《内外伤辨惑论》)

尾台榕堂:凡大病新瘥,气血未复,劳动饮啖过度,则或作心胸满闷,或作烦热,与此方将养则愈。若大便不利,有宿食者,宜枳实栀子大黄汤。(《类聚方广义》)

八、柴胡栀子散

【**柴胡栀子散**】柴胡　栀子_炒　牡丹皮_{各一钱}　茯苓　川芎　芍药　当归　牛蒡子_{炒,各七分}　甘草_{五分}　上水煎服。若太阳头痛,加羌活。

【**方解**】本方又名栀子清肝散、栀子清肝汤。方中栀子清三焦之火,使肝脏无君相火扰而疏泄条达,气机条畅;柴胡疏肝解郁;当归配芍药养肝血敛阴以柔肝;川芎活血理气;丹皮清热凉血;牛蒡子、茯苓相配在疏肝理气解郁诸药作用中发挥散结功效;甘草调和诸药。全方清热疏肝,健脾和营,主治耳疮之肝胆郁热证。症见耳内作痒生疮,或脓水淋漓,或胸乳间作痛,寒热往来,脉弦数。《证类本草》曰:"牛蒡子,能主面目烦闷,四肢不健,通十二经脉,洗五脏恶气。"

🔷 《证治准绳》相关条文 🔷

(柴胡栀子散)治三焦及足少阳经风热,耳内作痒生疮,或出水疼痛,或胸乳间作痛,或寒热往来……发热作渴……左寸关脉数而有力者,心肝之气热也,用柴胡栀子散……耳内疮……若发热焮痛,属少阳、厥阴风热,用柴胡栀子散……若申酉时叫哭直视,呵欠顿闷,项急惊悸,手足摇动,发热饮水者,此风火相搏而胜肺金也,用柴胡栀子散以治肝火,生肝血。用异功散补脾土,生肺金。若唇白者,为脾绝不治……睡中惊动……风热相搏者,用柴胡栀子散。(《证治准绳》)

🔷 医家经典论述 🔷

李梴:栀子清肝汤,治三焦及足少阳经血虚肝火风热,耳内作痒,或生疮出水,或颈项胸乳等处作痛,或寒热晡甚,自汗口苦,或目唇搐动等症。如作痛或寒热,加酒炒芩、连;焮连太阳,或头痛,加羌活。(《医学入门》)

🔷 医家临床应用 🔷

王纶:一妇人,因怒患痰厥而苏,左手臂不能伸,手指麻木,口㖞眼斜,痰气上攻,两腿骨热,或骨中酸痛,服乌药顺气散之类,诸症益甚,不时昏愦,更加内热晡热。余以为肝经血虚,内热生风,前药复耗肝血,虚火炽盛而益甚也。先以柴胡栀子散,调养肝经气血;数日后用八珍汤加钩藤钩散,诸症稍愈;又用加减八味丸料,少加酒炒黄柏、知母黑色者数剂,诸证顿退;乃服八珍汤、柴胡栀子散,半载而痊。后劳役即有复作之意,服柴胡栀子散随安。(《明医杂著》)

张景岳:风痰,若热盛制金,不能平木而生痰者,宜柴胡栀子散。(《景岳

全书》）

鲍相璈：疮口赤肉突出者，血虚而肝火生风也，用柴胡栀子散。（《验方新编》）

九、泻黄散

【泻黄散】藿香叶七钱　山栀子仁一钱　石膏五钱　甘草三两　防风四两去芦切焙　上锉，同蜜酒微炒香为细末，每服一钱至二钱，水一盏，煎至五分，温服。清汁，无时。

【方解】又名泻脾散，脾胃伏火为本方主证，治脾热弄舌。方以石膏清胃热，泻脾经伏火；栀子清利三焦，使热从小便出为君。臣以防风疏散郁火。佐以藿香芳香醒脾，理气和中，助防风疏散脾火。使以生甘草泻火解毒，调和诸药。《本草图经》曰："藿香，主霍乱心痛，故近世医方治脾胃吐逆，为最要之药。"

《小儿药证直诀》相关条文

黄者，脾热，泻黄散主之。

脾脏微热，令舌络微紧，时时舒舌。治之勿用冷药及下之，当少与泻黄散，渐服之。亦或饮水，医疑为热，必冷药下之者，非也。饮水者，脾胃虚，津液少也。又加面黄肌瘦，五心烦热，即为疳瘦，宜胡黄连丸辈。大病未已，弄舌者凶。

泻黄散，又名泻脾散，治脾热弄舌。

医家经典论述

吴仪洛：山栀清心肺之火，使屈曲下行，从小便出。藿香理脾肺之气，去上焦壅热，辟恶调中。石膏大寒泻热，兼能解肌。甘草甘平和中，又能泻火。重用防风者，取其升浮能发脾中伏火，又能于土中泻木也。（木盛克土，防风能散肝火。吴鹤皋曰：或问脾中有伏火，何以不用黄连。余曰：燥矣！又问既恶燥，何以用防风？余曰：东垣有言，防风乃风药中润剂也。李东垣曰：泻黄散，非泻脾也，脾中泻肺也，实则泻其子。以脾为生肺之上源，故用石膏栀子之类。）（《成方切用》）

黄庭镜：黄乃脾之正色。脾之华在睑，脾之窍在唇口。故凡两睑及口中、外有病者，知脾火也。苦能泻火，寒能胜火，故用栀仁、石膏。香能醒脾，甘能缓脾，故用藿香、甘草。乃防风取其升浮，既能发脾中伏火，又可于土中泻其金

气,使不受母邪为祸。盖一药两用之法,以故倍之。(《目经大成》)

医家临床应用

杨士瀛:泻黄散,治脾热,口臭咽干。(《仁斋直指》)

张璐:胎黄者体目俱黄,小便秘涩,不乳啼叫,或腹膨泄泻,此在胎时,母过食炙煿辛辣,致生湿热,宜用泻黄散之类;急欲乳,不能食者,此风邪由脐而蕴心脾,致舌干唇燥,不能吮乳也,若暴病发热,作渴饮冷,口舌生疮,大便秘结,泻黄散;小儿惊后,目微动咬牙者,实热,泻黄散,以牙龈属手足阳明故也;小儿脾胃俱伤,则呕泄并作,伤辛热停滞,则呕吐出酸秽,或黄色乳,或腹痛下利者,泻黄散、保和丸选用;小儿食积者,手足并热,作渴饮水者,脾胃实热也,泻黄散;身热膈满,肌肤面目皆黄,泻黄散加枳壳、生姜。(《张氏医通》)

十、三香汤

【三香汤】(微苦微辛微寒兼芳香法) 栝蒌皮三钱 桔梗三钱 黑山栀二钱 枳壳二钱 郁金二钱 香豉二钱 降香末三钱 水五杯,煮取二杯,分二次温服。

按此证由上焦而来,其机尚浅,故用蒌皮、桔梗、枳壳微苦微辛开上,山栀轻浮微苦清热,香豉、郁金、降香化中上之秽浊而开郁。上条以下焦为邪之出路,故用重;此条以上焦为邪之出路,故用轻;以下三焦均受者,则用分消。彼此互参,可以知叶氏之因证制方,心灵手巧处矣!惜散见于案中而人多不察,兹特为拈出,以概其余。

【方解】湿热秽浊郁结中上焦并蒙扰心神为本方主证,主治"不饥不食"。方中含栀子豉汤清宣郁热,瓜蒌皮、桔梗、枳壳开畅上、中焦痹郁;郁金、降香芳香逐秽利窍。本方是叶氏轻清开宣肺与膻中之郁的代表性手法,全方轻清宣泄郁热,兼以芳香化湿逐秽。

《温病条辨》相关条文

五五、湿热受自口鼻,由募原直走中道,不饥不食,机窍不灵,三香汤主之。(《温病条辨·中焦篇·湿温》)

医家经典论述及应用

张文选:根据叶氏变通应用栀子豉汤法的经验,三香汤用于杂病主要治疗两方面病证:一是郁火夹湿浊郁结中上焦所致的烦躁、胸痛胁胀、脘痞、不饥不食等;二是郁热湿浊郁结心胸脑窍所致的机窍不灵,如神识呆滞、神志异常……叶桂治疗不饥不食,胸脘痞闷之法主要有二:一是用变通半夏泻心汤法,如吴瑭根据《临证指南医案·疟》杨案整理的治疗"不饥不食、不食不便"的加减人参泻心汤;二是变通栀子豉汤法,即三香汤。后者偏于治疗无形郁火与湿浊郁结,痹郁中上焦所致的胃肠失调证……叶氏三香汤法的基本组方是,用栀子豉汤宣泄郁热,加杏、蒌、郁、杷,或杏、蒌、郁、橘,或杏、蒌、郁、降,宣展肺气、肃降肺胃。主治病证为:热邪、湿热、郁火痹郁上焦,肺气不得旋转所致的脘痞、不饥,胸闷、胸痛,肠痹便秘等症,或者湿热郁闭中焦,弥漫上焦,熏蒸膻中所致的中见呕吐脘痞不饥,上见不寐、神迷之证。(《温病方证与杂病辨治》)

十一、连翘赤豆饮

【连翘赤豆饮】(苦辛微寒法)　连翘二钱　山栀一钱　通草一钱　赤豆二钱　花粉一钱　香豆豉一钱　煎送保和丸三钱。

【方解】本方系由栀子豉汤与麻黄连轺赤小豆汤变通而出,主治湿热发黄而郁热较甚者。麻黄性温烈燥,故不用;连翘下热气;栀子、赤小豆、通草清热利小便,使湿热下出;豆豉疏散宣透;天花粉酸能生津,甘不伤胃,微苦微寒,降火润燥,滑痰解渴,既能养阴又能祛痰。送服保和丸运脾除湿。

◼︎◼︎ 《温病条辨》相关条文 ◼︎◼︎

七三、素积劳倦,再感湿温,误用发表,身面俱黄,不饥溺赤,连翘赤豆饮煎送保和丸。

前第七十条,由黄而变他病,此则由他病而变黄,亦遥相对待。证系两感,故方用连翘赤豆饮以解其外,保和丸以和其中,俾湿温、劳倦、治逆,一齐解散矣。保和丸苦温而运脾阳,行在里之湿;陈皮、连翘由中达外,其行湿固然矣。兼治劳倦者何?经云:劳者温之。盖人身之动作云为,皆赖阳气为之主张,积劳伤阳。劳倦者,困劳而倦也,倦者,四肢倦怠也。脾主四肢,脾阳伤,则四肢倦而无力也。再肺属金而主气,气者阳也;脾属土而生金,阳气虽分内外,其实特一气之转输耳。劳虽自外而来,外阳既伤,则中阳不能独运,中阳不运,是人之赖食湿以生者,反为食湿所困,脾即困所食湿,安能不失牝马之贞,而上承乾健乎!古人善治劳者,前者有仲景,后则有东垣,均从此处得手。奈之何后世医者,但云劳病,辄用补阴,非惑于丹溪一家之说哉!本论原为外感而设,并不及内伤,兹特因两感而略言之。(《温病条辨·中焦篇·湿温》)

☙ 医家经典论述及应用 ❧

张文选：叶氏治疗黄疸有两个鲜明的特点：一是善用分消三焦湿热法；二是善用栀子豉汤法。这与传统治疗黄疸的方法截然不同，了解此法可以开阔临床辨治黄疸与肝病的视野，有重要的学术价值。(《温病方证与杂病辨治》)

十二、杏仁石膏汤

【杏仁石膏汤】(苦辛寒法)　杏仁五钱　石膏八钱　半夏五钱　山栀三钱　黄柏三钱　枳实汁每次三茶匙，冲　姜汁每次三茶匙，冲　水八杯，煮取三杯，分三次服。

【方解】本方有三组配伍，即石膏、生姜汁、杏仁配伍，有麻杏石甘汤意，能够治疗汗出、喘咳、烦热等麻杏石甘汤证；栀子、黄柏、生姜汁配伍，清泄郁火，寓栀子豉汤法，可治疗心烦懊侬等栀子豉汤证；半夏、姜汁与栀子、枳实相配，寓辛开苦泄半夏泻心汤意，能治疗脘痞、恶心等变通半夏泻心汤证。方中杏仁开宣上焦肺气，半夏、生姜汁开畅中焦，枳实由中驱下，合而宣通三焦气机以化湿；另用石膏清上、黄柏清下、栀子清泄三焦，合而清热泻火以治热。故该方三焦并治而偏重上焦，化湿清热而偏重清热。

☙ 《温病条辨》相关条文 ❧

七二、黄疸脉沉，中痞恶心，便结溺赤，病属三焦里证，杏仁石膏汤主之。

前条两解表里，此条统治三焦，有一纵一横之义。杏仁、石膏开上焦，姜、半开中焦，枳实则由中驱下矣，山栀通行三焦，黄柏直清下焦。凡通宣三焦之方，皆扼重上焦，以上焦为病之始入，且为气化之先，虽统宣三焦之方，而汤则名杏仁石膏也。(《温病条辨·中焦篇·湿温》)

☙ 医家经典论述及应用 ❧

张文选：刘渡舟：只要上焦郁热(口渴、心烦、失眠、头胀)而见舌苔黄腻、脘痞者，可率先用杏仁石膏汤宣达清泄湿热以治之。(《温病方证与杂病辨治》)

张文选：《伤寒论》论治黄疸主要有三个方证：一为麻黄连轺赤小豆汤，主治"瘀热在里，身必黄"，兼有脉浮、发热、恶寒、无汗等表证者；二为茵陈蒿汤，主治"身黄如橘子色，小便不利，腹微满"或发黄"但头汗出，身无汗，剂颈而还，小便不利，渴引水浆"属阳明里实证者；为栀子柏皮汤，主治既无表证，又无阳明里实证，仅见"身黄，发热者"。关于栀子柏皮汤治疗黄疸的机制，五版《伤寒论讲义》认为其属于"清泄湿热之剂",通过"清泄湿热以退黄"。但是,从栀子柏皮汤方的组成及证的特点来看,该方只能清热而不能祛湿,属于泄热退黄法,主治热郁身黄之证。叶桂在仲景治黄三法的基础上,抓住了栀子柏皮汤的制方特点,去方中甘温壅滞的炙甘草,加入开泄三焦湿郁的杏仁、石膏、半夏、姜汁、枳实汁,用以治疗不仅热郁,而且湿浊内郁,湿热互结,蕴蒸三焦的发黄。其"苦辛寒"法的建立,不仅发展了仲景的栀子柏皮汤,而且丰富了《伤寒论》辨治黄疸的理论。(《温病方证与杂病辨治》)

第二节 栀子豉汤类方鉴别

方名	组成	主症	舌脉	辨证要点	治法	方源
栀子豉汤	栀子、淡豆豉	虚烦不得眠,剧者反复颠倒,心中懊憹,或胸中窒,饥不能食,但头汗出	舌上有黄白薄腻苔垢	无形邪热与热扰胸膈证	清宣郁热	《伤寒论》(76、77、78、81、221、228、375);《温病条辨》
栀子甘草豉汤	栀子、甘草、淡豆豉(栀子豉汤加甘草)	同栀子豉汤症见,兼见虚怯少气		栀子豉汤证而虚怯少气者	清宣郁热	《伤寒论》(76)
栀子生姜豉汤	栀子、生姜、淡豆豉(栀子豉汤加生姜)	同栀子豉汤症见,兼见呕逆		栀子豉汤证而呕者	清宣郁热	《伤寒论》(76)
栀子干姜汤	栀子、干姜	身热微烦而呕逆或下利		热郁胸膈兼中寒下利证	清热除烦,温中散寒	《伤寒论》太阳病(80)
栀子厚朴汤	栀子、厚朴、枳实	心烦、腹满、卧起不安		热郁胸膈心烦腹满证	清热除烦,宽中消满	《伤寒论》(79)
栀子柏皮汤	栀子、甘草、黄柏	黄疸病,发热心烦,口渴小便欠利		湿热郁滞三焦发黄证	清解里热,除湿退黄	《伤寒论》(261)、《温病条辨》
枳实栀子豉汤	枳实、栀子、淡豆豉	大病瘥后劳复		栀子豉汤证而心下胀满者	清宣郁热兼行滞气	《伤寒论》(393)
栀子大黄汤	栀子、大黄、枳实、淡豆豉(枳实栀子豉汤加大黄)	酒黄疸,心中懊憹,或热痛		栀子豉汤方证而腹胀满,大便难者	清宣郁热兼行气润下	《金匮要略》(15)

续表

方名	组成	主症	舌脉	辨证要点	治法	方源
柴胡栀子散	柴胡、栀子、牡丹皮、茯苓、川芎、芍药、当归、牛蒡子、甘草	耳内作痒生疮,或脓水淋漓,或胸乳间作痛,寒热往来	脉弦数	耳疮之肝胆郁热证	清热疏肝,健脾和营	《证治准绳》
泻黄散	藿香叶、山栀子仁、石膏、甘草、防风	口燥唇干,口疮口臭,烦热易饥,舌红,脾热弄舌	脉数	脾胃伏火,热在肌肉	泻脾胃伏火	《小儿药证直诀》
三香汤	瓜蒌皮、桔梗、黑山栀子、枳壳、郁金、香豆豉、降香末	不饥不食,机窍不灵		湿热秽浊郁结中上焦并蒙扰心神	轻清宣泄郁热,芳香化湿逐秽	《温病条辨》
连翘赤豆饮	连翘、山栀子、通草、赤小豆、天花粉、香豆豉、煎送保和丸	身面俱黄,不饥溺赤		素积劳倦,再感湿温,误用发表,湿热发黄而郁热较甚	分消三焦湿热	《温病条辨》
杏仁石膏汤	杏仁、石膏、半夏、山栀子、黄柏、枳实汁、姜汁	黄疸,中痞恶心,便结溺赤	脉沉	发黄,并见麻杏石甘汤、栀子豉汤及半夏泻心汤证	宣达清泄湿热	《温病条辨》

第三节　栀子豉汤类方临床应用

医案一　叶天士医案

宋　前议辛润下气以治肺痹,谓上焦不行,则下脘不通,古称痞闷都属气分之郁也,两番大便,胸次稍舒,而未为全爽,此岂有形之滞,乃气郁必热,陈腐粘凝胶聚,故脘腹热气下注,隐然微痛,法当用仲景栀子豉汤,解其陈腐郁热。暮卧另进白金丸一钱,盖热必生痰,气阻痰滞,一汤一丸,以有形无形之各异也。(痰热内闭)

黑山栀　香豉　郁金　杏仁　桃仁　栝蒌皮　降香　另付白金丸(五钱)

(《临证指南医案》)

医案二 叶天士医案

李(三二) 时令湿热之气,触自口鼻,由募原以走中道,遂致清肃不行,不饥不食,但温乃化热之渐,致机窍不为灵动,与形质滞浊有别,此清热开郁,必佐芳香以逐秽为法。(湿热秽气阻窍)

栝蒌皮 桔梗 黑山栀 香豉 枳壳 郁金 降香末(《临证指南医案》)

医案三 刘渡舟医案

刘君之子,年12岁,缘于暑天浴水捕鱼,上蒸下褥,即感寒热,继而身黄目黄溲黄俱现,黄而鲜明,如橘子色,胸腹热满,按之灼手,神烦口渴,渴不欲饮,恶心脘痞,便秘,舌边尖红欠津,苔黄腻,脉沉弦而数。经查:黄疸指数52单位,转氨酶350单位,辨证为阳黄。因上蒸下褥,热结于里,病发于阳明胃肠,气分邪热,郁遏灼津,尚未郁结血分,立苦辛寒法以清利湿热,重在清热,仿《温病条辨》杏仁石膏汤加味:茵陈蒿30g,杏仁12g,生石膏30g,炒栀子12g,黄柏10g,半夏5g,生姜汁(另兑)10ml,连翘12g,赤小豆15g。药服10剂后,黄疸明显消退,寒热诸症均罢,后佐以和胃之品,共服30余剂,诸症悉愈,肝功能亦恢复正常。(《刘渡舟医学全集》)

张文选方证解释:本案是典型的杏仁石膏汤证。口渴、舌红欠津为石膏证,神烦为栀子豉汤证,恶心脘痞为半夏泻心汤证,苔黄腻、胸腹热满、便秘、渴不欲饮为湿热郁结三焦、热重于湿的特征性表现。因此,刘渡舟教授以杏仁石膏汤为基础,阳黄明显,取茵陈蒿汤意加茵陈蒿利湿退黄;郁热较重,从麻黄连轺赤小豆汤法加连翘、赤小豆以加强清热。便秘与渴不欲饮、恶心脘痞并见,知非热结阳明的里实大黄证,而是由湿热郁结三焦,气机不得宣展所致,故不用茵陈蒿汤。(《温病方证与杂病辨治》)

医案四 张文选医案

王某,女,28岁。2005年5月20日初诊。患者因与丈夫吵架生气,情志不畅,遂焦躁不安,胸闷不舒,咽喉、食管如有物堵塞,胃脘痞胀,无食欲,也不知饥饿,恶心欲吐。诊脉弦滑略数,舌红,黄白相间而腻。辨为三香汤证,处方:生山栀子10g,淡豆豉10g,枳壳10g,桔梗10g,瓜蒌皮10g,郁金10g,降香3g,清半夏10g,生姜6g。6剂。2005年5月27日复诊:服药后诸症明显减轻。继续用上方加厚朴10g,苏叶10g,茯苓15g。7剂。诸症告愈。(《温病方证与杂病辨治》)

医案五 张文选医案

谭某,男,34 岁,经理。2005 年 9 月 20 日初诊:患者因工作繁忙紧张,加之平时喜欢吃火锅、喝啤酒,最近自觉上火,咽喉疼痛,堵塞不利,鼻干热燥,胸闷脘痞,频繁打嗝。脉细弦略数,舌胖有齿痕、舌质偏红,苔黄略腻。此郁火兼内湿郁结于上焦,为三香汤证,处方:生山栀子 10g,淡豆豉 10g,桔梗 10g,枳壳 10g,瓜蒌皮 10g,郁金 10g,降香 5g,枇杷叶 10g,陈皮 15g。6 剂。诸症告愈。(《温病方证与杂病辨治》)

医案六 李吉彦医案

林某,女,63 岁。初诊:2019 年 1 月 11 日。

[主诉]眠浅易醒伴烦躁潮汗 5 年余。

[病史]5 年来无明显诱因出现心烦懊侬,烘热潮汗,夜寐欠宁,自服牛黄清心丸则腹胀、口干,渐加重,就诊于我处。刻下:烘热潮汗,后背发热,舌尖灼热,眠浅易醒,醒后复睡难,无口苦,纳可,大便秘结,量少,无便意,小便可。绝经 9 年,既往月经周期正常,量、色可。舌红,舌根苔薄黄,舌下络脉略迂曲,脉弦细。

[辨病辨证]不寐(肝郁脾虚,虚火内生)。

[治法]疏肝健脾,解郁清热,养血安神。

[方宗]栀子豉汤合加味逍遥散加减。

[处方]牡丹皮 10g,当归 20g,焦栀子 10g,淡豆豉 15g,珍珠母 30g,炒酸枣仁 10g,夜交藤 15g,柏子仁 15g,木香 5g,郁金 15g,炒杏仁 15g,炙火麻仁 15g,生地黄 15g,山萸肉 5g,生甘草 10g,姜、枣为引。10 剂,水煎服。

二诊:2019 年 1 月 21 日。诉烘热明显减轻,睡眠改善,大便得通,效不更方,继服半年余,诸证明显好转。

按语 患者以夜寐欠宁为主症,中医诊断为"不寐"。该患者天癸已竭,肾水不足,脾胃虚弱,土虚不能升木,血少不能制阳,以致虚火内生,出现懊侬、虚烦不眠,中医辨证为"肝郁脾虚,虚火内生"。治以疏肝健脾,解郁清热,养血安神,故用栀子豉汤合加味逍遥散。《温病条辨·上焦篇》第 13 条:"太阴病得之二三日,舌微黄,寸脉盛,心烦懊侬,起卧不安,欲呕不得呕,无中焦证,栀子豉汤主之。"《温病条辨·中焦篇》第 18 条:"下后虚烦不眠,心中懊侬,甚至反复颠倒,栀子豉汤主之。"方中牡丹皮、栀子清热以除烦,淡豆豉清表宣热降胃气,当归补血活血,珍珠母、炒酸枣仁、夜交藤、柏子仁养心安神,木香、郁金疏肝解郁,炒杏仁、火麻仁润肠通便,生地黄、山萸肉滋肾养阴,甘草调和诸药,共奏疏肝健脾、解郁清热、养血安神之功。

医案七 李吉彦医案

孙某,女,57 岁。初诊日期:2018 年 12 月 4 日。

[主诉]少腹怕凉伴眠浅易醒 1 年。

[病史]1 年前久坐后出现少腹怕凉,食凉易便溏,夜眠入睡尚可,但眠浅易醒,醒后烦躁难复睡,夜晚腹部凉感加重,外院行胃镜提示慢性萎缩性胃炎。平素情绪易焦虑抑郁,服用枳术颗粒烦躁更甚,遂来诊。刻下:食欲可,无口苦、反酸,眠浅易醒,醒后复睡难,大便日一次,基本成形,食凉即便溏,小便调,少腹怕凉不适,得温则舒,性情急躁,记忆力减退,手足不怕凉。舌尖红,苔薄白,舌下络脉可,脉沉。

[辨病辨证]不寐(上热下寒)。

[治法]清上温下,除烦安神。

[方宗]栀子干姜汤加减。

[处方]焦栀子 10g,炮姜 10g,柴胡 10g,枳壳 15g,炒白芍 20g,郁金 15g,木香 5g,香附 15g,乌药 10g,酸枣仁 15g,夜交藤 15g,炙鸡内金 15g,海螵蛸 20g,怀牛膝 10g,土茯苓 30g,炙甘草 10g。10 剂,水煎服。

二诊:2018 年 12 月 15 日。上述症状明显好转,效不更方,继服半年余,诸证明显好转。

按语 患者因少腹怕凉伴眠浅易醒为主症,中医诊断为"不寐"。该患虽素体中阳不足,然肝郁化火上扰心神,以致上焦有热,中焦、下焦有寒,故辨证为"上热下寒证"。治以清上温下,除烦安神,故用栀子干姜汤化裁。脾病生寒,炮姜代替干姜温补之力更强,逐内寒而散表热;栀子其形似心,又赤色通心,可泄热除烦,主治心中上下一切热症;加柴胡、枳壳、炒白芍、郁金、木香疏解肝郁;香附、乌药合用为青囊丸,既能理气疏肝,又能温肾散寒;夜交藤、酸枣仁养心助眠,共助主方除烦安神;鸡内金、海螵蛸抑酸消食护胃;土茯苓甘、淡,除湿解毒;炙甘草调和诸药。二诊诸证好转,效不更方。

医案八 李吉彦医案

李某,女,32 岁。初诊日期:2004 年 6 月 20 日。

[主诉]唇内侧、舌下溃疡反复发作 7 年,加重 7 天。

[病史]7 年前无明显诱因出现唇内侧、舌下溃疡反复发作,每年发作 3~5

次,每年 3~7 月时常发作,每次持续 2~4 周,发作时患处灼痛,流口水,影响进食,多年不愈,苦不堪言。7 天前唇内侧、舌下再次出现溃疡,局部灼热疼痛,屡服西药无效(具体用药不详)。为进一步诊治来诊。刻下:唇内侧、舌下见淡黄色类圆形溃疡,周围有红晕。平素嗜食辛辣。舌边尖红,苔薄黄,脉弦滑。

[辨病辨证]口疮(脾胃伏热)。

[治法]清泄脾火。

[方宗]泻黄散加减。

[处方]藿香 10g,栀子 5g,石膏 30g,防风 10g,荆芥穗 10g,竹叶 6g,泽泻 15g,白术 10g,生甘草 10g。7 剂,水煎服。青黛外敷溃疡面。

二诊:2004 年 6 月 27 日。服上药 7 剂后,溃疡面缩小,局部灼热疼痛减轻。上方再服 10 剂。青黛外敷溃疡面。

后患者口腔溃疡愈合,随访 4 年未复发。

按语　患者以唇内侧、舌下溃疡为主症,中医诊断为"口疮"。该患平素嗜食辛辣,火热毒邪蕴结脾胃化火,循经上攻,故中医辨证为"脾胃伏热"。治以泻黄散,清泄脾热。加荆芥穗、竹叶,加强清泄与升发;白术、泽泻健脾祛湿浊。青黛,味咸性寒,归肝经,具有清热解毒功效,内服可治火毒发斑,血热吐衄,胸痛咳血,口疮,痄腮,喉痹,小儿惊痫,外用治湿疹、热疮、口疮等。《开宝本草》:"青黛,主解诸药毒,小儿诸热,惊厥发热,天行头痛寒热,煎水研服之。亦摩敷热疮、恶肿、金疮、下血、蛇犬等毒。"《岭南采药录》又云:"可涂疮及痄腮,又治眼热有膜及吐血,内服之。"

医案九　李吉彦医案

沙某,女,58 岁。初诊:2019 年 1 月 10 日。

[主诉]术后胃胀、大便不畅伴烦躁 1 年。

[病史]1 年前因行妇科手术后出现胃堵胀,排便不畅,2~3 日一行,便质尚可,情绪急躁易怒,心烦懊侬,今欲求中医调理来诊。刻下:纳可,胃脘易饱胀,嗳气频频,反酸,时咳嗽、咳痰,鼻痒打喷嚏,略口干,烦躁易怒,易过敏,寐欠宁,早醒,排便不畅,时腹痛,不干燥,2~3 日一行。舌尖红,苔略花剥,脉弦。

[辨病辨证]便秘(热郁胸膈兼胃肠壅滞)。

[治法]清热除烦,理气除满,润肠通便。

[方宗]栀子厚朴汤加减。

[处方]焦栀子 10g,厚朴 15g,枳实 15g,桃仁 15g,炙火麻仁 20g,柏子仁 20g,炒杏仁 15g,决明子 20g,生白术 30g,当归 20g,醋延胡索 15g,苏梗 15g,

连翘 15g,蒲公英 25g,蝉蜕 15g,炙百部 15g,蜜紫菀 15g,细辛 5g,地肤子 10g,蒺藜 15g,沙参 15g,生甘草 10g,牡丹皮 10g,百合 25g,郁金 20g,菊花 10g,夜交藤 15g。7 剂,水煎服。

按语 患者以胃堵胀、排便不畅为主症,中医诊断为"便秘"。患者术后情志不畅,气机郁滞,郁而化热,热与气结,壅于胸腹,以致上焦虚烦,中焦痞满,下焦壅滞,出现心烦、胃胀、便秘等症,中医辨证为"热郁胸膈兼胃肠壅滞"。治以清热除烦,理气除满,润肠通便,方选栀子厚朴汤加减。方中栀子苦寒,清解郁热,厚朴苦辛温,宽中行气,枳实苦辛酸微寒,消痞通下,三药相合则烦止胀消便通。方中妙用桃仁活血祛瘀,尤宜术后络脉受损,气机壅滞之腹痛、便秘;火麻仁、柏子仁、炒杏仁、决明子润肠通便;生白术运脾除胀,当归、延胡索活血行气止痛;苏梗、连翘、蒲公英清热行气疏肝;蝉蜕、百部、紫菀、细辛宣肺止咳,地肤子、蒺藜祛风止痒,相合治疗肺系症状;沙参、生甘草、牡丹皮、百合、郁金益气养阴,凉血除虚热,配伍菊花清泄肝火;夜交藤安神促眠。本案辨证要点在于,虽腹胀便秘却非阳明燥实内结,排除了阳明腑实证,再依据心烦、反酸可知为热邪乘机壅滞肠胃,正如柯韵伯所言"是小承气之变局也"。

第五章　苇茎汤类方临证思辨

张仲景《金匮要略》首先提出肺痈病名,且列有专篇进行论述,书中记载"咳而胸满振寒,脉数,咽干不渴,时出浊唾腥臭,久久吐脓如米粥者,为肺痈",并认为本病起因于外感,风热伤肺,以致气血凝滞,而成痈脓;提出"始萌可救,脓成则死"的预后判断,强调了早期治疗的重要性。陈实功《外科正宗》根据本病病机演变及证候表现,将肺痈分为初起、已成、溃后三个阶段。初期当疏散风热,清肺化痰,方用银翘散,前文已有详论。本章则详细介绍了治疗肺痈已成的千金苇茎汤,治疗兼见喘息不宁的千金苇茎汤加滑石杏仁汤,以及治疗溃后阶段的桔梗汤。吴鞠通发掘《金匮要略》经方方证理论,阐发《温病条辨》的方证体系,除了治疗内科杂病肺痈,还灵活运用此组方剂治疗小儿喘咳、温病少阴咽痛等。

第一节　苇茎汤类方

一、千金苇茎汤、千金苇茎汤加滑石杏仁汤

【千金苇茎汤】苇茎二升　薏苡仁半升　桃仁五十粒　瓜瓣半升　上四味,以水一斗,先煮苇茎,得五升。去滓,内诸药,煮取二升。服一升,再服,当吐如脓。

【方解】痰热内结为本方主证。方中苇茎甘寒轻浮,肺热为君。臣以冬瓜子清热化痰,利湿排脓;桃仁活血化瘀,散结消痈;薏苡仁清肺排脓,渗湿利尿,使湿热从小便而去。

【千金苇茎汤加滑石杏仁汤】(辛淡法)　苇茎五钱　薏苡仁五钱　桃仁二钱　冬瓜仁二钱　滑石三钱　杏仁三钱　水八杯,煮取三杯,分三次服。

【方解】本方于苇茎汤中加滑石、杏仁淡渗利湿,使湿热从下焦而去。

《金匮要略》相关条文

治咳有微热，烦满，胸中甲错，是为肺痈。(《金匮要略·肺痿肺痈咳嗽上气病脉证治》)

《温病条辨》相关条文

赤疹误用麻黄、三春柳等辛温伤肺，以致喘咳欲厥者，初用辛凉加苦梗、旋覆花，上提下降；甚则用白虎加旋覆、杏仁；继用甘凉加旋覆花以救之；咳大减者去之。凡小儿连咳数十声不能回转，半日方回如鸡声者，千金苇茎汤合葶苈大枣泻肺汤主之；近世用大黄者，杀之也。盖葶苈走肺经气分，虽兼走大肠，然从上下降，而又有大枣以载之缓之，使不急于趋下；大黄则纯走肠胃血分，下有形之滞，并不走肺，徒伤其无过之地故也。若固执病在脏泻其腑之法，则误矣。(《温病条辨·解儿难·疹论》)

医家经典论述及应用

张秉成：夫肺痈、肺痿二证，《金匮》论之甚详，大抵肺痈属实，肺痿属虚。故痿者萎也，犹草木之萎而不振也；痈者壅也，犹土地之壅而不通也。是以肺痈之证，皆由痰血火邪，互结肺中，久而成脓所致。桃仁、甜瓜子皆润降之品，一则行其瘀，一则化其浊，苇茎退热而清上，苡仁除湿而下行。方虽平淡，其散结、通瘀、化痰、除热之力实无所遗，以病在上焦，不欲以重浊之药重伤其下也。(《成方便读》)

李炳：近时烟草盛行，肺中津液，熏灼成痰，阻窒肺隧，平日每多痰咳，更值温热上蒸，痰得热而痰更胶黏，热附痰而热愈留恋，其为咳为喘，意中事也。肺络不通，则胸胁刺痛；热郁日甚，则痰秽如脓，或咳红带血，无非热灼金伤所致。此时苟伏邪已一律外透，则治之者，只须清泄肺胃。夫病在肺，而何以治者必兼及胃？盖肺中之热，悉由胃腑上熏。清肺而不先清胃，则热之来路不清，非釜底抽薪之道也。古方如麻杏甘石、越婢、青龙、清燥救肺等方，均用石膏，诚见及于此也。轻则苇茎汤、鲜斛、鲜沙参之类，必不可少。胁刺者兼和络气，咳红者兼清血络。滋腻之药，恐其助痰；温燥之品，恐其助热；均为此症所忌。又此症在初起时，医者粗心不察，视为寻常外感，恣用发散；或见其痰多，妄用二陈；或见其喘逆，作外感治而用麻、桂，作内伤治而用生脉、熟地；均属悖谬。而耗液助热生痰，诸弊毕集矣。迨见病势日增，始细心体认，改投清泄。而肺金脏阴已伤，不能遽复。即使邪热得清，而内热干咳，绵延不愈，遂成上损，终致

不救者,往往有之,谁之咎哉。(《温热逢源》)

王士雄:雄按:邹氏续疏云:苇茎形如肺管,甘凉清肺,且有节之物,生于水中,能不为津液阂隔者,于津液之阂隔而生患害者,尤能使之通行。薏苡色白味淡,气凉性降,秉秋生之全体,养肺气以肃清,凡湿热之邪客于肺者,非此不为功也。瓜瓣即冬瓜子,冬瓜子依于瓢内,瓢易溃烂,子不能泡,则其能于腐败之中,自全生气,即善于气血凝败之中,全入生气,故善治腹内结聚诸痈,而涤脓血浊痰也。桃仁入血分而通气,合而成剂,不仅为肺痈之妙药,竟可廖肺痹之危疴。(《温热经纬》)

陆廷珍:伤暑发热咳喘,胸肋刺痛,痰中带血,此暑热壅滞,激伤肺络,宜用苇茎汤,加沙参川贝、新绛、旋覆花、杏仁等味,清肺和络也……秋燥犯肺,其人素有咳血,更加身热头汗,舌赤脉数,呛咳益剧,此热逼动血,宜用苇茎汤,加西瓜翠衣、杏仁、川贝、鲜荷叶、沙参、地骨皮等味,两清太阴气血也……秋燥日久不解,误补邪留,消烁肺金,咳痰浓浊,甚唾脓血……此肺痿也,宜用苇茎汤,加瓜蒌、杏仁、桑皮、桔梗、百合、川贝等味,清肺祛浊也。(《六因条辨》)

二、桔梗汤

【桔梗汤(甘桔汤)】(苦辛甘升提法)　甘草二两　桔梗二两　以水三升,煮取一升半,去渣,分温再服。

【方解】少阴客热咽痛为本方主证,以及肺痈溃脓,咳吐脓血,腥臭胸痛,气喘身热,烦渴喜饮,舌红苔黄,脉象滑数。方中甘草甘平除热,桔梗辛温散寒,两者相配清利咽膈。

《伤寒论》相关条文

少阴病二三日,咽痛者,可与甘草汤;不瘥,与桔梗汤。(311)(《伤寒论·辨少阴病脉证并治》)

《温病条辨》相关条文

二十五、温病少阴咽痛者,可与甘草汤,不瘥者,与桔梗汤。

柯氏云:但咽痛而无下利胸满心烦等证,但甘以缓之足矣。不瘥者,配以桔梗,辛以散之也。其热微,故用此轻剂耳。(《温病条辨·下焦篇·风温 温热温疫 温毒 冬温》)

四七、太阴湿温喘促者,千金苇茎汤加杏仁、滑石主之。

《金匮》谓喘在上焦,其息促。太阴湿蒸为痰,喘息不宁,故以苇茎汤轻宣肺气,加杏仁、滑石利窍而逐热饮。若寒饮喘咳者,治属饮家,不在此例。(《温病条辨·上焦篇·湿温 寒湿》)

☰ 医家经典论述 ☰

周学霆:久咳不已,移于五脏,病则缠绵难愈,治法仍归五脏。彼无痰干咳,火郁于肺,一言尽之,升提肺气(甘桔汤:桔梗、甘草),生其津液(八仙长寿丹:熟地、淮药、枣皮、麦冬、泽泻、茯苓、丹皮、五味子),斯得之矣。(《三指禅》)

施沛:桔梗汤,一名甘桔汤,宋仁宗名如圣汤,即甘草汤加桔梗(一两),《金匮》治肺痈,咳而胸满振寒,脉数,咽干,时出浊唾,腥臭久久,吐脓如米粥者,服之则吐脓血也,亦治血痹。按成无己云,阳邪传于少阴邪热为咽痛,服甘草汤则瘥,若寒热相搏为咽痛者,服甘草汤若不瘥,与桔梗汤以和少阴之气,盖桔梗辛温以散寒,甘草甘平以除热,甘桔相合以调寒热。(《祖剂》)

王士雄:邹润安曰:肾家邪热,循经而上,肺不任受,遂相争竞,二三日邪热未盛,故可以甘草泻火而愈。若不愈,是肺窍不利,气不宣泄也。以桔梗开之,肺窍既通,气遂宣泄,热自透达矣。雄按:虽以桔梗名汤,而倍用甘草以为驾驭,后人改称甘桔汤是矣。但须审证而投,不可泥为通治咽痛之方也。(《温热经纬》)

☰ 医家临床应用 ☰

潘辑:和剂甘桔汤,治风痰上壅,咽喉肿痛,吞吐有碍。(《医灯续焰》)

莫枚士:《千金》治上焦虚寒,短气,语声不出,有黄芪补中汤,方用桔梗、甘草,盖以肾寒结于上焦,故合用此方,以散其寒。《外台》引救急治喉中气噎方,用桔梗、甘草,取此为引申义。刘守真有诃子汤,治失音不能言语,即此方加诃子,以敛肺气。诃子合桔梗,为一敛一散,犹干姜、五味合用之义也。然不独喉症宜之,且为诸排脓之要方。《外台》引《集验》桔梗汤治肺痈,《录验》治肺痈经时不差,桔梗汤方皆取此。《纲目·卷一》桔梗汤治肺痈条引《金匮》文,其症则尽与桔梗白散同,其方乃此方。《小儿直诀》以此方治肺热喉痛,有痰者,甘草炙、桔梗泔浸一夜,煎服,又加阿胶。盖此桔梗专主伤寒之咽痛,若冷痰,亦可用。肺既有热,当非所宜,故须泔渍,又加胶以润下之耳。此方后人以治凡咽喉病,或于他方加入此二味者,以咽痛为少阴标病,少阴之本在肾,其标在肺,此治标方,故不论肺、肾,凡在咽喉,皆得通用。咽痛何以别之?大抵脉沉者,少阴病;脉浮者,太阴病。(《经方例释》)

第二节　苇茎汤类方鉴别

方名	组成	主症	舌脉	辨证要点	治法	方源
千金苇茎汤	苇茎、薏苡仁、桃仁、冬瓜子	咳嗽,有微热,甚则咳吐腥臭痰、脓血,胸中隐隐作痛,胸胁肌肤甲错	舌红苔黄腻,脉滑数	肺痈,痰热互结	清肺化痰,逐瘀排脓	《金匮要略》《温病条辨》
千金苇茎汤加滑石杏仁汤	苇茎、薏苡仁、桃仁、冬瓜子、滑石、杏仁	喘促,身热不扬,身重疼痛,胸部痞闷,中满不饥	苔腻,脉濡	太阴湿温喘促者	清热利湿,宣利肺气	《温病条辨》
桔梗汤	甘草、桔梗	肺痈溃脓,咳吐脓血,腥臭胸痛,气喘身热,烦渴喜饮	舌红苔黄,脉滑数	少阴客热咽痛证,肺痈	清热解毒,消肿排脓	《伤寒论》《温病条辨》

第三节　苇茎汤类方临床应用

医案一　吴鞠通医案

王氏　五十六岁　癸亥三月初八日　初起喉痹,为快利药所伤,致成肺痈。胸中痛,口中燥,喉痹仍未痊,不食不寐。痰气腥臭。已有成脓之象。脉短而数,寒热,且移热于大肠而泄泻,难愈之证。勉与急急开提肺气,议千金苇茎汤,与甘桔合法。

桔梗(二两)　甘草(一两)　桃仁(五钱)　冬瓜仁(五钱)　苡仁(一两)　鲜苇根(四两)水八碗,煮三碗,二煎再煎一碗,分四次服。(《吴鞠通医案》)

医案二　吴鞠通医案

堂伯兄　饮火酒,坐热炕,昼夜不寐,喜出汗。误服枇杷叶麻黄等利肺药,致伤津液,遂成肺痈,臭不可当,日吐脓二升许。用千金苇茎汤,合甘桔汤。

芦根(八两)苡仁(二两)　桃仁(两半)　冬瓜仁(两半)　桔梗(三两)　生甘草(一两)煎成两大菜碗,昼夜服过碗半,脓去十之七八,尽剂脓去八九,又服半剂,毫无臭气,调理脾胃收功。(《吴鞠通医案》)

医案三 **缪希雍医案**

倪仲昭患喉癣,邑中治喉者遍矣。喉渐渐腐去,饮食用粉面之烂者,必仰口而咽,每咽泪数行下。马铭鞠曰:此非风火毒也,若少年曾患霉疮乎？曰:未也。父母曾患霉疮乎？曰:然。愈三年而得我。铭鞠以为此必误服升药之故。凡患此疮者,中寒凉轻粉之毒,毒发于身。升药之毒,毒发于愈后所生子女,毒深者且延及于孙若甥。倘不以治结毒之法治之,必死。以甘桔汤为君,少入山豆根、草龙胆、射干,每剂用土茯苓(半斤),浓煎,送下牛黄(二分)。半月而痊,竟不用吹药。既而询之,云:父母病时果服丸药而痊,痊后曾口碎,非升药而何？今医家恬然用之,不晓其中毒之深,故特明其说。(《先醒斋医学广笔记》)

医案四 **薛立斋医案**

一膏粱之人,寒热作渴,不时咳吐,口内血腥。又五日,吐脓血,皮毛错纵。用射干汤四剂,脓血已止,但气壅痰多,以甘桔汤而愈。其方乃射干、栀仁、升麻、白术、赤苓、赤芍,水煎,加地黄汁、白蜜和服。(《古今医案按》)

医案五 **黄仲权医案**

伏暑案(内科)

[病者]范重华,年十七岁,高等小学学生,住本城。

[病名]伏暑。

[原因]于七月间,忽然头晕呕吐,小便涩痛,曾服他医利小便药而愈。九月再发,仍服前医之八正散加芒硝及散药至剧。又易数医,皆作痨治,病更甚,乃延余诊治。

[证候]发热咳嗽,痰中带血,耳聋便浊,每溺涩痛难忍,心烦头点,苦状莫名,饮食不进。

[诊断]脉象浮滑有似细数。窃思若系痨损,必然耳目聪明,各恙必缓,何至如此其急。前贤王潜斋云:"鼻塞治心,耳聋治肺。"溺痛便浊,皆伏暑之变象也,遂断为肺窍伏热。

[疗法]以清透肺经伏暑为君,佐以芳凉通窍,辛润消痰,用千金苇茎汤加味。

[处方]生薏仁(六钱) 冬瓜仁(五钱) 原桃仁(三分) 飞滑石(三钱,包煎)鲜菖蒲(一钱) 天花粉(三钱) 川贝母(二钱) 扁豆衣(三钱) 厚朴花(一钱)白通草(钱半) 鲜苇茎(二十寸,为引)

[效果] 服后各恙均减，转方以泻白散加石苇、冬葵子、瞿麦，再服三剂而愈。

廉按 伏暑，即伏热也，所伏之浅深不一，病状之发现各殊。此案暑伏肺经，误用清补，往往酿成肺痨，吴氏师朗所谓"不虚而做成虚，非痨而做成痨"也。今以千金苇茎汤加味，轻清灵透，用得却好。唯朴花不如易鲜刮淡竹茹，清络热以除痰、又能止血以监制桃仁，较为切当。(《全国名医验案类编》)

医案六　沈会医案

苗某，女，32 岁。初诊日期：2023 年 2 月 13 日。

[主诉] 咽部不适反复发作 2 个月，加重 4 天。

[病史] 2 个月前无明显诱因出现咽部不适反复发作，4 日前受凉后症状加重，既往未经系统治疗，今为求进一步诊治来我院门诊就诊。现症见：咽部不适反复发作，伴异物感，晚餐后加重，偶有咳嗽，不伴吞咽困难、声嘶及喘憋，纳尚可，时有反酸，晨起口苦，寐差多梦，烦躁易怒。月经周期可，末次月经 2023 年 2 月 9 日—2023 年 2 月 12 日，月经量少，经前双下肢发凉。既往有反流性食炎病史 3 年。舌边尖红，苔白腻，边有瘀点，脉细滑。

[中医诊断] 反酸(肝脾不和，风热上攻)。

[西医诊断] 反流性咽喉炎。

[治法] 调肝理脾，清热利咽。

[方宗] 小柴胡汤合桔梗汤加减。

[处方] 北柴胡 10g，黄芩 10g，姜半夏 10g，党参 5g，甘草 5g，桔梗 15g，茯苓 15g，紫苏梗 15g，连翘 10g，煅牡蛎 20g，盐菟丝子 20g，首乌藤 30g，栀子 5g。7 剂，每次 1 剂，每日 2 次，水煎服。

二诊：2023 年 2 月 20 日。咽部不适感消失，反酸缓解，寐差好转。舌淡红，苔薄白，边有瘀点，脉弦细。上方煅牡蛎改珍珠母，加鸡内金 20g。

按语 本案患者以"咽喉部不适反复发作 2 个月，加重 4 天"为主诉，晚餐后加重，中医诊断为反酸。本案患者咽部不适反复发作，晚餐后尤甚，结合反流性食管炎病史，考虑咽部不适实并非原发咽炎，实为胃内容物及胃酸上逆造成的食管刺激造成，结合进一步问诊，发病与进食有关，诊断为反酸。患者咽部异物感，兼有反酸、烦躁、晨起口苦的症状，又见舌边尖红，应是肝经火热上犯所致；因此证属肝脾不和，胃气上逆；治当以调肝理脾，清热利咽，方以小柴胡汤合桔梗汤加减治疗。小柴胡汤寒温并用，攻补兼施首见于《伤寒论·辨少阳病脉证并治》，由柴胡、黄芩、半夏、人参、甘草等组成。《神农本草经》云柴胡"主心腹肠胃中结气",柴胡能疏肝理脾,和黄芩相伍,清少阳邪热。半夏、生姜降逆和胃,党参、大枣固护正气,诸药合用,共同疏肝理脾,则反酸自去。桔梗性平,入肺经,与甘草合为桔梗汤,能开宣肺气,消肿利咽,主治风邪热毒客于少阴,上攻咽喉,对本患者咽中异物感有改善作用。《药性论》论茯苓"开胃,止呕逆,善安心神",正合患者反酸、寐差之症;连翘能清胃火,紫苏梗理气宽中,两药合用一温一凉,清胃火而不伤阳,降胃气同时运化气机;煅牡蛎制酸止痛,重镇安神,既抑反酸又安神助眠;菟丝子性温,能补肾益精,改善经前足凉;首乌藤既能安神又能养血,与菟丝子共奏养血调经功效;方中稍加栀子,泻火除烦,改善患者烦躁易怒,防止情志致患者肝郁而出现病情反复。二诊诸证明显缓解,煅牡蛎改珍珠母,清肝安神缓解寐差,加鸡内金消食健胃,余药同前再行巩固。

第六章　麻杏石甘汤类方临证思辨

清代邹澍《本经疏证》有云:"肺为娇脏,既恶痰涎之裹,尤畏火炎之铄。"肺司呼吸而外合皮毛,与自然环境息息相通,易受外邪的侵袭。肺叶晶莹娇嫩,不耐寒热,尤畏火热病邪销铄。热邪内壅肺金,煎熬津液为痰,若痰湿壅塞于肺,势必气道被阻,宣肃失司,清肃之令不行,以致吸清呼浊的功能障碍,而出现胸闷、喘咳等症。若肺之阴液被灼,则兼见口渴欲饮;痰热交阻气道,则兼见鼻翼煽动;火热灼伤肺络,则兼见鼻衄咯血。本章介绍了以麻杏石甘汤为代表的具有清肺化痰功效的一组方证,此类方广泛地用于治疗痰热壅肺证。

第一节　麻杏石甘汤类方

一、麻杏石甘汤

【麻杏石甘汤】(辛凉甘淡法)　麻黄(去节)三钱　杏仁(去皮尖碾细)三钱　石膏(碾)三钱　甘草(炙)二钱　水八杯,先煮麻黄,减二杯,去沫,纳诸药,煮取三杯,先服一杯,以喉亮为度。

【方解】外感风邪,邪热壅肺为本方主证。该方辛凉疏表,清肺平喘,主治身热不解,有汗或无汗,咳逆气急,甚则鼻煽,口渴,舌苔薄白或黄,脉浮而数。方中石膏辛寒,清除肺热;杏仁苦降,下气平喘;麻黄入肺治喘,并能协同石膏将肺中郁热透发外出;甘草调和诸药。该方为麻黄汤去桂枝加石膏,变辛温解表为辛凉清透。《神农本草经》曰:"石膏,味辛,微寒。主中风寒热,心下逆气惊喘,口干舌焦,不能息,腹中坚痛,除邪鬼,产乳,金疮。"

◥◤《伤寒论》相关条文 ◥◤

发汗后,不可更行桂枝汤,汗出而喘,无大热者,可与麻黄杏仁甘草石膏汤。(63)(《伤寒论》)

下后不可更行桂枝汤;若汗出而喘,无大热者,可与麻黄杏子甘草石膏汤。(162)(《伤寒论》)

《温病条辨》相关条文

四十八、喘咳息促,吐稀涎,脉洪数,右大于左,喉哑,是为热饮,麻杏石甘汤主之。

《金匮》谓病痰饮者,当以温药和之。盖饮属阴邪,非温不化,故饮病当温者,十有八、九,然当清者,亦有一、二。如此证息促,知在上焦,涎稀,知非劳伤之咳,亦非火邪之但咳无痰而喉哑者可比;右大于左,纯然肺病,此乃饮邪隔拒,心气壅遏,肺气不能下达。音出于肺,金实不鸣。故以麻黄中空而达外,杏仁中实而降里,石膏辛淡性寒,质重而气清轻,合麻杏而宣气分之郁热,甘草之甘以缓急,补土以生金也。按此方,即大青龙之去桂枝、姜、枣者也。(《温病条辨·下焦篇·寒湿》)

医家经典论述

徐大椿:此即越婢汤加杏仁也……发汗后,不可更行桂枝汤,既汗不可再汗,津液不得重伤。汗出而喘,尚有留邪在肺,故汗出而喘。无大热者,邪已轻也。可与麻黄杏仁甘草石膏汤。汗出故用石膏,喘故用麻杏。发汗后,饮水多者,必喘,以水灌之亦喘。此二句明致喘之所由,盖喘未必皆由于水,而饮水则无有不喘者。戒之!(《伤寒论类方》)

王士雄:张石顽曰:此大青龙汤去桂枝、越婢汤加杏仁也。雄按:彼二方有姜、枣。专祛上焦湿热痰气,与苓桂术甘汤互发。彼借苓术,专祛心下之支饮。此借石膏,专祛膈上之湿热也。汪按:此语可商石膏除热非祛湿之品也。尤在泾曰:汗出而喘,无大热者,其邪不在经腠而在肺中。故非桂枝所能发。麻、杏辛甘入肺,散邪气。肺被邪郁而生热,石膏辛寒入肺,除热气。甘草甘温,安中气。且以助其散邪清热之用,乃肺脏邪气发喘之的剂也。又曰:大青龙主散表寒而兼清里热,故麻黄多于石膏。此清肺热而兼散肺邪,故石膏多于麻黄。(《温热经纬》)

医家临床应用

胡希恕:本方治"汗出而喘",无痰者宜用,有痰或痰多者不宜用,或加减而用。适此病机,肺炎有用本方的机会,但肺炎尚有其他证型,所以它并非治肺炎的专用方剂。(《胡希恕经方精义笔录》)

蒋健:凡是鼻窍、皮毛、咳喘、津液代谢产物如小便、汗液等所有肺系异常的疾患,辨属"邪热迫肺、失却清肃"的皆可用此方治疗。(《伤寒论汤证新解》)

唐祖宣:广泛用以治疗风热型感冒、肺炎、支气管炎、结肠炎、痔疮、咽喉炎、麻疹、遗尿等疾病。如治疗的肺炎、支气管炎等病,是直承伤寒之旨,以肺热炽盛为要。至于其他疾患,则缘于肺之联属功能:其一,肺与大肠为表里,邪热壅肺,势必影响及大肠功能,故肠疾痔疮等而症见肺热者,必然此清则彼清;又肺合皮毛,邪热壅肺,伤其所合,而出现多种皮肤病,故清肃其肺,则肤疾何存,乃理之自然也。其二,肺主气,合自然之气与水谷之气而化生宗气,《灵枢·客邪》说:"故宗气积于胸中,出于喉咙,以贯心脉行呼吸焉",因此此方对邪热犯肺,上熏于喉咙诸疾,多有巧手。其三,肺为水之上源,若肺被热壅,水道失调,而致小便不利、肿满诸证者,清宣肺热,即所以通调水道。是以察本脏之虚实,兼顾其相互影响,则诸般疢难,尚可了然于胸。(《唐祖宣伤寒论类方解》)

李宇航:急性支气管炎、小儿痉挛性支气管炎、支气管哮喘、毛细支气管炎、老年性慢性支气管炎、肺炎、鼻窦炎等属肺热之病证。(《伤寒论研读》)

二、清金化痰汤

【清金化痰汤】黄芩　山栀各一钱半　桔梗二钱　麦门冬去心　桑皮　贝母　知母　栝蒌仁炒　橘红　茯苓各一钱　甘草四分　水二钟,煎八分,食后服。如痰带血丝,加天门冬、阿胶各一钱。(《杂病广要》引《医学统旨》)

【方解】痰热壅肺,肺失肃降是本方主证。该方清肺化痰,主治咳嗽,咯痰黄稠腥臭、或带血丝,面赤,鼻出热气,咽喉干痛,舌苔黄腻,脉象濡数。方以黄芩、瓜蒌仁、贝母、桔梗降肺气,化热痰,宽胸开结;橘红理气化痰,茯苓健脾利湿,湿去则痰消;栀子、桑白皮清泄肺火;麦冬、知母养阴清热,润肺止咳;甘草补土而和中。

《杂病广要》相关条文

清金化痰汤,因火者,咽喉干痛,面赤,鼻出热气,其痰嗽而难出,色黄且浓,或带血丝,或出腥臭。(《杂病广要》)

声哑者,寒包其热也,宜细辛、半夏、生姜,辛以散之。亦有痰热壅于肺者,经云金空则鸣,必清金中邪滞,用清热宁肺汤。(《医学统旨》)(按:宁肺汤即咳嗽清金化痰汤之类。)(《杂病广要》)

🔶 医家经典论述及临床应用 🔶

彭怀仁：主治咳嗽。因火者，咽喉干痛，面赤，鼻出热气，其痰嗽而难出，色黄且浓，或带血丝，或出腥臭。加减：如痰带血丝，加天门冬、阿胶各一钱。（《中医方剂大辞典》）

张艳芳：刘某，男，6岁，因先天性心脏病1年前行心脏手术，痊愈后，经常感冒咳嗽，冬季易发，发则咳嗽不止，大量抗生素及止咳药效果不著。时之隆冬，咳嗽又作，求诊于中医，询及病史，初起感冒发烧，咳嗽，经抗菌、抗病毒及对症治疗好转，但咳嗽不止，夜间加重，有痰，无寒热、头痛等其他症状。查舌尖红，苔黄腻，脉浮略数。辨证为外邪袭肺，郁而化热，痰热蕴结于肺所致。予清金化痰汤加味，3剂咳嗽减轻，6剂痊愈。（《清金化痰汤临床运用案》）

三、清金降火汤

【清金降火汤】陈皮一钱五分　半夏泡，一钱　茯苓一钱　桔梗一钱　枳壳麸炒，一钱　贝母去心，一钱　前胡一钱　杏仁去皮尖，一钱半　黄芩炒，一钱　石膏一钱　栝蒌仁一钱　甘草炙，三分　上锉一剂，生姜三片，水煎，食远临卧服。

【方解】肺胃火旺为本方主证。该方清肺泻火，止咳化痰，主治咳嗽痰黄。方以陈皮、半夏、茯苓燥湿化痰，桔梗、枳壳宣利肺气，贝母、杏仁、瓜蒌仁润肺化痰止咳，前胡、黄芩、石膏清肺胃之火，甘草补土而和中，生姜化痰止咳。原方出自《古今医鉴》，后经张介宾变通治疗疹后肺热声哑咳喘。

🔶 《古今医鉴》相关条文 🔶

泻肺胃中之火，火降则痰消嗽止。（《古今医鉴·咳嗽》）

🔶 医家经典论述 🔶

张介宾：若身热顿嗽，甚至饮食俱呛出，或咳出血，皆热毒乘肺而然，宜多用门冬清肺汤，或加连翘，或清金降火汤主之。（《景岳全书》）

🔶 医家临床应用 🔶

程文囿：疹后声哑不出，喘渴身热不退，久不愈者，此热毒未尽，肺金受克故也，清金降火汤（《景岳全书》方）、甘桔牛蒡汤，加知母、元参、竹叶、花粉、麦冬、杏仁。（《医述》）

沈金鳌：郁嗽，即火嗽也，其脉数，必兼面赤，或肺胀喘急，睡不安，痰少，甚者干咳而无痰，乃肾水枯涸，邪火独炎所致(宜清化丸、清金降火汤)。(《杂病源流犀烛》)

四、雷氏清宣金脏法

【雷氏清宣金脏法】牛蒡子一钱五分　川贝母二钱,去心　马兜铃一钱　杏仁二钱,去皮尖,研　陈栝蒌壳三钱　桔梗一钱五分　冬桑叶三钱　加枇杷叶三钱去毛蜜炙为引。

【方解】暑月冒风，肺气失宣为本方主证。该方清热宣肺，主治咳嗽不畅，痰黏不爽，内热烦躁，外反恶寒，或身痛，口渴欲饮，汗多，纳呆食少，尿黄，大便溏黏，舌红苔薄黄或腻，脉濡滑或虚或数者。方选牛蒡子、川贝母、马兜铃清肺热，为君药；杏仁、瓜蒌壳、桔梗宣肺气，为臣药；佐以桑叶平肝阳，枇杷叶降肺气，使升降如常，则咳逆自安。用药侧重于轻清宣肺一面，桑叶、牛蒡子、桔梗辛凉轻宣，开发上焦；马兜铃、川贝母、杏仁清肺化痰；瓜蒌壳、枇杷叶皆轻清之品，体现了"治上焦如羽，非轻不举"，选方用药宜轻扬而忌重浊的特点。

《时病论》相关条文

治热烁肺金，咳逆胸闷，身体发热。

夏日炎暑，火旺克金，宜乎清热宣气，保其金脏。法中蒡、贝、兜铃，清其肺热；杏、蒌、桔梗，宣其肺气。夫人身之气，肝从左升，肺从右降，今肺被暑热所烁，而无降气之能，反上逆而为咳矣。故佐桑叶以平其肝，弗令左升太过；杷叶以降其肺，俾其右降自然。升降如常，则咳逆自安谧矣。(《时病论·夏伤于暑大意·拟用诸法》)

暑咳之为病，独在暑月也。良由暑热下遏，先伤乎上，夫五脏之位，惟肺最高，为诸脏之华盖，暑热袭之，肺经先病者，固无论矣。且暑中有火，肺体属金，火未有不克金者也。其脉濡滑而数，两寸有力而强，咳逆乏痰，即有亦少，或身热口渴，或胸闷胁痛，此皆暑热入肺之脉证也，宜用清宣金脏法加滑石、甘草治之。(《时病论·夏伤于暑大意·暑咳》)

暑瘵者，骤然吐血衄血，头目不清，烦热口渴，咳嗽气喘，脉象浮取则洪，中取则空，沉取复有。此因盛夏之月，相火用事，火烁肺金，复燃阳络，络血上溢所致。昧者以为痨瘵，殊不知火载血上，非真阴亏损而为虚瘵者比也。当清暑热以保肺，清络热以止血。如初起体实者，宜以清宣金脏法加枯芩、黑栀治之。

（《时病论·夏伤于暑大意·暑瘵》）

医家经典论述及临床应用

刘素英：本法于火逆暑咳，稍嫌力薄，故加泽泻泄相火，银花透热宣肺，荷叶祛暑热，白芍、山萸敛阴平肝，使散中有收，护其气阴。暑热夹湿之咳，关乎肺脾两脏，天暑下临，地湿上蒸，肺虚气怯，脾弱之人多感而发病。或冒暑感湿亦可成疾。证见咳嗽有痰，咳时恶心，头痛而胀，胸脘痞闷，心烦口渴，肤热有汗，舌红苔腻，脉濡寸滑。治宜祛暑热、宣肺气、化湿浊、畅三焦，宜合芳香化湿法化裁。用清宣金脏法清透祛暑于上，芳香化浊法开化湿浊于中，复加滑石畅利湿热于下，从源头处消痰，用清肃法祛暑，则咳嗽自除。暑咳兼燥，证见干咳少痰、口燥咽干、皮肤干燥、大便秘结、舌质暗红、苔光。素体阴虚血燥，肝气本旺，肺金不足，时当炎暑，肺蒙害必深，且恐血络为燥热所逼。只当兼顾以杜其渐。用祛暑养血，疏风润燥，本方中加知母、麦冬清火致津，白芍、丹皮、乌梅抑肝气、敛肺阴、清血分，以防伤络动血。（《雷氏清宣金脏法治疗暑咳 60 例临床疗效观察》）

第二节　麻杏石甘汤类方鉴别

方名	组成	主症	舌脉	辨证要点	治法	方源
麻杏石甘汤	麻黄、杏仁、石膏、甘草	身热不解，有汗或无汗，咳逆气急，甚则鼻煽，口渴	舌苔薄白或黄，脉浮而数	外感风邪，邪热壅肺	辛凉疏表，清肺平喘	《伤寒论》《温病条辨》
清金化痰汤	黄芩、山栀子、桔梗、麦冬、桑白皮、贝母、知母、瓜蒌仁、橘红、茯苓、甘草	咳嗽，咯痰黄稠腥臭，或带血丝，面赤，鼻出热气，咽喉干痛	舌苔黄腻，脉象濡数	痰热壅肺，肺失肃降	清肺化痰	《杂病广要》
清金降火汤	陈皮、半夏、茯苓、桔梗、枳壳、贝母、前胡、杏仁、黄芩、石膏、瓜蒌仁、甘草、生姜	咳嗽痰黄，疹后肺热声哑咳喘		肺胃火旺	清肺泻火，止咳化痰	《古今医鉴》

方名	组成	主症	舌脉	辨证要点	治法	方源
雷氏清宣金脏法	牛蒡子、川贝母、马兜铃、杏仁、瓜蒌壳、桔梗、桑叶、枇杷叶	咳嗽不畅、痰黏不爽、内热烦躁,外反恶寒、或身痛口渴欲饮、汗多、纳呆食少、尿黄,大便溏黏	舌红苔薄黄或腻、脉濡滑或虚或数	暑月冒风,肺气失宣	清热宣肺	《时病论》

第三节　麻杏石甘汤类方临床应用

医案一　吴鞠通医案

　　朱　四十五岁　酒客失音,与麻杏石甘汤。

　　麻黄(五钱)　生石膏(四两)　炙甘草(三钱)　杏仁(四钱)

　　服一帖无汗,音不出,二帖微汗,音出不甚响,仍用前法。

　　麻黄(三钱,蜜炙)　生石膏(三两)　炙甘草(三钱)　杏仁(四钱)

　　服五帖音大出,但脉滑耳,与清音汤。

　　草桔梗(六钱)　炙甘草(二钱)　姜半夏(六钱)

　　服五帖音清,脉滑痰饮不尽,与外台茯苓饮法,减辛药。

　　茯苓(八钱)　半夏(五钱)　麦冬(五钱,连心)　沙参(三钱)　小枳实(钱半)广皮(二钱)　甘草(钱半)　七帖而安。(《吴鞠通医案》)

医案二　吴鞠通医案

　　吴　五十六岁　十一月十二日　内热外寒,兼发痰饮,喉哑,咳嗽,痰多,头痛,恶寒,脉浮,与麻杏石甘汤。

　　麻黄(五钱,去节)　半夏(一两)　生石膏(六两)　桔梗(六钱)　杏仁(八钱)陈皮(四钱)　炙甘草(四钱)煮四杯,先服一杯,得汗,止后服。不汗再服,汗后勿见风。

　　十四日　肺脉独浮,去:麻黄(三钱)

　　十七日　脉浮,喉哑,咳嗽,痰多。

　　麻黄(三钱)　杏仁(六钱)　陈皮(三钱)　生石膏(四两)　桔梗(五钱)　半夏(六钱)　炙甘草(二钱)

二十三日　脉浮,喉哑,咳嗽,痰多,内饮招外风为病,与大青龙法。

麻黄(五钱)　杏仁(八钱)　陈皮(五钱)　生石膏(四两)　炙甘草(三钱)半夏(八钱)　桔梗(五钱)　生姜(三钱)　大枣(二钱)头煎三杯,先服一杯,得汗,止后服,不汗再服。

二十四日　病减者减其制,减麻黄二钱,去陈皮、姜、枣,加木通,小便短故也。

二十七日　喉复哑,脉洪数,小便已长,前方去木通,加:石膏(二两)(《吴鞠通医案》)

医案三　雷丰医案

燥气伏邪作咳

括苍冯某,阴虚弱质,向吃洋烟,约干咳者,约半月矣。曾经服药未验,十月既望,来舍就医。两寸之脉极数,余部皆平。丰曰:据此脉形,当有咳嗽。冯曰:然。曾服散药未效何? 丰曰:散药宜乎无效,是证乃燥气伏邪之咳,非新感风寒之咳,理当清润肺金,庶望入彀。遂用清宣金脏法去兜铃、杷叶,加甘菊、梨皮。服一剂,减一日,连服五剂,咳逆遂屏。后归桑梓,拟进长服补丸。(《时病论》)

医案四　雷丰医案

冬温肺胃合病

城北方某,木火体质,偶患冬温,约有半月矣,治疗乏效,转请丰医。按之脉形洪数,两寸极大,苔黄舌绛,口渴喜凉,喘咳频频,甚则欲呕,痰内时有鲜红。思《内经》有肺咳之状,咳甚唾血,胃咳之状,咳甚欲呕之文。此显系肺胃受邪,明若观火矣。见前方都是滋阴滋血之剂,宜乎冰炭耳。丰用清宣金脏法去桔梗,加花粉、鲜斛治之,迭进五剂,诸证渐平,调治旬余遂愈。(《时病论》)

医案五　沈会医案

王某,男,59 岁。初诊:2023 年 1 月 24 日。

[主诉]咳嗽、咳痰 5 个月余,加重 2 周。

[病史]5 个月前行肺部结节手术后出现咳嗽、咳痰,痰稀白不易咳出,无咳血、呕吐等症状。2 周前受凉后未系统治疗,咳嗽、咳痰加重,口服头孢菌素类抗生素无明显缓解,今为求中医治疗来我院就诊。现症见:咳嗽、咳痰(黄脓痰),咽部发痒,自觉畏寒,汗出覆衣,寐可,大便可,小便正常。平素空腹血糖偏高(7~8mmol/L)。舌淡,苔薄黄,脉滑数。2022 年 11 月 8 日大连医科大学

附属第一医院查胃镜示:慢性非萎缩性胃炎。查肠镜示:结肠息肉,内痔,行内镜下息肉切除术。

[**中医诊断**] 咳嗽(湿热壅肺)。

[**西医诊断**] 肺部感染。

[**治法**] 辛凉宣泄,化痰止咳。

[**方宗**] 麻杏石甘汤合小青龙汤加减。

[**处方**] 蜜麻黄5g,生石膏20g,炒苦杏仁10g,甘草5g,桂枝5g,细辛3g,干姜3g,炒白芍10g,醋五味子5g,姜半夏10g,瓜蒌30g,天花粉20g,炒紫苏子10g,煅牡蛎20g。7剂,每日1剂,每日2次,水煎服。

二诊:2023年2月13日,咳嗽、咳痰诸症明显好转,寐差,胸闷,偶有心悸,改方为小柴胡汤合瓜蒌薤白半夏汤加减。北柴胡10g,黄芩10g,姜半夏10g,党参10g,夏枯草10g,茯苓15g,丹参30g,郁金10g,草豆蔻5g,瓜蒌20g,薤白15g,麸炒枳实10g,醋五味子5g,石菖蒲3g,莲子心3g,首乌藤30g。每日1剂,每日2次,水煎服。

按语 本案患者以"咳嗽咳痰5个月余"为主诉,中医诊断为"咳嗽"。患者术后体虚,虚不建运,酿湿成痰,故咳稀白痰,感寒后入里化火,湿热壅肺,宣降失常,出现咳嗽,咳黄浓痰;咽为肺之门户,邪热蒸腾肺阴,阴液亏虚则咽部发痒;肺热蒸腾营阴,导致汗出;卫阳失煦,则出现畏寒。麻杏石甘汤出自《伤寒论》,方中麻黄为君,取其宣肺而能泄肺热,是火郁发之之义,但其性温,配辛甘大寒之石膏为臣药,量倍于麻黄,使宣肺而不助热,清肺不留邪;炒苦杏仁降肺气,助麻黄、石膏清肺平喘,炙甘草益气和中,调和于寒温升降之间。小青龙汤出自《伤寒论》,方中麻黄宣肺气、平喘咳,桂枝助麻黄发汗散寒,兼化气行水祛内饮;干姜、细辛温肺化饮;五味子敛肺止咳、芍药合营养血,酸收共济,既可增强止咳平喘之功,又可制约辛烈温燥太过;半夏燥湿化痰,和胃降逆;甘草调和诸药。另加天花粉清热泻火,生津止渴;瓜蒌清热涤痰,宽胸散结;炒紫苏子降气化痰,止咳平喘;煅牡蛎收敛固涩。二诊诸症好转,寐差,改方为小柴胡汤合瓜蒌薤白半夏汤。小柴胡汤出自《伤寒论》,方中柴胡苦平升散,黄芩降泄,两者配伍,为和解少阳的基本结构,加党参、半夏、甘草诸药合用,以和解少阳为主,兼补胃气,使邪气得解,枢机得利,胃气调和,则诸症自除。瓜蒌薤白半夏汤出自《金匮要略》,方中瓜蒌祛痰开胸散结,薤白通阳行气,半夏降逆祛痰逐饮。郁金清心凉血,行气解郁;夏枯草轻泻肝火,散结消肿;丹参清心除烦,凉血;茯苓健脾宁心,利水渗湿;草豆蔻燥湿行气,温中止呕;麸炒枳实化痰散结;莲子心清心火,平肝火;首乌藤养血安神;醋五味子补肾宁心;石菖蒲开窍豁痰,醒神益智,共奏宁心安神之功效。

第七章　白虎汤类方临证思辨

　　白虎汤出自东汉张仲景之《伤寒论》，仲景以本方主药石膏色白量大、清热之力迅猛如虎命名。白虎汤因其配伍精当，清热功效卓著，被后世医家视为清热祖方，主治肺胃热炽伤津之证。石膏味辛性寒，以石膏为主组成的方剂具有辛寒清气泄热的作用，如白虎汤、白虎加人参汤等，都是此类治法的代表方。本章主要介绍了《温病条辨》记载的，以及后世变通衍化的，可"达热出表"，治疗热入气分，肺胃热炽伤津的白虎汤类方证。这些方证除了治疗温病气分证，历代医家也将其广泛应用于证属肺胃火热伤津的各科杂病。白虎汤以及白虎加人参汤是典型的辛凉代表方，可用于治疗阳明病热证或见气阴两伤者；苍术白虎汤加草果主治阳明热证兼太阴湿证之湿温证；白虎加桂枝汤主治阳明热证兼太阳表证之温疟者；竹叶石膏汤主治伤寒解后虚羸少气者，可用于热病恢复期；玉女煎主治热证致燥而胃热阴伤者；玉女煎去牛膝熟地加细生地元参方，又名加减玉女煎，实为白虎汤合增液汤，主治气血两燔证；竹叶玉女煎方为玉女煎加竹叶，功在辛凉退热兼清血分之外热未除里热又急者；通变白虎加人参汤主治外感之热邪随痢深陷，痢疾身热不休者；三黄石膏汤主治表证未解，三焦热盛；防风通圣散为表里双解剂，主治外有风寒化热，内有里热结实者；石膏知母汤为肺热为患的热证，主治热证咳嗽，故又名石膏泻白散；泻白散主治肺热为主的热证，故加入桑白皮、地骨皮，重在清肺平喘；黄芩泻白散为泻白散加黄芩，主治肺热嗽者。

第一节　白虎汤类方

一、白虎汤

　　【白虎汤】（辛凉重剂）　生石膏（研）一两　知母五钱　生甘草三钱　白粳米一合　水八杯，煮取三杯，分温三服，病退，减后服，不知，再作服。

【**方解**】本方为辛寒清气分大热的代表方,壮热、大汗、渴饮、脉洪大为本方主证。方用石膏甘寒滋润,可解肌热,透邪外出,又可生津止渴,以制阳明之热,而重在清泄肺胃,除烦热;知母苦寒,但质润,清肺胃之实热,养阴,助石膏以清热;甘草、粳米甘平,两药和胃护阴,缓石膏、知母的苦寒重降之性。《神农本草经》云:"知母,味苦,寒,主消渴热中,除邪气,肢体浮肿,下水,补不足,益气。"

▟◤《伤寒论》相关条文 ◢▙

伤寒脉浮滑,此以表有热、里有寒,白虎汤主之。(176)(《伤寒论》)

三阳合病,腹满身重,难以转侧,口不仁、面垢,谵语遗尿,发汗则谵语,下之则额上生汗,手足逆冷。若自汗出者,白虎汤主之。(219)(《伤寒论》)

伤寒脉滑而厥者,里有热,白虎汤主之。(350)(《伤寒论》)

▟◤《温病条辨》相关条文 ◢▙

七、太阴温病,脉浮洪,舌黄,渴甚,大汗,面赤,恶热者,辛凉重剂白虎汤主之。

脉浮洪,邪在肺经气分也。舌黄,热已深。渴甚,津已伤也。大汗,热逼津液也。面赤,火炎上也。恶热,邪欲出而未遂也。辛凉平剂焉能胜任,非虎啸风生,金飚退热,而又能保津液不可,前贤多用之。

九、白虎本为达热出表,若其人脉浮弦而细者,不可与也;脉沉者,不可与也;不渴者,不可与也,汗不出者,不可与也,常须识此,勿令误也。

此白虎之禁也;按白虎剽悍,邪重非其力不举,用之得当,原有立竿见影之妙,若用之不当,祸不旋踵。懦者多不敢用,未免坐误事机;孟浪者,不问其脉证之若何,一概用之,甚至石膏用至斤余之多,应手而效者固多,应手而毙者亦复不少。皆未真知确见其所以然之故,故手下无准的也。(《温病条辨·上焦篇·风温 温热 温疫 温毒 冬温》)

二二、形似伤寒,但右脉洪大而数,左脉反小于右,口渴甚,面赤,汗大出者,名曰暑温,在手太阴,白虎汤主之;脉芤甚者,白虎加人参汤主之。

此标暑温之大纲也。按温者热之渐,热者温之极也。温盛为热,木生火也。热极湿动,火生土也。上热下湿,人居其中而暑成矣。若纯热不兼湿者,仍归前条温热例,不得混入暑也。形似伤寒者,谓头痛、身痛、发热恶寒也。水火极不同性,各造其偏之极,反相同也。故经谓水极而似火也,火极而似水也。伤寒,伤于水气之寒,故先恶寒而后发热,寒郁人身卫阳之气而为热也,故仲景《伤寒论》中,有已发热或未发热之文。若伤暑则先发热,热极而后恶寒,盖火盛必克金,肺性本寒,而复恶寒也。然则伤暑之发热恶寒虽与伤寒相似,其所以然之故实不同也,学者诚能究心于此,思过半矣。脉洪大而数,甚则芤,对伤寒之脉浮紧而言也。独见于右手者,对伤寒之左脉大而言也,右手主上焦气分,且火克金也,暑从上而下,不比伤寒从下而上,左手主下焦血分也,故伤暑之左脉反小于右。口渴甚面赤者,对伤寒太阳证面不赤,口不渴而言也;火烁津液,故口渴,火甚未有不烦者,面赤者,烦也,烦字从火后页,谓火现于面也。汗大出者,对伤寒汗不出而言也。首白虎例者,盖白虎乃秋金之气,所以退烦暑,白虎为暑温之正例也。其源出自《金匮》,守先圣之成法也。(《温病条辨·上焦篇·暑温》)

二六、手太阴暑温,或已经发汗,或未发汗,而汗不止,烦渴而喘,脉洪大有力者,白虎汤主之;脉洪大而芤者,白虎加人参汤主之;身重者,湿也,白虎加苍术汤主之;汗多脉散大,喘喝欲脱者,生脉散主之。(《温病条辨·上焦篇·暑温》)

一、面目俱赤,语声重浊,呼吸俱粗,大便闭,小便涩,舌苔老黄,甚则黑有芒刺,但恶热,不恶寒,日晡益甚者,传至中焦,阳明温病也。脉浮洪躁甚者,白虎汤主之;脉沉数有力,甚则脉体反小而实者,大承气汤主之。暑温、湿温、温疟,不在此例。

阳明之脉荣于面,《伤寒论》谓阳明病面缘缘正赤,火盛必克金,故目白睛亦赤也。语声重浊,金受火刑而音不清也。呼吸俱粗,谓鼻息来去俱粗,其粗也平等,方是实证;若来粗去不粗,去粗来不粗,或竟不粗,则非阳明实证,当细辨之,粗则喘之渐也。大便闭,阳明实也。小便涩,火腑不通,而阴气不化也。口燥渴,火烁津也。舌苔老黄,肺受胃浊,气不化津也。(按《灵枢》论诸脏温病,独肺温病有舌苔之明文,余则无有。可见舌苔乃胃中浊气,熏蒸肺脏,肺气不化而然),甚则黑者,黑,水色也,火极而似水也,又水胜火,大凡五行之极盛,必兼胜己之形。芒刺,苔久不化,热极而起坚硬之刺也;倘刺软者,非实证也。不恶寒,但恶热者,传至中焦,已无肺证,阳明者,两阳合明也,温邪之热,与阳明之热相搏,故但恶热也。或用白虎,或用承气者,证同而脉异也,浮洪躁甚,邪气近表,脉浮者不可下,凡逐邪者,随其所在,就近而逐之,脉浮则出表为顺,故以白虎之金飚以退烦热。若沉小有力,病纯在里,则非下夺不可矣,故主以大承气。按吴又可《温疫论》中云:舌苔边白但见中微黄者,即加大黄,甚不可从。虽云伤寒重在误下,温病重在误汗,即误下不似伤寒之逆之甚,究竟承气非可轻尝之品,故云舌苔老黄,甚则黑有芒刺,脉体沉实,的系燥结痞满,方可用之。

或问:子言温病以手经主治,力辟用足经药之非,今亦云阳明证者何? 阳明特非足经乎? 曰:阳明如市,胃为十二经之海,土者万物之所归也,诸病未有不过此者。前人云伤寒传足不传手，误也，一人不能分为两截。总之伤寒由毛窍而溪，溪、肉之分理之小者；由溪而谷，谷、肉之分理之大者；由谷而孙络，孙络、络之至细者；由孙络而大络，由大络而经，此经即太阳经也。始太阳，终厥阴，伤寒以足经为主，未始不关手经也。温病由口鼻而入，鼻气通于肺，口气通于胃。肺病逆传则为心包，上焦病不治，则传中焦，胃与脾也，中焦病不治，即传下焦，肝与肾也。终上焦，始下焦，温病以手经为主，未始不关足经也，但初受之时，断不可以辛温发其阳耳。盖伤寒伤人身之阳，故喜辛温甘温苦热，以救其阳；温病伤人身之阴，故喜辛凉甘寒甘咸，以救其阴。彼此对勘，自可了然于心目中矣。(《温病条辨·中焦篇·风温 温热 温疫 温毒 冬温》)

十三、下后无汗脉浮者，银翘汤主之；脉浮洪者，白虎汤主之；脉洪而芤者，白虎加人参汤主之。

此下后邪气还表之证也。温病之邪，上行极而下，下行极而上，下后里气得通，欲作汗而未能，以脉浮验之，知不在里而在表，逐邪者随其性而宣泄之，就其近而引导之，故主以银翘汤，增液为作汗之具，仍以银花、连翘解毒而轻宣表气，盖亦辛凉合甘寒轻剂法也。若浮而且洪，热气炽甚，津液立见销亡，则非白虎不可。若洪而且芤，金受火克。元气不支，则非加人参不可矣。(《温病条辨·中焦篇·风温 温热 温疫 温毒 冬温》)

医家经典论述

成无己：白虎西方金神也，应秋而归肺，热甚于内者，以寒下之；热甚于外者，以凉解之；其有中外俱热，内不得泄，外不得发者，非此汤则不能解之也。夏热秋凉，暑暍之气，得秋而止，秋之令曰处暑，是汤以白虎名之，谓能止热也。知母味苦寒，《内经》曰：热淫所胜，佐以苦甘。又曰：热淫于内，以苦发之。欲彻表热，必以苦为主，故以知母为君。石膏味甘微寒，热则伤气，寒以胜之，甘以缓之。热胜其气，必以甘寒为助，是以石膏甘寒为臣。甘草味甘平，粳米味甘平。脾欲缓，急食甘以缓之。热气内蕴，消燥津液，则脾气燥，必以甘平之物缓其中，故以甘草粳米为之使。是太阳中暍，得此汤则顿除之，即热见白虎而尽矣。立秋后不可服，以秋则阴气平矣，白虎为大寒剂，秋王之时，若不能食，服之而气哕逆不能食，成虚羸者多矣。(春沂云立秋后至多矣四十二字疑后人所加。)(《伤寒明理论》)

徐大椿：三阳合病，腹满身重，难以转侧，口不仁，而面垢，谵语遗尿，以上皆阳明热症之在经者，以三阳统于阳明也。但身重腹满，则似风湿，宜用术附；面垢谵语，则似胃实，宜用承气。此处一惑，生死立判，如何辨别，全在参观脉症,使有显据,方不误投。发汗则谵语,阳从此越。下之则额上生汗,手足逆冷。阴从此脱。若自汗出者,白虎汤主之。自汗则热气盛于经,非石膏不治。按亡阳之症有二:下焦之阳虚,飞越于外,而欲上脱,则用参附等药以回之;上焦之阳盛,逼阴于外,而欲上泄,则用石膏以收之,同一亡阳,而治法迥殊,细审之自明,否则死生立判。(《伤寒论类方》)

王士雄:方中行曰:白虎者,西方之金神,司秋之阴兽。虎啸谷风冷,凉风酷暑消神于解热,莫如白虎。石膏、知母辛甘而寒,辛者,金之味。寒者,金之性。辛甘体寒,得白虎之体焉。甘草、粳米,甘平而温,甘取其缓,温取其和,缓而且和,得伏虎之用焉。饮四物之成汤,来白虎之嗥啸。阳气者,以天地之疾风名也。风行而虎啸者,同气相求也;虎啸而风生者,同声相应也;风生而热解者,物理必至也。抑尝以此合大小青龙、真武而论之,四物者四方之通神也。而以命名,盖谓化裁四时,神妙万世,名义两符,实自然而然者也。方而若此,可谓至矣。然不明言其神,而神卒莫之掩者,君子慎德,此其道之所以大也。汪按:饮四物之成汤以下数行语。多支离牵强必宜削去。夫白虎汤清热乃甘雨非凉风也。既备四方之神。朱鸟一方何以独缺。且热剂而名真武。名与实爽矣。医者不能研究医理。乃附会经义以自文其浅陋甚且衍。先天论太极以欺人。实则无关于辨证处方也。自明以来。庸医陋习。大率如此。学者戒之。(《温热经纬》)

🔶 医家临床应用 🔶

李梴:一切时气瘟疫,杂病胃热咳嗽、发斑,及小儿疮疱瘾疹伏热等证。(《医学入门》)

胡希恕:本方证在临床较为多见,可用于一般常见热性病如感冒、肺炎、中暑等,也可用于急性传染病、瘟疫如疟疾、伤寒、斑疹伤寒、乙型脑炎等。本方用于热性淋巴结肿大有良效。(《经方传真》)

唐祖宣:白虎汤证属阳明病热证,病机为无形燥热亢盛于里,充斥内外,气阴被伤,凡见此病者,不论内科杂病,或急性热病,如流感、流行性乙型脑炎、肺炎、麻疹、中暑、痢疾、夏季热、糖尿病、钩端螺旋体病、流行性出血热、皮肤瘙痒、天行赤眼等,均属其适应证方位。白虎汤还用于治疗风湿热、产后发热、偏头痛、精神病、自汗等多种病证。只要符合本方的病机或辨证要点,即可应用。(《唐祖宣伤寒论类方解》)

李宇航:本方主要用于呼吸道感染之流行性感冒、急性扁桃体炎、大叶性肺炎、支原体肺炎、流行性乙型脑炎、流行性脑脊髓膜炎、物理性疾病夏季热等辨证属于热在阳明气分者。(《伤寒论研读》)

二、白虎加人参汤

【**白虎加人参汤**】即于前方内加人参三钱。

【**方解**】本方是清热与益气生津并用的方剂,盖壮火食气,热盛伤津,故以白虎汤辛寒清热,加人参益气生津,为热盛津气两伤之良方。《神农本草经》云:"人参,味甘,微寒。主补五脏,安精神,定魂魄,止惊悸,除邪气,明目,开心益智。久服轻身,延年。"

🌿 《伤寒论》相关条文 🌿

服桂枝汤,大汗出后,大烦渴不解,脉洪大者,白虎加人参汤主之。(26)(《伤寒论》)

伤寒若吐若下后,七八日不解,热结在里,表里俱热,时时恶风,大渴,舌上干燥而烦,欲饮水数升者,白虎加人参汤主之。(168)(《伤寒论》)

伤寒无大热,口燥渴,心烦,背微恶寒者,白虎加人参汤主之。(169)(《伤寒论》)

伤寒脉浮、发热无汗,其表不解,不可与白虎汤。渴欲饮水,无表证者,白虎加人参汤主之。(170)(《伤寒论》)

若渴欲饮水,口干舌燥者,白虎加人参汤主之。(222)(《伤寒论》)

🌿 《金匮要略》相关条文 🌿

太阳中热者,暍是也。汗出恶寒,身热而渴,白虎加人参汤主之。(26)(《金匮要略·痉湿暍病脉证治》)

🌿 《温病条辨》相关条文 🌿

八、太阴温病,脉浮大而芤,汗大出,微喘,甚至鼻孔扇者,白虎加人参汤主之;脉若散大者,急用之,倍人参。

浮大而芤,几于散矣,阴虚而阳不固也。补阴药有鞭长莫及之虞,惟白虎退邪阳,人参固正阳,使阳能生阴,乃救化源欲绝之妙法也。汗涌,鼻扇,脉散,皆化源欲绝之征兆也。(《温病条辨·上焦篇·风温 温热 温疫 温毒 冬温》)

🌿 医家经典论述 🌿

陈修园:小便不利者,水病也。天水一气,金为水母,金气不行则水道不通,曰渴欲饮水口干燥者,火甚燥金,水源将竭也。治求其本,故用白虎加人参汤润燥金,补水源,使天气降而水气行,则渴燥自止矣。(《金匮方歌括》)

徐大椿:烦渴不解,因汗多而胃液干枯,邪虽去而阳明之火独炽,故用此以生津止汗,息火解烦。汗后诸变不同,总宜随症用药……壮火食气。此方泻火,即所以生气也。(《伤寒论类方》)

王士雄:邹润安曰:伤寒脉浮,发热无汗,其表不解者,不可与白虎汤;汪按:洄溪云,"无汗"二字最为白虎所忌。渴欲饮水,无表证者,白虎加人参汤主之。可见白虎加人参汤之治,重在渴。其时时恶风,则非常常恶风矣。背微恶寒,则非遍身恶寒矣。常常恶风,遍身恶寒者,谓之表证也。时时恶风,背微恶寒者,表邪已经化热,特尚未尽耳,谓之无表证可也。然热邪充斥,津液消亡。用栝蒌根,生津止渴可也,何以必用人参?《灵枢·决气篇》:"腠理发泄,汗出溱溱,是谓津"。津为水,阴属也。能外达上通则阳矣。夫是之谓阴中之阳。人参亦阴中之阳。惟其入阴,故能补阴;惟其为阴中之阳,故能入阴,使人阴中之气化为津,不化为火,是非栝蒌根可为力矣。雄按:朱奉议云:再三汗下热不退者,以此汤加苍术一钱如神。(《温热经纬》)

⚎ 医家临床应用 ⚎

王孟英:白虎汤神于解热,妙用无穷。加人参,则补气以生津;加桂枝,则和营而化疟;加苍术,则清湿以治痿。变而为竹叶石膏汤,则为热病后之补剂。余因推广其义,凡暑热霍乱之兼表邪者,加香薷、苏叶之类。转筋之热极似寒,非反佐莫能深入者,少加细辛、威灵仙之类。痰湿阻滞者,加厚朴、半夏之类。血虚内热者,加生地、地丁之类。中虚气弱者,加白术、苡仁之类。病衰而气短精乏者,加大枣、枸杞之类。无不奏效如神也。(《随息居重订霍乱论》)

唐祖宣:白虎加人参汤是辛寒清热、益气生津良方,现代临床常用于治疗:呼吸系统,如大叶性肺炎、小儿支气管肺炎、麻疹合并肺炎等;疫证,如流行性乙型脑炎、流行性脑脊髓膜炎、流行性出血热、流感等急性热病属阳明气分热盛、气阴两伤者;热证,如暑热、小儿夏季热及其他热病;其他,如糖尿病、慢性咽炎、甲状腺危象、尿崩症、癃闭等。对阳明热证且有气阴两伤者,均能取得满意疗效。(《唐祖宣伤寒论类方解》)

李宇航:糖尿病消渴期、中暑、感染性疾病见高热汗出不退等属邪热炽盛、气津两伤者。(《伤寒论研读》)

三、苍术白虎汤加草果

【苍术白虎汤加草果】(辛凉复苦温法) 即前白虎汤内加苍术,

草果。

【方解】主治湿温病,症见身热胸痞,汗多,舌红苔白腻;以及风湿热痹,身大热,关节肿痛等。方中石膏、知母清气分热,苍术解表化湿,草果燥湿除痰,粳米、甘草调和诸药。《本草正义》云:"苍术,气味雄厚,较白术愈猛,为彻上彻下,燥湿而宣化痰饮。"

《温病条辨》相关条文

七五、疮家湿疟,忌用发散,苍术白虎汤加草果主之。

《金匮》谓疮家忌汗,发汗则病痉。盖以疮者血脉间病,心主血脉,血脉必虚而热,然后成疮;既成疮以后,疮脓又系血液所化,汗为心液,由血脉而达毛窍,再发汗以伤其心液,不痉何待! 故以白虎辛凉重剂,清阳明之热湿,由肺卫而出;加苍术、草果,温散脾中重滞之寒湿,亦由肺卫而出。阳明阳土,清以石膏、知母之辛凉;太阴阴土,温以苍术、草果之苦温;适合其脏腑之宜,矫其一偏之性而已。(《温病条辨·中焦篇·湿温》)

医家经典论述

王士雄:三十七、湿热证　壮热口渴,自汗,身重胸痞,脉洪大而长者,此太阴之湿与阳明之热相合。宜白虎加苍术汤。热、渴、自汗,阳明之热也。胸痞身重,太阴之湿兼见矣。脉洪大而长,知湿热滞于阳明之经,故用苍术白虎汤以清热散湿,然乃热多湿少之候。雄按:徐氏云:暑不挟湿,苍术禁用。(《温热经纬》)

王肯堂:湿温证治在太阴,不可汗,汗则不能言,耳聋,不知病处,身青面色变,名曰重暍,白虎加苍术汤。(《伤寒证治准绳》)

孙一奎:汗下之后热不退,不问有汗无汗,皆宜白虎加苍术汤解之。又加人参亦妙,仍服凉膈合解毒调之。发汗之后热不解,脉尚浮者,白虎加苍术汤。(《赤水玄珠》)

陈修园:暑症汗出身热而两足冷者,是暑而挟湿,宜白虎加苍术汤主之。(《时方妙用》)

医家临床应用

周扬俊:软脚瘟者,便清泄白,足肿难移者是也,即湿温,宜苍术白虎汤,不可轻下。(《温热暑疫全书》)

戴天章:时疫初起,胫痛酸者,太阳经脉之郁也,独活为主。兼挛者,治在筋,加秦艽、木瓜;兼肿者,治在肉,加木通、赤芍、槟榔;兼软者,属湿温,俗名软脚温,往往一二日即死,宜白虎加苍术汤,或苍术、黄柏。此与膝痛颇同,未经汗、下,则解表之大势加一二味胫痛专药。表证已解,惟留此证,当专治之。若屡经汗、下而见虚证,亦以补肾为主。(《广瘟疫论》)

李宇航:本方现代主要用于流行性感冒、伤寒、副伤寒、流行性乙型脑炎、钩端螺旋体病、风湿热、夏季热、中暑等辨证属湿热交阻、热重湿轻者。(《伤寒论研读》)

四、白虎加桂枝汤

【白虎加桂枝汤】(辛凉苦甘复辛温法) 知母六钱 生石膏一两六钱 粳米一合 桂枝木三钱 炙甘草二钱 水八碗,煮取三碗。先服一碗,得汗为知,不知再服,知后仍服一剂,中病即已。

【方解】本方即白虎汤再加桂枝,实即桂枝甘草汤与白虎汤的合方,故治二方的合并证,即太阳阳明合病。

▆ 《金匮要略》相关条文 ▆

温疟者,其脉如平,身无寒但热,骨节疼烦,时呕,白虎加桂枝汤主之。(4)(《金匮要略·疟病脉证并治》)

▆ 《温病条辨》相关条文 ▆

五十、骨节疼烦,时呕,其脉如平,但热不寒,名曰温疟,白虎加桂枝汤主之。

阴气先伤,阳气独发,故但热不寒,令人消烁肌肉,与伏暑相似,亦温病之类也。彼此实足以相混,故附于此,可以参观而并见。治以白虎加桂枝汤者,以白虎保肺清金,峻泻阳明独胜之热,使不消烁肌肉,单以桂枝一味,领邪外出,作向导之官,得热因热用之妙。经云:"奇治之不治,则偶治之,偶治之不治,则求其属以衰之",是也,又谓之复方。(《温病条辨·上焦篇·温疟》)

▆ 医家经典论述 ▆

王士雄:邹润安曰:或问,桂枝与白虎,寒热天渊,安可兼用?且论中谆谆以表不解,禁用白虎,既可兼用,则何不加此,而必待表解乎?曰表不解不可与白虎条,上文言脉浮、发热无汗,乃麻黄证,非特不得用白虎,且不得用桂枝矣。

白虎证者脉大也,汗出也,烦渴欲饮水也。三者不兼即非是。今云其脉如平,身无寒,但热,时呕,皆非白虎证,亦未必可用桂枝。特既与白虎,则三者必具,再加骨节烦疼之表,则无寒不得用柴胡,有汗不得用麻黄,热多又不得用附子。不用桂枝和营通络而谁用者?且古人于病有分部,非如后世多以阴阳五行生克为言。雄按:因此遂成议药不议病之世界,积重难返,奈何?伤寒有伤寒用药之例,温疟有温疟用药之例。盖伤寒自表入里,故有一毫未化之寒,即不可与全入者并论,温疟自内出外,里即全热,但有骨节烦疼一种表证,即不得全认为热而单用白虎,故必兼桂枝使之尽化,而顷刻致和矣。(《温热经纬》)

王子接:《内经》论疟,以先热后寒,邪藏于骨髓者,为温、瘅二疟。仲景以但热不寒,邪藏于心者,为温、瘅二疟。《内经》所言,是邪之深者;仲景所言,是邪之浅者也,其殆补《内经》之未逮欤?治以白虎加桂枝汤,方义原在心营肺卫,白虎汤清营分热邪,加桂枝引领石膏知母上行至肺,从卫分泄热,使邪之郁于表者,顷刻致和而疟已。至于《内经》,温、瘅疟虽未有方,然同是少阴之伏邪,在手经者为实邪,在足经者为虚邪,实邪尚不发表,而用清降,何况虚邪,有不顾虑其亡阴者耶?临症之生心化裁,是所望于用之者矣。(《绛雪园古方选注》)

喻嘉言:仲景所名温疟,则但热不寒,有似瘅疟,而实不同也。瘅疟两阳合邪,上熏心肺,肺主气者,少气烦冤,则心主脉者,阳盛脉促,津亏脉代,从可推矣。温疟脉如平人,则邪未合,而津未伤,其所以但热而不寒者,则以其人素有痹气,荣卫不通、故疟之发于阳,不入于阴,即入而阴亦不受。所以骨节烦疼,时呕,邪气扞格之状,有如此者,惟用白虎汤以治阳邪,而加桂枝以通荣卫,斯阴阳和,血脉通,得汗而愈矣。在伤寒病,卫强营弱,卫气不共营气和谐者,用桂枝汤复发其汗立愈。此疟邪偏著于阳,桂枝阳药,即不可用。但用白虎汤大清气分之热,少加桂枝,合阴阳而两和之,乃知仲景之法,丝丝入扣也。(《医门法律》)

莫枚士:此白虎汤加桂枝也。桂枝用三两,取诸桂枝汤方。《外台·卷五》温疟门录《千金》此方,方下云,《伤寒论》云:用秕粳米,不熟稻米是也,《玉篇》秕恶米也,秕粳米谓粳米之青腰白脐者,故以恶米称之。据《外台》此文则论文白虎汤及此汤,皆当粳米,上有秕字,浅人不解删之耳!秕粳米与《千金》麦奴丸,麦奴同义,取消饮食之滞也。又青腰白脐,乃米之伤于风者,故于中风病为宜。(《经方例释》)

❦ 医家临床应用 ❦

丹波元简:治温疟骨节疼痛,时呕朝发暮解,暮发朝解。(《金匮玉函要略

辑义》)

胡希恕:常见于急慢性关节炎、感冒、疟疾、温疫等病。(《经方传真》)

李宇航:本方主要用于发热性疾病如热多寒少之温疟、急性风湿性关节炎属风湿热痹、外感热病等属邪热入里、表邪未解、热多寒少者。(《伤寒论研读》)

五、竹叶石膏汤

【竹叶石膏汤】竹叶二把　石膏一斤　半夏半升,洗　麦门冬一升,去心　人参二两　甘草二两,炙　粳米半升　上七味,以水一斗,煮取六升,去滓;内粳米,煮米熟,汤成去米,温服一升,日三服。

【方解】本方即麦门冬汤去大枣加竹叶、石膏。麦冬能清心肺之热,生津液,降逆气;半夏降逆气,蠲饮气,又能行润药之滞;人参补气生津,甘草泻火益气;粳米能益胃,石膏能清热;竹叶清热利小便,引药下行。《神农本草经》云:"麦门冬,味甘,平。主心腹结气,伤中,伤饱,胃络脉绝,羸瘦,短气。久服轻身,不老,不饥。""竹叶,味苦,平,主咳逆上气溢,筋急恶疡,杀小虫。根:作汤,益气止渴,补虚下气。汁:主风痉。实:通神明,轻身、益气。"

《伤寒论》相关条文

伤寒解后,虚羸少气,气逆欲吐,竹叶石膏汤主之。(397)(《伤寒论》)

医家经典论述

王士雄:雄按:陈修园曰:《伤寒论》用人参者有数方。皆因汗、吐、下之后,亡其津液,故取甘凉以救其阴也。水一斗,先煮六味,取六升,去滓;内粳米,煮米熟汤成,去米,温服一升,日三。《集验》此方加生姜,治呕最良。雄按:余用此方,治暑疟极妙。徐洄溪曰:此治伤寒解后,虚羸少气之善后方也。盖大病之后,必有留热,治宜清养。后人俱概用峻补以留其邪,则元气不能骤复,愈补愈虚矣。雄按:此理惟喻氏知之,叶氏精之。(《温热经纬》)

柯琴:此加减人参白虎汤也。三阳合病,脉浮大,在关上,但欲睡而不得眠,合目则汗出,宜此主之。若用于伤寒解后,虚羸少气,气逆欲吐者,则谬之甚矣。三阳合病者,头项痛而胃家实,口苦、咽干、目眩者是也。夫脉浮为阳,大为阳,是三阳合病之常脉。今在关上,病机在肝胃两部矣。凡胃不和,则卧不安,如肝火旺则上走空窍,亦不得睡。夫肾主五液,入心为汗,血之与汗,异名同类,是汗即血也。心主血而肝藏血,人卧则血归于肝。目合即汗出者,肝有相火,窍闭则火无从泄,血不得归肝,心不得主血,故发而为汗。此汗不由心,故名之为盗汗耳。此为肝售,故用竹叶为引导,以其秉东方之青色,入通于肝。大寒之气,足以泻肝家之火,用麦冬佐人参以通血脉,佐白虎以回津,所以止盗汗耳。半夏禀一阴之气,能通行阴之道,其味辛,能散阳跷之满,用以引卫气从阳入阴,阴阳通,其卧立至,其汗自止矣。其去知母者何? 三阳合病而遗尿,是肺气不收,致少阴之津不升,故藉知母以上滋手太阴,知母外皮毛而内白润,肺之润药也。此三阳合病而盗汗出,是肝火不宁,令少阴之精妄泄,既不可复濡少阴之津,又不可再泄皮毛之泽,故用麦冬以代之钦! (《伤寒附翼》)

王子接:竹叶石膏汤,分走手足二经,而不悖于理者,以胃居中焦,分行津液于各脏,补胃泻肺,有补母泻子之义也。竹叶、石膏、麦冬泻肺之热,人参、半夏、炙草平胃之逆,复以粳米缓于中,使诸药得成清化之功,是亦白虎、越婢、麦冬三汤变方也。(《绛雪园古方选注》)

徐大椿:伤寒解后,虚赢少气,人参、麦冬。气逆欲吐者,半夏、竹叶……此仲景先生治伤寒愈后调养之方也,其法专于滋养肺胃之阴气,以复津液。盖伤寒虽六经传遍,而汗、吐、下三者,皆肺胃当之。又《内经》云:人之伤于寒也,则为病热。故滋养肺胃,岐黄以至仲景不易之法也。后之庸医,则用温热之药,峻补脾肾,而千圣相传之精义,消亡尽矣。(《伤寒论类方》)

▆▆ 医家临床应用 ▆▆

徐春甫:病后虚赢,微热不去者,竹叶石膏汤;有虚热少气,气逆欲吐,竹叶石膏汤;自汗头痛及风暑杂病,俱白虎汤,少加芎、荆尤妙,竹叶石膏汤;烦热而渴,竹叶石膏汤;痉后渴热,竹叶石膏汤;衄烦而渴欲饮水,水入即吐者,先服五苓散,次服竹叶石膏汤;中暑发热不恶寒,竹叶石膏汤。(《古今医统大全》)

胡希恕:急性热病、肺结核后期常现本方证,亦曾治验无名热。(《经方传真》)

唐祖宣:竹叶石膏汤原治痉后余热未清、津气两伤之虚赢少气,气逆欲吐,取其清虚热、益气阴、养胃止呕之功,现代多用于癌性发热、癌症放疗、化疗后呕吐、干咳;温(暑)病后期发热等证;津气两伤,虚火上炎之复发口腔溃疡、牙痛亦有用之者,其使用原理:一曰察证,盖癌之为病,多有虚赢、少气、乏力之象,再经放疗、化疗损伤,则吐逆、虚热、烦躁、干咳等,变证蜂起,诸证与原文之"虚赢少气、气逆欲吐"之描述相合。二曰审因,上述所治诸病,其类不同,变化多端,然皆不离其余热未清,津气两伤之病机,故可据病机相同而用。(《唐祖宣伤寒论类方解》)

李宇航:本方主要用于多种感染性热病恢复期及不明原因的发热、癌性发热、小儿夏季热、肿瘤化疗后呕逆、胆道术后呕逆、复发性口腔溃疡、牙龈炎、唇炎、糖尿病、系统性红斑狼疮等符合本病病机者。(《伤寒论研读》)

六、玉女煎、玉女煎去牛膝熟地加细生地元参方、竹叶玉女煎方

【玉女煎】生石膏三、五钱　熟地三、五钱或一两　麦冬二钱　知母　牛膝各钱半　水一钟半,煎七分,温服或冷服。如火之盛极者,加栀子、地骨皮之属亦可;如多汗多渴者,加北五味十四粒;如小水不利,或火不能降者,加泽泻一钱五分,或茯苓亦可;如金水俱亏,因精损气者,加人参二三钱尤妙。

【方解】胃热阴伤为本方主证。方中石膏清泄胃火,生津止渴为君。熟地黄补肾滋阴,壮水制火;知母苦寒质润,助石膏清胃止渴;麦冬助熟地黄滋阴润燥为臣。佐以牛膝补肝肾,强筋骨,导热引血下行为使。若为温热病气血两伤而有虚火上扰者,可去怀牛膝,熟地黄易为生地黄,增强清虚热之力。

【玉女煎去牛膝熟地加细生地元参方】(辛凉合甘寒法)　生石膏一两　知母四钱　元参四钱　细生地六钱　麦冬六钱　水八杯,煮取三杯,分二次服,渣再煮一钟服。

【方解】该方即白虎汤合增液汤,气血两燔为本方主证。

【竹叶玉女煎方】(辛凉合甘寒微苦法)　生石膏六钱　干地黄四钱　麦冬四钱　知母二钱　牛膝二钱　竹叶三钱　水八杯,先煮石膏、地黄得五杯,再入余四味,煮成二杯,先服一杯,候六时复之,病解停后服,不解再服(上焦用玉女煎去牛膝者,以牛膝为下焦药,不得引邪深入也。兹在下焦,故仍用之)。

【方解】本方主治外热未除而里热又急,具有清表里之热之效。

《景岳全书》相关条文

阴虚水亏,血热发斑者,玉女煎。

凡阴虚水亏,阳明火盛,烦渴内热者宜此。

若火盛之甚,以致阴血涸燥者,不得不先去其火,宜清化饮、保阴煎、玉女煎之类主之。

若少阴水亏,阳明火盛,热渴失血,牙痛便结,脉空作喘,而邪不能解者,宜玉女煎。

肾虚兼胃火者,玉女煎。

若水亏于下,火炎于上,有不得不清者,宜玉女煎,或加减一阴煎之类主之。

若火在阴分,宜玉女煎主之,然惟夏月或有此证。

阴虚头痛,即血虚之属也,凡久病者多有之。其证多因水亏,所以虚火易动,火动则痛,必兼烦热、内热等证,治宜壮水为主,当用滋阴八味煎、加减一阴煎、玉女煎之类主之。

若肾阴本虚,胃火复盛,上实下虚,而为热渴肿痛者,玉女煎为最妙。

吐血全由火盛而逼血上行者,宜察火之微甚……若胃火炽盛而兼阴虚水亏者,宜玉女煎。

玉女煎治水亏火盛,六脉浮洪滑大,少阴不足,阳明有余,烦热干渴,头痛牙疼,失血等证,如神、如神。若大便溏泄者,乃非所宜。

《温病条辨》相关条文

一〇二、燥证气血两燔者,玉女煎主之。(《温病条辨·中焦篇·秋燥》)

十、太阴温病,气血两燔者,玉女煎去牛膝加元参主之。

气血两燔,不可专治一边,故选用张景岳气血两治之玉女煎。去牛膝者,牛膝趋下,不合太阴证之用。改熟地为细生地者,亦取其轻而不重,凉而不温之义,且细生地能发血中之表也。加元参者。取其壮水制火,预防咽痛失血等证也。(《温病条辨·上焦篇·风温 温热 温疫 温毒 冬温》)

二十七、妇女温病,经水适来,脉数耳聋,干呕烦渴,辛凉退热,兼清血分,甚至十数日不解,邪陷发痉者,竹叶玉女煎主之。

此与两感证同法。辛凉解肌,兼清血分者,所以补上中焦之未备;甚至十数日不解,邪陷发痉,外热未除,里热又急,故以玉女煎加竹叶,两清表里之热。(《温病条辨·下焦篇·风温 温热 温疫 温毒 冬温》)

医家经典论述

张秉成:夫人之真阴充足,水火均平,决不致有火盛之病。若肺肾真阴不足,不能濡润于胃,胃汁干枯,一受火邪,则燎原之势而为似白虎之证矣。方中熟地、牛膝以滋肾水,麦冬以保肺金。知母上益肺阴,下滋肾水,能治阳明独胜之火。石膏甘寒质重,独入阳明,清胃中有余之热。虽然理虽如此,而其中熟地一味,若胃火炽盛者,尤宜斟酌用之,即虚火一证,亦宜改用生地为是。在用方者神而明之,变而通之可也。(《成方便读》)

医家临床应用

李经纬:牙宣、牙痛、风热牙疳、火头痛、阴虚头痛、齿衄、齿龋、热甚发痉、

善饥、鼻衄。(《中医大辞典》)

李宇航:临床上可用于治疗牙周炎、口腔溃疡、糖尿病等属胃火炽盛、肾阴不足者。(《伤寒论研读》)

七、通变白虎加人参汤

【通变白虎加人参汤】生石膏二两,捣细　生杭芍八钱　生山药六钱　人参五钱,用野党参按此分量,若辽东真野参宜减半,至高丽参则断不可用　甘草二钱　上五味,用水四盅,煎取清汤两盅,分二次温饮之。

【方解】本法即白虎汤加人参,以山药代粳米,去知母,加生白芍。方中人参助石膏"使深陷之邪,徐徐上升外散,消解无余"。加以芍药、甘草以理下重腹疼,山药以滋阴固下,主治外感之热邪随痢深陷,痢疾身热不休,服清火药而热亦不休者。

▰〓《医学衷中参西录》相关条文 〓▰

治下痢,或赤、或白、或赤白参半,下重腹疼,周身发热,服凉药而热不休,脉象确有实热者……此方,即《伤寒论》白虎加人参汤,以芍药代知母、山药代粳米也。痢疾身热不休,服清火药而热亦不休者,方书多诿为不治。夫治果对证,其热焉有不休之理。此乃因痢证夹杂外感,其外感之热邪,随痢深陷,永无出路,以致痢为热邪所助,日甚一日而永无愈期。惟治以此汤,以人参助石膏,能使深陷之邪,徐徐上升外散,消解无余。加以芍药、甘草以理下重腹疼,山药以滋阴固下。连服数剂,无不热退而痢愈者。

按 外感之热已入阳明胃腑,当治以苦寒,若白虎汤、承气汤是也。若治以甘寒,其病亦可暂愈,而恒将余邪锢留胃中,变为骨蒸劳热,永久不愈(《世补斋医书》论之甚详),石膏虽非苦寒,其性寒而能散(若煅用之则敛矣,故石膏不可煅用)且无汁浆,迥与甘寒粘泥者不同。而白虎汤中,又必佐以苦寒之知母。即此汤中,亦必佐以芍药,芍药亦味苦(《本经》)微寒之品,且能通利小便。故以佐石膏,可以消解阳明之热而无余也。

▰〓 医家经典论述及临床应用 〓▰

李宇航:本方主要用于细菌性痢疾、急性胃肠炎、糖尿病等属热入阳明、气阴不足者。(《伤寒论研读》)

八、三黄石膏汤

【三黄石膏汤】石膏两半　黄芩　黄连　黄柏各七钱　豉二合　麻黄五分　栀子三十个　水二钟,姜三片,枣一枚,槌法。入细茶一撮,煎之热服。未中病再服,其效如神。

【方解】表证未解,三焦热盛为本方主证。方中石膏、黄芩清热除烦,为君药。黄连、黄柏、栀子助石膏、黄芩清三焦实火;香豆豉助麻黄发散郁热,为臣药。生姜、大枣、细茶调和营卫,益气和中,为佐药。

《伤寒六书》相关条文

病八九日,已经汗下,脉尚洪数,两目如火,五心烦热,狂叫欲走,三黄石膏汤主之。

凡治伤寒,尺脉弱而无力者,切忌汗下,宜小柴胡汤和解之。阳毒伤寒,服药不效,斑烂皮肤,手足皮俱脱,身如涂朱,眼珠如火,燥渴欲死,脉洪大而有力,昏不知人,宜三黄石膏汤主之。

有伤寒发热,脉大,如滑数,表里皆实,阳盛怫郁。医者不达,已发其汗,病势不退,又复下之,大便遂频,小便不利,五心烦热,两目如火,鼻干面赤,舌燥齿黄,大渴,过经已成坏证。亦有错治诸温而成此证者。又八九日,已经汗下,脉洪数,身体壮热,拘急沉重,欲治其内,由表未解;欲发其表,则里证又急,趑趄不能措手,待毙而已。殊不知热在三焦,闭涩经络,津液枯涸,荣卫不通,遂成此证耳……伤寒已经汗、吐、下误治后三焦生热,脉复洪数,谵语不休,昼夜喘息,鼻加衄血,病势不解,身目俱黄,狂叫欲走,三黄石膏汤主之。阳毒伤寒,皮肤斑烂,身如凝血,两目如火,十指皮俱脱,烦渴,躁急不宁,庸医不识,莫能措手,命在须臾,三黄石膏汤主之。

医家经典论述

尤怡:疫邪充斥内外,为头痛身热,为烦渴闷乱,发狂不识人,欲表之则里已急,欲里之则表不退。此方清里解外,合为一方,譬之大军压境,孤城四面受围,虽欲不溃,不可得矣。或《千金》雪煎,或《古今录验》麦奴丸并佳。稍轻者,大青消毒汤。(《金匮翼》)

医家临床应用

雷丰:治伤寒温毒,表里俱盛,或已经汗下,或过经不解,三焦大热,六脉洪

盛,及阳毒发斑。(《时病论·冬伤于寒春必病温大意·备用成方》)

何廉臣:顾松园于秘要方(即本方)去麻黄,加知母五钱,生甘草八分,苏薄荷钱半,名加减三黄石膏汤;专治热病壮热无汗,烦躁,鼻干面红,目赤唇焦,舌干齿燥,大渴饮水,狂叫欲走等症,投之辄效。杨玉衡于秘要方中去麻黄,加酒炒白僵蚕三钱,蝉衣十只,苏薄荷二钱,知母二钱,名增损三黄石膏汤;云此方内外分消其势,热郁腠理,先见表证为尤宜。专治温病主方。表里三焦大热,五心烦热,两目如火,鼻干面赤,舌黄唇焦,身如涂朱,燥渴引饮,神昏谵语,服之皆愈。(《重订广温热论》)

武之望:服芳草石药,热气慓悍发狂者,三黄石膏汤加黄连、甘草、青黛、板蓝根,或紫金锭。(《济阴纲目》)

九、防风通圣散

【防风通圣散】防风 川芎 当归 芍药 大黄 薄荷叶 麻黄 连翘 芒硝朴硝是者。以上各半两 石膏 黄芩 桔梗各一两 滑石三两 甘草二两 荆芥 白术 栀子各一分 上为末,每服二钱,水一大盏,生姜三片,煎至六分,温服。涎嗽,加半夏半两,姜制。

【方解】外有风寒化热,内有里热结实为本方主证。本方为表里双解剂,方中防风、荆芥、麻黄发汗解表,使邪从汗解;石膏清泄肺胃;大黄泄热通便,共为君药。薄荷、连翘助君药疏风解表;黄芩、栀子助石膏清上焦热;芒硝助大黄破结通便,共为臣药。川芎、当归、白芍活血和营;白术健脾燥湿;滑石清热利尿;桔梗解药上行,共为佐药。甘草益气和胃,调和诸药,为使药。诸药配合,汗不伤表,攻不伤里,内外分消,表里并治。

☞☞《黄帝素问宣明论方》相关条文 ☜☜

《素问》云:诸风掉眩强直肢痛,软戾里急筋缩,皆足厥阴风木之位,肝胆之气也。(风者,动也。动者,摇也。所谓风气甚而主目眩运,由风木王,则是金衰不能制木,而木能生火,故风火多为热化,皆为阳热多也。)风为病者,或为寒热,或为热中,或为寒中,或为疠风,或为偏枯,或为腰脊强痛,或为耳鸣鼻塞诸证,皆不仁,其病各异,其名不同。

《经》云:风者善行而数变,腠理开则洒然寒,闭则热而闷。风气俱入,行于诸脉分肉之间,与卫气相干,其道不利,致使肌肉愤䐜,而有疡也。卫气所凝而不行,故其肉有不仁也。分肉之间,卫气行处,风与卫气相抟,俱行肉分,故气道涩而不利。气道不利,风热内郁,卫气相抟,肉愤䐃而疮出。卫气被风郁,不得传遍,升凝而不行,则肉不仁也。谓皮肉瘤,而不知寒热痛痒,如木石也。

《经》曰:风者,百病之首也。其变化,乃为他病无常,皆风气所发也。以四时五运六气千变万化,冲荡推击无穷,安得失时而绝也。故春甲乙伤于风者为肝风,夏丙丁伤于风者为心风,季夏戊己伤于风者为脾风,秋庚辛伤于风者为肺风,冬壬癸伤于风者为肾风。

医家经典论述

何廉臣:此方发表攻里,清上导下,气血兼顾,面面周到。河间制此,善治四时春温夏热,秋燥冬寒,凡邪在三阳,表里不解者,以两许为剂,加鲜葱白两茎,淡豆豉三钱,煎服之,候汗下兼行,表里即解。形气强者,两半为剂;形气弱者,五钱为剂。若初服因汗少不解,则为表实,倍加麻黄以汗之;因便硬不解,则为里实,倍加硝黄以下之;连进二服,必令汗出下利而解,其法甚捷,莫不应手取效,从无寒中痞结之变。顾松园于本方去麻黄、川芎、当归、白术、生姜等五味,加原麦冬五分,名加减防风通圣散,云表里三焦,分消其势,治伏火初起之良方也。外科以此方治里有实热疥疮满身者,余每加鲜生地、白菊花、银花各一两,绿豆一合煎汤代水煎药,饮之殊效。(《重订广温热论》)

陈修园:防风通圣散表里俱病者宜之,即邪气初伤,未入于里,亦以此方通其里,而表自解,绝无禁忌。(《医学实在易》)

吴谦:风热壅盛,表里三焦皆实者,此方主之……吴琨曰:防风、麻黄解表药也,风热之在皮肤者,得之由汗而泄。荆芥、薄荷清上药也,风热之在颠顶者,得之由鼻而泄。大黄、芒硝通利药也,风热之在肠胃者,得之由后而泄。滑石、栀子水道药也,风热之在决渎者,得之由尿而泄。风淫于肺,肺胃受邪,石膏、桔梗清肺胃也。而连翘、黄芩,又所以祛诸经之游火。风之为患,肝木主之,川芎、归、芍,和肝血也。而甘草、白术,所以和胃气而健脾。刘守真长于治火,此方之旨详且悉哉!亦治失下发斑,三焦火实。全方除硝、黄名双解散,解表有防风、麻黄、薄荷、荆芥、川芎,解里有石膏、滑石、黄芩、栀子、连翘,复有当归、芍药以和血,桔梗、白术、甘草以调气,营卫皆和,表里俱畅,故曰双解。本方名曰通圣,极言其用之妙耳。(《删补名医方论》)

医家临床应用

雷丰:治一切风寒暑湿,饥饱劳役,内外诸邪所伤,及丹、斑、瘾疹等证。(《时病论·备用成方》)

龚廷贤:治中风一切风热,大便闭结、小便赤涩、头面生疮、眼目赤痛,或热生风舌强口噤,或鼻生紫赤、风刺隐疹而为肺风,或成风厉而世呼为大风,或肠风而为痔漏,或肠郁而为诸热谵妄惊狂,并皆治之,神效。(《万病回春》)

林佩琴:有风入络为风聋者,必兼头痛,防风通圣散。(《类证治裁》)

费伯雄:治诸风惊搐,手足瘈疭,小儿急惊风,大便急,邪热暴盛,肌肉蠕动,一切风症。(《医醇賸义》)

十、石膏知母汤

【石膏知母汤】 石膏 知母 桔梗 桑白皮 地骨皮 甘草 水煎服。

【方解】 又名石膏泻白散,具有清热生津、泻肺止咳之功效。主治伤暑咳嗽,身热引饮,内热烦躁;或燥火身肿,有咳嗽者。方中石膏、知母清解气分之热;桔梗开宣肺气,化痰利气;桑白皮清肺热,泻肺气,平喘咳;地骨皮甘寒入肺,助桑白皮清降肺中伏火;甘草调和诸药,补脾益气,培土生金。

━┫《症因脉治》相关条文 ┣━

身热引饮,内热烦躁者,石膏知母汤……家秘治暑热伤肺。

伤燥咳嗽之治,石膏泻白散、清燥救肺汤、人参白虎汤。口渴,加门冬饮子……家秘治燥火伤肺喘咳之症。

食积咳嗽之治,脉沉滑,胸满闷者,二陈平胃散、三子养亲汤,若沉数而滑,加栀连。肺火上升,咳嗽汗出,石膏泻白散,加枳、桔。

内火喘逆之治,肾虚火旺,宜养阴制火,壮水之主,以镇阳光,门冬饮子、家秘肝肾丸。肝火上冲,宜柴胡清肝散。心火上炎,导赤各半汤。脾胃之火上冲,宜清胃汤。肺火煎熬,石膏泻白散。

燥火身肿之治,若时令秋燥,竹叶白虎汤。燥伤于血,清凉饮子。有咳嗽,石膏泻白散。

肺热瘅疟之治,古人有论无方,桢意用防风泻白散,以散舍于皮肤之风寒。用石膏泻白散,以治肺素有热。用凉八味丸,滋阴清肺,以治阴虚阳亢,消烁脱肉。

━┫ 医家经典论述及临床应用 ┣━

张从正:夫疟,犹酷疟之疟也。以夏伤酷暑而成痎疟也……余亲见泰和六年丙寅,征南师旅大举,至明年军回。是岁瘴疠杀人,莫知其数,昏瞀懊憹,十死八九,皆火之化也。次岁,疟病大作,侯王官吏,上下皆病,轻者旬月,甚者弥年。夫富贵之人,劳心役智,不可骤用砒石大毒之药,止宜先以白虎汤加人参小柴胡汤、五苓散之类,顿服立解。或不愈者,可服神佑丸减用神芎等。甚者可大、小承气汤下之,五七行,或十余行,峻泄夏月积热暑毒之气。此药虽泄而无损于脏腑,乃所以安脏腑也。次以桂苓甘露散、石膏知母汤、大、小柴胡汤、人参柴胡饮子,量虚实加减而用之。此药皆能治寒热往来,日晡发作,与治伤寒,其法颇同。更不愈者。以常山散吐之,无不愈者。(《儒门事亲》)

李经纬:石膏泻白散主治伤暑咳嗽,身热引饮,内热烦躁,脉虚或数……(食咳)肺火痰热者,脉沉数而滑,宜兼清肺火,用石膏泻白散。(《中医大辞典》)

十一、泻白散

【泻白散】桑白皮　地骨皮一钱　甘草五分　粳米百粒　水煎服。

【方解】肺有伏火,肺气壅塞为本方主证。方中桑白皮清肺化痰,泻肺平喘为君。臣以地骨皮清肺中伏火,并除虚热,与君药相合加强清肺平喘之功。佐以粳米、甘草和中益气,补土生金。

《温病条辨》相关条文

愚按此方治热病后与小儿痘后,外感已尽真气不得归元,咳嗽上气,身虚热者,甚良;若兼一毫外感,即不可用。如风寒、风温正盛之时,而用桑皮、地骨,或于别方中加桑皮,或加地骨,如油入面,铟结而不可解矣……桑根之性,下达而坚结,由肺下走肝肾者也。内伤不妨用之,外感则引邪入肝肾之阴,而咳嗽永不愈矣。(《温病条辨·解儿难·泻白散不可妄用论》)

《小儿药证直诀》相关条文

手寻衣领及乱捻物,泻青丸主之。壮热饮水,喘闷,泻白散主之。

胸满短气,气急喘嗽上气。当先散肺,后发散风冷。散肺,泻白散、大青膏主之。肺不伤寒则不胸满。

有肺盛者,咳而后喘,面肿,欲饮水,有不饮水者,其身即热,以泻白散泻之。

东都张氏孙,九岁,病肺热。他医以犀、珠、龙、麝、生牛黄治之,一月不愈。其证:嗽喘,闷乱,饮水不止,全不能食。钱氏用使君子丸、益黄散。张曰:本有热,何以又行温药?他医用凉药攻之,一月尚无效。钱曰:凉药久则寒不能食。

小儿虚不能食,当补脾,候饮食如故,即泻肺经,病必愈矣。服补脾药二日,其子欲饮食。钱以泻白散泻其肺,遂愈。张曰:何以不虚? 钱曰:先实其脾,然后泻其肺,故不虚也。

医家经典论述

王士雄:徐洄溪曰:此方能治肺中之饮。雄按:此泻去肺热而保定肺气之方也。若肺不伤于热而伤于风寒者,诚有如鞠通所谓必将邪气恋定,而渐成劳怯矣。故用药必先议病也。(《温热经纬》)

陆廷珍:伤风咳剧,欲呕,鼻不闻臭,此肺邪传胃。宜用泻白散,合小半夏汤,加陈皮、茯苓、粳米等味,清肺和胃也。(《六因条辨》)

汪昂:治肺火皮肤蒸热,洒淅寒热,日晡尤甚,喘嗽气急(皮肤蒸热,肺主皮毛也;洒淅寒热,邪在肤腠也;日晡尤甚,金旺于酉也;肺苦气上逆,故咳嗽喘急;轻按即得,重按全无,是热在皮毛;日西尤甚,为肺热)……此手太阴药也,桑白皮甘益元气之不足,辛泻肺气之有余,除痰止嗽(性善行水泻火,故能除痰,痰除则嗽止;)地骨皮寒泻肺中之伏火,淡泄肝肾之虚热,凉血退蒸(肝木盛能生火,火盛则克金;肾为肺子,实则泻其子;)甘草泻火而益脾,粳米清肺而补胃(土为金母,虚则补其母,)并能泻热从小便出。肺主西方,故曰泻白(李时珍曰:此泻肺诸方之准绳也。泻白散泻肺经气分之火,黄芩一物汤、丹溪金丸,泻肺经血分之火。清金丸,即黄芩炒为末,水丸。)本方加人参、五味、茯苓、青皮、陈皮,名加减泻白散(东垣)治咳嗽喘急呕吐。本方加知母、黄芩、桔梗、青皮、陈皮,亦名加减泻白散(《宝鉴》),治咳而气喘,烦热口渴,胸膈不利。本方除甘草、粳米,加黄芩、知母、麦冬、五味、桔梗,亦名加减泻白散(罗谦甫)治过饮伤肺,气出腥臭,唾涕稠粘,嗌喉不利,口苦干燥(原文云:桑皮、地骨味苦微寒,降肺中伏火而补气,为君;黄芩、知母苦寒,治气出腥臭,清肺利气,为臣;五味酸温以收肺气,麦冬苦寒治唾涕稠粘,口苦干燥,为佐;桔梗辛温轻浮,治痰逆,利咽膈,为使也。)(《医方解集》)

张秉成:夫肺为娇脏而属金,主皮毛,其性以下行为顺,上行为逆,一受火逼,则以上之证见矣。治此者,皆宜清之、降之,使复其清肃之令。桑白皮皮可行皮,白能归肺,其甘寒之性,能入肺而清热,固不待言,而根者入土最深,能清而复降,又可推想,地骨皮深入黄泉,无所底止,其甘淡而寒之性,虽能泻肺之伏火,然观其命名取意,能入肝肾,凉血退蒸。可知二皮之用,皆在降肺气,降则火自除也。甘草泻火而益脾,粳米清肺而养胃,泻中兼补,寓补于宣,虽清肺而仍固本耳。(《成方便读》)

⌘ 医家临床应用 ⌘

雷丰：治肺经有火，皮肤蒸热，洒淅寒热，日晡尤甚，喘嗽气急等证。(《时病论》)

吴谦：治喘嗽面肿，无痰身热，是为肺经火郁气分。若无汗，是为外寒郁遏肺火，加麻黄、杏仁以发之。若无外证惟面赤，是为肺经火郁血分，加黄芩。内热甚者，更加黄连以清之。咳急呕逆者，加青皮、橘红、半夏以降之。火郁甚而失音者，加诃子肉、桔梗以开之。若喘嗽面浮不得卧者，是为兼有停饮，加苦葶苈以泻之，名葶苈泻白散。(《医宗金鉴》)

王肯堂：《韩氏医通》云，贵人鼻中肉赘，臭不可近，痛不可摇，束手待毙。予但以白矾末，加硇砂少许吹其上，顷之化水而消，与胜湿汤加泻白散二帖愈。(《证治准绳》)

十二、黄芩泻白散

【黄芩泻白散】桑白皮　地骨皮　甘草　黄芩。

【方解】方中桑白皮甘寒性降，专入肺经，清泻肺热，止咳平喘，为君药。地骨皮甘寒入肺，可助桑白皮清泻肺火，且有养阴之功，以复肺气之肃降。炙甘草养胃和中，为佐使药。黄芩苦寒，清泄少阳之热。治肺经有热，咳嗽者。

⌘ 《症因脉治》相关条文 ⌘

内伤腋痛之治，若恼怒伤肝，木火刑金，加味泻白散。膏粱积热，土中之火刑金，加味清胃汤，倍川连、枳壳。房劳不谨，水中之火刑金，家秘天地煎，合黄芩泻白散、二母汤。(《症因脉治·腋痛论·内伤腋痛》)

肺虚劳伤之治，肺气伤损者，人参平肺散；肺气不足者，生脉散、人参固本丸；土不生金者，四君子汤、补中益气汤；肺被火刑者，泻白散，加各经清火之药；女科，黄芩泻白散。(《症因脉治·劳伤总论·内伤劳伤·肺虚劳伤》)

热结小便不利之治，肺经有热者，清肺饮、黄芩泻白散。大肠有热，黄连枳壳汤。胃热不清者，清胃汤。心经有火，泻心汤。小肠有热，导赤各半汤。肾经有火，知柏地黄丸。膀胱结热，车前木通汤。(《症因脉治·小便不利论·内伤小便不利·热结小便不利》)

▆▃ 医家经典论述及临床应用 ▃▆

秦之桢:胆经有火,刑克肺金,名木火刑金。此二症最重,初起发热,脉浮无汗者,防风泻白散加枳壳、桔梗;若无汗,恶寒身痛,有表症者,加羌活、柴胡,先散表邪;若有汗脉沉数,用黄芩泻白散,合栀连枳桔汤;若燥热流年,重加知母、石膏。《伤寒大白·胁满》……伤热致咳,喉痛声哑,不恶寒反恶热,汗出而热,脉沉而数,黄芩泻白散加荆芥、薄荷;兼风者,加防风。(《伤寒大白》)

第二节　白虎汤类方鉴别

方名	组成	主症	脉象	辨证要点	治法	方源
白虎汤	知母、石膏、甘草、粳米	身热面赤,烦渴引饮,汗出恶热,或见腹满,身重难以转侧,口不仁,面垢,谵语,遗尿,自汗出;亦见身热、口渴、手足厥冷	脉浮滑,或脉大有力	阳明气分热盛,表里俱热证;热邪郁遏于里,阳气不达四肢的热厥证	辛寒清热	《伤寒论》《温病条辨》
白虎加人参汤	知母、石膏、甘草、粳米、人参	身热烦渴引饮,舌上干燥而烦,或大烦渴不解,喜冷饮,汗出,背微恶寒或时时恶风等	脉洪大	阳明气分热盛,气津两伤	清热益气生津	《伤寒论》《金匮要略》《温病条辨》
苍术白虎汤加草果	知母、石膏、甘草、粳米、苍术、草果	身热胸痞,汗多,舌红苔白腻;或身大热,关节肿痛	脉大而洪	湿温病,太阴之湿与阳明之热相合	清阳明热,温散脾湿	《温病条辨》
白虎加桂枝汤	知母、甘草、石膏、粳米、桂枝	症见身热无寒,头痛,汗出不畅,骨节烦疼,口渴,时呕,舌红,苔黄;症见发热,汗出恶风,口渴,心烦,关节疼痛,局部灼热红肿,苔黄	脉滑数	温疟、风湿热痹	清热通络,祛风和营	《金匮要略》《温病条辨》

续表

方名	组成	主症	脉象	辨证要点	治法	方源
竹叶石膏汤	竹叶、石膏、半夏、麦冬、人参、甘草、粳米	身体虚弱消瘦，身热多汗或低热不退，心烦，口渴，少气乏力，气逆欲呕，小便短赤，舌红苔少	脉虚细数	伤寒热病后期，余热未清，气津两伤	清热生津，益气和胃	《伤寒论》
玉女煎	生石膏、熟地黄、麦冬、知母、牛膝	烦热干渴，头痛，牙痛，牙龈出血，舌红苔黄而干，或消渴，消谷善饥	脉浮洪滑大	少阴不足，阳明有余之胃热阴虚	清胃滋阴	《景岳全书》《温病条辨》
玉女煎去牛膝熟地加细生地元参方	石膏、知母、玄参、生地黄、麦冬	咽痛失血		太阴温病，气血两燔	壮水制火，气血两治	《温病条辨》
竹叶玉女煎方	石膏、生地黄、麦冬、知母、牛膝、竹叶	经水适来，脉数耳聋，干呕烦渴		外热未除而里热又急；妇女温病	辛凉退热，兼清血分	《温病条辨》
三黄石膏汤	石膏、黄芩、黄连、黄柏、香豆豉、麻黄、栀子、生姜、大枣	壮热无汗，身体沉重拘急，鼻干口渴，烦躁不眠，神昏谵语或发斑	脉滑数	伤寒里热已炽，表证未解证	清热解毒，发汗解表	《伤寒六书》
防风通圣散	防风、川芎、当归、芍药、大黄、薄荷、麻黄、连翘、芒硝、石膏、黄芩、桔梗、滑石、甘草、荆芥、白术、栀子	憎寒壮热无汗，口苦咽干，二便秘涩，舌苔黄腻	脉数	外有风寒化热，内有里热结实	解表攻里，发汗达表，疏风退热	《黄帝素问宣明论方》
石膏知母汤	石膏、知母、桔梗、桑白皮、地骨皮、甘草	伤暑咳嗽，身热引饮，内热烦躁；或燥火身肿，有咳嗽者	脉虚数或脉沉数而滑	伤暑咳嗽或肺火痰热者	清热生津，泻肺止咳	《症因脉治》
泻白散	桑白皮、地骨皮、甘草、粳米	气喘咳嗽，皮肤蒸热，日晡尤甚；热病后与小儿痘后，外感已尽真气不得归元，咳嗽上气，身虚热者	脉细数，舌红苔黄	肺有伏火，肺气壅塞	清脏腑热，清泄肺热，止咳平喘	《小儿药证直诀》《温病条辨》
黄芩泻白散	桑白皮、地骨皮、甘草、黄芩	伤热致咳，喉痛声哑，不恶寒反恶热，汗出而热，内伤腋痛，热结小便不利	脉沉而数	肺经有热嗽者，木火刑金	清肺热，止咳	《症因脉治》

第三节　白虎汤类方临床应用

医案一　张锡纯医案

今季秋,敝处张氏之女得瘟病甚剧,服药无效,医言不治,病家以为无望。仆适在家叔经理之同德公司内,与之比邻,其母祈求强仆往视,见其神昏如睡,高呼不觉,脉甚洪实。用先生所拟之石膏粳米汤,生石膏用三两,粳米用五钱。见者莫不惊讶诽笑,且有一老医扬言于人曰:"蔡某年仅二十,看书不过年余,竟大胆若此! 石膏重用三两,纵煅透用之亦不可,况生者乎? 此药下咽,人即死矣。"有人闻此言,急来相告。仆曰:"此方若用煅石膏,无须三两,即一两亦断送人命而有余。若用生者,即再多数两亦无碍,况仅三两乎。"遂急催病家购药,亲自监视,煎取清汤一大碗,徐徐温灌下。病人霍然顿醒。其家人惊喜异常,直以为死后重生矣……继而热疟流行,经仆重用生石膏治愈者不胜计。(《医学衷中参西录》)

医案二　张锡纯医案

一叟,年六旬。素亦羸弱多病,得伤寒证,绵延十余日。舌苔黄厚而干,心中热渴,时觉烦躁。其不烦躁之时,即昏昏似睡,呼之眼微开,精神之衰惫可知。脉象细数,按之无力。投以凉润之剂,因其脉虚,又加野台参佐之。大便忽滑泻,日下数次。因思此证,略用清火之药即滑泻者,必其下焦之气化不固。先用药固其下焦,再清其上焦、中焦未晚也。遂用熟地黄二两,酸石榴一个,连皮捣烂,同煎汤一大碗。分三次温饮下,大便遂固。间日投以此方,将山药改用一两,以生地黄代知母。煎汤成,徐徐温饮下,一次只饮药一大口。阅八点钟,始尽剂,病愈强半。翌日又按原方,如法煎服,病又愈强半。第三日又按其方服之,尽剂而愈。(《医学衷中参西录》)

医案三　李吉彦医案

尹某,男,34岁。初诊:2019年5月17日。

[主诉]反复低热2个月余。

[病史]2个月前因外感发热,服用抗菌药物后至今,仍反复低热,体温波动于37.3~37.4℃,于外院行理化检查均未见异常,遂来诊。刻下见:晨起项背疼痛,手足心热,自汗、盗汗,恶风,体倦乏力,纳差,夜寐欠宁,大便不成形,易

腹泻,小便色黄。舌胖,边有齿痕,舌质淡红,苔薄白略腻,脉细滑。

[辨病辨证]虚劳(余热未清)。

[治法]温补中气,清热生津。

[方宗]竹叶石膏汤合补中益气汤加减。

[处方]竹叶 10g,石膏 15g,党参 30g,沙参 15g,柴胡 10g,升麻 5g,防风 15g,炙鸡内金 20g,羌活 20g,独活 20g,白术 10g,茯神 15g,黄芪 30g,生麦芽 15g,炒麦芽 15g,陈皮 15g,连翘 15g,夜交藤 15g,生甘草 5g,酸枣仁 15g,浮小麦 35g,姜、枣为引。10 剂,水煎服。

二诊:2019 年 5 月 28 日。低热缓解,仍易出汗,恶风好转,夜寐欠宁。舌淡红,边有齿痕,苔薄白,脉细滑。上方去竹叶、石膏,加生龙骨、生牡蛎各 30g,地骨皮 15g。10 剂,水煎服。诸症明显好转。

按语 该患者热邪伤阴,胃失津液,余热未清而发热。治以温补中气,清热生津,故用竹叶石膏汤合补中益气汤。方中竹叶甘凉除余热;石膏清肺泻胃火;党参、沙参清补气生津;柴胡、升麻、防风升清散表热;鸡内金消食和胃;羌活、独活祛风胜湿止痛;白术、茯神健运脾胃;大剂量黄芪升举元气;生、炒麦芽合用有饴糖之意缓急止痛;陈皮健脾理气;连翘清热解毒;夜交藤、酸枣仁安神促眠;生甘草调和诸药,与浮小麦合甘麦大枣汤固表止汗。二诊患者低热明显好转,故减竹叶、石膏以防寒凉损伤中阳,因仍有多汗故继续加强凉血除蒸、收敛固涩作用,加用生龙牡及地骨皮。

医案四　李吉彦医案

薛某,女,32 岁。初诊:2020 年 6 月 24 日。

[主诉]周身风团疹身痒 1 个月,加重 1 周。

[病史]1 个月前无明显诱因出现皮肤瘙痒,随即出现风团,于当地医院诊断为"荨麻疹",并予氯雷他定片口服后症状时有反复,四肢关节处尤甚。1 周前,上述症状加重,就诊我处。刻下:皮肤瘙痒,面部瘾疹,面色潮红,手心发热,心烦口渴,腹胀,嗳气,大便略干,小便短黄,舌边尖红苔薄黄,脉弦数。

[辨病辨证]瘾疹(血热妄行)。

[治法]清泄肺热,凉血祛风。

[方宗]泻白散加减。

[处方]地骨皮 10g,桑白皮 10g,牡丹皮 10g,赤芍 10g,生地黄 20g,钩藤 10g,威灵仙 20g,忍冬藤 20g,僵蚕 10g,乌梅 10g,白蒺藜 20g,茯苓 30g,苍术 10g,柴胡 20g,龙胆草 3g。7 剂,水煎服。

二诊:2020年7月1日。周身皮肤瘙痒好转,面疹时有反复,上腹部不适,余症同前,舌淡苔薄黄,脉弦细。上方忍冬藤加至30g,加白芷10g,蝉蜕10g。7剂,水煎服。

三诊:2018年7月8日。皮肤瘙痒及面部瘾疹反复,上腹部不适仍有,余症同前,舌暗苔薄白,脉弦细。二诊方加炒薏苡仁40g,生麦芽20g,炒麦芽20g,白鲜皮20g。7剂,水煎服。

四诊:2020年7月22日。荨麻疹好转,嗳气消失,余症同前,舌淡苔薄白,脉弦细。三诊方去柴胡、龙胆草。加紫草20g,荆芥10g。7剂,水煎服。

继服半年余,诸证明显好转。

按语 患者肺有伏火,蕴于皮腠而成为风,风盛则痒,发为瘾疹。《小儿药证直诀》云:"有肺盛者,咳而后喘,面肿,欲饮水,有不饮水者,其身即热,以泻白散泻之。"故治以清泄肺热,凉血祛风,以泻白散为主方加减治疗。方中桑白皮配伍地骨皮有泻白散之意清泄肺热,地骨皮甘寒入肺,清降肺中伏火,配伍牡丹皮、赤芍、生地黄使凉血养阴清热之力愈佳;加钩藤、白蒺藜祛风止痒;僵蚕、柴胡理气升清,透邪外出;威灵仙、忍冬藤祛风除湿,通经活络;乌梅生津止渴;茯苓、苍术健脾祛湿;龙胆草清肝肺热。二诊皮肤瘙痒好转,面部瘾疹时有反复,余症同前,故忍冬藤加量,增强清热解毒、疏风通络之力;蝉蜕疏风止痉,兼可清热;白芷祛风燥湿。三诊皮肤瘙痒及面疹反复,上腹部不适仍有,故生、炒麦芽合用有饴糖之意缓急止痛;白鲜皮、炒薏苡仁清热燥湿、祛风解毒。四诊嗳气消失,去柴胡、龙胆草,加荆芥祛风解表;紫草解毒透疹、凉血活血。

医案五 **李吉彦医案**

裴某,男,22岁。初诊:2018年10月15日。

[**主诉**]上身多发痤疮3年。

[**病史**]3年前上大学后出现头面、前胸及后背多发痤疮,于某皮肤病医院就诊口服及外用药物,使用期间好转,停药即作。为求中医调理来诊,刻下:头面及上肢多发痤疮,呈暗红色、丘疹型,少许脓疱,口干欲饮,偶有头昏沉,易出汗,纳可,寐宁,小便调,大便不畅,时黏时干。舌红,苔薄白,脉弦。

[**辨病辨证**]痤疮(肺胃蕴热)。

[**治法**]清泄肺胃。

[**方宗**]白虎汤合桑菊饮加减。

[**处方**]石膏20g,知母10g,桑叶15g,菊花10g,炙枇杷叶25g,连翘15g,蒲公英25g,紫花地丁15g,蜂房15g,鸡血藤15g,生地黄15g,泽泻10g,荷叶

15g,土茯苓 35g,生薏苡仁 30g,桑寄生 10g,沙参 15g,地骨皮 15g,生甘草10g。10 剂,水煎服。每日用药汁点敷患部。

二诊:2018 年 10 月 26 日。口干缓解,面部痤疮未见新出,原脓疱消退。舌红,苔薄白,脉弦。上方土茯苓增至 50g,加防风 15g,荆芥 15g,继服 10 剂。

按语 该患青年男性,阳热偏盛,肺胃蕴热上蒸而成,故用白虎汤合桑菊饮清泄肺胃。方中石膏、知母清肺胃实热;桑叶、菊花祛风清热,枇杷叶宣肺;连翘、蒲公英、紫花地丁、蜂房清热解毒,有极佳的凉血透热之功,有降低毛细血管通透性,减少炎性渗出的作用;妙用鸡血藤甘温通络,佐制苦寒通泄以免损伤中阳;生地黄、泽泻、荷叶、土茯苓、薏苡仁利水渗湿,共奏除湿清热之效;桑寄生祛风湿,补肝肾,可治头晕目眩;沙参、地骨皮养阴除虚热;甘草调和诸药。二诊加强除湿解毒及祛风解表之力。

医案六　李吉彦医案

刘某,女,60 岁。初诊:2018 年 10 月 23 日。

[主诉]头皮瘙痒伴颜面潮红 5 年。

[病史]5 年来不明原因始终自觉头皮瘙痒难耐,颜面喜潮红,易烘热汗出。患者已绝经 10 余年,然每逢家中女性亲属来潮亦自觉小腹作痛,心烦急躁。今欲求中医调理来诊,刻下:头皮瘙痒抓挠,面红赤,头汗多,烘热汗出,口干口苦,欲饮凉水,口腔溃疡,心烦易怒,纳可,寐宁,二便调。既往有高血压病史 20 余年。舌边红,苔白,脉弦数。

[辨病辨证]脏躁(肺胃积热,肝旺乘脾)。

[治法]清泄肺胃,疏肝理气。

[方宗]白虎汤合小柴胡汤加减。

[处方]石膏 20g,知母 10g,柴胡 10g,黄芩 15g,牡丹皮 10g,生地黄 20g,地骨皮 15g,浮小麦 35g,龙骨(先煎)30g,牡蛎(先煎)30g,蝉蜕 10g,连翘 15g,山萸肉 5g,怀牛膝 10g,儿茶 5g。10 剂,水煎服。

二诊:2018 年 11 月 5 日。面红赤消退,头皮仍有瘙痒,早醒,腹痛仍作。舌红,苔白,脉弦数。上方加酸枣仁 15g,泽泻 10g,泽兰 10g,醋延胡索 15g,蒺藜 15g。继服 10 剂。

按语 头面乃诸阳之会,该患肺胃积热上蒸,故出现头皮瘙痒及颜面红赤;遇事紧张,肝气郁结,疏泄失司,肝旺乘脾,腹痛作祟,西医学一般认为与女性内分泌有一定关系。治以清泄肺胃,疏肝理气,方用白虎汤合小柴胡汤加味。方中石膏辛甘大寒,消阳明热;知母苦寒质润,清气泄热。小柴胡汤去人参、半夏、甘草、生姜、大枣,加牡丹皮、生地黄解郁清热凉血,柴胡透邪,黄芩清泄,凡气郁或热化皆给加减化裁;地骨皮、浮小麦除虚热,止汗益气;龙骨、牡蛎平肝潜阳安神,亦可收敛止汗;蝉蜕、连翘清在表之热邪;山萸肉、怀牛膝补肾滋水,滋水涵木;少佐儿茶活血止痛。二诊加酸枣仁宁心安神;泽泻与泽兰相配,增进活血行水之效;延胡索行气止痛;蒺藜祛风止痒。

医案七 李吉彦医案

于某,男,63岁。初诊:2019年1月15日。

[主诉]牙痛伴舌体灼烧样6个月。

[病史]患者6个月来时有牙痛伴舌体灼烧样,时口苦,口腔无溃疡,欲求中医调理来诊。刻下:牙痛,舌体灼热,口苦欲饮温水,头痛,目涩,略烦躁,胆区隐痛,足膝凉,纳可,寐欠宁,眠浅易醒,醒后复睡难,二便调。患胆囊炎、肾囊肿多年。舌体胖大,舌质淡红,苔薄白,脉细数。

[辨病辨证]口疮(肺胃蕴热,肝肾亏虚,脾阳不足)。

[治法]清泄肺胃,补肝肾,温脾阳。

[方宗]白虎汤合交泰丸合柴胡疏肝散加减。

[处方]石膏20g,知母10g,沙参15g,枸杞子15g,菊花10g,生地黄20g,五味子5g,生甘草10g,黄连5g,肉桂10g,山萸肉5g,菟丝子10g,浮小麦50g,防风15g,百合25g,郁金20g,麦冬15g,石斛20g,龙骨(先煎)50g,牡蛎(先煎)50g,远志10g,酸枣仁15g,夜交藤15g,炙鸡内金15g,焦栀子10g,藁本15g,川芎15g,柴胡10g,当归10g,干姜5g。10剂,水煎服。

二诊:2019年3月15日。患者诉牙痛减轻,时有汗出,大便略干。舌红,苔薄白,脉弦数。上方以炮姜易干姜,加川牛膝10g,黄芩15g,枳实15g。继服10剂。

按语 该患久病阴阳失调,上焦阳明经热,中焦脾阳不足,下焦肝肾亏虚,故而表现为"冰火两重天"。治以上焦清肺胃蕴热,中焦温煦脾阳,下焦滋水敛阴制木,方以白虎汤合交泰丸加减,交通阴阳;柴胡疏肝散,疏肝理气;山萸肉、菟丝子阴阳同补;浮小麦、防风固表止汗;百合、郁金、石斛养阴清热生津;沙参、生地、麦冬、枸杞滋阴;菊花疏风清热;龙骨、牡蛎镇静安神,配远志益智宁心,酸枣仁、夜交藤安神促眠;鸡内金健脾消食;焦栀子配石膏泻火除烦;藁本、川芎、柴胡为常用治头痛良药,清利头目;当归养血柔肝;干姜温煦脾阳。二诊舌痛减轻,加用川牛膝引火下行,黄芩、枳实调和肝脾。

医案八　**沈会医案**

黄某,女,53岁。初诊日期:2022年5月4日。

[**主诉**]耳鸣5年,加重2周。

[**现病史**]5年前无明显诱因逐渐出现耳鸣,近2周加重,鸣声如鼓,为求系统治疗遂至大连医科大学附属第一医院中医科就诊。现症见:自觉耳鸣如鼓,持续不绝,情绪烦躁时尤甚,不因体位改变,时有头晕心悸,胃脘部隐痛不适,进食寒凉后尤甚,伴夜间汗出,双颊红热,二便调,大便可。查体见两侧面颊玫瑰糠疹。舌淡红有齿痕,苔薄白,脉细数。

[**中医诊断**]耳鸣(肝阳上亢证)。

[**西医诊断**]耳鸣。

[**治法**]滋阴降火,调和肝脾。

[**方宗**]乌菟汤合泻白散加减。

[**处方**]何首乌20g,菟丝子10g,桑叶10g,酸枣仁20g,远志6g,煅龙牡各30g,五味子10g,地骨皮10g,桑白皮10g,茯苓15g,茯神15g,石菖蒲5g,钩藤10g,牡丹皮10g,鸡血藤30g。

二诊:2022年5月25日。耳鸣及头晕心悸缓解,仍有情绪烦躁,双颊红疹,夜间汗出。舌淡苔白,脉弦细。上方去煅龙牡,桑白皮、地骨皮增至20g,加百合30g,生地黄20g,柴胡10g,姜半夏6g,夏枯草10g,白蒺藜20g。

三诊:上述诸症均有缓解,双颊红疹改善,仍有情绪烦躁,夜间汗出。二诊方加煅牡蛎20g,浮小麦30g。

按语　本案患者以"耳鸣5年,加重2周"为主诉,自觉耳鸣如鼓,近2周耳鸣程度加重,中医诊断为耳鸣。情绪烦躁时尤甚,并时有头晕心悸,伴夜间汗出,双颊红热等症状,舌淡红,脉弦细,证属肝阳上亢证。治当以滋阴降火,调和肝脾,方以乌菟汤合泻白散加减治疗。乌菟汤一方系山东中医药大学刘献琳教授根据自身所学、临证而拟定的方剂,此方遵叶天士上实下虚之治,以"清上实下"立法。乌菟汤中何首乌味甘苦涩,入心肝肾经,补益精血,填补肝肾;菟丝子辛温咸润,入肝、肾、脾经;桑叶清火宣上,平木疏肝;酸枣仁、远志养血柔肝,宁心安神;龙骨、牡蛎入肝肾经,镇潜摄纳;五味子益气生津,补肾宁心。合泻白散,以桑白皮、地骨皮之味甘性寒,凉血泻热,疗皮肤蒸热之症。新加茯苓、茯神,利水宁心安神;配以石菖蒲开窍安神,治疗耳鸣烦躁;又加钩藤息风定惊,清热平肝,疗头晕之症;双颊红疹,以牡丹皮之味苦性辛微寒,治热入营血之发斑;鸡血藤味苦性甘温,入肝肾经,补养肝血,舒筋活络。

二诊仍有情绪烦躁,双颊红疹,夜间汗出。予桑白皮、地骨皮加量,去皮肤蒸热,进一步疗红疹;患者面颊发红,仍有热象,去煅龙骨、煅牡蛎,加百合、生地黄,取百合地黄汤之意,补虚清热,凉血止血。夏枯草、白蒺藜清肝平肝,与钩藤同用,治肝阳上亢,头痛眩晕,又疗皮肤瘙痒;仍有烦躁,面热,加柴胡、半夏,退热解郁,燥湿降逆。

三诊诸症缓解,仍有烦躁汗出。再加味咸微寒,归肝肾经之煅牡蛎,重镇安神;浮小麦固表止汗,益气除热,两者同用疗阴虚盗汗。

第八章　清营汤类方临证思辨

本章类方以犀角(现已禁用,多以水牛角代)、生地黄等清营凉血药物为主,统归于清营凉血剂,适用于邪热传营,或热入血分证,可出现身热夜甚,心烦不寐,谵语,昏狂,发斑。清营汤是吴鞠通根据叶天士《临证指南医案》论治营热证的有关医案而制定的,除了清营药物,还适当配以具有轻宣透达作用的金银花、连翘以促进营分邪热透出气分而解,并采用"凉血散血"之法配入具有活血作用的药物。同类方剂还有清热地黄汤合银翘散、银翘散去豆豉加细生地丹皮大青叶倍元参方,均体现了清营凉血与轻清泄热透邪之法的合用。

第一节　清营汤类方

一、清营汤

【**清营汤**】(咸寒苦甘法)　犀角三钱　生地五钱　元参三钱　竹叶心一钱　麦冬三钱　丹参二钱　黄连一钱五分　银花三钱　连翘(连心用)二钱　水八杯,煮取三杯,日三服。

【**方解**】本方清营解毒、透热养阴,热入营分为本方方证,症见身热夜甚,神烦少寐,时有谵语,目常喜开或喜闭,口渴或不渴,斑疹隐隐,脉细数,舌绛而干。方中犀角(现已禁用,多以水牛角代)咸寒,清解营分之热毒,为君药;生地黄凉血滋阴、玄参滋阴降火解毒、麦冬清热养阴生津,三者共用增液保津;竹叶、黄连清心泄热,清热解毒,且竹叶利尿导热下行;金银花、连翘甘寒轻清透泄,使营分热邪有外达之机,促其透出气分而解,此即"入营犹可透热转气"之具体应用,犀角(现已禁用,多以水牛角代)、生地黄、丹参合用清营凉血散血,若营热血络瘀滞明显者,则重用丹参防热与血结。本方以清营解毒为主,配以养阴生津和"透热转气",使入营之邪透出气分而解。

《温病条辨》相关条文

十五、太阴温病,寸脉大,舌绛而干,法当渴,今反不渴者,热在营中也,清营汤去黄连主之。

渴乃温之本病,今反不渴,滋人疑惑;而舌绛且干,两寸脉大,的系温病。盖邪热入营蒸腾,营气上升,故不渴,不可疑不渴非温病也,故以清营汤清营分之热,去黄连者,不欲其深入也。(《温病条辨·上焦篇·风温 温热 温疫 温毒 冬温》)

三十、脉虚夜寐不安,烦渴舌赤,时有谵语,目常开不闭,或喜闭不开,暑入手厥阴也。手厥阴暑温,清营汤主之;舌白滑者,不可与也。

夜寐不安,心神虚而阳不得入阴也。烦渴舌赤,心用恣而心体亏也。时有谵语,神明欲乱也。目常开不闭,目为火户,火性急,常欲开以泄其火,且阳不下交于阴也;或喜闭不喜开者,阴为亢阳所损,阴损则恶见阳光也。故以清营汤急清官中之热,而保离中之虚。若舌白滑,不惟热重,湿亦重矣,湿重忌柔润药,当于湿温例中求之,故曰不可与清营汤也。

三三、小儿暑温,身热,卒然痉厥,名曰暑痫,清营汤主之,亦可少与紫雪丹。

小儿之阴,更虚于大人,况暑月乎! 一得暑温,不移时有过卫入营者,盖小儿之脏腑薄也。血络受火邪逼迫,火极而内风生,俗名急惊,混以发散消导,死不旋踵,惟以清营汤清营分之热而保津液,使液充阳和,自然汗出而解,断断不可发汗也。可少与紫雪者,清包络之热而开内窍也。

三四、大人暑痫,亦同上法。热初入营,肝风内动,手足瘛疭,可于清营汤中,加勾藤、丹皮、羚羊角。(《温病条辨·上焦篇·暑温》)

二十、阳明温病,舌黄燥,肉色绛,不渴者,邪在血分,清营汤主之。若滑者,不可与也,当于湿温中求之。

温病传里,理当渴甚,今反不渴者,以邪气深入血分,格阴于外,上潮于口,故反不渴也。曾过气分,故苔黄而燥。邪居血分,故舌之肉色绛也。若舌苔白滑、灰滑、淡黄而滑,不渴者,乃湿气蒸腾之象,不得用清营柔以济柔也。(《温病条辨·中焦篇·风温 温热 温疫 温毒 冬温》)

暑痉……如夏月小儿身热头痛,项强无汗,此暑兼风寒者也,宜新加香薷饮;有汗则仍用银翘散,重加桑叶;咳嗽则用桑菊饮;汗多则用白虎;脉芤而喘,则用人参白虎;身重汗少,则用苍术白虎;脉芤面赤多言,喘喝欲脱者,即用生脉散;神识不清者,即用清营汤加钩藤、丹皮、羚羊角;神昏者,兼用紫雪丹、牛黄丸等;病热轻微者,用清络饮之类,方法悉载上焦篇,学者当与前三焦篇暑门中细心求之。(《温病条辨·解儿难·小儿痉病瘛病共有九大纲论·暑痉》)

🔰 医家经典论述及临床应用 🔰

张秉成:治暑温内入心胞,烦渴舌赤,身热谵语等证。夫暑为君火,其气通心,故暑必伤心。然心为君主,义不受邪,所受者皆胞络代之。但心藏神,邪扰则神不宁,故谵语。心主血,热伤血分,故舌赤。金受火刑,故烦渴。暑为六淫之正邪,温乃时令之乖气,两邪相合,发为暑温,与春温、秋温等证大抵相类。不过暑邪最易伤心,方中犀角、黄连皆入心而清火。犀角有轻灵之性,能解夫疫毒;黄连具苦降之质,可燥乎湿邪,二味为治温之正药。热犯心胞,营阴受灼,故以生地、元参滋肾水,麦冬养肺金,而以丹参领之入心,皆得遂其增液救焚之助。连翘、银花、竹叶三味,皆能内彻于心,外通于表,辛凉轻解,自可神安热退,邪自不留耳。(《成方便读》)

二、清热地黄汤合银翘散

【清热地黄汤合银翘散】即犀角地黄汤合银翘散。已用过表药者,去豆豉、芥穗、薄荷。

【方解】犀角地黄汤方及银翘散方解见相关章节。本方在凉血散血、清热解毒的基础上,具备了透达血分伏热使之从卫气分外出的功效。

🔰 《温病条辨》相关条文 🔰

十一、太阴温病,血从上溢者,犀角地黄汤合银翘散主之。其中焦病者,以中焦法治之。若吐粉红血水者,死不治;血从上溢,脉七八至以上,面反黑者,死不治,可用清络育阴法。

血从上溢,温邪逼迫血液上走清道,循清窍而出,故以银翘散败温毒,以犀角地黄清血分之伏热,而救水即所以救金也。至粉红水非血非液,实血与液交迫而出,有燎原之势,化源速绝。血从上溢,而脉至七八至,面反黑,火极而似水,反兼胜己之化也,亦燎原之势莫制,下焦津液亏极,不能上济君火,君火反与温热之邪合德,肺金其何以堪,故皆主死。化源绝,乃温病第一死法也。仲子曰:敢问死? 孔子曰:未知生,焉知死。瑭以为医者不知死,焉能救生。细按温病死状百端,大纲不越五条。在上焦有二:一曰肺之化源绝者死;二曰心神内闭,内闭外脱者死。在中焦亦有二:一曰阳明太实,土克水者死;二曰脾郁发黄,黄极则诸窍为闭,秽浊塞窍者死。在下焦则无非热邪深入,消铄津液,涸尽而死也。(《温病条辨·上焦篇·风温 温热 温疫 温毒 冬温》)

🔶 医家经典论述及临床应用 🔶

张文选:从方的结构分析,本方寓三法,其证主要有三个方面:一是热入血分,血热脉络瘀滞的犀角地黄汤(今名清热地黄汤)证,如舌深绛,皮肤斑点隐隐或出血等;二是风热毒邪郁于上焦肺卫的银翘散证,如发热、恶风、咳嗽,皮肤发疹等;三是凉血散血、清热解毒法所主的血分热毒证。如疔疮肿毒、痤疮、皮炎……用犀角地黄汤合银翘散(今名清热地黄汤合银翘散)化裁,以防风易豆豉,去桔梗、竹叶、甘草、生地,加白茅根、生地榆,组成疏散风热、凉血散血法……用于肾炎、尿毒症属于风热或风热夹湿之毒郁结血分者。此两法作为对伍之法,不仅能够治疗肾炎、肾病、尿毒症,而且可以广泛地用于治疗系统性红斑狼疮、干燥综合征等免疫性疾病,糖尿病肾病、病毒性心肌炎、慢性肝炎等难治性疾病。这类疾病在发病过程多有营血分瘀热,夹风毒或风热之毒郁伏的病机,用荆防败毒散合凉血散血法或银翘散合犀角地黄汤(今名清热地黄汤)法,一面清营凉血散血,一面解毒疏透达邪,有较为理想的疗效。(《温病方证与杂病辨治》)

三、银翘散去豆豉加细生地丹皮大青叶倍元参方

【**银翘散去豆豉加细生地丹皮大青叶倍元参方**】即于前银翘散内去豆豉,加:细生地四钱　大青叶三钱　丹皮三钱　元参加至一两

【**方解**】太阴温病发疹或阳明温病下后疹续出为本方证。银翘散方解见本篇第一章,加生地黄、大青叶、牡丹皮,倍用玄参取其清血热,去淡豆豉畏其温,本方善于治疗营血分郁热外发肌肤所引起的发疹。

🔶 《温病条辨》相关条文 🔶

十六、太阴温病,不可发汗,发汗而汗不出者,必发斑疹,汗出过多者,必神昏谵语。发斑者,化斑汤主之;发疹者,银翘散去豆豉,加细生地、丹皮、大青叶,倍元参主之。禁升麻、柴胡、当归、防风、羌活、白芷、葛根、三春柳。神昏谵语者,清宫汤主之,牛黄丸、紫雪丹、局方至宝丹亦主之。

温病忌汗者,病由口鼻而入,邪不在足太阳之表,故不得伤太阳经也。时医不知而误发之,若其人热甚血燥,不能蒸汗,温邪郁于肌表血分,故必发斑疹

也。若其表疏,一发而汗出不止,汗为心液,误汗亡阳,心阳伤而神明乱,中无所主,故神昏。心液伤而心血虚,心以阴为体,心阴不能济阳,则心阳独亢,心主言,故谵语不休也。且手经逆传,世罕知之,手太阴病不解,本有必传手厥阴心包之理,况又伤其气血乎!(《温病条辨·上焦篇·风温 温热 瘟疫 温毒 冬温》)

医家经典论述及临床应用

张文选:从方的结构分析,本方寓两法,其证主要有两个方面:一是生地、丹皮、玄参、大青叶对应的营热郁于肌表血络证,如皮肤发疹;二是银翘散证,如咽喉肿痛,咳嗽或恶风发热……治疗杂病中营血分郁热所致的皮肤发疹、发痘,或者皮肤病皮疹色红瘙痒等,以及银翘散证与清营汤证并见者。(《温病方证与杂病辨治》)

第二节　清营汤类方鉴别

方名	组成	主症	舌脉	辨证要点	治法	方源
清营汤	犀角(现已禁用,多以水牛角代)、生地黄、玄参、竹叶、麦冬、丹参、黄连、金银花、连翘	身热夜甚,神烦少寐,时有谵语,目常喜开或喜闭,口渴或不渴,斑疹隐隐	舌绛而干,脉细数	热入营分	清营解毒,透热养阴	《温病条辨》
清热地黄汤合银翘散	犀角地黄汤合银翘散	皮肤斑点隐隐或出血,血崩烦热的清热地黄汤证及风热毒邪郁于上焦肺卫的银翘散证	舌深绛	血从上溢	凉血散血,清热解毒,透达血分伏热	《温病条辨》
银翘散去豆豉加细生地丹皮大青叶倍元参方	连翘、金银花、桔梗、薄荷、竹叶、甘草、荆芥穗、牛蒡子、芦根、生地黄、大青叶、牡丹皮、玄参	太阴温病发疹或阳明温病下后疹续出	舌红赤,脉数偏浮	营血分郁热外发肌肤所引起的发疹	清营凉血解毒	《温病条辨》

第三节　清营汤类方临床应用

医案一　叶天士医案

吕(五九)阳邪袭经络而为偏痹,血中必热,艾灸反助络热,病剧废食,清凉固是正治,然须柔剂,不致伤血,且有熄风功能。(艾灸络热)

犀角　羚角　生地　元参　连翘　橘红　胆星　石菖蒲。(《临证指南医案》)

医案二　叶天士医案

王(五八)　肌肉瘦减,善饥渴饮,此久久烦劳,壮盛不觉,体衰病发,皆内因之症,自心营肺卫之伤,渐损及乎中下,按脉偏于左搏,营络虚热,故苦寒莫制其烈,甘补无济其虚,是中上消之病。(烦劳心营热)

犀角(三钱)　鲜生地(一两)　元参心(二钱)　鲜白沙参(二钱)　麦冬(二钱)柿霜(一钱)生甘草(四分)　鲜地骨皮(三钱)

又　固本加甜沙参。(《临证指南医案》)

医案三　张文选医案

重证口黏口甜:王某,男,63岁。2005年5月10日初诊。口中黏腻,有时口中发甜,口不苦,不渴,不欲饮水,别无不适,曾先后请四位名医诊治半年,未效。脉弦滑而大,舌绛赤,苔少。从脾瘅考虑,遵照叶桂用佩兰叶或变通半夏泻心汤治疗脾瘅的经验,处方:佩兰12g,清半夏12g,干姜8g,黄芩10g,黄连6g,枳实10g,厚朴10g,石菖蒲10g,杏仁10g,滑石30g。4剂。2005年5月14日二诊:服上方无明显疗效,脉舌症状同前。抓住舌绛赤一证,用清营汤加减。处方:水牛角(先煎)15g,生地黄15g,丹参20g,赤芍10g,玄参15g,黄连6g,麦冬10g,金银花10g,连翘10g,竹叶6g,石菖蒲10g。7剂。2005年5月21日三诊:口黏大为减轻,口甜消失,汗多,但不渴也不欲饮水。脉弦长有力,舌绛赤,有瘀点,舌根部有薄黄苔,其余部分无苔。自述半年来消瘦12斤。二诊方:将水牛角增为20g。7剂。2005年5月28日四诊:口黏消失。舌微绛,有瘀点,少苔,脉弦长有力。三诊方去赤芍、石菖蒲,加白芍12g,阿胶(烊化)10g,火麻仁10g,生牡蛎30g,即合入加减复脉汤法。7剂,诸症告愈。(《温病方证与杂病辨治》)

医案四　张文选医案

结节性红斑：刘某，女，27岁。2005年4月5日初诊。经山西某西医医院诊断为结节性红斑，来北京协和医院进一步诊断治疗，同时找中医诊治。诊时见双下肢膝关节周围与小腿外侧、足背部散在暗红色或紫红色结节性红斑，局部压痛明显，足背静脉输液的针孔化脓，有脓点，口腔溃疡反复发作，不发热。脉沉滑略数，舌赤略绛。根据舌绛、发斑，辨为清营汤证，处方：水牛角（先煎）20g，生地黄15g，赤芍10g，丹参15g，牡丹皮10g，连翘15g，忍冬藤15g，玄参10g，黄连6g，黄芩10g，生栀子10g，荆芥穗6g，防风10g。3剂。2005年4月23日二诊：服用上方3剂，下肢红斑部分消退。因等北京协和医院的化验结果，暂返回山西，在当地取上方再服10剂，红斑进一步减退，结节压痛减轻。返回北京看化验结果，根据化验资料，协和医院确诊为"结节性红斑"患者希望继续服用中药，仍守前法，用一诊方加紫草10g。7剂。患者回到山西后，连续服此方50余剂，红斑完全消失，病情稳定，嘱停药观察。（《温病方证与杂病辨治》）

医案五　张文选医案

荨麻疹：葛某，女，9岁。2005年4月5日初诊。3天前皮肤突然出现红色皮疹，去北京某儿童医院诊断为"急性荨麻疹"，用抗过敏药治疗，皮疹未消退。诊时见颜面、四肢、胸背红色皮疹密集，部分融合成片，皮疹高出皮肤表面，水肿，瘙痒，遇热则痒甚。汗出较多，不恶风，不发热，饮食、二便正常。脉滑数而浮，舌红赤，苔薄黄。据皮疹特点辨为银翘散去豆豉加细生地丹皮大青叶倍玄参方证，处方：荆芥穗6g，薄荷6g，牛蒡子10g，蝉蜕10g，连翘15g，金银花15g，竹叶10g，芦根15g，生地黄10g，赤芍10g，丹皮10g，玄参20g。3剂。皮疹消失而愈。（《温病方证与杂病辨治》）

医案六　张文选医案

咽痛：吴某，男，13岁。2005年3月29日初诊。1个月前感冒发热咳嗽，经用西药治疗感冒痊愈。但咽喉疼痛一直未愈，咽中如有物堵塞，咽痒。口干，唇赤，二便正常。舌绛，苔薄黄而少，脉滑略数。据舌绛辨为郁热波及营分的银翘散去豆豉加细生地丹皮大青叶倍玄参方证，处方：连翘15g，金银花10g，竹叶10g，荆芥穗6g，牛蒡子12g，桔梗10g，生甘草6g，薄荷10g，僵蚕10g，芦根30g，生地黄10g，牡丹皮10g，赤芍10g，大青叶10g，玄参20g。5剂。咽痛等症痊愈。（《温病方证与杂病辨治》）

第九章　犀角地黄汤类方临证思辨

本章类方与清营汤类均为清营凉血剂,清营汤类方重在清营透热转气,而此组类方侧重凉血散血,适宜热入血分以致脉络瘀滞,血热与瘀血互结的诸如出血、神志异常、关节肿痛、皮肤疮痈等内科和外科杂病。此类方中以犀角地黄汤为代表方,该方又名清热地黄汤,由生地黄、牡丹皮、白芍、犀角组成,仅4味却具备了凉血止血、活血祛瘀、清热解毒、滋阴生津四大功效,为治疗蓄血方;黄连解毒汤合犀角地黄汤是在犀角地黄汤治疗血热络脉瘀滞之证基础上,兼见黄连解毒汤治疗火毒证者,除出血、斑疹,尚有烦躁、疔疖疮疡症状等;神犀丹方证与犀角地黄汤方证相比,除血热络脉瘀滞,更具化火成毒、阴津耗散、血热扰心、内闭包络之象,且又方含银翘散存透热转气之意;清宫汤亦含犀角凉血清营,麦冬、玄参滋阴生津,但增味竹叶心、莲子心、连翘清心泄热,侧重清泄心包之热;清宫汤去莲心麦冬加银花赤小豆皮方为治疗心疟轻浅证的主方;加味清宫汤则为清宫汤加知母、金银花、竹沥,主治血热日久胃热灼心,邪热在肺胃;化斑汤为白虎汤合减味犀角地黄汤,主治血热伤津证兼见白虎汤证口干、心烦、汗出、发热等;清瘟败毒饮亦方含犀角地黄汤及白虎汤,并佐以黄连、黄芩泄心火,栀子泄肝火,生地黄、知母扶阴以抑阳,桔梗、竹叶载药上行清肺热,此方主治一切表里俱盛之火热。方中犀角现已禁用,今多用水牛角代替。

第一节　犀角地黄汤类方

一、犀角地黄汤

【**犀角地黄汤**】(甘咸微苦法)　干地黄一两　生白芍三钱　丹皮三钱　犀角三钱　水五杯,煮取二杯,分二次服,渣再煮一杯服。

【**方解**】热入血分,血热脉络瘀滞,迫血妄行,为本方主证,主治出血证、瘀血证、神志异常证。方中犀角(现已禁用,多以水牛角代)凉血止血,清心泻火解毒;生地黄清热凉血,滋阴生津;白芍、牡丹皮清热凉血,活血散瘀,使血止而不留瘀血,且化斑。四药相配,共奏凉血止血、活血祛瘀、清热解毒、滋阴生津之功,为治疗蓄血轻剂。

《温病条辨》相关条文

十一、太阴温病,血从上溢者,犀角地黄汤合银翘散主之。其中焦病者,以中焦法治之。若吐粉红血水者,死不治;血从上溢,脉七八至以上,面反黑者,死不治,可用清络育阴法。

血从上溢,温邪逼迫血液上走清道,循清窍而出,故以银翘散败温毒,以犀角地黄清血分之伏热,而救水即所以救金也。至粉红水非血非液,实血与液交迫而出,有燎原之势,化源速绝。血从上溢,而脉至七八至,面反黑,火极而似水,反兼胜己之化也,亦燎原之势莫制,下焦津液亏极,不能上济君火,君火反与温热之邪合德,肺金其何以堪,故皆主死。化源绝,乃温病第一死法也。仲子曰:敢问死? 孔子曰:未知生,焉知死。瑭以为医者不知死,焉能救生。细按温病死状百端,大纲不越五条。在上焦有二:一曰肺之化源绝者死;二曰心神内闭,内闭外脱者死。在中焦亦有二:一曰阳明太实,土克水者死;二曰脾郁发黄,黄极则诸窍为闭,秽浊塞窍者死。在下焦则无非热邪深入,消铄津液,涸尽而死也。(《温病条辨·上焦篇·风温 温热 温疫 温毒 冬温》)

二十、时欲漱口不欲咽,大便黑而易者,有瘀血也,犀角地黄汤主之。

邪在血分,不欲饮水,热邪燥液口干,又欲求救于水,故但欲漱口,不欲咽也。瘀血溢于肠间,血色久瘀则黑,血性柔润,故大便黑而易也。犀角味咸,入下焦血分以清热,地黄去积聚而补阴,白芍去恶血、生新血,丹皮泻血中伏火,此蓄血自得下行,故用此轻剂以调之也。(《温病条辨·下焦篇·风温 温热 温疫 温毒 冬温》)

医家经典论述

吴谦:吐血之因有三:曰劳伤,曰努伤,曰热伤。劳伤以理损为主,努伤以去瘀为主,热伤以清热为主。热伤阳络则吐衄,热伤阴络则下血。是汤治热伤也,故用犀角清心去火之本,生地凉血以生新血,白芍敛血止血妄行,丹皮破血以逐其瘀。此方虽曰清火,而实滋阴;虽曰止血,而实去瘀。瘀去新生,阴滋火熄,可为探本穷源之法也。若心火独盛,则加黄芩、黄连以泻热,血瘀胸痛,则加大黄、桃仁以逐瘀也。(《删补名医方论》)

王士雄:王晋三曰:温热入络,舌绛烦热,八九日不解,医反治经,寒之,散之,攻之,热势益炽,得此汤立效者。非解阳明热邪,解心经之络热也。按《本草》犀角、地黄能走心经,专解营热。连翘入心,散客热。甘草入心,和络血。以治温热证,热邪入络,功胜《局方》。(《温热经纬》)

吴仪洛:血属阴本静,因诸经火逼,遂不安其位而妄行。犀角大寒,解胃热而清心火。芍药酸寒,和阴血而泻肝火。(肝者心之母。)丹皮苦寒,泻血中伏火。生地大寒,凉血而滋水,以共平诸经之僭逆也。节庵加当归红花桔梗陈皮甘草藕汁,名加味犀角地黄汤。(当归引血归经,藕汁凉血散瘀,桔梗以利上焦,陈皮以导中焦,红花以行下焦。)(《成方切用》)

◤ 医家临床应用 ◥

杨士瀛:治血证,心忪语短,眩冒迷忘。(《仁斋直指》)。

杨士瀛:治伤寒汗下不解,郁于经络,随气涌泄为衄血,或沟道闭塞流入胃腹,吐出清血如鼻衄,吐血不尽,余血停留,致面色痿黄,大便黑者,更宜服之。(《仁斋直指》)。

张文选:临床上,不少杂病可出现热毒郁结血分,血热脉络瘀滞的犀角地黄汤(今名清热地黄汤)证,其表现如血热络脉不宁所致的出血;血热扰心闭窍所致的神志异常;血热损络所致的皮肤发斑发疹;血热引动肝风所致的震颤、眩晕、麻痹;血分瘀热,内生风毒所致的皮肤疮痈疥癣;血热经络瘀痹所致的关节红肿疼痛等。因病机均由血热络脉瘀滞所为,故均可用犀角地黄汤(今名清热地黄汤)加减治疗。本人用于治疗免疫性疾病、出血以及血分瘀热所致的阳痿,该方加减治疗痤疮、黄褐斑、口唇糜烂等病症,以及妇科月经病。(《温病方证与杂病辨治》)

二、黄连解毒汤合犀角地黄汤

【黄连解毒汤合犀角地黄汤】小川连二钱　青子芩钱半　焦山栀钱半
川柏钱半　鲜生地一两　白犀角一钱　粉丹皮二钱　赤芍钱半

【方解】热伏血分,血热络脉瘀滞而火毒壅盛为本方主证。主治温毒发斑,斑色发紫,或神志异常、出血等。方中黄连泻心火兼泻中焦之火,黄芩泻肺及上焦之火,黄柏泻下焦之火,栀子泻三焦之火导热下行。本方以黄连解毒汤泻火解毒,犀角地黄汤凉血散血(犀角现已禁用,多以水牛角代),二方合用故而能清泄血分火毒而凉血散血。

《重订广温热论》相关条文

温毒发斑　不因失汗、失下,初起脉浮沉俱盛,壮热烦躁,起卧不安,外或头面红肿,咽喉肿痛,吐脓血,面赤如锦纹,身痛如被杖;内则烦闷呕逆,腹痛狂乱,躁渴,或狂言下利。如是而发斑者,点如豆大而圆,色必紫黑而显,胸背腰腹俱稠。毒气弥漫营卫,三焦壅闭,燔灼气血,斯时而任白虎之化斑、犀角大青之解毒,邪毒得凉而愈郁,反致不救;惟下之则内壅一通,邪气因有出路,斑毒亦从而外解矣。治法惟紫草承气汤、拔萃犀角地黄汤二方合用,加金汁、皂角刺最效。病势极重者,症必浑身发臭,不省人事,口开吹气,舌现黑苔黑瓣底,必须用十全苦寒救补汤,生石膏加重四倍,循环急灌,一日夜连投多剂,病人陆续泻出极臭之红黑粪,次日舌中黑瓣渐退,始渐轻减,若下后,斑不透,犀角大青汤;已透,热不退,本汤去升麻、黄芩,加西洋参、鲜生地、银柴胡、地骨皮,清润之。发斑已尽,外热已退,内实不大便,间有谵语,只须雪羹调叶氏神犀丹,以清泄之。至其辨法,发斑红赤者为胃热,紫为胃伤,黑为胃烂也。大抵鲜红起发者吉,虽大不妨;稠密成片,紫色者,半死半生:杂色青紫者,十死不一生矣,惟斑色紫者虽为危候,黄连解毒合犀角地黄汤连投数剂,亦可十中救二三;若斑黑色而下陷者,必死。(《重订广温热论·温热总论·论温热兼症疗法·兼毒》)

清火兼通瘀者,因伏火郁蒸血液,血被煎熬而成瘀,或其人素有瘀伤,不得不兼通瘀法以分消之。如黄连解毒合犀角地黄汤、加减小柴胡汤、增损小柴胡汤、四逆散合白薇汤之分消瘀热,皆可对证酌用。此即叶天士所谓宿血在胸膈中,舌色必紫而暗,扪之潮湿,当加散血之品于清火法中,如琥珀、丹参、桃仁、丹皮等,否则瘀血与伏火相搏,阻遏正气,遂变如狂发狂之症也。(《重订广温热论·验方妙用·清凉法》)

医家经典论述及临床应用

张文选:清热泻火解毒代表方三首指黄连解毒汤、三黄泻心汤、《医宗金鉴》栀子金花汤三方,这三方分别与犀角地黄汤(今名清热地黄汤)合方为法,就构成了黄连解毒合清热地黄汤(今名黄连解毒合犀角地黄汤)、三黄泻心合清热地黄汤(今名三黄泻心合犀角地黄汤)、《金鉴》栀子金花合犀角地黄汤(今名《医宗金鉴》栀子金花合犀角地黄汤)之凉血泻火解毒三法。这"三法"均有清泻血分火毒、凉血通瘀的作用,可用于治疗血分火毒瘀血证。其区别为:若大便不燥,无胃肠里结者,用黄连解毒合犀角地黄汤(今名清热地黄汤);若大便干燥,或大便黏滞不爽者,用三黄泻心合犀角地黄汤(今名清热地黄汤);若血分火毒蕴盛,里结深重者,用《医宗金鉴》栀子金花合犀角地黄汤(今名清热地黄汤)……"凉血泻火解毒三方"是治疗温疫的重要方剂。不仅如此,"三方"用于治疗杂病血分火热证有不可低估的疗效……临床上常用黄连解毒合犀角地黄汤治疗杂病过程出现的血分火毒证,如中风、眩晕、各种疼痛、出血、紫斑、疮疡等。(《温病方证与杂病辨治》)

三、神犀丹

【神犀丹】乌犀角尖磨汁 石菖蒲 黄芩各六两 真怀生地冷水洗净浸透,捣绞汁 银花各一斤,如有鲜者捣汁用尤良 粪清 连翘各十两 板蓝根九两,无则以飞净青黛代之 香豉八两 元参七两 花粉 紫草各四两 各生晒研细(忌用火炒),以犀角、地黄汁、粪清和捣为丸(切勿加蜜,如难丸可将香豉煮烂),每重三钱,凉开水化服,日二次,小儿减半。如无粪清,可加人中黄四两,研入。

【方解】温热暑疫,耗液伤阴,逆传内陷为本方主证。方用犀角(现已禁用,多以水牛角代)清心凉血解毒,臣以紫草、金银花、板蓝根清热解毒,黄芩、连翘泻火,生地黄、玄参、天花粉养阴生津,石菖蒲透络开窍,金银花、豆豉宣郁透热转气,佐以金汁镇心神。全方凉血散血、滋阴生津、清心泄热、透络开窍、泻火解毒、透热转气,用于暑湿热邪引起的湿温、暑疫、高热不退、痉厥神昏、谵语发狂、口糜咽烂及斑疹毒盛。

〓《温热经纬》相关条文 〓

温热暑疫诸病,邪不即解,耗液伤营,逆传内陷,痉厥昏狂,谵语发斑等证。但看病人舌色干光,或紫绛,或圆硬,或黑苔,皆以此丹救之。若初病即觉神情昏躁而舌赤口干者,是温暑直入营分。酷暑之时,阴虚之体,及新产妇人,患此最多。急须用此,多可挽回。切勿拘泥日数,误投别剂,以偾事也。兼治痘瘄毒重,夹带紫斑危证。暨痘疹后,余毒内炽,口糜咽腐,目赤神烦诸证。方中犀角为君,镑而煎之。味极难出,磨则需时,缓不及待。抑且价昂,非贫人所能猝办。有力者,予合就施送,则患者易得,救活必多;贫者重生,阴功亦大。或存心之药铺照本制售。亦方便之一端也。(《温热经纬·方论》)

〓 医家经典论述及临床应用 〓

费伯雄:黄而起刺,黑而起刺,宜三承气急下存阴。红而起刺如杨梅,宜神

犀丹。均以脉证合参决之。(《校注医醇賸义》)

　　张锡纯：初起用王孟英治结核方合神犀丹多服累效。方用金银花二两，蒲公英二两，皂刺钱半，粉甘草一钱。呕者，去甘草，加鲜竹茹一两，若无鲜竹茹，可以净青黛三钱代之。大便秘、热重者，加大黄三钱，水煎合神犀丹服。如仍不止，用藏红花二钱煎汤，送服真熊胆二分，即止。此方用蒲公英、金银花、皂刺合神犀丹，不但解毒，兼能解血热、散血滞，实为治鼠疫结核之圣药。若白泡疔，本方去皂刺，加白菊花一两。兼黑痘，用神犀丹、紫金锭间服。达樵云："病者发头疼，四肢倦怠，骨节禁锢，或长红点，或发丹疹，或呕或泻，舌干喉痛，间有猝然神昏、痰涌、窍闭者，此系秽毒内闭，毒气攻心，宜用芳香辟秽、解毒护心之品，辟秽驱毒饮主之。"(《医学衷中参西录》)

　　张文选：从方的结构分析，本方寓五法，其证主要有五个方面：一是犀角(今用水牛角代替)、生地、玄参、紫草对应的血热络瘀证，如舌绛暗，发斑发疹，出血等；二是天花粉合玄参、生地对应的血分阴津损伤证，如舌干、口干、眼干、皮肤干燥等；三是黄芩、板蓝根、粪清对应的火毒证，如斑疹紫黑，口如喷火等；四是金银花、连翘、石菖蒲对应心包热证，如神志异常，神昏谵语等；五是犀(今用水牛角代替)、地、玄配伍豆豉透发血分郁热对应的肌表络瘀证，如斑疹隐隐，风疹瘙痒等。方证的特征性证：舌绛暗，斑疹，出血，神志异常，孔窍干燥症。干燥综合征、系统性红斑狼疮、结节性红斑等免疫性疾病，紫癜性肾炎、慢性肾炎等肾病，血小板减少性紫癜等血液病以及皮肤病等，其病变过程多可出现血分瘀热，阴津损伤的神犀丹证，可用此方加减治疗。(《温病方证与杂病辨治》)

四、清宫汤、清宫汤去莲心麦冬加银花赤小豆皮方、加味清宫汤

　　【清宫汤】 元参心三钱　莲子心五分　竹叶卷心二钱　连翘心二钱　犀角尖磨冲,二钱　连心麦冬三钱　热痰盛加竹沥、梨汁各五匙；咯痰不清，加栝蒌皮(一钱五分)；热毒盛加金汁、人中黄；渐欲神昏，加银花(三钱)、荷叶(二钱)、石菖蒲(一钱)。

　　【方解】 热入营分，营热扰心闭窍为本方主证。方中犀角(现已禁用，多以水牛角代)、玄参清营凉血，麦冬、玄参滋阴生津，连翘心、竹叶心、莲子心清心泄热。全方共奏清营凉血、滋阴生津、清心开窍之效。

　　【清宫汤去莲心麦冬加银花赤小豆皮方】 犀角一钱　连翘心三钱　元参心二钱　竹叶心二钱　银花二钱　赤小豆皮三钱

　　【方解】 清宫汤加金银花、赤小豆皮以清湿中之热，而又能直入手厥阴，为治疗心疟轻浅证的主方，具有轻清透络开窍的作用。

【加味清宫汤】即于前清宫汤内加知母三钱、金银花二钱、竹沥五茶匙冲入。

【方解】此方于清宫汤加知母、金银花、竹沥,清肺胃气分热毒作用较强,用于心营包络内闭而肺胃气热较盛者。

◤◤《温病条辨》相关条文 ◢◢

二一、温毒神昏谵语者,先与安宫牛黄丸、紫雪丹之属,继以清宫汤。(《温病条辨·上焦篇·风温 温热 温疫 温毒 冬温》)

四四、湿温邪入心包,神昏肢逆,清宫汤去莲心、麦冬,加银花、赤小豆皮,煎送至宝丹,或紫雪丹亦可。

湿温着于经络,多身痛身热之候,医者误以为伤寒而汗之,遂成是证。仲景谓湿家忌发汗,发汗则病痉。湿热相搏,循经入络,故以清宫汤清包中之热邪,加银花、赤豆以清湿中之热,而又能直入手厥阴也。至宝丹去秽浊复神明,若无至宝,即以紫雪代之。(《温病条辨·上焦篇·湿温 寒湿》)

四一、暑温蔓延三焦,舌滑微黄,邪在气分者,三石汤主之;邪气久留,舌绛苔少,热搏血分者,加味清宫汤主之;神识不清,热闭内窍者,先与紫雪丹,再与清宫汤。

蔓延三焦,则邪不在一经一脏矣,故以急清三焦为主。然虽云三焦,以手太阴一经为要领。盖肺主一身之气,气化则暑湿俱化,且肺脏受生于阳明,肺之脏象属金色白,阳明之气运亦属金色白。故肺经之药多兼走阳明,阳明之药多兼走肺也。再肺经通调水道,下达膀胱,肺痹开则膀胱亦开,是虽以肺为要领,而胃与膀胱皆在治中,则三焦俱备矣,是邪在气分而主以三石汤之奥义也。若邪气久羁,必归血络,心主血脉,故以加味清宫汤主之。内窍欲闭,则热邪盛矣,紫雪丹开内窍而清热最速者也。(《温病条辨·中焦篇·暑温 伏暑》)

◤◤ 医家经典论述及临床应用 ◢◢

叶天士:其有舌独中心绛干者,此胃热心营受灼也。当于清胃方中加入清心之品,否则延及于尖,为津干火盛也。此条与上节色绛而舌中心干者不同,彼则通体皆绛,中心独干,此则通体不绛,惟独中心绛干耳。彼则邪已入营,为气血两燔之候,故宜黄连石膏两清心胃。此则胃热灼心,邪热在胃,重在平胃热使心营不受胃灼,故于清胃方中加入清心之品,如《温病条辨》加味清宫汤等可耳。(《温热论笺正》)

张文选:杂病过程,内生火热深入营血,暗耗营阴,内闭包络,出现神识异常,或语言障碍等机窍不利者,多可表现为清宫汤证,可用清宫汤类方凉营清心,轻清透络开窍治疗之……我在临床上常用清宫汤治疗失眠、精神神志异常性疾病以及一些怪病。中医素有怪病多痰,精神神志异常为痰迷心窍之说,但是,我在临床上观察到,这类疾病往往与营热内闭心包络窍有关,用清宫汤法能获得良好的疗效。(《温病方证与杂病辨治》)

五、化斑汤

【化斑汤】石膏一两　知母四钱　生甘草三钱　元参三钱　犀角二钱　白粳米一合

水八杯,煮取三杯,日三服,渣再煮一钟,夜一服。

【方解】温毒入里,营血热炽为本方主证。方用石膏清阳明经热;犀角(现已禁用,多以水牛角代)清营解毒,凉血散瘀为君。臣以知母清热护阴;玄参滋阴凉血解毒。佐以甘草、粳米益胃护津。若再加金银花、大青叶泻心胃热毒,生地黄助玄参滋阴,牡丹皮助犀角凉血散瘀,效果更好。

《温病条辨》相关条文

二一、阳明斑者,化斑汤主之。(《温病条辨·中焦篇·风温 温热 温疫 温毒 冬温》)

医家经典论述

朱肱:热病发斑者,与时气发斑同,或未汗下,或已汗下,热毒不散,表虚里实,热毒乘虚出于皮肤,遂发斑疮。瘾疹如锦纹,俗呼疮麸,素问谓之疹。大抵发斑不可用表药,表虚里实,若发汗开泄,更增斑烂也,皆当用化斑汤、玄参升麻汤、阿胶大青汤、猪胆栀子汤。(《类证活人书》)

强健:舌见红色而有小黑星者,热毒乘虚入胃,畜热则发斑矣。宜元参升麻葛根汤、化斑汤解之。舌浑紫,而又满舌红斑,或身亦发赤斑者,化斑汤、解毒汤,加葛根、青黛、黄连。(《伤寒直指》)

医家临床应用

张璐:"衍化白虎化斑汤,治痘后火闷,不得发出。(生石膏、知母、生甘草、蝉蜕、麻黄、生大黄、黄芩、连翘、黑参、竹叶)"(《张氏医通》)

李宇航:"本方主要用于黄褐斑、特发性血小板减少性紫癜、过敏性紫癜、紫癜性肾炎、玫瑰糠疹、炎性痤疮、系统性红斑狼疮等属热入营血者。"(《伤寒论研读》)

六、清瘟败毒饮

【清瘟败毒饮】生石膏_{大剂六两至八两,中剂二两至四两,小剂八钱至一两二钱} 小生地_{大剂六钱至一两,中剂三钱至五钱,小剂二钱至四钱} 乌犀角_{大剂六钱至八钱,中剂三钱至五钱,小剂二钱至四钱} 真川连_{大剂四钱至六钱,中剂二钱至四钱,小剂一钱至一钱半} 栀子 桔梗 黄芩 知母 赤芍 元参 连翘 甘草 丹皮 鲜竹叶 先煮石膏数十沸,后下诸药,犀角磨汁和服。

【方解】热毒充斥,气血两燔为本方主证。方由白虎汤、犀角地黄汤、黄连解毒汤三方加减而成,重用石膏、知母、甘草以清阳明经热为君。臣以犀角地黄汤清营凉血(犀角现已禁用,多以水牛角代);黄连解毒汤泻火解毒。加玄参清热养阴,竹叶清心除烦为佐。桔梗、连翘载药上行为使。

《疫疹一得》相关条文

治一切火热,表里俱盛,狂躁烦心。口干咽痛,大热干呕,错语不眠,吐血衄血,热盛发斑。不论始终,以此为主……疫证初起,恶寒发热,头痛如劈,烦躁谵妄,身热肢冷,舌刺唇焦,上呕下泄,六脉沉细而数,即用大剂;沉而数者,用中剂;浮大而数者,用小剂。如斑一出,即用大青叶,量加升麻四五分引毒外透。此内化外解、浊降清升之法,治一得一,治十得十。以视升提发表而愈剧者,何不俯取刍荛之一得也。

此十二经泄火之药也。斑疹虽出于胃,亦诸经之火有以助之。重用石膏直入胃经,使其敷布于十二经,退其淫热;佐以黄连、犀角、黄芩泄心、肺火于上焦,丹皮、栀子、赤芍泄肝经之火,连翘、玄参解散浮游之火,生地、知母抑阳扶阴,泄其亢甚之火,而救欲绝之水,桔梗、竹叶载药上行;使以甘草和胃也。此皆大寒解毒之剂,故重用石膏,先平甚者,而诸经之火自无不安矣。(《疫疹一得·疫疹诸方》)

医家经典论述

王士雄:血之体本红,血得其畅,则红而活、荣而润,敷布洋溢,是疹之佳境也……紫赤类鸡冠花而更艳,较艳红为火更盛。不急凉之,必至变黑。须服清瘟败毒饮加紫草、桃仁。(《温热经纬》)

王士雄:此十二经泄火之药也。凡一切火热,表里俱盛,狂躁、烦心、口干、咽痛,大热干呕,错语不眠,吐血衄血,热甚发斑,不论始终,以此为主方。盖斑疹虽出于胃,亦诸经之火有以助之。重用石膏,直入胃经,使其敷布于十二经,退其淫热。佐以黄连、犀角、黄芩,泄心肺火于上焦。丹皮、栀子、赤芍,泄肝经之火。连翘、元参,解散浮游之火。生地、知母,抑阳扶阴,泄其亢甚之火,而救欲绝之水。桔梗、竹叶,载药上行,使以甘草和胃。此大寒解毒之剂,重用石膏,则甚者先平,而诸经之火,自无不安矣。若疫证初起,恶寒发热,头痛如劈,烦躁谵妄,身热肢冷,舌刺唇焦,上呕下泄。六脉沉细而数,即用大剂;沉而数者,即用中剂;浮大而数者,用小剂。如斑一出,即加大青叶,并少佐升麻四五分,引毒外透,此内化外解,浊降清升之法。治一得一,治十得十,以视升提发表而加剧者,何不俯取刍荛之一得乎?(《温热经纬》)

医家临床应用

王士雄:疫诊初起,六脉细数沉伏,面色青惨,昏愦如迷,四肢逆冷,头汗如雨,其痛如劈,腹内搅肠,欲吐不吐,欲泄不泄,男则仰卧,女则复卧,摇头鼓颔,百般不足,此为闷疫。毙不终朝。如欲挽回于万一,非大剂清瘟败毒饮不可。医即敢用,病家决不敢服。与其束手待毙,不如含药而亡,虽然,难矣哉! 雄按:所谓闷者,热毒深伏于内,而不发露于外也。渐伏渐深,入脏而死,不俟终日也。固已。治法,宜刺曲池、委中,以泄营分之毒。再灌以紫雪,清透伏邪,使其外越,杨云:治法精良。或可挽回,清瘟败毒饮何可试耶? 汪按:本方有遏抑而无宣透,故决不可用。(《温热经纬》)

王士雄:头痛目痛,颇似伤寒。然太阳阳明头痛,不至于倾侧难举。而此则头痛如劈,两目昏瞀,势若难支。总因火毒达于二经,毒参阳位,用釜底抽薪法,彻火下降,其痛立止,其疹自透。宜清瘟败毒饮增石膏、元参,加菊花。误用辛凉表散,燔灼火焰,必转闷证。(《温热经纬》)

第二节　犀角地黄汤类方鉴别

方名	组成	主症	舌象	辨证要点	治法	方源
犀角地黄汤	生地黄、白芍、牡丹皮、犀角(现已禁用,多以水牛角代)	出血、神志异常、皮肤发斑发疹,震颤、眩晕、麻痹,皮肤疮痈,关节红肿疼痛	舌绛暗	热入血分,血热脉络瘀滞,迫血妄行	凉血止血、活血祛瘀、清热解毒、滋阴生津	《温病条辨》

续表

方名	组成	主症	舌象	辨证要点	治法	方源
黄连解毒汤合犀角地黄汤	小川黄连、青子芩、焦山栀子、川黄柏、鲜生地黄、犀角(现已禁用,多以水牛角代)、粉丹皮、赤芍	温毒发斑,神志异常,出血	舌绛暗	热伏血分,血热络脉瘀滞而火毒壅盛	清泄血分火毒、凉血散血	《重订广温热论》
神犀丹	乌犀角尖磨汁(现已禁用,多以水牛角代)、石菖蒲、黄芩、生地黄汁、金银花、粪清、连翘、板蓝根、香豉、玄参、天花粉、紫草	暑湿热邪引起的湿温、暑疫、高热不退、痉厥神昏、谵语发狂、口糜咽烂及斑疹毒盛	舌色光绛,或圆硬,或黑苔	温热暑疫,耗液伤阴,逆传内陷	凉血散血、滋阴生津、清心泄热、透络开窍、泻火解毒、透热转气	《温热经纬》
清宫汤	玄参、莲子心、竹叶、连翘、犀角(现已禁用,多以水牛角代)、麦冬	太阴温病,神昏谵语	舌绛苔少	热入营分,营热扰心闭窍	清营凉血、滋阴生津、清心开窍	《温病条辨》
清宫汤去莲心麦冬加银花赤小豆皮方	玄参、竹叶、连翘、犀角(现已禁用,多以水牛角代)、金银花、赤小豆皮	湿温邪入心包,神昏肢逆	舌绛苔少	湿温邪入心包	清营凉血、清心开窍、清热利湿	《温病条辨》
加味清宫汤	清宫汤内加知母、金银花、竹沥	太阴温病,神昏谵语兼见肺胃气分热盛者	舌绛苔少	热搏血分、心营包络内闭且肺胃气热	清营凉血、滋阴生津、清肺胃气分热毒	《温病条辨》
化斑汤	石膏、知母、甘草、玄参、犀角(现已禁用,多以水牛角代)、粳米	太阴温病,发斑,犀角地黄汤与白虎汤证并见者	舌绛	温毒入里,营血热炽	清营凉血、清泄阳明火热	《温病条辨》
清瘟败毒饮	生石膏、犀角(现已禁用,多以水牛角代)、黄连、栀子、桔梗、黄芩、知母、赤芍、玄参、连翘、甘草、牡丹皮、竹叶	一切火热,表里俱盛,狂躁烦心,白虎汤证、犀角地黄汤证与黄连解毒汤证并见者	舌刺,沉而数	热毒充斥,气血两燔	清营凉血、清泄阳明火热、泻火解毒	《疫疹一得》

第三节 犀角地黄汤类方临床应用

医案一 何拯华医案

[病者] 薛福生,年廿三岁,住绍兴昌安门外松林。

[病名] 中暑。

[原因] 夏至以后,奔走于长途赤日之中,前一日自觉头目眩晕,鼻孔灼热,次日即发剧烈之病状。

[证候] 身热自汗,神识昏蒙,不省人事,牙关微紧,状若中风,但无口眼㖞斜等症。

[诊断] 脉弦数,舌鲜红无苔。此暑热直中脑经,即日医所谓日射病也。前一日头晕目眩,即次日病发昏厥之端倪,前哲谓直中心包者非。

[疗法] 直清脑热为首要,先以诸葛行军散搐鼻取嚏,继以犀、地、紫雪为君,桑、丹、益元,引血热下行为臣,佐以银、翘,清神识以通灵,使以荷花露,消暑气以退热也。

[处方] 犀角尖(五分,磨汁,冲) 鲜生地黄(六钱) 霜桑叶(二钱) 牡丹皮(二钱) 益元散(三钱,鲜荷叶包,刺孔) 济金银花(钱半) 青连翘(三钱,连心) 荷花露(一两,分冲) 紫雪丹(五分,药汤调下)

[效果] 一剂即神清,两剂霍然。

廉按 中暑为类中之一,多由猝中炎暑而得,急则忽然闷倒,缓则次日昏蒙,乃动而得之之阳证也。张洁古谓静而得为中暑,李东垣谓避暑乘凉得之者,名曰中暑,余直断之曰:否,不然。此案决定为日射之直中脑经,理由较直中心包为充足,夏令以戴凉帽为必要,防其脑卒中耳。方用犀角地黄汤加减合紫雪,似此急救之古方,当然一剂知,二剂已。(《全国名医验案类编》)

医案二 刘渡舟医案

韩某,男,14岁。1998年7月15日初诊。患者1年前被确诊为"血小板减少性紫癜"。皮下紫癜较多,心烦。舌红赤,苔黄薄、脉细数。辨为血分郁火,迫血妄行,阴血耗损的犀角地黄汤(今名清热地黄汤)与黄连解毒汤证,处方:水牛角(先煎)20g,牡丹皮10g,白芍20g,生地黄20g,玄参20g,茜草10g,紫草10g,当归15g,黄芩6g,黄连6g,黄柏6g,栀子6g。7剂。1998年7月22日诊:服上方皮下紫癜减轻,皮肤发花,易出现青紫色。舌红,苔薄白,脉细数。热毒已减,血分瘀热犹存,继续从凉血散瘀论治,处方:水牛角(先煎)20g,白芍12g,生地黄20g,牡丹皮12g,玄参20g 茜草10g,紫花地丁10g。7剂。1998年7月29日三诊:服药后皮下紫癜未见再发,精神好转,多汗,舌红,苔薄黄。二诊方减茜草。7剂。1998年8月5日四诊:紫癜未见再发,继续守法治疗。处方:水牛角(先煎)20g,生地黄12g,牡丹皮10g,白芍10g,当归12g,升麻4g,生甘草6g。7剂。后仍以犀角地黄汤(今名清热地黄汤)加味,随证化裁,继续服用50余剂,坚持治疗2个多月。紫癜消失,血小板回升,病情得到控制。方证解释:紫癜青紫,心烦等为犀角地黄汤(今名清热地黄汤)证;舌赤,为火热表现,故合入黄连解毒汤。四诊从《金匮要略》阳毒"面赤斑斑如锦纹"考虑,取升麻鳖甲汤意,加入了当归、升麻。(张文选新撰刘渡舟医案)(《温病方证与杂病辨治》)

医案三 张文选医案

刘某,女,26岁,河南郑州人。2005年3月20日初诊。患者经郑州某医院诊断为"系统性红斑狼疮",来北京协和医院进一步检查,确诊为"系统性红斑狼疮",用激素治疗,但效果不明显,患者希望中西药结合治疗。诊时见面颊部有典型的鲜红或紫红色斑,相连成片,呈蝴蝶样斑。两手背部有盘状红斑、暗红、部分如冻疮样变,受日光照射则暴露处皮肤过敏。伴有关节痛,以指、腕、膝、踝、肘、肩、髋关节疼痛为主;口腔黏膜容易出现溃疡;尿蛋白(+++)。舌红尖赤有瘀点,苔白略腻,脉细滑数。此血分郁热,热与瘀与湿互结所致,为犀角地黄汤(今名清热地黄汤)证与升麻鳖甲汤证,处方:水牛角(先煎)20g,生地黄10g,赤芍10g,牡丹皮10g,鳖甲(先煎)15g,升麻10g,当归6g,黄芩10g,生山栀子10g,防风6g,荆芥穗6g,生薏苡仁30g。6剂。2005年3月27日二诊:自感面红斑有减退的迹象,关节疼痛减轻。因在北京治疗花费太大,患者要求回河南继续服药。遂将一诊方作为第1方,再以荆防败毒散加减作为第2方:荆芥穗3g,防风3g,羌活3g,独活3g,柴胡3g,前胡3g,枳壳3g,桔梗3g,川芎3g,生甘草3g,生地榆6g,赤芍6g,茜草6g,紫草6g,牡丹皮6g。6剂。嘱回家后每方用1周,服6剂药,停药1天;两方交替用。患者如法服药,并用电话或电子邮件联系调方,根据所述症状,如大便干燥时,加大黄3~6g;胃不舒时,加陈皮6g等。守方治疗至2005年10月8日,患者来北京复查,面部红斑与手背红斑消退,关节疼痛消失,尿蛋白转为阴性。遂将上两方精简,嘱继续服药,以巩固疗效。(《温病方证与杂病辨治》)

医案四　张文选医案

李某,男,46岁,职员。2006年8月26日初诊。患者膝、踝、肘、腕、指关节周围皮肤发红斑,红斑肿胀、疼痛、此起彼伏,伴四肢关节游走性疼痛,曾在北京协和医院做系统检查,排除痛风与风湿性疾病。心烦,自觉胸中灼热发烫,口腔、鼻腔燥热,极其疲劳。阴囊潮湿、冰冷、瘙痒,阳痿多年,无性欲。大便每2日1次,偏干。胸上部可见手掌大小一片皮炎样皮损,发红,瘙痒。舌绛赤,苔黄白相兼,脉弦长。从舌绛、红斑辨为犀角地黄汤(今名清热地黄汤)证,从胸中烦热、阴囊潮湿、脉弦辨为小柴胡汤证。处方:水牛角(先煎)30g,玄参15g,生地黄15g,赤芍10g,牡丹皮15g,丹参30g,生大黄8g,柴胡24g,黄芩10g,法半夏10g,红人参3g,生姜8g,炙甘草6g。7剂。2006年9月6日二诊:服药后红斑消退,关节痛止。阴囊潮湿、冰冷愈,仅微痒。比较出奇的是,出现了强烈的性欲,多年阳痿突然痊愈,10天之内行性生活2次,均成功而理想。患者说,自己多年没有性欲了,曾到处医治无效,已经完全失去了信心,这次主要想治疗关节痛与红斑,虽医院诊断不是痛风,但自己还是担心,想找中医治疗,根本就没有打算治疗阳痿。舌略赤,苔薄略滑,脉弦。用上方加荆芥6g,防风6g,7剂,以巩固疗效。(《温病方证与杂病辨治》)

医案五　曹仁伯医案

谢(琢诊,北码头)　咳伤血络,继以寒热自汗,月余不解。昨日齿衄火出,肤布紫斑,口中干苦,小溲短赤,胸痞。胃本有热,又受温毒,两阳相搏,血自沸腾,非清不可。防昏。

黄连解毒汤合犀角地黄汤加玳瑁(三钱)　青黛(五分)

又:(师转)　已进解毒法,青紫之斑更多于昨,紫黑之血仍盛于今。身之热,口之臭,便之黑,种种见症,毫无向愈之期。温毒之伏于中者,正不知其多少,然元气旺者,未始不可徐图。而今脉息虽数,按之少神,深恐不克支持,猝然昏喘而败。

犀角地黄汤加制军(一钱五分)　归身炭(一钱五分)　玳瑁(三钱)　人中黄(一钱五分)　芥茶(五分)

又:(琢转)　青紫之斑,布出更多,紫黑之血,尚涌于齿,口舌糜烂,口气秽臭。温毒之极重极多,不可言喻,大清大化,本非难事。无如脉之无神者,更见数促,神气更疲,面青唇淡,一派无阴则阳无以之化之恶候。古云:青斑为胃烂,此等证是也。勉拟方。

鳖甲　归身　甘草　雄黄　天冬　生地　洋参　元参　青黛　师加碧雪 (五分调入)（《曹仁伯医案》）

医案六　张聿青医案

某　冬温十一朝，邪化为热，炼液为痰，郁阻肺胃，以致甲木不降，乙木独升，烦热火升颧红。气从上冲，则恶心欲吐，胸次窒闷异常。寤难得寐，惊惕耳聋，四肢有时震动。脉数弦大，舌红苔白心灰。时邪引动本病，恐风火内旋，而神昏痉厥。经云：上焦不行则下脘不通。拟开展气化，仍不失清金可以平木之意。

豆豉　杏仁　枳实　竹茹　钩藤　枇杷叶　山栀　郁金　丹皮　桔梗海蛰

左　肺热津亏，理宜燥渴，昨诊并不口渴，显系肺虽燥热，脾胃仍有湿邪遏伏。所以流化湿邪，俾清津可以上承，喻氏所以有流湿可以润燥之谈也。无如风化为火，尽壅于肺叠进清肺育阴，竟如杯水车薪。热循肺系内犯膻中，以致时为谵语。火郁于内发现于外则两颧红赤，唇口朱红，红极发紫，脉数竟在六至以外。此时为之清金泄热存阴，固属定理殊不知火从风化，其热也釜中之火也，其风也、釜底之薪也，蒸热之势稍衰，釜底之薪未撤，薪在即火在，所以日前历历转轻，仍云不能把握者为此。刻下脉数，气口虽属带浮，按之似属少情。如欲解散其风，而撤其薪，以缓其燎原之势，救者自知不逮。不得已再拟清肺饮合清宫汤，以尽绵力。

犀尖(磨冲五分)　连翘心(三钱)　大麦冬(连心三钱)　赤茯苓神(各二钱)　川贝母(二钱)　光杏仁(三钱)　广郁金(一钱五分)　北沙参(五钱)　桑白皮(二钱炙)　枇杷叶(去毛一两)　白茅根(一两)　濂珠(三分)　川贝(四分二味研极细末调服)

方后原注云、刻下所怕肺热循系入心，心肺同病，气喘神昏，便是危境或问前日如救肺阿胶之类，治之当效何以不续进，使水来制火耶。曰：舌腻白不渴，如湿盛生痰，更难措手，不得已而退步，非临阵而畏缩也。又此症乃冬温绵延入春，久不能愈，盖被庸工用白芍至四钱，川连至五钱，五味子至二钱，至惊蛰而病更剧，惊蛰阳动也。初用喻氏清燥救肺汤，后用竹叶石膏汤。前案已遗失，故附志于此(清儒志)（《张聿青医案》）

第十章 安宫牛黄丸类方临证思辨

《温病条辨》对重危证温病辨治的重要贡献之一就是创制了安宫牛黄丸，改制了紫雪丹、至宝丹，这三方与牛黄承气汤共称为"开窍四方"，以芳香透络开窍法分别主治温病热入营血的热闭心包证轻重缓急之别。吴鞠通将安宫牛黄丸列为凉开之首，做出了"安宫牛黄丸最凉，紫雪丹次之，至宝丹又次之"的结论，本章就此分别阐述。羚角钩藤汤为凉肝息风、增液舒筋之方，故常用于热闭心包、神识昏迷后火旺生风，肝风内动，横窜筋脉，手足瘛疭，痉厥并臻者，亦为息风开窍急救方，故放于本章论述。牛黄承气汤于后文承气汤类方中详述。方中犀角现已禁用，今用水牛角代替。

第一节 安宫牛黄丸类方

一、安宫牛黄丸

【**安宫牛黄丸**】牛黄一两 郁金一两 犀角一两 黄连一两 朱砂一两 梅片二钱五分 麝香二钱五分 真珠五钱 山栀一两 雄黄一两 金箔衣 黄芩一两 上为极细末，炼老蜜为丸，每丸一钱，金箔为衣，蜡护。脉虚者人参汤下，脉实者银花、薄荷汤下，每服一丸。兼治飞尸卒厥，五痫中恶，大人小儿痉厥之因于热者。大人病重体实者，日再服，甚至日三服；小儿服半丸，不知再服半丸。

【**方解**】温热病，热邪内陷心包，痰热壅闭心窍为本方主证。症见高热烦躁，神昏谵语，或舌强语謇肢厥，及中风昏迷，小儿惊厥属邪热内闭者。方中牛黄清热解毒，豁痰开窍，息风定惊；黄芩、黄连、栀子、犀角（现已禁用，多以水牛角代）清热凉血，泻火解毒；郁金开窍醒神；朱砂、金箔、珍珠镇心安神；雄黄劫痰解毒；麝香、冰片芳香开窍，辟秽化浊。全方为万氏牛黄清心丸加味组成，有其清热泻火解毒的特点，又含有至宝丹凉血开窍化浊的作用，故可泄热解毒、开窍醒神，是集两方之长而开窍之功尤强的开窍之剂。

《温病条辨》相关条文

二一、温毒神昏谵语者,先与安宫牛黄丸、紫雪丹之属,继以清宫汤。(《温病条辨·上焦篇·风温 温热 温疫 温毒 冬温》)

三一、手厥阴暑温,身热不恶寒,清神不了了时时谵语者,安宫牛黄丸主之,紫雪丹亦主之。

身热不恶寒,已无手太阴证,神气欲昏,而又时时谵语,不比上条时有谵语,谨防内闭,故以芳香开窍、苦寒清热为急。(《温病条辨·上焦篇·暑温》)

五三、热多昏狂,谵语烦渴,舌赤中黄,脉弱而数,名曰心疟,加减银翘散主之;兼秽,舌浊口气重者,安宫牛黄丸主之。

心疟者,心不受邪,受邪则死,疟邪始受在肺,逆传心包络。其受之浅者,以加减银翘散清肺与膈中之热,领邪出卫;其受之重其,邪闭心包之窍,则有闭脱之危,故以牛黄丸,清宫城而安君主也。(《温病条辨·上焦篇·温疟》)

三六、阳明温病,斑疹温痘、温疮、温毒,发黄、神昏谵语者,安宫牛黄丸主之。

心居膈上,胃居膈下,虽有膜隔,其浊气太甚,则亦可上干包络,且病自上焦而来,故必以芳香逐秽开窍为要也。(《温病条辨·中焦篇·风温 温热 温疫 温毒 冬温》)

五六、吸受秽湿,三焦分布,热蒸头胀,身痛呕逆,小便不通,神识昏迷,舌白,渴不多饮,先宜芳香通神利窍,安宫牛黄丸;续用淡渗分消浊湿,茯苓皮汤。

按此证表里经络脏腑三焦,俱为湿热所困,最畏内闭外脱,故急以牛黄丸宣窍清热而护神明;但牛黄丸不能利湿分消,故继以茯苓皮汤。(《温病条辨·中焦篇·湿温》)

医家经典论述及临床应用

吴鞠通:此芳香化秽浊而利诸窍,咸寒保肾水而安心体,苦寒通火腑而泻心用之方也。牛黄得日月之精,通心主之神。犀角主治百毒,邪鬼瘴气。真珠得太阴之精,而通神明,合犀角补水救火。郁金草之香,梅片木之香(按冰片,洋外老杉木浸成,近世以樟脑打成伪之,樟脑发水中之火,为害甚大,断不可用),雄黄石之香,麝香乃精血之香,合四香以为用,使闭固之邪热温毒深在厥阴之分者,一齐从内透出,而邪秽自消,神明可复也。黄连泻心火,栀子泻心与三焦之火,黄芩泻胆,肺之火,使邪火随诸香一齐俱散也。朱砂补心体,泻心用,合金箔坠痰而镇固,再合真珠,犀角为督战之主帅也。(《温病条辨·上焦篇·风

温 温热 温疫 温毒 冬温》)

吴银根:安宫牛黄丸为热闭神昏而设,在临床上主要用于治疗属于痰热内闭的脑卒中、脑血管意外所致的昏迷、颅脑损伤、缺氧缺血性脑病、高血压脑出血、病毒性脑炎等疾病,但如伴有面白唇暗、四肢不温、舌苔白腻、脉沉滑缓的寒闭神志昏迷患者不能服用安宫牛黄丸,而应服用辛温开窍药物苏合香丸;若进一步出现手撒肢冷、额汗如珠、肢体瘫软、二便失禁、脉象细弱或脉微欲绝的症状时,就更不能使用安宫牛黄丸了,而应服用回阳固脱和益气扶正药物参附汤合生脉汤。另外,安宫牛黄丸的处方中含有朱砂、雄黄,肝、肾功能不全者应慎用,并且治疗时应该中病即止,不可长时间服用,否则会导致药物蓄积而产生中毒现象;方中所含的牛黄、犀角、黄连、黄芩、栀子等药属于寒凉之品,容易损伤人的脾胃,故经常腹泻的脾胃虚弱患者不宜服用安宫牛黄丸;由于安宫牛黄丸中含有麝香,孕妇服之容易导致堕胎,故孕妇也应慎用安宫牛黄丸。(《温病汤证新解》)

骆仙芳:"本方历来是安神定志,用于各种急症的中医要方"。现代药理研究证明,本方具有镇静、抗惊厥、解毒、抗炎、降低血压及颅内压、降低机体耗氧量等良好作用;还对细菌产生的内为毒素性脑细胞损伤也有保护作用。目前,临床常用于中风闭证、脑外伤、重症肝炎。农药中毒、乙型脑炎、流行性脑脊髓膜炎、肺源性心脏病、婴幼儿肺炎以及中晚期肝癌等疾病所致意识障碍而出现的昏迷。其疗效显著,至今仍沿用不衰。根据近年临床的研究发现,本方已被列入《登革热诊疗指南》中的治疗用方之一;同时,SARS、甲型 H1N1 流感以及最近出现的寨卡(小脑病)等疫病均可酌情使用。(《实用方剂现代临床解惑》)

二、紫雪丹

【紫雪丹】(从本事方去黄金) 滑石一斤　石膏一斤　寒水石一斤　磁石水煮二斤,捣煎去渣入后药　羚羊角五两　木香五两　犀角五两　沉香五两　丁香一两　升麻一斤元参一斤　炙甘草半斤　以上八味,并捣锉,入前药汁中煎,去渣入后药。朴硝、硝石各二斤,提净,入前药汁中,微火煎,不住手将柳木搅,候汁欲凝,加入后二味。辰砂(研细)三两　麝香(研细)一两二钱　入煎药拌匀。合成退火气,冷水调服一、二钱。

【方解】此方为吴鞠通改制后的紫雪丹,与《千金翼方》的紫雪丹有所区别,为"吴氏紫雪丹"。窍闭兼气血两燔动风为本方主证。方中犀角(现已禁用,多以水牛角代)、羚羊角泻心、胆之火;石膏、寒水石、滑石清热泻火,除烦止渴;

将青木香改为木香,配沉香、丁香宣通气机;升麻、甘草清热解毒;磁石重镇安神。全方清热解毒,镇痉开窍,"清包络之热而开内窍"。

◤ 《温病条辨》相关条文 ◢

十七、邪入心包,舌蹇肢厥,牛黄丸主之,紫雪丹亦主之。

厥者,尽也,阴阳极造其偏,皆能致厥。伤寒之厥,足厥阴病也。温热之厥,手厥阴病也。舌卷囊缩,虽同系厥阴现证,要之舌属手,囊属足也。盖舌为心窍,包络代心用事,肾囊前后,皆肝经所过,断不可以阴阳二厥混而为一,若陶节庵所云:"冷过肘膝,便为阴寒",恣用大热。再热厥之中亦有三等:有邪在络居多,而阳明证少者,则从芬香,本条所云是也;有邪搏阳明,阳明太实,上冲心包,神迷肢厥,甚至通体皆厥,当从下法,本论载入中焦篇;有日久邪杀阴亏而厥者,则从育阴潜阳法,本论载入下焦篇。(《温病条辨·上焦篇·风温 温热 温疫 温毒 冬温》)

二一、温毒神昏谵语者,先与安宫牛黄丸、紫雪丹之属,继以清宫汤。(《温病条辨·上焦篇·风温 温热 温疫 温毒 冬温》)

三一、手厥阴暑温,身热不恶寒,清神不了了时时谵语者,安宫牛黄丸主之,紫雪丹亦主之。

身热不恶寒,已无手太阴证,神气欲昏,而又时时谵语,不比上条时有谵语,谨防内闭,故以芳香开窍、苦寒清热为急。(《温病条辨·上焦篇·暑温》)

三三、小儿暑温,身热,卒然痉厥,名曰暑痫,清营汤主之,亦可少与紫雪丹。

小儿之阴,更虚于大人,况暑月乎!一得暑温,不移时有过卫入营者,盖小儿之脏腑薄也。血络受火邪逼迫,火极而内风生,俗名急惊,混与发散消导,死不旋踵,惟以清营汤清营分之热而保津液,使液充阳和,自然汗出而解,断断不可发汗也。可少与紫雪者,清包络之热而开内窍也。(《温病条辨·上焦篇·暑温》)

九、阳明温病,下利谵语,阳明脉实,或滑疾者,小承气汤主之;脉不实者,牛黄丸主之,紫雪丹亦主之。

下利谵语,柯氏谓肠虚胃实,故取大黄之濡胃,无庸芒硝之润肠。本论有脉实、脉滑疾、脉不实之辨,恐心包络之谵语而误以承气下之也,仍主芳香开窍法。(《温病条辨·中焦篇·风温 温热 温疫 温毒 冬温》)

◤ 医家经典论述及临床应用 ◢

吴鞠通:诸石利水火而通下窍。磁石、元参补肝肾之阴,而上济君火。犀角、羚羊泻心、胆之火。甘草和诸药而败毒,且缓肝急。诸药皆降,独用一味升麻,盖欲降先升也。诸香化秽浊,或开上窍,或开下窍,使神明不致坐困于浊邪而终不克复其明也。丹砂色赤,补心而通心火,内含汞而补心体,为坐镇之用。诸药用气,硝独用质者,以其水卤结成,性峻而易消,泻火而散结也。(《温病条辨·上焦篇·风温 温热 温疫 温毒 冬温》)

吴银根:本方常用于治疗各种发热性感染性疾病,如流行性脑脊髓膜炎、流行性乙型脑炎的极期、重症肺炎、猩红热、化脓性感染等疾患的败血症期,肝昏迷以及小儿高热惊厥、小儿麻疹热毒炽盛所致的高热神昏抽搐。紫雪丹是以寒性药物为主,寒凉清热解毒,芳香宣窍及升降阴阳是其特长,临床上不仅能应用于温热病邪、邪入心包、机窍闭塞之证,对其他各种疾病非温热病邪所致的闭证,甚至危在顷刻之间,借用本制剂或合相应的辨证治疗,每可收效。(《温病汤证新解》)

李彩云:紫雪丹具有清热解毒、镇痉息风、开窍定惊的功效,主治热邪内陷心包,热盛动风证,证见高热烦躁,神昏谵语,痉厥,斑疹吐衄,口渴引饮,唇焦齿燥,尿赤便秘,舌红绛苔干黄,脉数有力或弦数,以及小儿热盛惊厥。(《温病条辨临证精华》)

三、至宝丹

【至宝丹】犀角(镑)一两　朱砂(飞)一两　琥珀(研)一两　玳瑁(镑)一两　牛黄五钱　麝香五钱　以安息重汤炖化,和诸药为丸一百丸,蜡护。

【方解】营热窍闭明显而热毒内壅不甚为本方主证。方中麝香、安息香芳香开窍,辟秽化浊;牛黄清心解毒,豁痰开窍;犀角(现已禁用,多以水牛角代)清营凉血,透包络邪热;玳瑁镇心平肝,息风定惊;朱砂、琥珀重镇安神。吴鞠通减制《局方》至宝丹,去金箔、银箔、雄黄、冰片四味药,使"吴氏至宝丹"只有凉血开窍的作用,减原方清热泻火解毒之效,故为凉开轻剂。

☲《温病条辨》相关条文 ☲

一六、太阴温病,不可发汗,发汗而汗不出者,必发斑疹,汗出过多者,必神昏谵语。发斑者,化斑汤主之;发疹者,银翘散去豆豉,加细生地、丹皮、大青叶,倍元参主之。禁升麻、柴胡、当归、防风、羌活、白芷、葛根、三春柳。神昏谵语者,清宫汤主之,牛黄丸、紫雪丹、局方至宝丹亦主之。

温病忌汗者,病由口鼻而入,邪不在足太阳之表,故不得伤太阳经也。时医不知而误发之,若其人热甚血燥,不能蒸汗,温邪郁于肌表血分,故必发斑疹也。若其表疏,一发而汗出不止,汗为心液,误汗亡阳,心阳伤而神明乱,中无所主,故神昏。心液伤而心血虚,心以阴为体,心阴不能济阳,则心阳独亢,心主言,故谵语不休也。且手经逆传,世罕知之,手太阴病不解,本有必传手厥阴心包之理,况又伤其气血乎!(《温病条辨·上焦篇·风温 温热 温疫 温毒 冬温》)

此方会萃各种灵异,皆能补心体,通心用,除邪秽,解热结,共成拨乱反正之功。大抵安宫牛黄丸最凉,紫雪次之,至宝又次之,主治略同,而各有所长,临用对证斟酌可也。(《温病条辨·上焦篇·风温 温热 温疫 温毒 冬温》)

五三、卒中寒湿,内挟秽浊,眩冒欲绝,腹中绞痛,脉沉紧而迟,甚则伏,欲吐不得吐,欲利不得利,甚则转筋,四肢欲厥,俗名发痧,又名干霍乱,转筋者,俗名转筋火,古方书不载(不载者,不载上三条之俗名耳;若是证,当于《金匮》腹满、腹痛、心痛、寒疝、诸条参看自得),蜀椒救中汤主之,九痛丸亦可服;语乱者,先服至宝丹,再与汤药。

按此证夏日湿蒸之时最多,故因霍乱而类记于此。中阳本虚,内停寒湿,又为蒸腾秽浊之气所干,由口鼻而直行中道,以致腹中阳气受逼,所以相争而为绞痛;胃阳不转,虽欲吐而不得;脾阳困闭,虽欲利而不能,其或经络亦受寒湿,则筋如转索,而后者向前矣;中阳虚而肝木来乘,则厥。俗名发痧者何? 盖以此证病来迅速,或不及延医,或医亦不识,相传以钱,或用瓷碗口,蘸姜汤或麻油,刮其关节,刮则其血皆分,住则复合,数数分合,动则生阳,关节通而气得转,往往有随手而愈者,刮处必现血点,红紫如沙,故名痧也。但刮后须十二时不饮水,方不再发。不然则留邪在络,稍受寒发怒,则举发矣。以其欲吐不吐,欲利不利而腹痛,故又名干霍乱。其转筋名转筋火者,以常发于夏月,夏月火令,又病迅速如火也,其实乃伏阴与湿相搏之故。以大建中之蜀椒,急驱阴浊下行,干姜温中,去人参、胶饴者,畏其满而守也,加厚朴以泻湿中浊气,槟榔以散结气,直达下焦,广皮通行十二经之气,改名救中汤,急驱浊阴,所以救中焦之真阳也。九痛丸一面扶正,一面驱邪,其驱邪之功最迅,故亦可服。再按前吐泻之霍乱,有阴阳二证,干霍乱则纯有阴而无阳,所谓天地不通,闭塞而成冬,有若否卦之义。若语言乱者,邪干心包,故先以至宝丹,驱包络之邪也。(《温病条辨·中焦篇·寒湿》)

医家经典论述及临床应用

李彩云:局方至宝丹具有开窍化痰、清热解毒的作用,主治痰热内闭之证,用于昏厥而见痰盛气粗、舌红苔黄垢腻、脉滑数者,中暑、中恶突然昏倒、胸闷欲绝者,中风、小儿惊厥属痰热内闭者,癫证痰结气郁而化热者。温病后期,阴液耗损入及肝阳上亢动风所致高热、神昏、痉厥不宜用,脱证尤须禁用。(《温病条辨临证精华》)

四、羚角钩藤汤

【羚角钩藤汤】(凉肝息风法　俞氏经验方)　羚角片钱半,先煎　霜桑叶二钱　京川贝四钱,去心　鲜生地五钱　双钩藤三钱,后入　滁菊花三钱　茯神木三钱　生白芍三钱　生甘草八分　淡竹茹五钱,鲜刮,与羚角先煎代水。

【方解】肝经热盛,热极动风为本方主证。症见高热不退,烦闷躁动,手足抽搐,发为痉厥,甚则神昏,舌质绛干,或舌焦起刺,脉弦数者。方中羚羊角、钩藤清热凉肝,息风解痉;桑叶、菊花凉肝息风;生地黄、白芍、甘草酸甘化阴,滋阴增液,柔肝舒筋;竹茹、川贝母清热化痰;热扰心神,故用茯神木以宁心安神;甘草调和诸药。全方共奏凉肝息风、增液舒筋之效。

《重订通俗伤寒论》相关条文

邪热传入厥阴脏证　口苦消渴,气上冲心,心中疼热,饥不欲食,食则吐蛔,或泄利下重,虽泄不爽,或便脓血,或溺血赤淋。舌紫赤,脉弦数。此阳经热邪,传入足厥阴脏本病也……若火旺生风,风助火势,头晕目眩,胸胁胀痛,四肢厥冷,烦闷躁扰,甚则手足瘈疭,状如痫厥,便泄不爽,溺赤涩痛。舌焦紫起刺,脉弦而劲。此肝风上翔,邪陷包络,厥深热亦深也。法当熄风开窍,羚角钩藤汤加紫雪五分或八分急救之。若吐蛔而昏厥者,此为蛔厥……舌绛而碎,生黄白点,点小如秫,或舌苔现槟榔纹,隐隐有点,脉乍数乍疏,忽隐忽现。此胃肠灼热如沸,蛔动扰乱之危候也,小儿最多,妇人亦有。速投连梅安蛔汤调下妙香丸,清肝驱虫以救之。羚角钩藤汤不可与。(《重订通俗伤寒论·伤寒本证·大伤寒》)

伤寒夹湿一症,江浙两省为最繁,通用五苓散加羌防,为对症处方之常法。若湿竭化燥,热极发痉者,误治居多,择用清燥养营汤、羚角钩藤汤,随证加减以救误。(《重订通俗伤寒论·伤寒兼证·伤寒兼湿》)

冷风引发伏热,先与葱豉桔梗汤,轻清疏风以解表,继与新加白虎汤,辛凉泄热以清里。里热大盛,已见风动瘈疭者,速与羚角钩藤汤,甘咸静镇以熄风,终与人参白虎汤,加鲜石斛、梨汁、蔗浆等,甘寒救液以善后。(《重订通俗伤寒

论·伤寒兼证·风温伤寒》）

如肝风内动，横窜筋脉，手足瘛疭者，急用羚角钩藤汤，熄肝风以定瘛疭。（《重订通俗伤寒论·伤寒兼证·春温伤寒》）

痉厥并臻，状如惊痫者，伏暑内陷足厥阴肝脏也，羚角钩藤汤加紫雪，熄风开窍以急救之。《重订通俗伤寒论·伤寒兼证·冬温伤寒》

若少厥并受，时毒大盛，风火交煽，痉厥兼臻者，速与羚角钩藤汤，加犀角汁（二瓢）、金汁（二两）、童便（一杯、冲）、紫雪（五分至八分），泻火熄风以消毒、继与七鲜育阴汤，清滋津液以善后。（《重订通俗伤寒论·伤寒兼证·大头伤寒》）

痰火烁肝，肝藏相火而主筋，轻则头晕耳鸣，嘈杂不寐，手足躁扰，甚发瘛疭，法当清火镇肝，羚角钩藤汤加减。（《重订通俗伤寒论·伤寒夹证·夹痰伤寒》）

痫热发痉，初用羚角钩藤汤，调下猴马二宝散，药汤调下。（《重订通俗伤寒论·伤寒坏证·伤寒转痉》）

医家经典论述及临床应用

何廉臣：肝藏血而主筋，凡肝风上翔，症必头晕胀痛，耳鸣心悸，手足躁扰，甚则瘛疭，狂乱痉厥，与夫孕妇子痫，产后惊风，病皆危险。故以羚、藤、桑、菊息风定痉为君；臣以川贝善治风痉，茯神木专平肝风；但火旺生风，风助火势，最易劫伤血液，尤必佐以芍、甘、鲜、地酸甘化阴，滋血液以缓肝急；使以竹茹，不过以竹之脉络通人之脉络耳。此为凉肝息风，增液舒筋之良方。然惟便通者，但用甘咸静镇，酸泄清通，始能奏效；若便闭者，必须犀连承气，急泻肝火以息风，庶可救危于俄顷。（《增订通俗伤寒论》）

张文选：本方寓四法，其证主要有四个方面：一是生地、白芍对应的营热肝阴不足证，如舌红赤少苔；二是桑叶、菊花对应的肝经风热证，如头痛、眩晕等；三是羚羊角、钩藤对应的肝热动风证，如抽风、痉厥、手足瘛疭等；四是贝母、竹、茯神合羚羊角、钩藤对应的风痰热证，如口吐涎沫，口眼㖞斜，肢体不遂、疼痛麻木等。（《温病方证与杂病辨治》）

第二节　安宫牛黄丸类方鉴别

方名	组成	主症	舌脉	辨证要点	治法	方源
安宫牛黄丸	牛黄、郁金、犀角(现已禁用,多以水牛角代)、黄连、朱砂、冰片、麝香、珍珠、栀子、雄黄、金箔、黄芩	高热烦躁,神昏谵语,或舌强语謇肢厥,及中风昏迷,小儿惊厥属邪热内闭	舌浊	温热病,热邪内陷心包,痰热壅闭心窍	泄热解毒、开窍醒神	《温病条辨》
紫雪丹	滑石、石膏、寒水石、磁石、羚羊角、木香、犀角(现已禁用,多以水牛角代)、沉香、丁香、升麻、玄参、炙甘草	高热烦躁,神昏谵语,痉厥,口渴唇焦,尿赤便闭,及小儿热盛惊厥	舌浊	窍闭兼气血两燔动风	清包络之热而开内窍	《温病条辨》
至宝丹	犀角(现已禁用,多以水牛角代)、朱砂、琥珀、玳瑁、牛黄、麝香、安息香	神昏谵语,身热烦躁,痰盛气粗,小儿惊厥属痰热内闭	舌红苔黄垢腻,脉滑数	营热窍闭明显而热毒内壅不甚	开窍化浊,凉开轻剂	《温病条辨》
羚角钩藤汤	羚羊角、桑叶、川贝母、生地黄、钩藤、菊花、茯神、白芍、甘草、竹茹	高热不退,烦闷躁动,手足抽搐,发为痉厥,甚则神昏	舌质绛干,或舌焦起刺,脉弦数	肝经热盛,热极动风	凉肝息风,增液舒筋	《重订通俗伤寒论》

第三节　安宫牛黄丸类方临床应用

医案一　**姜德清医案**

温疫昏厥案

姜德清(住平度北七里河)

[**病者**]官忠学,年五十岁,住平度城北花园。

[**病名**]温疫昏厥。

[**原因**]辛酉年八月染疫,前医叠次攻下而无效。

[**证候**]初起恶寒头痛,四肢酸疼,叠经误治,遂致舌胀满口,不能言语,昏不识人,呼之不应,小便自遗,便闭,旬余大小腹胀,按之板硬。

[诊断]六脉洪大,齿垢紫如干漆。脉证合参,此极重之温疫昏厥也。医者不明病源,发表数次,大耗其液,温补药多,更助其火,火炽液伤,上蒸心脑,下烁胃肠,病之所以酿成坏象也。

[疗法]汤丸并进,因重用生石膏直清阳明,使其敷布十二经,退其淫热为君,犀角、川连、黄芩、连翘泄心肺之火为臣,元参、生地、知母抑阳扶阴,泄其亢甚之火而救欲绝之水为佐,丹皮、赤芍、栀子泄肝经之火为使。令其先用利便糖衣丸五粒,接服蓖麻油一两。服后约一时许,大便自下,大小腹俱软。速进汤药两剂头煎,调服安宫牛黄丸两颗。

[处方]生石膏(八两,研细) 真犀角(四钱) 小川连(四钱) 黄芩(四钱) 青连翘(三钱) 元参(一两) 鲜生地(一两) 知母(八钱) 丹皮(三钱) 赤芍(三钱) 焦栀子(三钱) 生绿豆(二两) 鲜竹叶(五钱,煎汤代水)

安宫牛黄丸方

犀角末(一两) 小川连(一两) 黄芩(一两) 焦栀子(一两) 广郁金(一两,生打) 明雄黄(一两) 飞辰砂(一两) 珍珠(五钱) 台麝香(二钱半) 真冰片(二钱半)

共为细末,炼蜜为丸,赤金为衣,每丸重三分,金银花、薄荷煎水送。

次诊 六脉和而略大,齿垢净尽,舌尚干,能言语,惟昏谵未净除,是余热未清。原方减其用量,再进两服,间用安宫牛黄丸一颗,药汤调服。

[次方]生石膏(四两,研细) 真犀角(二钱) 小川连(二钱) 黄芩(二钱) 青连翘(三钱) 元参(六钱) 鲜生地(八钱) 知母(六钱) 粉丹皮(三钱) 赤芍(二钱) 焦吐栀(三钱) 生绿豆(一两) 鲜竹叶(三钱)

安宫牛黄丸一颗(研细,药汤调服)

三诊 六脉和平,舌苔退而微干,时有错语。仿增液汤意,令其连进两剂,间用万氏牛黄丸一颗,药汤调下。

[三方]仿增液汤意

生石膏(二两,研细) 细生地(八钱) 知母(六钱) 连心麦冬(四钱) 万氏牛黄丸(一颗,研细,药汤调下)

万氏牛黄丸方

西牛黄(五分) 小川连(一两) 黄芩(二钱) 广郁金(四钱) 生山栀(六钱) 飞辰砂(三钱) 共为细末,神曲糊丸。

[效果]八日即能起坐,旬余胃健而愈。

廉按 病则温疫昏厥,药则中西并进,方则从余氏师愚、吴氏鞠通两家择用,清矫雄健,卓尔不群,真胆识兼全之验案也。(《全国名医验案类编》)

医案二 **何拯华医案**

肝经伏暑案（妇科）

何拯华（绍兴同善局）

[**病者**] 金姓妇,年二十五岁,住平水镇。

[**病名**] 肝经伏暑。

[**原因**] 素因肝郁善怒,九月间伏暑感秋燥而发。

[**证候**] 初起身热,咳嗽咳痰,黏而不爽,继即手足麻木,瘛疭神昏。

[**诊断**] 脉右浮涩沉数,左弦小数,舌鲜红,两边紫。脉证合参,张司农《治暑全书》所谓"暑入肝经则麻木"。余则谓暑冲心包,热极动风,则神昏瘛疭也。

[**疗法**] 当先从肝心透出,使仍归肺,肺主皮毛,邪从皮毛而外达,故以羚角、鲜地、银、翘清营熄风为君,木瓜、蒺藜、益元散等舒筋清暑为臣,佐以紫雪芳透,使以鲜石菖蒲辛开,皆欲其伏邪外达之意耳。

[**处方**] 羚角片（一钱,先煎） 鲜生地（八钱） 济银花（二钱） 青连翘（三钱） 陈木瓜（一钱） 刺蒺藜（二钱） 益元散（三钱） 鲜荷叶（包） 紫雪丹（四分,药汤调下） 鲜石菖蒲（钱半,生冲）

次诊 连进两剂,瘛疭除,神识清,身反大热,咳痰韧黄,脉右浮滑搏数,舌红渐淡,起黄燥薄苔,此伏邪从肺胃外溃也。当用辛凉清燥,领邪外出法。

[**次方**] 冬桑叶（二钱） 苏薄荷（一钱） 生石膏（六钱,研细） 淡竹沥（两瓢,分冲） 光杏仁（三钱） 牛蒡子（二钱,杵） 青蒿脑（钱半） 雅梨汁（两瓢,分冲）

先用野菰根二两、鲜枇杷叶一两,去毛筋净,煎汤代水。

[**效果**] 两剂热退,咳痰亦减。终用吴氏五汁饮,调理而痊。

廉按 伏暑晚发,病最缠绵难愈,发表则汗不易出,过清则肢冷呕恶,直攻则便易溏泻,辛散则唇齿燥烈,此用药之难也。其为病也,竟有先发瘰、次发疹、又次发斑而病始轻者,亦有疹斑并发,又必先便黑酱、次便红酱、终便淡黄粪而热势始退者。王孟英所谓如剥蕉抽茧,层出不穷,真阅历精深之言也。此案病势虽猛,而方药对症,竟能速效者,以来势愈烈,去势愈捷,乃物极必反之理耳。（《全国名医验案类编》）

医案三 **陈作仁医案**

中风闭证案（内科）

陈作仁（住南昌中大街四川会馆）

[病者]廖大新,年五十二岁,九江人,居乡。

[病名]中风闭证。

[原因]其人火体身壮,春感外风,引动内风,风火相煽而发病。

[证候]初起头痛身热,自汗恶风;继即猝然昏倒,口眼㖞斜,痰涌气粗,人事不知。

[诊断]左关脉浮弦数,右沉弦数,重按来去有力。显系风火相煽,挟痰涎上壅清窍,陡变昏厥闭证。此即《内经》所谓"血之与气,并走于上,则为大厥"也。其气复返则生,不返则内闭而外脱矣。

[疗法]先以熄风开痰,通其窍闭为首要。急用羚角、钩藤以熄风,至宝丹合厥证返魂丹以通窍,竹沥、姜汁以开痰。俟神苏后,仿缪仲淳法,再进桑叶、菊花、蒺藜、花粉清热定风为君,石决明、蛤壳、栝蒌、川贝降气豁痰为臣,佐竹沥以通络除痰,鲜石菖蒲汁以通气清窍。必须风静痰除,仿许学士珍珠母丸法,以珠母、龙齿潜阳镇肝为君,枣、柏、茯神清养摄纳为臣,佐以西参、地、芍,为滋养阴虚者设法,使以石斛、鸡金,为增液健胃以善后。

[处方]羚角片(钱半,先煎) 双钩藤(六钱) 淡竹沥(两大瓢) 生姜汁(四小匙,和匀同冲)

至宝丹(一颗) 厥证返魂丹二颗,研细,药汤调下

[次方]冬桑叶(二钱) 滁菊花(二钱) 白蒺藜(钱半) 天花粉(三钱) 石决明(一两) 海蛤壳(四钱,同打) 栝蒌仁(四钱,杵) 川贝母(三钱,去心) 淡竹沥(两大瓢) 鲜石菖蒲汁(一小匙,和匀同冲)

[三方]珍珠母(一两) 青龙齿(三钱,同打) 炒枣仁(钱半) 柏子仁(三钱) 辰茯神(三钱) 西洋参(钱半) 细生地(三钱) 生白芍(三钱) 鲜石斛(三钱) 生鸡金(二钱,打)

[效果]初方连进三剂头煎,大吐痰涎,神识清醒。续进次方三剂,已无痰热上涌,口眼㖞斜亦除。连进三方四剂,胃动纳食,人能行动而瘥矣。

廉按 中风之为病,有触外风引动内风者,亦有不挟外风而内风自动者。此案虽由邪风外袭,而实则阴虚火亢。内风易动,故一触即发,亦当从内风主治,急熄风宣窍、顺气开痰为第一要法。所列三方,虚实兼到,层次井然,凌躐急功者,可取法焉。(《全国名医验案类编》)

医案四 刘渡舟医案

史某,男,22岁。患癫痫病,每月发作两次。发作时人事不知手足抽搐,头痛目赤,喉中痰鸣。视其舌质红绛,苔黄,切其脉沉弦滑数。辨为肝火动风、动

痰,上扰心宫,发为癫痫。脉弦主肝病,滑数为痰热,而舌苔色黄故知其然也。法当凉肝熄风,兼化痰热。处方:桑叶10g,菊花10g,牡丹皮10g,白芍30g,钩藤10g,夏枯草10g,栀子10g,龙胆草10g,生地黄10g,生石决明30g,甘草6g,竹茹12g,黛蛤散(包煎)10g,玄参12g。服药后颓然倒卧,鼾声大作,沉睡两日,其病竟瘥。(《刘渡舟临证验案精选》)

医案五　赵绍琴医案

孙某,女,37岁。初诊:脉象弦滑细数,心烦梦多,大便干结,血压偏高,头痛偏左,痛如针刺。此阴分不足,血虚不能养肝,肝阳化风,风动则头痛必作,舌红且干,阴伤热生之象也。先用清上实下方法:桑叶10g,菊花10g,钩藤(后下)10g、生石决明20g,生牡蛎20g,白芍10g,甘草6g,木瓜10g。二诊:头痛略减,脉象弦细,舌红口干,再以前法,参以养血育阴,冀其风息痛止。处方:桑叶10g,菊花10g,钩藤(后下)10g、生石决明20g,生牡蛎20g,白芍10g,甘草6g,女贞子10g,旱莲草10g,夏枯草10g,牛膝10g。三诊:药后痛止眠安,仍以前法进退。忌食辛辣肥甘为要。原方继进10剂。(《赵绍琴临证验案精选》)

第十一章　导赤散类方临证思辨

　　导赤散出自《小儿药证直诀》,治心热,口糜舌疮,后世扩大其治疗范围,用于治疗心热下移小肠而引起的小便赤涩淋痛等小肠热证。本章详论了以导赤散为代表的具有清心凉血功效的几个临床常用方剂,如导赤清心汤、清心莲子饮。此组方剂除了采用清泄心经实热的药味,均一定程度上含有滋肾水之品,利水而不伤阴,补北以泻南。

第一节　导赤散类方

一、导赤散

　　【导赤散】生地黄　木通　甘草各等分　上同为末,每服三钱,水一盏,入竹叶七片,同煎至五分,食后温服。

　　【方解】心经热盛为本方主证,小便赤涩刺痛为心移热于小肠之兼证。方用生地黄清心凉血,下滋肾水;木通上清心火,下利小肠;竹叶清心除烦,引热从小便而出;甘草清热解毒,调和诸药。全方清心凉血,利水通淋。

⊏═══ 《小儿药证直诀》相关条文 ═══⊐

　　视其睡,口中气温,或合面睡,及上窜咬牙,皆心热也。导赤散主之。(《小儿药证直诀·脉证治法·心热》)

　　赤者,心热,导赤散主之。(《小儿药证直诀·脉证治法·目内证》)

　　目连扎不揿,得心热则揿。治肝,泻青丸;治心,导赤散主之。(《小儿药证直诀·脉证治法·肝有风》)

　　目直视不揿,得心热则揿。治肝,泻青丸;治心,导赤散主之。(《小儿药证直诀·脉证治法·肝有热》)

　　凡病或新或久,皆引肝风,风动而上于头目,目属肝,肝风入于目,上下左右如风吹,不轻不重,儿不能任,故目连扎也。若热入于目,牵其筋脉,两眦俱紧,不能转视,故目直也。若得心热则搐,以其子母俱有实热,风火相搏故也。治肝,泻青丸;治心,导赤散主之。(《小儿药证直诀·脉证治法·肝有风甚》)

因潮热,巳、午、未时发搐,心神惊悸,目上视,白睛赤色,牙关紧,口内涎,手足动摇。此心旺也,当补肝治心。治心,导赤散、凉惊丸;补肝,地黄丸主之。(《小儿药证直诀·脉证治法·日午发搐》)

因潮热,申、酉、戌时不甚搐而喘,目微斜视,身体似热,睡露睛,手足冷,大便淡黄水。是肺旺,当补脾治心肝。补脾,益黄散;治肝,泻青丸;治心,导赤散主之。(《小儿药证直诀·脉证治法·日晚发搐》)

因潮热,亥、子、丑时不甚搐,而卧不稳,身体温壮,目睛紧斜视,喉中有痰,大便银褐色,乳食不消,多睡,不纳津液。当补脾治心。补脾,益黄散;治心,导赤散、凉惊丸主之。(《小儿药证直诀·脉证治法·夜间发搐》)

医家经典论述

叶天士:其有舌心独绛而干者,亦胃热而心营受灼也,当于清胃方中加入清心之品,否则延及于尖,为津干火盛之候矣。舌尖独绛而干,此心火上炎,用导赤散泻其腑。(《温热论》)

吴谦:赤色属心,导赤者,导心经之热从小肠而出,以心与小肠为表里也。然所见口糜舌疮、小便黄赤、茎中作痛、热淋不利等证,皆心热移于小肠之证。故不用黄连直泻其心,而用生地滋肾凉心,木通通利小肠,佐以甘草梢,取易泻最下之热,茎中之痛可除,心经之热可导也。此则水虚火不实者宜之,以利水而不伤阴,泻火而不伐胃也。若心经实热,须加黄连、竹叶,甚者更加大黄、亦釜底抽薪之法也。(《删补名医方论》)

罗美:季楚重曰:经云:两精相搏谓之神。是神也者,待心中之真液,肾中之真气以养者也,故心液下交而火自降,肾气上承而水自生。前贤以生脉救真液,是治本不治标也;导赤散清邪火,是治标以固本也。钱氏制此方,意在制丙丁之火,必先合乙癸之治。生地黄凉而能补,直入下焦,培肾水之不足,肾水足,则心火自降;尤虑肝木妄行,能生火以助邪,能制土以盗正,佐以甘草梢,下行缓木之急,即以泻心火之实,且治茎中痛;更用木通导小肠之滞,即以通心火之郁,是一治两得者也。泻心汤用黄连,所以治实邪,实邪责木之有余,泻子以清母也;导赤散用地黄,所以治虚邪,虚邪责水之不足,壮水以制火也。此方凉而能补,较之用苦寒伐胃,伤其生气者远矣。(《古今名医方论》)

汪昂:此手少阴、太阳药也。生地凉心血,竹叶清心气(叶生竹上,故清上焦),木通降心火,入小肠(君火宜木通,相火宜泽泻,行水虽同,所用各别。君,心火也;相,肾火也),草梢达茎中而止痛(便赤淋痛),以共导丙丁之火,由小水而出也(小肠为丙火,心为丁火。心热泄小肠,釜底抽薪之义也。易老用导赤散合五苓散,治口糜神效,经曰:膀胱移热于小肠,膈肠不便,上为口糜。亦有用理中汤加附子者,因脾胃虚衰之火,被逼上炎,故用参术甘草补其土,姜附散其寒,则火得所助,接引退舍矣。《纲目》曰:心气热则上窜,宜导赤散;肾气虚则下窜,宜地黄丸。)(《医方集解》)

医家临床应用

王士雄:言者,心之声也。病中谵妄,乃热扰于心。瘥后多言,余热未净。譬如灭火,其火已息,犹存余焰也。雄按:宜导赤散加麦冬、莲子心、朱砂染灯心。(《温热经纬·余师愚疫病篇·疫证条辨》)……雄按:本方去甘草,加黄芩蜜丸,名火府丹,亦治心热溺涩淋渴等证;本方加升麻、黄连、丹皮,名升麻清胃汤。轻清凉血,乃秦皇士透化斑疹之良剂。(《温热经纬》)

马宗元:温邪烦躁,神糊谵语而遗尿者,为热,白虎汤合导赤散。(《温病辨症》)

二、导赤清心汤

【导赤清心汤】(清降包络心经虚热法 俞氏经验 从导赤泻心汤加减) 鲜生地六钱 辰茯神二钱 细木通五分 原麦冬一钱辰砂染 粉丹皮二钱 益元散三钱包煎 淡竹叶钱半 莲子心三十支冲 辰砂染灯心二十支 莹白童便一杯冲

【方解】热陷心经,内蒸包络,舌赤神昏,小便短涩赤热为本方主证。方中生地黄、麦冬滋阴生津,清养心阴;因热扰心神,故以茯神安神定志;木通、淡竹叶淡渗通利,配莲子心清心除烦,益元散泻心火除湿,辰砂染灯心草宁心安神;牡丹皮清热凉血,童便滋阴降火、凉血散瘀。全方共奏益阴清热、养心安神之效。

《重订通俗伤寒论》相关条文

热陷心经,内蒸包络,舌赤神昏,小便短涩赤热,必使其热从小便而泄者,以心与小肠相表里也。但舌赤无苔,又无痰火,其为血虚热盛可知。故以鲜地凉心血以泻心火,丹皮清络血以泄络热为君。然必使其热有去路,而包络心经之热乃能清降,故又臣以茯神、益元、木通、竹叶,引其热从小便而泄。佐以麦冬、灯芯均用朱染者,一滋胃液以清养心阴,一通小便以直清神识。妙在使以童便莲心咸苦达下,交济心肾以速降其热,是以小便清通者,包络心经之热,悉从下降,神气即清矣。此为清降虚热,导火下行之良方。服后二三时许,神识仍昏者,调入西黄一分,以清神气,尤良。(《重订通俗伤寒论·六经方药·清凉剂》)

若兼神昏谵语,溲短赤热者,此君火被相火蒸逼,水不制火而神明内乱,陶节庵所谓过经不解是也。治宜清火利水,导赤清心汤主之。(《重订通俗伤寒论·伤寒本证·大伤寒》)

若少阴伏气温病,骤感春寒而发者,必先辛凉佐甘润法,酌用七味葱白汤、加减葳蕤汤二方,以解外搏之新邪。继进甘寒复苦泄法,酌用犀地清络饮、导赤清心汤二方,以清内伏之血热。(《重订通俗伤寒论·伤寒兼证·春温伤寒》)

若邪舍于营而在血分,先与加减葳蕤汤,加青蒿脑、粉丹皮,滋阴宣气,使津液外达,微微汗出以解表。继即凉血清营以透邪,轻则导赤清心汤,重则犀地清络饮,二方随证加减。(《重订通俗伤寒论·伤寒兼证·伏暑伤寒》)

若无淋毒,但心经遗热于膀胱,膀胱热结则尿血,症见虚烦不寐,或昏睡不省,或舌咽作痛,或怔忡懊恼,治宜凉血泄热,导赤清心汤去茯、麦,加焦栀、瞿麦、琥珀。(《重订通俗伤寒论·伤寒夹证·夹血伤寒》)

医家经典论述及临床应用

张婉成:本方具有清解心包蕴热,导火下行之功。近代文献中常用此方治疗泌尿系感染、前列腺炎、精神分裂症、更年期综合征等,然而用以治疗性病后综合征者尚未见报道。对性病后综合征的病人医生甚感棘手,他们中大部分人精神抑郁,善思多疑,根据中医辨证此类病人肝气不疏,肝郁化火,上扰神明,母病及子,故出现心烦不寐,头晕。再则心与小肠相表里,心移热于小肠,出现尿道烧灼感,尿道口有分泌物。久病及肾,部分病人由于病程长,加之滥用药物,必致肝肾阴亏,肾阴不能上济于心,又可导致心火偏亢。导赤清心汤中的生地、丹皮滋阴、凉血,益元散、木通、淡竹叶清热、泻火、利湿,茯神、麦冬、莲子心泻火、宁心安神。诸药合用具有清热利湿,导火下行之功,用于治疗性病后综合征可谓是药证相符。(《导赤清心汤治疗性病后综合征28例初探》)

三、清心莲子饮

【清心莲子饮】黄芩 麦门冬去心 地骨皮 车前子 甘草炙,各半两 石

莲肉去心　白茯苓　黄芪蜜炙　人参各七两半　上锉散。每三钱,麦门冬十粒,水一盏半,煎取八分,去滓,水中沉冷,空心,食前服。发热加柴胡、薄荷煎。

【方解】心火妄动,气阴两虚,湿热下注为本方主证,主治上盛下虚,心火炎上,遗精白浊,妇人带下赤白,或肺肾亏虚,心火刑金,口舌干燥,渐成消渴,睡卧不安,四肢倦怠,病后气不收敛,阳浮于外,五心烦热。本方清心利湿,益气养阴,方中莲子肉清心火而下交于肾;黄芩、地骨皮清退虚热;车前子、茯苓清利膀胱湿热;麦冬、人参、黄芪、甘草益气养阴,虚实兼顾,标本同治。

《太平惠民和剂局方》相关条文

治心中蓄积,时常烦躁,因而思虑劳力,忧愁抑郁,是致小便白浊,或有沙膜,夜梦走泄,遗沥涩痛,便赤如血;或因酒色过度,上盛下虚,心火炎上,肺金受克,口舌干燥,渐成消渴,睡卧不安,四肢倦怠,男子五淋,妇人带下赤白;及病后气不收敛,阳浮于外,五心烦热。药性温平,不冷不热,常服清心养神,秘精补虚,滋润肠胃,调顺血气。(《太平惠民和剂局方·[宝庆新增方]·清心莲子饮》)

医家经典论述及临床应用

杨士瀛:治上盛下虚,心火炎上,口苦咽干,烦渴微热,小便赤涩,或欲成淋,并皆治之。(《仁斋直指》)

危亦林:治上盛下虚,心火炎上,口苦咽干,烦渴微热,小便赤涩,或欲成淋,并宜服之。(《世医得效方》)

薛己:治悬痈势退,惟小便赤涩。(《外科经验方》)

第二节　导赤散类方鉴别

方名	组成	主症	舌象	辨证要点	治法	方源
导赤散	生地黄、木通、甘草、竹叶	口糜舌疮、小便黄赤、茎中作痛、热淋不利	舌浊	心经热盛,热移小肠	清心凉血,利水通淋	《小儿药证直诀》
导赤清心汤	鲜生地黄、辰茯神、细木通、原麦冬、粉牡丹皮、益元散、淡竹叶、莲子心、辰砂染灯心草、莹白童便	神昏,小便短涩赤热	舌赤	热陷心经,内蒸包络	益阴清热、养心安神	《重订通俗伤寒论》

方名	组成	主症	舌象	辨证要点	治法	方源
清心莲子饮	黄芩、麦冬、地骨皮、车前子、炙甘草、石莲子肉、白茯苓、蜜炙黄芪、人参	上盛下虚,心火炎上,遗精白浊,妇人带下赤白,或肺肾亏虚,心火刑金,口舌干燥,渐成消渴,睡卧不安,四肢倦怠,病后气不收敛,阳浮于外,五心烦热	舌赤少苔	心火妄动,气阴两虚,湿热下注	清心利湿,益气养阴	《太平惠民和剂局方》

第三节　导赤散类方临床应用

医案一　刘以敏医案

某女,40个月。2012年4月15日初诊。发热,进食困难2天。症见:发热,体温38.5~39.2℃,咽痛,流涎,进食困难。检查见:体温39.2℃,咽充血,双扁桃体肿大,咽喉壁、扁桃体可见疱疹及溃疡,手足无疱疹。舌红,苔黄稍腻,脉浮数。西医诊断:疱疹性咽峡炎;中医诊断:口疮(心脾火旺)。治以清心泄热,升阳散火,导赤散合泻黄散加减,生地黄9g,灯心草2g,生甘草梢、竹叶各4g,藿香6g,栀子(炒)3g,石膏20g,升麻5g,柴胡10g,大青6g,神曲9g,薏苡仁10g,2剂/d,水煎200ml,早晚口服。2014年4月18日复诊。药后第2天体温正常,流涎缓解,咽痛好转,开始进食。检查见:体温36.5℃,咽充血,双扁桃体肿大,咽喉壁、扁桃体可见少量溃疡,手足无疱疹。舌红,苔黄少津,脉细稍数。原方石膏减至10g,柴胡减至6g,去薏苡仁,加天花粉6g,又予2剂后未再来诊。(《刘以敏导赤泻黄散治疗小儿急性疱疹性咽峡炎》)

医案二　张琪医案

患者,男,19岁,学生,2012年5月9日就诊。患者因高考日近,熬夜读书,遂致失眠多梦,头晕健忘,上课注意力不能集中,近2个月频发梦中遗精,每周2~3次,醒后伴神疲倦怠,咽干口苦,小便短赤,余沥不尽,舌红,舌体前半部光剥,舌根有黄腻苔,脉细数。辨证为气阴不足,君相火旺,心肾不交。治拟益气养阴、泻火利湿、交通心肾。处方:石莲子30g,麦冬15g,太子参15g,黄芩9g,

地骨皮 15g,茯神 10g,煅龙骨(先煎)15g,车前子(包煎)15g,滑石(包煎)15g,甘草 3g。水煎服,每日 1 剂。服药 7 剂后,患者小便转清,夜寐渐安,服药期间未出现梦遗。守方加芡实 15g、金樱子 15g。继服 14 剂后,夜寐渐酣,自觉精神转佳,精力充沛,夜寐梦不多,遗精未作。守方稍作调整,继服 14 剂巩固疗效。

按 明代黄承昊《折肱漫录·遗精》记载:"梦遗之证……用心太过则火亢而上,火亢则水不升,而心肾不交矣。"本案患者案牍劳累,营阴暗耗,心火内炽则失眠、多梦;相火妄动,扰动精室,则梦中遗精频频;心火下移小肠,不能泌清别浊,故湿热蕴结下焦。治当养阴泻火、清利湿热,宗清心莲子饮加减。方中石莲子清心火而益气阴,兼能秘精气;太子参、麦冬益气养阴而清心火;黄芩苦寒直折;地骨皮退虚热;滑石合甘草乃六一散,伍车前子清热利湿而能通淋;煅龙骨收敛固涩,针对标病而设,且固正而无敛邪之弊。全方益气养阴、清利湿热,正邪兼顾而交通心肾,故首诊即效。二诊时,邪渐去而气阴渐复,故加入具有收敛固涩作用的芡实、金樱子,取水陆二仙丹之意以秘精气。(《张琪运用清心莲子饮经验体悟》)

第十二章　青蒿鳖甲汤类方临证思辨

《本草新编》云:"青蒿,味苦,气寒,无毒。入胃、肝、心、肾四经。专解骨蒸劳热,尤能泻暑热之火,愈风疹瘙痒,止虚烦盗汗,开胃,安心痛,明目,辟邪,善养脾气,此药最佳。"《本草经集注》云:"鳖甲,味咸,平,无毒。主治心腹癥瘕,坚积,寒热,去痞,息肉,阴蚀,痔,恶肉。治温疟,血瘕,腰痛,小儿胁下坚。"鳖甲咸寒,直入阴分,滋阴退热,搜剔血分络脉结邪;青蒿苦辛而寒,气芳香,清热透络,引邪外出。两药相配,使阴分伏热有外达之机,适用于阴虚内热之证。本章即介绍了方含青蒿、鳖甲为主的三首方剂,诸方清虚热,各自擅长有所侧重,但均可用于临床中原因不明的发热,各类传染病恢复期低热等证属阴虚内热,低热不退者。

第一节　青蒿鳖甲汤类方

一、青蒿鳖甲汤

【(中焦)青蒿鳖甲汤】(苦辛咸寒法)　青蒿三钱　知母二钱　桑叶二钱　鳖甲五钱　丹皮二钱　花粉二钱　水五杯,煮取二杯。疟来前,分二次温服。

【方解】阴分血络伏热为本方主证。方中青蒿、鳖甲、知母、牡丹皮滋阴凉血,清热透邪,使热从阴分外出而解,天花粉清热生津止渴,桑叶凉肝疏散热邪,全方滋阴凉血,清芳宣透少阳。《温病条辨·下焦篇》风温温热第12条另外记载有一首青蒿鳖甲汤,两方同名而组成主治不同,为了避免混淆,此分别将其命名为中焦青蒿鳖甲汤与下焦青蒿鳖甲汤。

〓《温病条辨》相关条文〓

八三、脉左弦,暮热早凉,汗解渴饮,少阳疟偏于热重者,青蒿鳖甲汤主之。
少阳切近三阴,立法以一面领邪外出,一面防邪内入为要领。小柴胡汤以柴胡领邪,以人参、大枣、甘草护正;以柴胡清表热,以黄芩、甘草苦甘清里热:半夏、生姜两和肝胃,蠲内饮,宣胃阳,降胃阴,疏肝,用生姜大枣调和营卫。使表者不争,里者内安,清者清,补者补,升者升,降者降,平者平,故曰和也。青蒿鳖甲汤,用小柴胡法而小变之,却不用小柴胡之药者,小柴胡原为伤寒立方,疟缘于暑湿,其受邪之源,本自不同,故必变通其药味,以同在少阳一经,故不能离其法。青蒿鳖甲汤以青蒿领邪,青蒿较柴胡力软,且芳香逐秽,开络之功,则较柴胡有独胜。寒邪伤阳,柴胡汤中之人参、甘草、生姜,皆护阳者也;暑热伤阴,故改用鳖甲护阴,鳖甲乃蠕动之物,且能入阴络搜邪。柴胡汤以胁痛、干呕为饮邪所致,故以姜、半通阳降阴而清饮邪;青蒿鳖甲汤以邪热伤阴,则用知母、花粉以清热邪而止渴,丹皮清少阳血分,桑叶清少阳络中气分。宗古法而变古方者,以邪之偏寒偏热不同也,此叶氏之读古书,善用古方,岂他人之死于句下者,所可同日语哉!(《温病条辨·中焦篇·湿温》)

医家经典论述

张秉成:夫疟邪固皆伏于肝胆者为多,但当辨其气分、血分之异。如小柴胡汤,治邪在肝胆气分者也。若肝胆营血不足者,则邪乘虚入,而为前证矣。故以鳖甲入肝胆,养阴退热,搜其经络之结邪,丹皮凉其血热,知母安其肾水。热邪内发,津液耗伤,故用花粉清热而止渴。青蒿入肝胆血分,疏邪出表。然邪之由营达卫,气分未有不经扰攘者,故用桑叶之入少阳气分,行经达络,以尽肝胆之余邪耳。(《成方便读》)

张文选:中焦青蒿鳖甲汤是小柴胡汤的变通方,吴瑭指出:"小柴胡原为伤寒立方疟缘于暑湿,其受邪之源,本自不同,故必变通其药味,以同在少阳一经,故不能离其法。"小柴胡汤用柴胡、黄芩清解热邪、和解少阳;本方以青蒿、知母清透少阳、滋阴泄热。小柴胡汤用半夏、生姜通胃阳而降逆止呕;此方用天花粉、桑叶滋胃阴、宣降肺气而布津止渴。小柴胡汤以人参、甘草、大枣甘温补益胃气,托邪外出;此方用鳖甲、丹皮咸寒滋阴凉血,搜邪透络。全方滋阴凉血,清芳宣透少阳,是一首治疗少阳血分郁热证的专方。曹炳章将本方推举为"少阳温疟,营分伏热之主方";并认为此方具有"驱饮邪、护阴、清热、止渴,并分清气血"的重要作用。(《增补评注温病条辨·中焦篇·湿温》)本方不仅可以治疗叶氏所谓的少阳疟证,而且可以治疗杂病热在血分,发为类似疟疾表现的各种病证。(《温病方证与杂病辨治》)

二、清骨散

【**清骨散**】银柴胡—钱五分　胡黄连　秦艽　鳖甲醋炙　地骨皮　青蒿　知母各一钱　甘草五分　水二盅,煎八分,食远服。血虚甚加当归、芍药、生地。嗽多加阿胶、麦门冬、五味子。

【**方解**】虚劳骨蒸为本方主证。方中方用银柴胡甘微寒,善退虚热而无苦泄之弊,为君药。知母滋阴润燥,泻肺肾虚火,胡黄连清血分之热;地骨皮清泄肺热,除有汗骨蒸;青蒿、秦艽善透伏热,使从外解,诸药配合内清外透,共为臣药。佐鳖甲滋阴潜阳,并引诸药入阴分。少用甘草调和诸药为使。全方清虚热,退骨蒸,主治症见低热日久不退唇红颧赤,形瘦盗汗,舌红少苔,两脉细数者。

《证治准绳》相关条文

专退骨蒸劳热。(《证治准绳·类方·虚劳》)

医家经典论述

张秉成:治骨蒸劳热。夫骨蒸一证,肌肤按之不热,自觉骨内热势蒸蒸而出,每夜五心烦热,皆由水亏火炽、邪热伏于阴血之中而致。久则阴愈亏而热愈盛,热愈盛而阴愈亏。其煎熬之势,不至阴竭不已耳。故每至身体羸瘦,脉形细数,而劳证成矣,然病始于热伏阴中,若不去其热,徒养其阴,则病根不除,无益也。故以银柴、青蒿,秦艽之苦寒直入阴分者,宣热邪而出之于表,胡黄连、鳖甲、地骨、知母苦寒、甘寒之性,从阴分以清伏热于里。用炙甘草者,缓其中而和其内外,使邪去正安之意耳。(《成方便读》)

陆廷珍:中热后,神虽清,而懒言倦卧,朝凉暮热,夜则谵语,此热留胆中,营液被灼。宜用清骨散,加鲜菖蒲、广郁金、益元散等味,清营却热也。中热之后,倦卧懒言,乃病退之象,但朝凉暮热,夜则谵妄,是余热逗留,营络被灼。故用清骨散,清营却热,兼菖蒲、郁金、益元散,宣窍除邪,庶为合法。(《六因条辨》)

三、秦艽鳖甲散

【**秦艽鳖甲散**】柴胡　鳖甲去裙,酥炙,用九肋者　地骨皮各一两　秦艽　当归知母各半两　上六味为粗末,每服五钱,水一盏、青蒿五叶,乌梅一个,煎至七分,去渣温服,空心临卧各一服。

【方解】本方主治风劳病,阴虚内热为本方主证。方中柴胡解郁清热,泄热透邪,鳖甲滋阴搜剔,秦艽、地骨皮清虚热,当归、知母滋阴养血,青蒿芳香疏达,乌梅敛引止汗。全方养阴益气,扶正透邪,散收并用,清热除蒸,主治症见骨蒸劳热,肌肉消瘦,唇红颊赤,困倦盗汗,咳嗽,脉细数者。

《卫生宝鉴》相关条文

治骨蒸壮热,肌肉消瘦,唇红,颊赤,气粗,四肢困倦,夜有盗汗。(《卫生宝鉴·劳倦所伤虚中有热》)

医家经典论述

程文囿:骨蒸者,骨里蒸蒸然热出,阴虚也。治宜秦艽鳖甲散。鳖甲骨属,用以治骨。(《医述》)

吴澄:风劳初起,咳嗽鼻塞,久则风邪传里,耗气损血,渐变成劳。在表令人自汗,在里令人内热,在肺令人咳嗽,在肝令人吐血,在肾令人遗精,此症载在《灵枢》。汉唐以来,俱未论及。后世医工,认为内伤积损,辄投峻剂,闭住风邪,内热愈炽,以致不治。惟罗谦甫主以秦艽鳖甲散,吴参黄集柴前梅连散,二公可谓发前人之未发矣。(《不居集》)

吴昆:风,阳气也,故在表则表热,在里则里热,附骨则骨蒸壮热,久蒸则肌肉消瘦。无风不作骨蒸,此昆之立言也。罗谦甫氏之主此方,盖有神契者矣。柴胡、秦艽,风药也,能驱肌骨之风;骨皮、知母,寒品也,能疗肌骨之热;鳖,阴类也,甲,骨属也,骨以及骨,则能为诸药之向导,阴以养阴,则能退阴分之骨蒸;乌梅味酸,能引诸药入骨而收其热;青蒿苦辛,能从诸药入肌而解其蒸;复有当归,一以养血,一以导诸药入血而除热于阴尔。(《医方考》)

第二节 青蒿鳖甲汤类方鉴别

方名	组成	主症	舌脉	辨证要点	治法	方源
青蒿鳖甲汤	青蒿、知母、桑叶、鳖甲、牡丹皮、天花粉	夜热早凉,热退无汗	舌红少苔,脉细数	阴分血络伏热	滋阴凉血,清芳宣透少阳	《温病条辨》

方名	组成	主症	舌脉	辨证要点	治法	方源
清骨散	银柴胡、胡黄连、秦艽、鳖甲、地骨皮、青蒿、知母、甘草	低热日久不退唇红颧赤,形瘦盗汗	舌红少苔,两脉细数	虚劳骨蒸	清虚热,退骨蒸	《证治准绳》
秦艽鳖甲散	柴胡、鳖甲、地骨皮、秦艽、当归、知母、青蒿、乌梅	骨蒸劳热,肌肉消瘦,唇红颊赤,困倦盗汗,咳嗽	脉细数	风劳病,阴虚内热	养阴益气,扶正透邪	《卫生宝鉴》

第三节　青蒿鳖甲类方临床应用

医案一　李竹溪医案

伏暑疟坏病案(内科)

[病者]王乐生,年十八岁,商学生,住东门。

[病名]伏暑疟坏病。

[原因]伏暑晚发化疟,来在阴分,三次后以金鸡勒霜截止,伏邪内郁,不得外泄。

[证候]猝然晕仆,已经四日,据述间日有动静。静之日,则目张齿噤,舌蹇神呆,身不热。动之日,申酉时间身乃壮热,热来则弃衣欲奔,手舞足蹈,见灯则似吴牛喘月,莫可名状,逾三四小时,得小汗乃静,静则如前,口总不言。

[诊断]脉来弦数,按之搏指。病势初来,有似卒中证,以日来情形脉象,又为卒中必无之理,前医猜痰猜中,莫衷一是。予独取其母口中之动静二字,偶得其机,兼参脉象,乃问其母病前可曾患疟否?答曰:然。问:愈否?答曰:疟来三次,急欲进店,自以西药止之,到店三日,即发见此病。予曰:是矣。乃告其母曰:此仍是疟也。不过邪伏少阴,重门深锁,少阳木火内横,少阴营液被劫,机枢不灵,以致口噤舌强神呆也。而目独张者,目为火户,邪火尚欲自寻路出,故不问病之动静,目总炯炯而不闭,此疟之变象也,亦即木火披猖,不受禁锢之象也。足见阴分之疟,其势未杀,不宜早截之征。所幸退时尚有小汗,仍可开达,领邪外出。

[疗法]伏邪内乱,速宜透解,第邪势鸱张,或进或退,不得不从事养阴透邪。仿青蒿鳖甲汤加减,参以至宝丹,以通灵之品借松机枢。

[处方]青蒿梗(三钱)　生鳖甲(五钱)　细生地(四钱)　霜桑叶(钱半)

粉丹皮(二钱) 天花粉(二钱) 肥知母(二钱,酒炒) 生甘草(七分) 至宝丹(一粒,研细,用药汤调下)

阴阳水各一盏,煎成一盏,午前一服,余渣,子前服,煎如前法。

二诊 服两帖,目合能言,舌能伸缩,苔色老黄而焦,津少。惟动日上灯之时,则大呼满房红人,满屋皆火,起欲外奔,总属阴不制阳,火从目泄而眩也。改以加减炙甘草汤,作乙癸同源之治。另加元参,制上游之浮火以制肾,川连泻亢上之丙火以坚肾,亦仿泻南补北之义。

[处方]炙甘草(一钱) 干生地(六钱) 连心麦冬(三钱) 陈阿胶(三钱,烊冲) 杭白芍(三钱) 生枣仁(钱半) 猪胆(汁拌) 黑元参(四钱) 小川连(六分,盐水炒)

河水五杯,煎取两杯,顿服,渣再煎服。

[效果]一派养阴涤热,十日病全消灭,胃纳日强而愈。

廉按 少阴伏暑,半从阳分外溃而转疟,半从阴分而化火,此时急急开提透达,使阴分伏热全从阳分而出,病势方有转机。乃遍用味苦性涩之截药,例如关门杀贼,而主人翁未有不大受其害,自然变证蜂起,猝然可危。此案断证,别具新识,处方用药却合成规,非平时素有研究者不办。(《全国名医验案类编》)

医案二 卧云山人医案

阴分不足,热自内生,痞聚盗汗,脉小数。以清骨散。童痨是忧。

银胡 蒿子 龟甲 甲片 女贞 焙丹皮 青陈皮 白芍 地骨 鳖甲 茯苓 旱莲 山栀 功劳子 桑叶

二诊 投清骨散,里热稍减,痞聚腹痛,脉小数。治以疏运。

龟甲 甲片 蒿子 白芍(银胡拌) 归身炭 地榆炭 旱莲 鳖甲 秦艽 地骨 丹皮 血余炭 青陈皮 功劳 自加炒红枣

三诊 阴虚生热,热灼营络,骨蒸便溏有血。以滋清法。

秦艽 银胡 炒黑归身 焙丹皮 女贞 地榆炭 陈阿胶 鳖甲 地骨 赤白芍 山栀 旱莲 血余炭 功劳子 炒香红枣

四诊 赤痢已止,里热未澈。际斯冬藏,稍投滋补。

根地 知母 银胡 蒿子 女贞 茯苓 炙鳖甲 青陈皮 龟板 川柏 白芍 地骨 旱莲 泽泻 红枣 功劳子(《剑慧草堂医案·骨蒸》)

医案三 王德光医案

患者王某,女,25岁,就诊时间:1992年8月25日。连续发热已2周余。

因产后受凉出现发热微恶寒,周身酸楚,肢倦乏力,大便干结,乳房胀疼,曾用青霉素等多种抗生素治疗均无效。遂请王老诊治,就诊时体温仍在38℃左右,除恶寒消失,热势如壮热骨蒸外,余证如故。且形体较瘦,面色红赤,时头汗出,神志疲惫,语声低弱,呼吸短促,舌质红,舌苔薄黄,脉沉细数,两乳均有包块,按之痛,皮色不变,扪之无热感。血常规:均在正常范围,体温37.6℃。辨证分析:产后受凉,邪从热化入里,伤及气血,故发热不退,且渐至壮热骨蒸。又后气血不足,乳汁不畅,故作癖胀痛。中医诊断:产后发热;乳癖。西医诊断:产后继发感染。治则:补虚清热,通乳消胀。方药:秦艽鳖甲散加减。秦艽20g、柴胡25g、鳖甲(先煎)40g、地骨皮25g、黄芩10g、青蒿30g、天花粉30g、夏枯草25g、王不留行20g、路路通20g、穿山甲15g、鱼腥草15g、甘草15g、当归15g、黄芪20g、皂角刺40g、大黄(后下)10g、白花蛇舌草50g。2剂,每日1剂,每剂水煎3次,共取药汁600ml,分早、午、晚3次温服。

1992年8月27日复诊:患者爱人代诉,服药后体温降至36.5℃,发热已退,乳房胀痛减轻,大便通畅,日2次。投前方2剂,去大黄,每剂水煎100ml,分早、晚2次温服。

共服四剂即停药,追踪观察半月余,未再发热,纳食增加,乳汁通畅,乳房包块及胀痛消失,身体康复。(《秦艽鳖甲散加减退热降温治验》)

第十三章　泻心汤类方临证思辨

泻心汤类方中以黄连、黄芩、大黄、栀子等苦寒药为主组方,具有清热泻火解毒的作用,用于治疗温病热毒郁结气分或血分,及杂病中的火毒证,代表方有泻心汤、大黄黄连泻心汤、黄连解毒汤、清胃散、凉膈散、升降散、冬地三黄汤、黄连黄芩汤、三黄二香散等。本章类方中还介绍了普济消毒饮、仙方活命饮、五味消毒饮、四妙勇安汤四首方剂,虽其不完全如泻心汤类方必含黄芩、黄连之属,但治则治法义同,均以清热解毒之品治疗各类火毒杂病,故以此为归类。

第一节　泻心汤类方

一、泻心汤

【**泻心汤(三黄泻心汤)**】大黄_{二两}　黄连　黄芩_{各一两}　上三味,以水三升,煮取一升,顿服之。

【**方解**】方中大黄为君,苦寒泻火,《神农本草经》谓其"主下瘀血,血闭,寒热";黄连、黄芩为臣,泻火解毒。三药配伍,重在泻火,因心主火,故名泻心汤。用水煮,顿服,意在取其苦降厚沉之味以清泄血分之热。全方苦寒清泄,降火止血,主治邪热炽盛,迫血妄行,吐血,衄血,便秘溲赤,烦渴面赤,舌红苔黄腻,脉数有力者。

《金匮要略》相关条文

心气不足,吐血,衄血,泻心汤主之。(17)(《金匮要略·惊悸吐衄下血胸满瘀血病脉证治》)

医家经典论述

何廉臣:王氏伤寒准绳云,从立春节后,其中无暴大寒,又不冰雪,而有人壮热为病者,此属春时阳气发于外,冬时伏寒,变为温病。按活人所云:温病有二:其用升麻解肌汤者,乃正伤寒太阳证,恶寒而不渴者,特以其发于温暖之时,故谓之温病尔;其用竹叶石膏汤者,乃仲景所谓渴不恶寒之温病也,必须细别,勿令误也。然不恶寒而渴之温病,四时皆有之,不独春时而已,发汗不解,身灼热者,为风温。其证脉浮汗自出,身重多眠。其病不独见于春间。胫冷、腹满、头痛、渴而热者,为湿温。汗少者,白虎加苍术;汗多者,白虎加桂枝。阳脉洪数,阴脉实大者,遇温热变为温毒;初春发斑咳嗽,其病最重。若无汗者,以三黄石膏汤汗之;若有自汗者,宜人参白虎汤主之;烦热错语不得眠者,白虎黄连解毒汤主之;表热又盛者,加葛根;若内实大便不通,宜三黄泻心汤下之,或大柴胡汤加芒硝下之亦可。若斑出如锦纹者,多难治,人参化斑汤,元参、升麻合黑膏,大青四物汤主之。若冬伤于寒,至夏而变为热病者,此则遇时而发,自内达表之病,俗谓晚发是也,又非暴中暑热新病之可比。但新中暑病脉虚,晚发热病脉盛。此肯堂之论温热也。(《重订广温热论·温热总论·论温热本症疗法(新增)》)……温热结邪,总属伏火,自宜以苦寒泻火为正治。三黄泻心汤(《伤寒论》方)为主,许氏大黄汤(《外台》方)尤效。(《重订广温热论·验方妙用·攻里法》)……清火兼杀虫者,因伏火在胃,胃热如沸,蛔动不安,因而脘痛烦躁昏乱欲死者,名曰蛔厥,但清其胃,略兼杀虫之药,蛔厥自愈……惟有下症者,宜用三黄泻心汤加青木香、枣儿槟榔、胡连等攻下之。(《重订广温热论·验方妙用·清凉法》)

❧ 医家临床应用 ❧

骆仙芳:"①上消化道出血:用本方加海螵蛸20克,白及10克。柏油便量多时加槐花、地榆;血热加生地黄、牡丹皮;呕吐加枳壳、半夏;腹痛加白芍、甘草;胁痛加延胡索、川楝子、青皮;失血过多伴休克者予以输液,也可将本方加三七、白及、海螵蛸制成粉剂,每次3克,每日3次服用。②支气管咯血:生大黄6克,黄芩3克,黄连2克,水煎服。③痤疮:用本方加知母、黄柏各10克。伴囊肿者加夏枯草、皂角刺、牡丹;脓疱者加野菊花、连翘。④急性细菌性痢疾。⑤肠道易激综合征。⑥高血压。⑦精神分裂症。⑧复发性口腔溃疡等。"(《实用方剂现代临床解惑》)

二、大黄黄连泻心汤

【大黄黄连泻心汤】 大黄二两,黄连一两　上二味,以麻沸汤二升,渍之须臾,绞去滓,分温再服。

【方解】泻心汤去黄芩,故亦名泻心。大黄、黄连,都有苦寒清热的作用,本方用麻沸汤渍而不用煮,是取其味俱薄,传入气分,而不至泄下的意思。

《伤寒论》相关条文

心下痞,按之濡,其脉关上浮者,大黄黄连泻心汤主之。(154)(《伤寒论》)

伤寒大下后,复发汗,心下痞,恶寒者,表未解也,不可攻痞,当先解表,表解乃可攻痞,解表宜桂枝汤,攻痞宜大黄黄连泻心汤。(164)(《伤寒论》)

医家经典论述

徐大椿:此又法之最奇者,不取煎而取泡,欲其轻扬清淡,以涤上焦之邪。(《伤寒论类方》)

魏之琇:叶天士曰,凡咳血之脉,右坚者,又在气分,系震动胃络所致,宜薄味调养胃阴,生扁豆、茯神、北沙参、苡仁等类。左坚者,乃肝肾阴伤所致,宜地黄、阿胶、枸杞、五味等类。脉弦胁痛者,宜苏子、桃仁、降香、郁金等类。成盘碗者,葛可久花蕊石散,仲景大黄黄连泻心汤。一症而条分缕析,此再加分别,则临症有据矣。(《续名医类案》)

王士雄:尤在泾曰:成氏云此导虚热之方也。按所谓虚热者,对燥屎而言也。盖邪热入里与糟粕相结,则为实热;不与糟粕相结,则为虚热。非阴虚阳虚之谓。本方以大黄、黄连为剂,而不用枳、朴等药者,盖以泄虚热,非以荡实热也。雄按:不但不用枳、朴等药也。二味仅以麻沸汤渍,须臾即绞,其味甚薄,乃可泄虚热。若久渍味厚,虽无枳朴,亦能下走肠胃也。汪按:尤氏解释极精妙。梦隐更以煎法释之,亦妙!(《温热经纬》)

医家临床应用

陈慎吾:男子伤劳,消渴不生肌肉,妇人带下,手足寒热,今之结核病,多宜本方。黄疸,蒸热在内,先心腹胀满,后身面悉黄,小儿积热,男妇三焦积热,上焦热,目赤,头项肿痛,口舌生疮,中焦热,心膈烦躁,不欲食,下焦热,小便赤,大便秘,五脏俱热,生疥疮痔漏,肛肿下血等症,本方为丸,梧桐子大,每服三十丸。(《陈慎吾伤寒论讲义》)

胡希恕:急性胃肠炎、热病中后期常见本方证。(《经方传真》)

李宇航:用于消化系统疾病如胃食管反流性咽喉炎、功能性消化不良、便秘等;出血类疾病如消化道出血、急性肺出血等;循环系统疾病如急性脑血管病、高血压等；其他如急性菌痢、精神分裂症；此外本方外用可治疗烧伤、烫伤、肛门周围湿疹生殖器疱疹等病症，以上情况辨证属于热邪壅滞者。(《伤寒论研读》)

三、黄连解毒汤

【黄连解毒汤】黄连三两，黄芩、黄柏各二两，栀子十四枚。上四味切以水六升，煮取二升，分二服。

【方解】黄连泄心火为君，兼泄中焦之火；黄芩清肺热，泄上焦之火为臣；黄柏泄下焦之火，栀子通泄三焦之火，导热下行，合为佐使。共以收泻火解毒之功。用以治一切实热火毒，三焦热盛。

《外台秘要方》相关条文

胃中有燥屎，令人错语；正热盛亦令人错语。若便秘而错语者，宜服承气汤。通利而错语者，宜服下四味黄连解热汤(即黄连解毒汤)。

医家经典论述

吴谦：是方名曰黄连解毒，是主以黄连直解心经火毒也。黄芩泻肺经火毒，黄柏泻肾经火毒，栀子通泻三焦火毒，使诸火从膀胱出……盖阳盛则阴衰，火盛则水衰，故用大苦大寒之药，抑阳而扶阴，泻其亢盛之火，而救欲绝之水也。然而非实热不可轻投。(《医宗金鉴》)

医家临床应用

葛洪：烦呕不得眠。(《肘后备急方》)

李宇航：本方常用于败血症、脓毒血症、痢疾、肺炎、泌尿系统感染、流行性脑脊髓膜炎、乙型脑炎以及感染性炎症等属热毒为患者。(《伤寒论研读》)

四、清胃散

【清胃散】真生地黄　当归身以上各三分　牡丹皮半钱　黄连拣净，六分，如黄连不好，更加二分；如夏月倍之。大抵黄连临时，增减无定　升麻一钱　上为细末。都作一服，水一盏半，煎至七分，去渣，放冷服之。

【方解】黄连苦寒直泻胃府之火。升麻清热解毒，升而能散，宣达郁遏之伏火,有"火郁发之"之意,与黄连配伍,则泻火而无凉遏之弊,升麻得黄连,则散火而无升焰之虞。升麻乃清热解毒之品,主治喉痛口疮,如《本草经集注》云:"辟瘟疫瘴气,邪气蛊毒,入口皆吐出,中恶腹痛,时气毒疠,头痛寒热,风肿诸毒,喉痛口疮。"胃热则阴血亦必受损,故以生地黄凉血滋阴;牡丹皮凉血清热,皆为臣药。当归养血和血,为佐药。升麻兼以引经为使。诸药合用,共奏清胃凉血之效。

《脾胃论》相关条文

治因服补胃热药,而致上下牙痛不可忍,牵引头脑满热,发大痛,此足阳明别络入脑也。喜寒恶热,此阳明经中热盛而作也。(《脾胃论·清胃散》)

医家经典论述

吴仪洛:黄连泻心火,亦泻脾火。脾为心子,而与胃相表里者也。当归和血,生地、丹皮凉血,以养阴而退阳也。石膏泻阳明之大热,升麻升阳明之清阳。清升热降,则肿消而痛止矣。薛新甫曰:湿热甚而牙痛者,承气汤,轻者清胃散。大肠热而龈肿痛者,清胃散,甚者调胃汤。六郁而痛者,越鞠丸。中气虚而痛者,补中益气汤。思虑伤脾而痛者,归脾汤。肾经虚热而痛者,六味丸。肾经虚寒而痛者,还少丹,重则八味丸。甚属风热者,独活散、茵陈散。风寒入脑者,羌活附子汤,当临时制宜。(《成方切用》)

吴昆:牙疳肿痛者,此方主之。牙疳责胃热,肿责血热,痛责心热。升麻能清胃,黄连能泻心,丹皮、生地能凉血,乃当归者,所以益阴,使阳不得独亢耳。(《医方考》)

汪昂:此足阳明药也。黄连泻心火,亦泻脾火,脾为心子,而与胃相表里者也;当归和血,生地、丹皮凉血,以养阴而退阳也;石膏泻阳明之大热,升麻升阳明之清阳,清升热降,则肿消而痛止矣。(《医方集解》)

医家临床应用

王绵之:牙痛牵引头脑,面颊发热,牙齿恶热喜冷,或牙龈溃烂,或牙宣出血,或唇舌颊腮肿痛,或口气热臭,口舌干燥,舌红苔黄,脉滑大而数。(《方剂学讲稿》)

五、凉膈散

【凉膈散（一名连翘饮子）】川大黄　朴硝　甘草燻，各二十两　山栀子仁　薄荷叶去梗　黄芩各十两　连翘二斤半　上粗末。每二钱，水一盏，入竹叶七片，蜜少许，煎至七分，去滓，食后温服。小儿可服半钱，更随岁数加减服之，得利下住服。

【方解】上中二焦热邪炽盛为本方主证。胃火发斑，小儿急惊，痘疮黑陷为兼证，症见烦躁口渴，面赤唇焦，口舌生疮，胸膈烦热，咽痛吐衄，便秘溲赤，舌边红，苔黄，脉数。方中连翘清热解毒，轻清上浮，用量独重为君。臣以黄芩清心肺郁热；栀子通泻三焦之火，引热下行；薄荷、竹叶清疏心胸之热。佐以大黄、芒硝荡涤结热，导泻下行。甘草与硝、黄同用，即调胃承气汤，加白蜜缓和峻下，以下为清，为使药。全方使上焦之热从外而清，中焦之实由下而泄。

《太平惠民和剂局方》相关条文

治大人、小儿脏腑积热，烦躁多渴，面热头昏，唇焦咽燥，舌肿喉闭，目赤鼻衄，颌颊结硬，口舌生疮，痰实不利，涕唾稠粘，睡卧不宁，谵语狂妄，肠胃燥涩，便溺秘结，一切风壅，并宜服之。（《太平惠民和剂局方·治积热·凉膈散》）

医家经典论述

刘完素：治伤寒表不解，半入于里，下证未全；下后燥热怫结于内，烦心懊憹，不得眠，脏腑积热，烦渴头昏，唇焦咽燥，喉闭目赤，烦渴，口舌生疮，咳唾稠粘，谵语狂妄，肠胃燥涩，便溺闷结，风热壅滞，疮癣发斑，惊风热极，黑陷将死。虚实加减：咽喉痛，涎嗽，加桔梗一两、荆芥穗半两。嗽而呕者，加半夏半两，每服生姜三片同煎。衄血呕血，加当归半两、芍药半两、生地黄一两。淋者，加滑石四两、茯苓一两（去皮）。风眩，加芎半两、石膏三两、防风半两。酒毒，加葛根一两、荆芥穗半两、赤芍药半两、芎半两、防风半两、桔梗半两。三岁小儿可服七八钱。或恶热甚，黑陷，腹满喘急，小便赤涩，而将死者，此一服更加大承气汤。约以下之，立效。凡言加者，皆自本方加也，以意加减。退表热，加益元散，效速。（《黄帝素问宣明论方》）

王士雄：与四物各半服，能和营泄热，名双和散。《本事方》加赤芍、干葛，治诸热累效。《玉机》云：轻者，宜桔梗汤。汪按：此方与第二方桔梗汤名同实异。即本方去硝、黄，加桔梗舟楫之品。浮而上之，去膈中无形之热，且不犯中下二焦也。雄按：此方加减法，详《宣明论》。徐洄溪曰：此泻中上二焦之火，即调胃承气加疏风清火之品也。余师愚曰：热淫于内，治以咸寒，佐以苦甘，故以连翘、黄芩、竹叶、薄荷升散于上。大黄、芒硝推荡其中。使上升下行，而膈自清矣。余谓疫疹乃无形之热，投以硝黄之猛烈，必致内溃，因去硝、黄，加生石膏、桔梗，使热降清升，而疹自透，亦上升下行之义也。雄按：法本《宣明》，剪裁甚善。(《温热经纬》)

汪昂：此上中二焦泻火药也。热淫于内，治以咸寒，佐以苦甘，故以连翘、黄芩、竹叶、薄荷升散于上，而以大黄、芒硝之猛利推荡其中，使上升下行，而膈自清矣。用甘草、生蜜者，病在膈，甘以缓之也(李东垣曰：易老法减大黄、芒硝，加桔梗、竹叶，治胸膈与六经之热；以手足少阳俱下胸膈，同相火游行一身之表，乃至高之分，故用舟楫之剂，浮而上之，以去胸膈六经之热也，重症用前方，轻者用此方。喻嘉言曰：按中风证大势，风木合君相二火主病，古方用凉膈散居多，如转舌膏用凉膈散加菖蒲、远志，活命金丹用凉膈散加青黛、蓝根，盖风火上炎，胸膈正燎原之地，所以清心宁神，转舌、活命、凉膈之功居多，不可以宣通肠胃轻誉之也。按：转舌膏散心经之蕴热，活命丹散肝经之郁火也。潘思敬曰：仲景调胃承气汤，后人一变加连翘、栀子、黄芩、薄荷，谓之凉膈散；至河间，又变加川芎、归、芍、白术、防风、荆芥、麻黄、桔梗、石膏、滑石，谓之防风通圣散是也；古之复方也。桔梗为药中舟楫)。(《医方集解》)

医家临床应用

叶天士：若烦渴烦热，舌心干，四边色红，中心或黄或白者，此非血分也，乃上焦气热烁津，急用凉膈散散其无形之热，再看其后转变可也。慎勿用血药，反致滋腻留邪。(《温热论》)

何廉臣：刘河间伤寒六书云，有表而热者，谓之表热；无表而热者，谓之里热。凡表里俱热之症，或半在表，或半在里，汗之不可，吐之又不可，法当和解；用凉膈、天水二散合服，水煎解之。或表热多、里热少，天水一，凉膈半；或里热多、表热少，凉膈一，天水半，合和解之。若仍不能退其热者，用黄连解毒汤，直清里热。热势更甚者，大柴胡合大承气汤下之，双除表里之热，大柴胡合三一承气汤亦佳。下症未全，不可下者，用白虎汤，或知母石膏汤。(《重订广温热论》)

张文选：治疗各种火郁证，如郁火郁结胸膈引起的心烦失眠；郁火犯肺所致的咳喘；火中半身不遂，言语障碍；火毒引起的各种皮肤病，外科痈疡疔肿等。(《温病方证与杂病辨治》)

六、升降散

【升降散(原名赔赈散)】白僵蚕酒炒,二钱　全蝉蜕去土,一钱　广姜黄去皮,三分　川大黄生,四钱　称准,上为细末,合研匀。病轻者,分四次服,每服重一钱八分二厘五毫,用黄酒一盅,蜂蜜五钱,调匀冷服,中病即止。病重者,分三次服,每服重二钱四分三厘三毫,黄酒盅半,蜜七钱五分,调匀冷服。最重者,分二次服,每服重三钱六分五厘,黄酒二盅,蜜一两,调匀冷服。(一时无黄酒,稀熬酒亦可,断不可用蒸酒。)胎产亦不忌。炼蜜丸,名太极丸,服法同前,轻重分服,用蜜、酒调匀送下。

是方不知始自何氏,《二分晰义》改分两变服法,名为赔赈散,用治温病,服者皆愈,以为当随赈济而赔之也。予更其名曰升降散。盖取僵蚕、蝉蜕,升阳中之清阳;姜黄、大黄,降阴中之浊阴,一升一降,内外通和,而杂气之流毒顿消矣。又名太极丸,以太极本无极,用治杂气无声无臭之病也。

【方解】姜黄辛苦温,破血行气,通经止痛,善于调畅气机,疏通气血之郁,与苦寒清热、泻火解毒、活血祛瘀的大黄相配伍,可以泻火解毒,化瘀通络;蝉蜕、僵蚕寒凉气清,长于疏透郁热,僵蚕祛风散结、通络止痛,蝉蜕疏透风热、祛风止痉,此两药具有虫类入络,搜剔络中瘀滞的作用。全方泻火解毒,活血通络祛瘀,祛风搜邪,疏散通泄郁火,故可用于治疗杂病火热内炽,血脉瘀滞,络脉不通,风痰瘀血阻滞络脉及内伤火郁等诸多病证。

◆《伤寒瘟疫条辨》相关条文 ◆

温病亦杂气中之一也,表里三焦大热,其证治不可名状者,此方主之。(如头痛眩运,胸膈胀闷,心腹疼痛,呕哕吐食者;如内烧作渴,上吐下泻,身不发热者;如憎寒壮热,一身骨节酸痛,饮水无度者;如四肢厥冷,身凉如冰,而气喷如火,烦躁不宁者;如身热如火,烦渴引饮,头面猝肿,其大如斗者;如咽喉肿痛,痰涎壅盛,滴水不能下咽者;如遍身红肿,发块如瘤者;如斑疹杂出,有似丹毒风疮者;如胸高胁起胀痛,呕如血汁者;如血从口鼻出,或目出,或牙缝出,毛孔出者;如血从大便出,甚如烂瓜肉、屋漏水者;如小便涩淋加血,滴点作疼不可忍者;如小便不通,大便火泻无度,腹痛肠鸣如雷者;如便清泻白,足重难移者;如肉瞤筋惕者;如舌卷囊缩者;如舌出寸许,绞扰不住,音声不出者;如谵语狂乱,不省人事,如醉如痴者;如头疼如破,腰痛如折,满面红肿,目不能开者;如热盛神昏,形如醉人,哭笑无常,目不能闭者;如手舞足蹈,见神见鬼,似风癫狂祟者;如误服发汗之药,变为亡阳之证,而发狂叫跳,或昏不识人者。外证不同,受邪则一。

凡未曾服过他药者,无论十日、半月、一月,但服此散,无不辄效。)

处方必有君、臣、佐、使,而又兼引导,此良工之大法也。是方以僵蚕为君,蝉蜕为臣,姜黄为佐,大黄为使,米酒为引,蜂蜜为导,六法俱备,而方乃成。窃尝考诸本草,而知僵蚕味辛苦气薄,喜燥恶湿,得天地清化之气,轻浮而升阳中之阳,故能胜风除湿,清热解郁,从治膀胱相火,引清气上朝于口,散逆浊结滞之痰也。其性属火,兼土与木,老得金水之化,僵而不腐。温病火炎土燥,焚木烁金,得秋分之金气而自衰,故能辟一切怫郁之邪气。夫蚕必三眠三起,眠者病也,合簿皆病,而皆不食也;起者愈也,合簿皆愈,而皆能食也。用此而治合家之温病,所谓因其气相感,而以意使之者也,故为君。夫蝉气寒无毒,味咸且甘,为清虚之品,出粪土之中,处极高之上,自感风露而已。吸风得清阳之真气,所以能祛风而胜湿;饮露得太阴之精华,所以能涤热而解毒也。蜕者,退也,盖欲使人退去其病,亦如蝉之蜕,然无恙也。亦所谓因其气相感,而以意使之者也,故为臣。姜黄气味辛苦,大寒无毒,蛮人生啖,喜其祛邪伐恶,行气散郁,能入心脾二经建功辟疫,故为佐。大黄味苦,大寒无毒,上下通行。盖亢甚之阳,非此莫抑,苦能泻火,苦能补虚,一举而两得之。人但知建良将之大勋,而不知有良相之硕德也,故为使。米酒性大热,味辛苦而甘。令饮冷酒,欲其行迟,传化以渐,上行头面,下达足膝,外周毛孔,内通脏腑经络,驱逐邪气,无处不到。如物在高巅,必奋飞冲举以取之。物在远方及深奥之处,更必迅奔探索以取之。且喜其和血养气,伐邪辟恶,仍是华佗旧法,亦屠苏之义也,故为引。蜂蜜甘平无毒,其性大凉,主治丹毒斑疹,腹内留热,呕吐便秘,欲其清热润燥,而自散温毒也,故为导。盖蚕食而不饮,有大便无小便,以清化而升阳;蝉饮而不食,有小便无大便,以清虚而散火。君明臣良,治化出焉。姜黄辟邪而靖疫,大黄定乱以致治,佐使同心,功绩建焉。酒引之使上行,蜜润之使下导,引导协力,远近通焉。补泻兼行,无偏胜之弊,寒热并用,得时中之宜。所谓天有覆物之功,人有代覆之能,其洵然哉。(《伤寒瘟疫条辨·医方辨·医方辨引》)

医家经典论述及临床应用

唐宗海:若因瘟疫,外证颇似伤寒,而内有伏热攻发,口舌苔白,恶热羞明,小便短赤,大便浊垢,心中躁烦,脉见滑数,宜升降散,加桃仁丹皮花粉生地萎仁石膏杏仁甘草治之,犀角地黄汤亦治之。(《血证论》)

鲍相璈:凡腮颊偏肿,咽喉肿痛,痰涎壅塞,滴水不能下咽者。用马齿苋二斤,不见水,捣入白面八两,陈醋一两,和匀敷肿处;口含升降散,即能下咽,半日肿消如失。再酌服升降散,以清余热。(《验方新编》)

张文选:本方的剂量值得重视:生大黄用量最重,用四钱;僵蚕次之,用二钱;蝉蜕再次之,用一钱;姜黄最少,仅仅用三分。由此看来,本方的核心是用大黄苦寒攻下邪火;臣以僵蚕、蝉蜕辛凉升散郁热;佐姜黄辛温疏通气血,并防大黄苦寒太过,凝滞气血之弊。这是本方在配伍上的奥妙之处……心烦急躁,夜寐不安,或夜寐梦多,或失眠,大便干结,或大便不畅,小便赤热,口渴咽干,或口苦咽干,或口苦口干,舌红起刺,或舌红赤,脉象弦数,或弦滑且数,或弦滑细数等为升降散的适应证。其心烦急躁,易怒,夜寐梦多,脉弦数或弦滑而数等证系肝经郁热不得宣泄的表现:肝火上扰,心火炽盛,则心烦溲赤,舌红舌尖起刺;肝火犯胃,胃火伤津则口干口渴,大便干结。肝经郁热,挟心火、胃火郁结是升降散证的关键性病机。用升降散的目的正是在于疏利气机,清泻肝经郁火以及心、胃郁火。(《温病方证与杂病辨治》)

七、冬地三黄汤

【冬地三黄汤】(甘苦合化阴气法)　麦冬八钱　黄连一钱　苇根汁半酒杯,冲　元参四钱　黄柏一钱　银花露半酒杯,冲　细生地四钱　黄芩一钱　生甘草三钱　水八杯,煮取三杯,分三次服,以小便得利为度。

【方解】小肠火腑热结,阴津亏竭为本方主证。方中黄连、黄芩、黄柏合用为黄连解毒汤法,加金银花露清热泻火解毒;生地黄、玄参、麦冬合用为增液汤,加芦根滋阴生津;另用甘草调和诸药。主治温病小肠热毒郁结与阴液亏损并见之小便不利。

《温病条辨》相关条文

二九、阳明温病,无汗,实证未剧,不可下,小便不利者,甘苦合化,冬地三黄汤主之。

大凡小便不通,有责之膀胱不开者,有责之上游结热者,有责之肺气不化者。温热之小便不通,无膀胱不开证,皆上游(指小肠而言)热结,与肺气不化而然也。小肠火腑,故以三黄苦药通之;热结则液干,故以甘寒润之;金受火刑,化气维艰,故倍用麦、地以化之。(《温病条辨·中焦篇·风温 温热 温疫 温毒 冬温》)

医家经典论述及临床应用

张秉成:治阳明温病,实证未剧,湿热相兼,不可下,小便不利,阴津不足者,此汤主之。夫温病一证,与伤寒迥异。伤寒虑在亡阳,及至寒邪化热,传入胃腑,证见燥实,乃成下证。温病虑在伤阴,内多湿热,即使邪入阳明,而成可下之证,其粘腻交固之气,有非下法可以去者,而阴气愈热愈伤,势不得不两顾而治,故以生地、元参、麦冬之养阴津,三黄之化湿热。银花露、芦根汁皆系甘凉清润之品,一可解温邪于外,一可清温邪于中。用甘草者,缓病之急,和药之性耳。(《成方便读》)

张文选:我在临床上对于泌尿系统感染、男子前列腺炎、女子阴道感染等病,表现为小便短涩,疼痛不利等证者,在应用利尿通淋方无效时,辄改用以下两法一是用冬地三黄汤法加减;二是取导赤承气汤意,在冬地三黄汤中加入大黄或者用冬地三黄汤合导赤承气汤(赤芍、生地、大黄、黄连、黄柏、芒硝)化裁。后者主要用于小肠、膀胱火热郁结较重,久病小便涩痛不利,属于血分络瘀,津伤火郁者。导赤承气汤中有赤芍凉血活血,大黄泻火解毒通瘀,再与冬地三黄之生地、玄参、麦冬以及三黄合用,具有甘苦合化阴气,凉血通瘀,泻火解毒的功效,对于津伤火毒郁结,络脉热瘀的小便疼痛不利证,有较好的疗效。(《温病方证与杂病辨治》)

八、黄连黄芩汤

【黄连黄芩汤】(苦寒微辛法) 黄连二钱 黄芩二钱 郁金一钱五分 香豆豉二钱 水五杯,煮取二杯,分二次服。

【方解】火郁胆胃胸脘为本方主证。方中黄连、黄芩苦寒以泄胆胃火热,淡豆豉、郁金微辛芳香化浊,开上焦痹郁。四药相配,苦寒微辛法,泻火而疏散郁结。

《温病条辨》相关条文

十九、阳明温病,干呕口苦而渴,尚未可下者,黄连黄芩汤主之。不渴而舌滑者属湿温。

温热,燥病也,其呕由于邪热夹秽,扰乱中官而然,故以黄连、黄芩彻其热,以芳香蒸变化其浊也。(《温病条辨·中焦篇·风温 温热 温疫 温毒 冬温》)

医家经典论述及临床应用

张文选:从方的结构分析,本方寓三法,其证主要有三个方面:一是黄连配豆豉,类似栀子豉汤微苦微辛法,主治栀子豉汤的类似证,如心烦急躁,脘中嘈杂不舒等；二是黄芩配黄连苦寒泻火法对应的火热证，如口苦、舌红苔黄等；三是豆豉、郁金配黄连、黄芩苦辛开泄湿热法所主的证，如胃脘痞满，呃逆，或葛根芩连汤类似证如大便溏而不爽，肛门灼热等。（《温病方证与杂病辨治》）

九、普济消毒饮

【普济消毒饮】黄芩酒炒　黄连酒炒，各五钱　陈皮去白　甘草生用　玄参　柴胡　桔梗各二钱　连翘　板蓝根　马勃　牛蒡子　薄荷各一钱　僵蚕　升麻各七分

上药为末，汤调，时时服之，或蜜拌为丸，嚼化。

【方解】外感风热疫毒，壅于上焦，攻冲头面为本方主证。方中重用黄连、黄芩清泄上焦热毒为君。牛蒡子、薄荷、连翘、僵蚕辛凉宣泄，疏散风热为臣。玄参、板蓝根、马勃、桔梗、甘草清热解毒，清利咽喉；陈皮理气化痰，共为佐药。升麻、柴胡辛凉散热，升阳散火，为"火郁发之"，并可协诸药上达头面为使。若体虚加人参，便秘加大黄。

《温病条辨》相关条文

十八、温毒咽痛喉肿，耳前耳后肿，颊肿，面正赤，或喉不痛，但外肿，甚则耳聋，俗名大头温、虾蟆温者，普济消毒饮去柴胡、升麻主之，初起一二日，再去芩、连，三四日加之佳。（《温病条辨·上焦篇·风温 温热 温疫 温毒 冬温》）

医家经典论述及临床应用

吴鞠通：瘟毒者，秽浊也。凡地气之秽，未有不因少阳之气而自能上升者，春夏地气发泄，故多有是证；秋冬地气，间有不藏之时，亦或有是证；人身之少阴素虚，不能上济少阳，少阳升腾莫制，亦多成是证；小儿纯阳火多，阴未充长，亦多有是证。咽痛者，经谓"一阴一阳结，谓之喉痹"。盖少阴少阳之脉，皆循喉咙，少阴主君火，少阳主相火，相济为灾也。耳前耳后颊前肿者，皆少阳经脉所过之地，颊车不独为阳明经穴也。面赤者，火色也。甚则耳聋者，两少阳之脉，皆入耳中，火有余则清窍闭也。治法总不能出李东垣普济消毒饮之外。其方之妙，妙在以凉膈散为主，而加化清气之马勃、僵蚕、银花，得轻可去实之妙；再加元参、牛蒡、板蓝根，败毒而利肺气，补肾水以上济邪火；去柴胡、升麻者，以升腾飞越太过之病，不当再用升也，说者谓其引经，亦甚愚矣！凡药不能直至本经者，方用引经药作引，此方皆系轻药，总走上焦，开天气，肃肺气，岂须用升、柴直升经气耶？去黄芩、黄连者，芩连里药也，病初起未至中焦，不得先用

里药,故犯中焦也。(《温病条辨·上焦篇·风温 温热 温疫 温毒 冬温》)

余用普济消毒饮于温病初起,必去芩、连,畏其入里而犯中下焦也。于应用芩、连方内,必大队甘寒以监之,但令清热化阴不令化燥。如阳亢不寐,火腑不通等证,于酒客便溏频数者,则重用之。湿温门则不惟不忌芩连,仍重赖之,盖欲其化燥也。语云:"药用当而通神",医者之于药,何好何恶,惟当之是求。(《温病条辨·杂说·吴又可温病禁黄连论》)

陆廷珍:其用芩连苦寒降火,升柴辛凉升阳。犹恐芩连之苦寒,直入肠胃,俱用酒炒,藉以上行,且合升降之机,而成不易之法。更兼薄荷、大力祛风,连翘、元参清热,蓝根、马勃解毒,桔梗、甘草载之上行,僵蚕引之入络。(《六因条辨》)

戴天章:时疫愈后有发颐者,乃余热留于营血也,速以解毒、清热、活血、疏散为主,误则成脓不出,而牙关不开,咽喉不利,多不能食而死,毒内陷而复舌燥、神昏亦死,出脓后气虚血脱亦死,故宜早治也。古方以普济消毒饮为主:发在耳后,以柴胡、川芎为君;在项下,以葛根为君,在项后或巅顶,加羌、防。此证不可轻补于未溃之先,补早必成脓,尤不可纯用寒凉于将发之际,恐闭遏而毒不得发,故必兼疏散为要。外治,以葱水时时浴之。(《广瘟疫论》)

附:普济消毒饮去升麻柴胡黄芩黄连方

连翘(一两) 薄荷(三钱) 马勃(四钱) 牛蒡子(六钱) 芥穗(三钱) 僵蚕(五钱) 元参(一两) 银花(一两) 板蓝根(五钱) 苦梗(一两) 甘草(五钱)上共为粗末,每服六钱,重者八钱。鲜苇根汤煎,去渣服,约二时一服,重者一时许一服。(《温病条辨·上焦篇·风温 温热 温疫 温毒 冬温》)

十、仙方活命饮

【仙方活命饮】穿山甲 甘草 防风 没药 赤芍药一钱 白芷六分归梢 乳香 贝母 天花粉 角刺各一钱 金银花 陈皮各三钱 酒煎至一半,若上身,食后服;若下身,食前服,再饮酒以助药势。

【方解】别名神仙活命饮。阳证痈疡肿毒初起为本方主证。方中金银花性味甘寒,最善清热解毒疗疮,前人称之谓"疮疡圣药",故重用为君。然单用清热解毒,则气滞血瘀难消,肿结不散,又以当归尾、赤芍、乳香、没药、陈皮行气活血通络,消肿止痛,共为臣药。疮疡初起,其邪多羁留于肌肤腠理之间,更用辛散的白芷、防风相配,通滞而散其结,使热毒从外透解;气机阻滞每可导致液聚成痰,故配用贝母、天花粉清热化痰散结,可使脓未成即消;穿山甲、皂角刺通行经络,透脓溃坚,可使脓成即溃,均为佐药。甘草清热解毒,并调和诸药;煎药加酒者,借其通瘀而行周身,助药力直达病所,共为使药。诸药合用,共奏清热解毒、消肿溃坚、活血止痛之功。

▆ 《校注妇人良方》相关条文 ▆

治一切疮疡,未成者即散,已成者即溃。又止痛消毒之良剂也。(《校注妇人良方·妇人流注方论第五·附方药》)

一妇人患此,焮痛,恶寒发热。此湿热乘于足三阳经分,用槟苏败毒散而寒热退,用仙方活命饮而焮痛止,再用补中益气汤而形气健。(《校注妇人良方·妇人下注臁疮方论第十·附治验》)

▆ 医家经典论述 ▆

吴谦:治一切疮疡,未成脓者内消,已成脓者即溃,又止痛、消毒之圣药也。罗谦甫曰:此疡门开手攻毒之第一方也。经云:营气不从,逆于肉理。故痈疽之发,未有不从营气之郁滞,因而血结痰滞蕴崇热毒为患。治之之法,妙在通经之结,行血之滞,佐之以豁痰理气解毒。是方穿山甲以攻坚,皂刺以达毒所,白芷、防风、陈皮通经理气而疏其滞,乳香定痛和血,没药破血散结,赤芍、归尾以驱血热而行之,以破其结。佐以贝母、金银花、甘草,一以豁痰解郁,一以散毒和血,其为溃坚止痛宜矣。然是方为营卫尚强,中气不亏者设。若脾胃素弱,营卫不调,则有托里消毒散之法,必须斟酌而用。此薛己所论千古不易之治也。因附治疡用方之法于后,使学者服膺云。薛己曰:治疡之法,若肿高焮痛者,先用仙方活命饮解之,后用托里败毒散。漫肿微痛者,用托里散,如不应,加姜、桂。若脓出而反痛,气血虚也,八珍散。不作脓不腐溃,阳气虚也,四君加归、芪、肉桂。不生肌、不收敛,脾气虚也,四君加芍药、木香。恶寒憎寒,阳气虚也,十全大补加姜、桂。晡热内热,阴血虚也,四物加参、芪。欲呕作呕,胃气虚也,六君加炮姜。自汗、盗汗,五脏虚也,六味九料加五味子。食少体倦,脾气虚也,补中益气加茯苓、半夏。喘促咳嗽,脾肺虚也,前汤加麦冬、五味。欲呕少食,脾胃虚也,人参理中汤。腹痛泄泻,脾胃虚寒也,附子理中汤,热渴淋秘,肾虚阴火也,加减八味丸。大凡怯弱之人,不必分其肿溃,惟当先补胃气。盖疮疡之作,缘阴阳亏损,其脓既泄,气血愈虚,岂有不宜补者哉!或疑参、芪满中,间有用者,又加发散败毒,所补不偿所损。又或以有疾不服补剂,因而致误者多矣。可胜惜哉!(《删补名医方论》)

十一、五味消毒饮

【五味消毒饮】金银花三钱 野菊花 蒲公英 紫花地丁 紫背 天葵各一钱二分 水二盅,煎八分,加无灰酒半盅,再滚二三沸时热服。渣,如法再煎服,被盖出汗为度。

【方解】阳证疮疡为本方主证。方中金银花清热解毒,消散痈肿;紫花地丁、蒲公英、野菊花、紫背天葵子清热解毒,凉血消肿散结;少加酒以通血脉,有利于痈肿疔毒之消散。全方清热解毒,消散疔疮,其清解之力较仙方活命饮为优。

《医宗金鉴》相关条文

金银花三钱,野菊花、蒲公英、紫花地丁、紫背天葵子各一钱二分

水二钟,煎八分,加无灰酒半钟,再滚二三沸时,热服。渣,如法再煎服,被盖出汗为度。(《医宗金鉴·发无定处上》)

医家临床应用

易风翥:五疔虽属五藏,要皆纯火之症。内治之法,惟在审其轻重,汗之、泻之、清之、解之、消之,数端而已。但服药必须从脉从证,脉浮数者散之,脉沉实者下之,表里俱实者,解表攻里,麻木或大痛及不痛者,宜灸之更兼攻毒,不可颠倒混施,太过、不及耳。凡疔疮初起,先宜汗之,若误用他方发汗非徒无益,反令走黄,故必用蟾酥丸黄如法取汗,汗透者再以葱酒催之,毒甚者可再进一服。凡取汗后,毒势不尽,憎寒壮热仍作者,宜服五味消毒饮余再汗之。如发热口渴,便秘,脉沉实者服黄连解毒汤余,加生大黄一钱五分,葱头五个,清之。凡证轻者,服简便方取汗,再服化疔内消散余,以消散之。凡疔溃后余毒未解,致五心烦热者,宜服人参清神汤余清解之。凡疔疮初起,饮真麻油一钟即可无性命之忧,或真菜油亦可。(《外科备要》)

初起状类伤寒,当先验其前心、后心,起有紫黑斑点,或如疹形,急用缝衣针挑破,刮出如羊毛状者,方是疔苗。前后心共挑数处,用黑豆、荞麦研粉涂之,内服五味消毒饮汗之余,次服化疔内消散余;轻者用拔疔法芥,重者按前内治要诀服药。(《外科备要》)

治疔疮初起,壮热憎寒。(《外科备要》)

吴银根:五味消毒饮具有清热解毒,消散疔疮之功效。主治疔疮初起,发热恶寒,疮形如粟,坚硬根深,状如铁钉,以及痈疡疖肿,红肿热痛,舌红苔黄,

脉数。在创面修复的炎症反应阶段能发挥较好的抗感染、减轻炎症反应的作用。所以临床常用于治疗具有气分实热之炎症性疾病,如急性咽炎、扁桃体炎、中耳炎、肺炎、蜂窝织炎、胃炎、肾炎、泌尿系感染、盆腔炎、阴道炎等,疾病具有热毒证候者,甚或气分转营分之皮炎、血淋等。炎者热甚也,多具有红、肿、热、痛的临床表现,积而成疔疮肿毒,久而成痈化脓。本方有较好的清热解毒作用,目前已是气分热毒证型的代表方,临床上使用广泛。男子弱精子证其发病机制有肾精不足、阳虚精冷、肾阴亏虚、脾肾双虚、阴阳俱损、脉络瘀阻、湿热下注。其中湿热下注就是实热郁阻下焦而表现出的虚假痿证,所以考虑以泻湿热为突破口,五味消毒饮遵循这一思路可以取得良好疗效。急性痛风性关节炎体内蕴结之热毒邪气循经而出于手足,产生手足红肿热痛的病证,在中医上属于痹病,在急性发作时可伴有头痛、发热、白细胞增多等,五味消毒饮清热解毒之效与之相联系,是治疗热痹的良方,但若痹证与风、寒、湿邪气有关,则不宜使用。(《温病汤证新解》)

十二、四妙勇安汤

【四妙勇安汤】金银花、玄参各三钱,当归二两,甘草一两,水煎服,一连十剂,永无后患。药味不可减少,减则不效,并忌抓擦为要。

【方解】热毒炽盛之脱疽为本方主证。方中金银花清热解毒,当归活血散瘀,玄参清热解毒散结,甘草清解百毒。四药合用,既能清热解毒,又可活血散瘀,药少量大力专,且须连续服用。

《验方新编》相关条文

此症生手、足各指(或云只生手足第四指者是),或生指头,或生指节、指缝。初生或白色痛极,或如粟米起一黄泡。其皮或如煮熟红枣,黑色不退,久则溃烂,节节脱落,延至手足背腐烂黑陷,痛不可忍。古方有截去指头一法,断不可用。宜用顶大甘草,研极细末,用香麻油调敷。要敷极厚,一日一换,不可间断,忌食发物。不出十日必愈,真神方也。再用金银花、元参各三钱,当归二两,甘草一两,水煎服,一连十剂,永无后患。药味不可减少,减则不效,并忌抓擦为要。(《验方新编·手部·脱骨疽》)

医家经典论述及临床应用

骆仙芳:本方是中医治疗热毒所致脱疽的主要方剂,也是治疗血栓脉管炎的基本方。外科常用于皮肤感染、阑尾炎等;内科常用于高热性、感染性疾病,如肺炎、急性扁桃体炎、慢性咽炎、副鼻窦炎、败血症等的辅助治疗,有抗菌消炎、改善微环、消除内毒素、消肿止痛、提高机体免疫功能等作用。中医临床应用的清热解毒方剂众多。一般常用的清热剂有黄连解毒汤、五味消毒饮、清瘟败毒散、仙方活命饮、内疏黄连汤等都各具特色。简而言之,黄连解毒汤和五味消毒饮是单纯配伍解毒剂的典范;仙方活命饮在疏散风热外,兼配行气、活血、化痰、软坚之品,是属于消法中的清热解毒剂;本方是以清热解毒和凉血解毒同用为特色的方剂。应用时应注意用量宜重,轻则效果欠佳。还须指出的是,治疗脱疽,本方是为热毒炽盛而设;而一切阴证脱疽则选用阳和汤,两者截然有别,不可不辨。(《实用方剂现代临床解惑》)

十三、三黄二香散

【三黄二香散】(苦辛芳香法) 黄连一两 黄柏一两 生大黄一两 乳香五钱 没药五钱 上为极细末,初用细茶汁调敷,干则易之,继则用香油调敷。

【方解】黄连、黄柏、大黄泻火解毒,乳香、没药活血散瘀、消肿止痛,全方具有清火解毒、通络止痛,以香油调敷性缓,不易干,使药物持续发挥作用于患处。

《温病条辨》相关条文

二十、温毒敷水仙膏后,皮间有小黄疮如黍米者,不可再敷水仙膏,过敷则痛甚而烂,三黄二香散主之。

三黄取其峻泻诸火,而不烂皮肤,二香透络中余热而定痛。(《温病条辨·上焦篇·风温 温热 温疫 温毒 冬温》)

医家经典论述及临床应用

何廉臣:温毒痄腮及发颐 初起咽痛喉肿,耳前后肿,颊肿,面正赤;或喉不痛,但外肿;甚则耳聋,口噤难开,俗名大头瘟、虾蟆温者是也。加减普济消毒饮主之,或用代赈普济散,一日五六服,或咽下或含漱,最效;荆防败毒散加金汁,亦妙。外肿处贴水仙膏,贴后,若皮间有小黄疮如黍米者,不可再敷水仙膏,过敷则痛甚而烂,须易三黄二香散敷之。(《重订广温热论》)

李彩云:三黄二香散具有解毒散结、化瘀消肿之功效,主治温毒外肿,敷水仙膏后,皮间有小黄泡如黍米者,亦可用于具有"红、肿、热、痛"症状的阳性痈疽。本证因热毒瘀滞所致,故用大黄、黄连、黄柏清热燥湿、泻火解毒,乳香、没药消肿止痛、祛腐生肌。用于治疗疮疡红肿痛,热盛未溃时最宜;疮疡溃后肿不消,久不收口者,亦可用其外敷,对皮肤无刺激性。加减:应用时常加用有清热止痛、防腐生肌作用的冰片3g于上药,共研细面外用。如偏于热盛者加银花、蒲公英;血瘀重者加桃仁、红花;湿热盛者加苦参、地肤子等。(《温病条辨临证精华》)

附:丁氏三黄二香散《丁甘仁先生家传珍方·散部》

治瘟毒漫肿疼痛,以此敷之。锦大黄 蒲黄 雄黄 麝香 梅片 诸药共研细末,以此敷之神效。

第二节 泻心汤类方鉴别

方名	组成	主症	舌脉	辨证要点	治法	方源
泻心汤(三黄泻心汤)	大黄、黄连、黄芩	邪热炽盛,迫血妄行,吐血、衄血,便秘溲赤,烦渴面赤	舌红苔黄腻,脉数有力	阳毒热极	苦寒清泄降火止血	《金匮要略》
大黄黄连泻心汤	大黄、黄连	心下痞	脉关上浮	邪热入胃	苦寒清热	《伤寒论》(154、164)
黄连解毒汤	黄连、黄芩、黄柏、栀子	胃中有燥屎,令人错语		实热证	泻火解毒	《外台秘要方》
清胃散	生地黄、当归、牡丹皮、黄连、升麻	上下牙痛不可忍,牵引头脑满热,发大痛	舌红苔黄,脉滑大而数	阳明积热	清胃凉血	《脾胃论》
凉膈散	大黄、芒硝、甘草、栀子仁、薄荷、黄芩、连翘、竹叶、白蜜	烦躁口渴,面赤唇焦,口舌生疮,胸膈烦热,咽痛吐衄,便秘溲赤	舌边红,苔黄,脉数	上中二焦热邪炽盛,胃火发斑,小儿急惊,痘疮黑陷	上焦之热从外而清,中焦之实由下而泄	《太平惠民和剂局方》

续表

方名	组成	主症	舌脉	辨证要点	治法	方源
升降散	僵蚕、蝉蜕、姜黄、大黄、黄酒、蜂蜜	头痛眩晕,胸膈胀闷,心腹疼痛,呕哕吐食;内烧作渴,上吐下泻,身不发热;憎寒壮热,一身骨节酸痛,饮水无度;四肢厥冷,身凉如冰,而气喷如火,烦躁不宁等		火热内炽,血脉瘀滞,络脉不通,风痰瘀血阻滞络脉及内伤火郁	泻火解毒活血通络祛瘀,祛风搜邪,疏散通泄郁火	《伤寒瘟疫条辨》
冬地三黄汤	麦冬、黄连、芦根、玄参、黄柏、金银花、生地黄、黄芩、生甘草	温病小肠热毒郁结与阴液亏损并见之小便不利		小肠火腑热结,阴津亏竭	滋阴生津,清小肠火腑热结	《温病条辨》
黄连黄芩汤	黄连、黄芩、郁金、淡豆豉	阳明温病,干呕口苦而渴		火郁胆胃胸脘	泻火而疏散郁结	《温病条辨》
普济消毒饮	黄芩、黄连、人参、橘红、玄参、生甘草、桔梗、柴胡、薄荷叶、连翘、牛蒡子、板蓝根、马勃、白僵蚕、升麻、蜜	感受疫疠,致患大头瘟,恶寒发热,头面红肿焮痛,目不能开,咽喉不利	舌干口燥,舌红苔白或黄,脉浮数有力	外感风热疫毒,壅于上焦,攻冲头面	清热解毒疏风散邪	《温病条辨》
仙方活命饮	穿山甲、甘草、防风、没药、赤芍、白芷、当归、乳香、浙贝母、天花粉、皂角刺、金银花、陈皮、酒	一切疮疡,未成者即散,已成者即溃		阳证痈疡肿毒初起	清热解毒消肿溃坚活血止痛	《校注妇人良方》
五味消毒饮	金银花、野菊花、蒲公英、紫花地丁、紫背天葵	疔疮初起,壮热憎寒		阳证疮疡	清热解毒消散疔疮	《医宗金鉴》
四妙勇安汤	金银花、玄参、当归、甘草	阳证脱疽		热毒炽盛之脱疽	清热解毒、活血散瘀	《验方新编》
三黄二香散	黄连、黄柏、生大黄、乳香、没药	肿毒疮疡		温毒痄腮及发颐,黄水疮	泻火解毒、通络止痛	《温病条辨》

第三节 泻心汤类方临床应用

医案一 **江瓘医案**

一人年逾五十,五月间因房后入水,得伤寒证,误过服热药,汗出如油,喘声如雷,昼夜不寐,凡数日,或时惊悸发狂,口中气自外出,诸医莫措手。郭诊之曰:六脉虽沉无力,然昼夜不得安卧,气自外出,乃阳证也,又误服热药,宜用黄连解毒汤。众皆危之。一服尚未效,或以为宜用大青龙汤。郭曰:此积热之久,病邪未退,药力未至也。再服病减半,喘定汗止而愈。(《名医类案》)

医案二 **魏之琇医案**

一男子素不慎起居饮食,脑忽焮赤肿痛,尺脉洪数,以黄连消毒散二帖,湿热顿退。惟肿硬作痛,以仙方活命饮二帖,肿痛悉退。但疮头不消,投十宣去桂,加银花、藁本、白术、茯苓、陈皮,以托里排脓。彼欲全消,自制黄连消毒散二帖,反肿硬不作脓,始悟。仍用十宣加白术、茯苓、半夏,肿少退,乃去桂,又四剂而脓成,脓势亦退。继以八珍散加黄芪、五味、麦冬,月余脓溃而愈。夫苦寒之药,虽治阳症,尤当分表里虚实,次第时宜,岂可始末悉用之? 然焮肿赤痛,尺脉数,按之则濡,乃膀胱湿热壅盛也,故用黄连消毒散,以解毒除湿。肿硬作痛,乃气血凝滞不行而作也,遂用仙方活命饮,以散结消毒破血。其疮头不消,盖因热毒熏蒸,气血凝滞而然也,宜用甘温之剂,补益阳气,托里以腐之。况此症原属督脉经阴虚火盛而出,若不审其因,专用苦寒之剂,使胃气弱,何以腐化收敛,何不致于败耶? 凡疮之易消散,易腐溃,易收敛,皆气血壮盛故也。(《续名医类案》)

医案三 **吴鞠通医案**

王氏 二十三岁 甲子五月十一日 温毒颊肿,脉伏而象模糊,此谓阳证阴脉耳,面目前后俱肿,其人本有瘰疬,头痛身痛,谵语肢厥,势甚凶危,议普济消毒饮法。

连翘(一两二钱) 牛蒡子(八钱) 银花(两半) 荆芥穗(四钱) 桔梗(八钱) 薄荷(三钱) 人中黄(四钱) 马勃(五钱) 元参(八钱) 板蓝根(三钱)

共为粗末,分十二包,一时许服一包,芦根汤煎服,肿处敷水仙膏,用水仙花根去芦,捣烂敷之,中留一小口,干则随换,出毒后,敷三黄二香散。

三黄二香散

黄连(一两) 黄柏(一两) 生大黄(一两) 乳香(五钱) 没药(五钱)

上为极细末,初用细茶汁调敷,干则易之,继用香油调敷。

十二日 脉促,即于前方内加:

生石膏(三两) 知母(八钱)

十三日 即于前方内加:

犀角(八钱) 黄连(三钱) 黄芩(六钱)

十四日 于前方内加:

大黄(五钱)

十五日 于前方内去大黄,再加:

生石膏(一两)

十六日 于前方内加:

金汁(半茶杯) 分次冲入药内服。

十八日 脉出,身壮热,邪机向外也。然其势必凶,当静以镇之,勿事慌张,稍有谵语,即服:

牛黄清心丸一二丸。其汤药仍用前方。

二十日 肿消热退,脉亦静,用复脉汤七帖,全愈。《吴鞠通医案》

医案四 严绍岐医案

[病者]张三义,年二十五岁,住塘湾。

[病名]温毒发颐。

[原因]暮春病温,感染时毒,病经五日由于失下。

[证候]耳下两颐肿硬且痛,连面皆肿,喉赤肿疼,壮热口渴,便闭四日。

[诊断]脉数且大,按之浮沉俱盛,舌苔黄厚。脉证合参,此由温热时毒挟少阳相火,阳明燥火,势如燎原而上攻,刘松峰《说疫》所谓疙瘩瘟也。

[疗法]内外并治,外敷三黄二香合水仙膏,内服普济消毒饮加减,使在上焦之温毒,疏而逐之,在中焦之温毒,攻而逐之,皆速为消解之意,恐缓则成脓而为害。

[处方]苏薄荷(钱半) 牛蒡子(二钱,杵) 济银花(三钱) 青连翘(三钱) 鲜大青(五钱) 粉重楼(二钱) 元参(三钱) 白芷(一钱) 生川军(三钱,酒洗) 陈金汁(二两,分冲) 漏芦(钱半) 鲜荷钱(一枚)

[外治方]三黄二香散

川黄连(一两) 川黄柏(一两) 生大黄(一两) 明乳香(五钱) 净没药

（五钱）

上为极细末，初用细茶汁调敷，干则易之，继则用香油调敷。

[水仙膏方]水仙花根不拘多少，剥去老赤皮与根须，入石臼捣如膏，敷肿处，中留一孔出热气，干则易之，以肌肤上生黍米大小黄疮为度。

[效果]连服两头煎不应。原方生川军改为五钱，又加元明精三钱，泻血两次，诸症大减，惟口渴引饮，小便不通。改用白虎汤（生石膏八钱、知母四钱、生甘细梢八分）去粳米，加瓜蒌皮五钱、鲜车前草二两、鲜茅根二两、鲜荸荠草一两，小溲如注，而诸症遂解。

廉按　吾国所谓温毒发颐，即西医所谓耳下腺炎也。东垣普济消毒饮加减，确是对之良方。直至三头煎，始大泻血而毒解。可见消解时毒，总以速清血毒为首要。西医叠次注射清血针，良有以也。（《全国名医验案类编》）

医案五　刘渡舟医案

黄某，男，42岁。因家庭夫妻不和睦，情志受挫，发生精神分裂症。数日来目不交睫，精神亢奋，躁动不安，胡言乱语，睁目握拳，作击人之状。口味秽臭，少腹硬满，大便1周未行。舌苔黄厚而干，脉来滑大有力。辨为火郁三焦，心胃积热之发狂，方用：大黄8g，黄连10g，黄芩10g。连服3剂，虽有泻下，但躁狂亢奋之势仍不减轻。病重药轻，遂将原方大黄量增至12g，泻下块状物与结屎甚多，随之神疲乏力，倒身便睡，醒后精神变静，与前判若两人，约1周恢复正常。（《刘渡舟临证验案精选》）

医案六　刘渡舟医案

王某，女，42岁。1994年3月28日初诊。患者心下痞满，按之不痛，不欲饮食，小便短赤，大便偏干，心烦，口干，头晕耳鸣。西医诊为植物神经（自主神经）功能紊乱。其舌质红，苔白滑，脉来沉弦小数。此乃无形邪热痞于心下之证，治当泄热消痞，与大黄黄连泻心汤法：大黄3g，黄连10g，沸水浸泡片刻，去滓而饮。服3剂后，则心下痞满诸症爽然而愈。（《刘渡舟临证验案精选》）

医案七　赵绍琴医案

孙某，男，47岁。1974年5月21日就诊。情志不遂，胁肋胀痛，胸闷不舒，阵阵憎寒，四肢逆冷，心烦梦多，大便干结，小便赤热，舌红口干，两脉沉弦略数，病已2个月有余。证属木郁化火，治当调气机而开其郁，畅三焦以泄其火。处方：蝉蜕6g，僵蚕10g，柴胡6g，香附10g，姜黄6g，豆豉10g，山栀子6g。2

剂后诸证悉减,再 2 剂而愈。

韩某,男,39 岁。1992 年 8 月 14 日初诊。主诉:患高血压病已半年,一直服用复方降压片、心痛定(硝苯地平片)等,血压仍在 180~195/100~130mmHg。症见头痛目眩,心烦急躁,失眠梦多,大便干结,舌红苔白,脉弦滑且数。证属肝经郁热,气机阻滞。治以清泄肝经郁热,调畅气机。处方:蝉衣、片姜黄、白芷、防风各 6g,僵蚕、苦丁茶、晚蚕沙、炒槐花各 10g,大黄 2g。二诊(1992 年 8 月 21 日):服药 7 剂后,血压 135/100mmHg,余症减轻,停用西药,原方加川楝子 6g,服药 7 剂,血压正常。又以前方加减每周 3 剂,连服 3 周以巩固疗效。于 1993 年 2 月 12 日复诊,血压稳定在 120/83mmHg,未再升高。(《赵绍琴临床经验辑要》)

医案八 赵翠英医案

李某,男性,38 岁。2002 年 5 月 21 日初诊。胃脘疼痛反复发作已 2 个月余。常服雷尼替丁、三九胃泰等,时有缓解,近 1 周来服药无效,仍疼痛不能进食,食后呕吐,吐物常有血丝样夹杂,腹胀,胃中灼热,舌红、苔黄,脉弦数。胃镜示:胃黏膜糜烂并有点状出血表现。证为脾胃郁热,郁久化火,灼伤胃络。治宜清胃泻火,凉血止血,清胃散加减:黄连、升麻、当归、白芍、延胡索、枳壳、竹茹各 10g,生地黄、牡丹皮各 15g,吴茱萸 3g,生甘草 5g。水煎连服 10 剂,诸症消失,上方稍加出入,续服半月,再行胃镜检查,胃黏膜红润规整,病告全愈。按:"少阴不足,阳明有余"。阳明为多气多血之腑,易于阳热亢盛,热伤胃络。治疗当取黄连泻心火、清胃热,加以竹茹相伍清胃和胃,降逆止呕,据现代药理研究,黄连有较强的抑制幽门螺杆菌的作用,生地黄、牡丹皮凉血清热,升麻清散郁火,以使热撤阴存,加吴茱萸以引热下行,引火归元。芍药、甘草缓急止痛,诸药共用,相得益彰,提高其疗效,达到清热泻火,凉血益阴之功效,病愈后随访 1 年未再复发。(《清胃散临症举隅》)

医案九 沈会医案

邹某,女。初诊日期:2022 年 8 月 19 日。

[主诉]左腮部肿痛 4 天。

[病史]4 天前感冒愈后出现左腮部肿痛,皮色红,皮温高,体温略高,波动于 37.5~38.5℃,张口受限,咀嚼时牙齿有酸痛感,无寒战,无呼吸困难,无头晕头痛,抗生素(具体不详)静脉输液 3 天后无明显好转,遂来诊。查:左腮部漫肿,左耳垂前下方约 1.5cm×2cm 肿块,皮色红,皮温高,压痛明显,左腮腺管口处

肿胀,按压无分泌物溢出;伴身热恶寒,口渴纳呆,小便短赤,大便秘结,寐差,舌红苔薄黄,脉弦数。

[**中医诊断**]发颐(热毒结聚少阳,气血凝滞)。

[**西医诊断**]化脓性腮腺炎。

[**治法**]清热解毒,消肿散结。

[**方宗**]普济消毒饮加减。

[**处方**]北柴胡15g,牛蒡子15g,黄芩15g,黄连5g,桔梗15g,板蓝根30g,连翘15g,玄参15g,升麻20g,陈皮10g,僵蚕15g,薄荷(后下)5g,甘草5g。7剂,每日1剂,水煎,分2次服。

二诊:2022年8月26日。身热恶寒已退,左腮部红肿疼痛已除,张口不受限,其余症状明显缓解。舌红苔薄黄,脉弦数。效不更方,7剂,每日1剂,水煎,分2次服。

按语　患者以"左腮部肿痛4天"为主诉,患者有感冒病史,左腮部肿痛,体温升高,张口受限,中医诊断"发颐"。患者外感后余毒未能透泄,郁结于少阳之络,气血凝滞,蕴结于颐颌之间而发病。热毒之邪结聚于颐颌部,故局部红肿,焮热疼痛;邪犯足少阳胆经,循经上攻颐颌,经脉阻滞,气血不行,故张口受限;热毒与正气相搏,故发热;热邪耗伤津液,故口渴、小便短赤,大便秘结;舌红苔薄黄,脉弦数均为热象。中医辨证"热毒结聚少阳,气血凝滞"。治以"清热解毒,消肿散结",选用普济消毒饮加减治疗。普济消毒饮出自《东垣试效方》,方中黄芩、黄连清降发于头面之热毒;牛蒡子、连翘、僵蚕、薄荷辛凉轻宣,疏散头面风热;板蓝根、玄参有加强清热解毒之功,同时玄参还可防止伤阴;玄参、桔梗、甘草可清利咽喉;陈皮理气疏壅,以散邪热郁结;柴胡疏散风热,升麻清头面热毒,还可引药上行。二诊服药后诸症缓解。

第十四章　承气汤类方临证思辨

攻里之剂,即泻下剂,是以大黄苦寒通下,枳实、厚朴导滞等以通下里结药为主组成,具有通便、消积的作用,用以治疗里实便秘证的方剂,代表方即承气汤类诸方。承气者,承胃气也,此类方剂以苦辛通降、咸以入阴法,通胃结,救胃阴,荡涤热结,软坚通腑,虽各自侧重不同,但里结阳明为其共证。

第一节　承气汤类方

一、大承气汤

【大承气汤】大黄六钱　芒硝三钱　厚朴三钱　枳实三钱　水八杯,先煮枳、朴,后纳大黄、芒硝,煮取三杯。先服一杯,约二时许,得利止后服,不知,再服一杯,再不知,再服。

【方解】阳明腑实,胃肠热结为本方主证。方中大黄苦寒泄热,荡涤通便,以祛其实,为君药。芒硝咸寒软坚,助君药润燥通便,以除其燥,为臣药。厚朴下气除满,枳实行气消痞,为佐药。四药配合,荡涤与润燥相伍,除痞与消满相合,泻下行气并重,共奏峻下热结之效。本方急下热结,使之不再伤耗阴液,故有"急下存阴"之说。

《伤寒论》相关条文

阳明病,谵语有潮热,反不能食者,胃中必有燥屎五六枚也;若能食者,但硬耳。宜大承气汤下之(215)(《伤寒论》)

阳明病,下之,心中懊恼而烦,胃中有燥屎者,可攻。腹微满,初头硬,后必溏,不可攻之。若有燥屎者,宜大承气汤。(238)(《伤寒论》)

病人烦热,汗出则解,又如疟状,日晡所发热者,属阳明也。脉实者,宜下之;脉浮虚者,宜发汗。下之与大承气汤,发汗宜桂枝汤。(240)(《伤寒论》)

大下后,六七日不大便,烦不解,腹满痛者,此有燥屎也。所以然者,本有宿食故也,宜大承气汤(241)(《伤寒论》)

《温病条辨》相关条文

一、面目俱赤,语声重浊,呼吸俱粗,大便闭,小便涩,舌苔老黄,甚则黑有芒刺,但恶热,不恶寒,日晡益甚者,传至中焦,阳明温病也。脉浮洪躁甚者,白虎汤主之;脉沉数有力,甚则脉体反小而实者,大承气汤主之。暑温、湿温、温疟,不在此例。

六、阳明温病,面目俱赤,肢厥,甚则通体皆厥,不瘛疭,但神昏,不大便,七八日以外,小便赤,脉沉伏,或并脉亦厥,胸腹满坚,甚则拒按,喜凉饮者,大承气汤主之。

此一条须细辨其的是火极似水、热极而厥之证,方可用之,全在目赤、小便赤、腹满坚、喜凉饮定之。(《温病条辨·中焦篇·风温 温热 温疫 温毒 冬温》)

医家经典论述

李炳:少阴病,得之二三日,口燥咽干者,急下之,宜大承气汤。张路玉曰:伏气之发于少阴,其势最急,与伤寒之传经热证不同。得病才二三日,即口燥咽干,延至五六日始下,必枯槁难为矣。故宜急下,以救肾水之燔灼也。按少阴急下三证:一属传经热邪亢极,一属热邪转属胃府,一属温热发于少阴,皆刻不容缓之证,故当急救欲绝之肾水,与阳明急下三法,同源异派。(《温热逢源》)

王士雄:邹润安曰:柯氏云:厚朴倍大黄为大承气,大黄倍厚朴为小承气。是承气者在枳、朴。应不在大黄矣。但调胃承气汤不用枳、朴,亦名承气何也?且三承气汤中,有用枳、朴者,有不用枳朴者;有用芒硝者,有不用芒硝者;有用甘草者,有不用甘草者。惟大黄则无不用,是承气之名,固当属之大黄。况厚朴三物汤即小承气汤,厚朴分数且倍于大黄,而命名反不加承气字。犹不可见承气不在枳、朴乎?自金元人以"顺"释"承"。而大黄之功不显。考《本经》首推大黄通血,再以《六微旨大论》"亢则害,承乃制"之义参之,则承气者,非血而何?夫气者,血之帅。故血随气行,亦随气滞,气滞血不随之滞者,是气之不足,非气之有余。惟气滞并波及于血,于是气以血为窟宅,血以气为御侮。遂连衡宿食,蒸逼津液,悉化为火。此时惟大黄能直捣其巢,倾其窟穴,气之结于血者散,则枳朴遂能效其通气之职,此大黄所以为承气也。(《温热经纬》)

⊨ 医家临床应用 ⊨

吴又可：温疫发热一二日，舌上白胎如积粉，早服达原饮一剂，午前舌变黄色，随现胸膈满痛，大渴烦躁，此伏邪即溃，邪毒传胃也。前方加大黄下之，烦渴少减，热去六七，午后复加烦躁发热，通舌变黑生刺，鼻如烟煤，此邪毒最重，复瘀到胃，急投大承气汤。傍晚大下，至夜半热退，次早鼻黑胎刺如失。此一日之间，而有三变，数日之法，一日行之。因其毒甚，传变亦速，用药不得不紧。设此证不服药，或投缓剂，羁迟二三日，必死。设不死，服药亦无及矣。尝见温疫二三日即毙者，乃其类也。（《温疫论》）

吴又可：热结旁流者，以胃家实，内热壅闭，先大便闭结，续得下利纯臭水，全然无粪，日三四度，或十数度，宜大承气汤，得结粪而利立止。服汤不得结粪，仍下利并臭水及所进汤药，因大肠邪胜，失其传送之职，知邪犹在也，病必不减，宜更下之。大肠胶闭者，其人平素大便不实，设遇疫邪传里，但蒸作极臭，然如粘胶，至死不结，但愈蒸愈闭，以致胃气不能下行，疫毒无路而出，不下即死，但得粘胶一去，下证自除，霍然而愈。《温疫论·大便》

何廉臣：凡小儿目瞪神呆，即为热聚脑体之征，见此症者，其势多险。故伤寒论于目不了了，睛不和者，用大承气汤急下之。盖热伤于脑，正与此同。若属痰者，必呼吸短促，喉有痰声可辨……粪如红酱，人皆知为湿热之症候；粪色青，人每指为寒症之的据。不知一病温热，多系肝家有火，胆汁生多，多则泻出，西医言之颇详。即伤寒论内，自利清水，色纯青，用大承气汤一条，亦明指粪青有热症；惟其汁粘而秽气重，尿亦短少深赤，以此为辨。余则溺红为热，黄亦为热，淡黄色者为虚热，浑白如米泔者为湿热。此八者，皆辨小儿温热之要诀也。《重订广温热论·温热总论·论小儿温热（新增）·辨症》

二、小承气汤

【小承气汤】（苦辛通法重剂） 大黄五钱 厚朴二钱 枳实一钱 水八杯，煮取三杯，先服一杯，得宿粪，止后服，不知再服。

【方解】 阳明腑实轻证为本方主证。方中大黄荡涤胃肠，推陈致新；厚朴、枳实疏通滞气。本方涤热力量较调胃承气汤和大承气汤轻，通便力量次于大承气汤，胜于调胃承气汤。

《伤寒论》相关条文

阳明病,脉迟,虽汗出不恶寒者,其身必重,短气,腹满而喘,有潮热者,此外欲解,可攻里也。手足濈然汗出者,此大便已硬也,大承气汤主之。若汗多,微发热恶寒者,外未解也,其热不潮,未可与承气汤。若腹大满不通者,可与小承气汤,微和胃气,勿令至大泄下。(208)(《伤寒论》)

阳明病,潮热、大便微硬者,可与大承气汤;不硬者,不可与之。若不大便六七日,恐有燥屎,欲知之法,少与小承气汤,汤入腹中,转失气者,此有燥屎也,乃可攻之;若不转失气者,此但初头硬,后必溏,不可攻之,攻之必胀满不能食也。欲饮水者,与水则哕,其后发热者,必大便复硬而少也,以小承气汤和之;不转失气者,慎不可攻也。(209)(《伤寒论》)

阳明病,其人多汗,以津液外出,胃中燥,大便必硬,硬则谵语,小承气汤主之,若一服谵语止者,更莫复服。(213)(《伤寒论》)

太阳病,若吐、若下、若发汗后,微烦、小便数、大便因硬者,与小承气汤和之愈。(250)(《伤寒论》)

《温病条辨》相关条文

三、阳明温病,诸证悉有而微,脉不浮者,小承气汤微和之。

以阳明温病发端者,指首条所列阳明证而言也,后凡言阳明温病者仿此。诸证悉有,以非下不可,微则未至十分亢害,但以小承气通和胃气则愈,无庸芒硝之软坚也。

四、阳明温病,汗多谵语,舌苔老黄而干者,宜小承气汤。

汗多,津液散而大便结,苔见干黄,谵语因结粪而然,故宜承气。

九、阳明温病,下利谵语,阳明脉实,或滑疾者,小承气汤主之;脉不实者,牛黄丸主之,紫雪丹亦主之。

下利谵语,柯氏谓肠虚胃实,故取大黄之濡胃,无庸芒硝之润肠。本论有脉实、脉滑疾、脉不实之辨,恐心包络之谵语而误以承气下之也,仍主芳香开窍法。(《温病条辨·中焦篇·风温 温热 温疫 温毒 冬温》)

四十、阳明暑温,湿气已化,热结独存,口燥咽干,渴欲饮水,面目俱赤,舌燥黄,脉沉实者,小承气汤各等分下之。

暑兼湿热,其有体瘦质燥之人,感受热重湿轻之证,湿先从热化尽,只余热结中焦,具诸下证,方可下之。(方义并见前。此处不必以大黄为君,三物各等分可也)(《温病条辨·中焦篇·暑温 伏暑》)

〓 医家经典论述 〓

沈麟:此论夏令风温,人气外泄,故多汗。若温邪轻而未化热,则汗不多。其人汗多者,风温已化热也。汗出于胃,热盛伤津,则胃中燥实,大便必硬,胃络通心,大便硬,则胃中燥热之气入心,故谵语。此腑气不通,温邪不得外解。当以小承气汤通其腑,腑气一通,邪气即从外泄,不宜过服。故曰若一服谵语止,更莫复服。(《重订温热经解》)

戴天章:时疫下法与伤寒不同:伤寒下不厌迟,时疫下不厌早;伤寒在下其燥结,时疫在下其郁热;伤寒里证当下,必待表证全罢;时疫不论表邪罢与不罢,但兼里证即下;伤寒上焦有邪不可下,必待结在中、下二焦,方可下,时疫上焦有邪亦可下,若必待结至中、下二焦始下,则有下之不通而死者;伤寒一下即已,仲景承气诸方多不过三剂;时疫用下药至少三剂,多则有一二十剂者。时疫下法有六:结邪在胸上,贝母下之,贝母本非下药,用至两许即解;结邪在胸及心下,小陷胸下之;结邪在胸胁连心下,大柴胡汤下之;结邪在脐上,小承气汤下之;结邪在当脐及脐下,调胃承气汤下之;痞满燥实,三焦俱结,大承气汤下之。此外又有本质素虚,或老人,久病,或屡汗、屡下后,下证虽具而不任峻攻者,则麻仁丸、蜜煎导法、猪胆导法为妙。(《广瘟疫论》)

王士雄:热入厥阴而下利,即不圊血,亦当宗仲景治热利法。若竟逼入营阴,安得不用白头翁汤凉血而散邪乎?设热入阳明而下利,即不圊血,又宜师仲景下利谵语,用小承气汤之法矣。雄按:章氏谓小承气汤乃治厥阴热利,若热入阳明而下利,当用黄芩汤,此不知《伤寒论》有简误之文也。本文云:下利谵语者,有燥矢也,宜小承气汤。既有燥矢,则为太阴转入阳明之证,与厥阴无涉矣。湿热入阳明而下利,原宜宗黄芩汤为法,其有燥矢而谵语者,未尝无其候也,则小承气亦可援例引用焉。(《温热经纬》)

〓 医家临床应用 〓

陆廷珍:伤暑日多,舌黄焦黑,大便闭结,少腹硬痛,转矢气者,此有燥矢也。宜用小承气汤,加玄明粉、鲜石斛、元参心、鲜菖蒲、生首乌等味,化内结而保胃津也。舌赤苔黄,而兼焦黑,一如沉香色者,斯为有地之黑,热烁既多,津枯邪滞,既难汗解,又难凉世。且便闭腹硬,时转矢气。此仲景所云:转矢气者,有燥粪也,急以小承气。合玄明粉、生首乌,仿仲景急下存津,既不伤胃,又能化结,诚为至当。(《六因条辨》)

三、调胃承气汤

【调胃承气汤】（热淫于内,治以咸寒,佐以甘苦法） 大黄三钱 芒硝五钱 生甘草二钱

【方解】阳明病胃肠燥热为本方主证。大黄开结,芒硝涤热,甘草和中,为和胃开结涤热之轻剂。

《伤寒论》相关条文

发汗后,恶寒者,虚故也;不恶寒,但热者,实也,当和胃气,与调胃承气汤。(70)(《伤寒论》)

太阳病未解,脉阴阳俱停,(一作微)必先振栗,汗出而解;但阳脉微者,先汗出而解;但阴脉微(一作尺脉实)者,下之而解。若欲下之,宜调胃承气汤。(94)(《伤寒论》)

伤寒十三日,过经谵语者,以有热也,当以汤下之。若小便利者,大便当硬,而反下利,脉调和者,知医以丸药下之,非其治也。若自下利者,脉当微厥,今反和者,此为内实也,调胃承气汤主之。(105)(《伤寒论》)

阳明病,不吐、不下、心烦者,可与调胃承气汤。(207)《伤寒论》

太阳病三日,发汗不解,蒸蒸发热者,属胃也,调胃承气汤主之。(248)(《伤寒论》)

伤寒吐后,腹胀满者,与调胃承气汤。(249)(《伤寒论》)

《温病条辨》相关条文

五、阳明温病,无汗,小便不利,谵语者,先与牛黄丸;不大便,再与调胃承气汤。

无汗而小便不利,则大便未定成硬,谵语之不因燥屎可知。不因燥屎而谵语者,犹系心包络证也,故先与牛黄丸,以开内窍,服牛黄丸,内窍开,大便当下,盖牛黄丸亦有下大便之功能。其仍然不下者,无汗则外不通;大小便俱闭则内不通,邪之深结于阴可知。故取芒硝之咸寒,大黄、甘草之甘苦寒,不取枳、朴之辛燥也。伤寒之谵语,舍燥屎无他证,一则寒邪不兼秽浊,二则由太阳而阳明;温病谵语,有因燥屎,有因邪陷心包,一则温多兼秽,二则自上焦心肺而来,学者常须察识,不可歧路亡羊也。

七、阳明温病,纯利稀水无粪者,谓之热结旁流,调胃承气汤主之。

热结旁流,非气之不通,不用枳、朴,独取芒硝入阴以解热结,反以甘草缓芒硝急趋之性,使之留中解结,不然,结不下而水独行,徒使药性伤人也。吴又

可用大承气汤者非是。

十一、阳明温病,无上焦证,数日不大便,当下之,若其人阴素虚,不可行承气者,增液汤主之。服增液汤已。周十二时观之,若大便不下者,合调胃承气汤微和之。

此方所以代吴又可承气养荣汤法也。妙在寓泻于补,以补药之体,作泻药之用,既可攻实,又可防虚。余治体虚之温病,与前医误伤津液、不大便、半虚半实之证,专以此法救之,无不应手而效。

二四、斑疹阳明证悉具,外出不快,内壅特甚者,调胃承气汤微和之,得通则已,不可令大泄,大泄则内陷。

此斑疹下法,微有不同也。斑疹虽宜宣泄,但不可太过,令其内陷。斑疹虽忌升提,亦畏内陷。方用调胃承气者,避枳、朴之温燥,取芒硝之入阴,甘草败毒缓中也。(《温病条辨·中焦篇·风温 温热 温疫 温毒 冬温》)

⌛ 医家经典论述 ⌛

王士雄:太阳病未解,脉阴阳俱停,先必振栗汗出而解。但阳脉微者,先汗出而解;但阴脉微者,下之而解。若欲下之,宜调胃承气汤。此疫邪之越于太阳者,太阳病不解,系疫邪浮越,非太阳经病也。停,匀也。脉阴阳俱停,是尺寸、浮、沉、迟、速、大、小同等也。其正气有权,足以化邪,故从汗解。振栗者,战汗也。脉微,谓邪气衰也。阳邪先退,先从汗解。阴邪先退,先从下解。汗法不一,而下法宜调胃承气,以疫邪虽热,不必尽实也。(《温热经纬》)

叶天士:章虚谷注,齿焦者肾水枯,无垢则胃液竭,故死。有垢者火盛而气液未竭,故审其邪热甚者,以调胃承气汤微下其胃热。肾水亏者,玉女煎清胃滋肾可也。(《温热论笺正》)

⌛ 医家临床应用 ⌛

戴天章:痛而不满者,属邪在血分,属水谷燥结诸病、他病或有属冷者。时疫总属热证,痛不可按而无硬处者,于清里方中加赤芍。不可按而有硬处者,调胃承气汤。(《广瘟疫论》)

四、新加黄龙汤、宣白承气汤、导赤承气汤、牛黄承气汤、增液承气汤

【**新加黄龙汤**】(苦甘咸法) 细生地五钱 生甘草二钱 人参一钱五分,另煎

生大黄_{三钱}　芒硝_{一钱}　元参_{五钱}　麦冬_{连心,五钱}　当归_{一钱五分}　海参_{洗,二条}　姜汁_{六匙}
水八杯,煮取三杯。先用一杯,冲参汁五分、姜汁二匙,顿服之,如腹中有响声,或转矢气者。为欲便也;候一二时不便,再如前法服一杯;候二十四刻,不便,再服第三杯;如服一杯,即得便,止后服,酌服益胃汤一剂(益胃汤方见前),余参或可加入。

【方解】热结里实,气阴不足为本方主证。方中大黄、芒硝泄热软坚,攻下燥屎,导阳明实热下行而解;人参、甘草大补元气;生地、麦冬、当归、玄参滋阴润燥;海参滋补阴液,咸寒软坚;加姜汁宣通气机。全方既除阳明热结,又能益气养阴,为扶正攻下,正邪合治之剂。

【宣白承气汤】(苦辛淡法)　生石膏_{五钱}　生大黄_{三钱}　杏仁粉_{二钱}　栝蒌皮_{一钱五分}　水五杯,煮取二杯,先服一杯,不知再服。

【方解】方中生石膏清肺胃之热;杏仁、瓜蒌皮宣降肺气,化痰定喘;大黄攻下腑实。肺气清肃,则腑气亦通。故本方是清宣肺热,泄热通降,肺肠合治之剂。

【导赤承气汤】赤芍_{三钱}　细生地_{五钱}　生大黄_{三钱}　黄连_{二钱}　黄柏_{二钱}
芒硝_{一钱}　水五杯,煮取二杯,先服一杯,不下再服。

【方解】本方由导赤散合调胃承气汤加减而成。方中大黄、芒硝攻下腑实;赤芍、生地黄养阴清热;黄连、黄柏清泄小肠之热。故本方为二肠同治之法。

【牛黄承气汤】即用前安宫牛黄丸二丸,化开,调生大黄末(三钱),先服一半,不知再服。

【方解】本方以安宫牛黄丸清心包热闭,生大黄攻阳明腑实。

【增液承气汤】即于增液汤内加大黄_{三钱}　芒硝_{一钱五分}　水八杯,煮取三杯,先服一杯,不知再服。

【方解】本方为增液汤加大黄、芒硝而成。以增液汤养阴生津润肠,增水行舟,加大黄、芒硝以泄热软坚,攻下腑实。

《温病条辨》相关条文

十七、阳明温病,下之不通,其证有五:应下失下,正虚不能运药,不运药者死,新加黄龙汤主之。喘促不宁,痰涎壅滞,右寸实大,肺气不降者,宣白承气汤主之。左尺牢坚,小便赤痛,时烦渴甚,导赤承气汤主之。邪闭心包,神昏舌短,内窍不通,饮不解渴者,牛黄承气汤主之。津液不足,无水舟停者,间服增液,再不下者,增液承气汤主之。

《经》谓下不通者死,盖下而至于不通,其为危险可知,不忍因其危险难治而遂弃之。兹按温病中下之不通者共有五因:其因正虚不运药者,正气既虚,邪气复实,勉拟黄龙法,以人参补正,以大黄逐邪,以冬、地增液,邪退正存一线,即可以大队补阴而生,此邪正合治法也。其因肺气不降,而里证又实者,必喘促寸实,则以杏仁、石膏宣肺气之痹,以大黄逐肠胃之结,此脏腑合治法也。其因火腑不通,左尺必现牢坚之脉(左尺,小肠脉也,俗候于左寸者非,细考《内经》自知),小肠热盛,下注膀胱、小便必涓滴赤且痛也,则以导赤去淡通之阳药,加连、柏之苦通火腑,大黄、芒硝承胃气而通大肠,此二肠同治法也。其因邪闭心包,内窍不通者,前第五条已有先与牛黄丸,再与承气之法,此条系已下而不通,舌短神昏,闭已甚矣,饮不解渴,消亦甚矣,较前条仅仅谵语,则更急而又急,立刻有闭脱之虞,阳明大实不通,有消亡肾液之虞,其势不可少缓须臾,则以牛黄丸开手少阴之闭,以承气急泻阳明,救足少阴之消,此两少阴合治法也。再此条亦系三焦俱急,当与前第九条用承气、陷胸合法者参看。其因阳明太热,津液枯燥,水不足以行舟,而结粪不下者,非增液不可。服增液两剂,法当自下,其或脏燥太甚之人,竟有不下者,则以增液合调胃承气汤,缓缓与服,约二时服半杯沃之,此一腑中气血合治法也。(《温病条辨·中焦篇·风温 温热 温疫 温毒 冬温》)

▅ 医家经典论述及临床应用 ▅

马宗元:均是腹满痛也。(宿食邪结也,多气血,痰水者少。)温邪满而不痛者,乃水谷散漫未结,为邪在气分也。(于对症方中加大腹皮、青皮、山楂、谷芽、枳壳。)若兼舌黄脉实者,为邪已传胃。(小承气汤加减。)亦有痛而不满者,乃水谷燥结,为邪在血分也。不受按而硬者,宜下之。(调胃承气汤。)有满痛俱作拒按者,宜急下之。(大承气汤加减。)或更兼下稀黑水,此热极旁流也,同上法。(大承气汤,虚者新加黄龙汤。)有满痛喜温不喜按,反肢冷脉迟,舌润不浊,此因服苦寒太过,而伤脾胃之阳,宜温下之。(千金温脾汤、附子汤加硝黄。)(《温病辨症·卷下·治温病要辨得表里、虚实、寒热六字明白,然后用药,方不差误》)

马宗元:温病身倦胃痛,神迷安静,恶闻响声,唯脉沉数有力,舌黄黑起刺,便闭溲赤,(王冰所谓:"大实有羸状。")此实极似虚也。误用参芪归术补剂,致犯实实之戒,须用增液承气汤主之。如大便一行,则反口渴烦躁,甚则起床发狂,(经云:"心病则烦,至烦躁可平矣。")(增液承气汤加荷叶,不可用菖蒲治耳聋,反引邪入心胞也。)(《温病辨症·卷上·治温病要识寒极似热、热极似寒、虚极似实、实极似虚四症,方不乱言吉凶》)

马宗元:均是循衣摸床,两手撮空也。温邪烦躁,舌赤口渴而摸床者,为热。甚则四肢实。(白虎汤加生地、黄连。)有烦躁舌黄,便闭而摸床者,为有热有结也。(凉膈散加减。)有当下失下,以致神昏舌黑,而摸床撮空者,为邪气内闭。(先服紫雪丹,如能神气稍清,然后服牛黄承气汤,否则不治。)(《温病辨症·卷下·治温病要辨得表里、虚实、寒热六字明白,然后用药,方不差误》)

五、承气合小陷胸汤

【承气合小陷胸汤】(苦辛寒法)　生大黄五钱　厚朴二钱　枳实二钱　半夏三钱　瓜蒌三钱　黄连二钱　水八杯,煮取三杯,先服一杯,不下,再服一杯,得快利,止后服,不便再服。

【方解】方中以黄连、瓜蒌、半夏辛通苦降以涤上焦痰火,预防结胸形成,大黄、枳实、厚朴攻逐糟粕,急下存阴。

《温病条辨》相关条文

十、温病三焦俱急,大热大渴,舌燥。脉不浮而燥甚,舌色金黄,痰涎壅甚,不可单行承气者,承气合小陷胸汤主之。

三焦俱急,谓上焦未清,已入中焦阳明,大热大渴,脉躁苔焦,阳土燥烈,煎熬肾水,不下则阴液立见消亡,下则引上焦余邪陷入,恐成结胸之证。故以小陷胸合承气汤,涤三焦之邪,一齐俱出,此因病急,故方亦急也,然非审定是证,不可用是方也。(《温病条辨·中焦篇·风温 温热 温疫 温毒 冬温》)

医家经典论述及临床应用

李彩云:承气合入小陷胸汤具有清化痰热、泄热通腑的功效,主治三焦热结之证,证见大热大渴,痰涎壅盛,舌燥,舌色金黄,脉不浮而躁甚。本证属于温病上焦痰热未清,邪热已入中焦而见阳明证,用小陷胸汤清热豁痰,小承气汤泻下热结。(《温病条辨临证精华》)

六、护胃承气汤

【护胃承气汤】(苦甘法)　生大黄三钱　元参三钱　细生地三钱　丹皮二钱　知母二钱　麦冬连心,三钱　水五杯,煮取二杯,先服一杯,得结粪止后服,不便,再服。

【方解】本方为增液汤加大黄、牡丹皮、知母而成。以苦甘为法,方中以大黄涤荡余邪,生地黄、玄参、知母、牡丹皮、麦冬养阴增液,护胃凉血。本方善治阴液亏损,血分郁热,或阴亏虚热,兼大便干燥者。

《温病条辨》相关条文

十五、下后数日,热不退,或退不尽,口燥咽干,舌苔干黑,或金黄色,脉沉而有力者,护胃承气汤微和之;脉沉而弱者,增液汤主之。

温病下后,邪气已净,必然脉静身凉,邪气不净,有延至数日邪气复聚于胃,须再通其里者,甚至屡下而后净者,诚有如吴又可所云。但正气日虚一日,阴津日耗一日,须加意防护其阴,不可稍有鲁莽,是在任其责者临时斟酌尽善耳。吴又可于邪气复聚之证,但主以小承气,本论于此处分别立法。(《温病条辨·中焦篇·风温 温热 温疫 温毒 冬温》)

医家经典论述及临床应用

石寿棠:发黄、小便不利、腹满者,茵陈蒿汤下之。其有气虚甚而邪实者,宜参黄汤;阴亏甚而邪实者,宜护胃承气汤去芒硝,或增液承气汤下之;即虚极不任下者,宜用鲜生地汁、小生地汁、元参、知母、栝蒌、麻仁、蜂蜜、梨汁,稍加姜汁之类,滑以去著,辛以润燥。慎勿当下不下,徒用滋腻,俾邪无出路,转致伤阴;亦勿迟回顾虑,致令失下,虚人尤不可失,失则邪愈盛、正愈衰,后即欲下而不可得矣。(《医原》)

李彩云:护胃承气汤具有养阴攻下的功效,主治温病下后数日热不退,或退不尽,口燥咽干,舌苔干黑,或金黄色,脉沉而有力者。本证属于下后伤阴,邪气复聚,虚实参半,故用大黄泄热通便,增液汤滋阴生津,知母清热润燥,丹皮清热凉血,全方于滋阴之中,略佐涤邪,清除余热,达到滋阴而不恋邪,逐邪而不伤正的功效。方中以甘凉、苦寒滋阴清热为主,故为"苦甘法"。(《温病条辨临证精华》)

七、桃仁承气汤

【桃仁承气汤(即桃核承气汤)】桃仁五十个,去皮尖　大黄四两　甘草二两　桂枝二两,去皮　芒硝二两　上五味,以水七升,煮取二升半,去渣,纳芒硝,更上火微沸,下火。先令温服五合,日三服,当微利。微利仅通大便,不必定下血也。

【方解】下焦蓄血证为本方主证。方中桃仁破血下瘀,大黄下瘀泄热,桂枝通利血脉,芒硝泄热软坚,炙甘草益气调药,缓诸药峻烈之性。五药相配,使蓄血去,瘀热清,诸症自平。

《伤寒论》相关条文

太阳病不解,热结膀胱,其人如狂,血自下,下者愈。其外不解者,尚未可攻。当先解其外。外解已,但少腹急结者,乃可攻之,宜桃核承气汤。(106)(《伤寒论》)

医家经典论述

徐大椿:太阳之邪,由经入腑,膀胱多气多血,热甚则血凝,而上干心包,故神昏而如狂。血得热而行,故能自下,则邪从血出,与阳明之下燥屎同。外不解而攻之,则邪反陷入矣。小腹急结,是蓄血现症。(《伤寒论类方》)

柯琴:阳气太重,标本俱病,故其人如狂。血得热则行,故尿血也。血下则不结,故愈。冲任之血,会于少腹。热极则血不下而反结,故急。然病自外来者,当先审表热之轻重以治其表,继用桃仁承气以攻其里之结血。此少腹未硬满,故不用抵当。然服五合取微利,亦先不欲下意……首条以"反不结胸"句,知其为下后症。此以"尚未可攻"句,知其为未下症。急结者宜解,只需承气;硬满者不易解,必伐抵当。表症仍在,竟用抵当,全罔顾表者,因邪甚于里,急当救里也。外症已解,桃仁承气未忘桂枝者,因邪甚于表,仍当顾表也。(《伤寒来苏集》)

戴天章:时疫善忘者,蓄血之所致也……蓄血在中焦,其脉或芤、或弦、或涩,两胁及脐上必有痛处拒按而软,桃仁承气汤主之……善忘虽为蓄血主证,然必验之大小便。屎虽鞕,大便反易,其色必黑,小便自利,方为蓄血之的证。否则,仍当参之多言、谵狂诸法治之。(《广瘟疫论》)

医家临床应用

刘渡舟:一个是妇女病,因为妇女病往往由于生理的问题,月经的问题,妇女的这些月经病,比如"闭月",月经不来了,一定有原因,如果属于有热的,这个病机要和《伤寒论》合起来,热和血凝结,下不来;血就被热所瘀,血瘀小肚子就疼痛,这叫作痛经;热与血结月经不来,就烦躁,严重的就可以出现如狂。临床上要注意,妇女尤其是青年;二三十岁,往往不来月经或者是过期,然后肚子疼,烦躁,有时如狂,这个方子效果很好。病史里有过外伤,胸部,或者是腹部,或者胁肋发生疼痛,每到变天、阴天、下雨、寒冷疼痛就很严重。考虑内有

瘀血,由于跌仆跌打,里有瘀血。这个桃核承气汤效果是非常好。(《伤寒论讲稿》)

李宇航:本方临床应用广泛,如脑出血、脑梗死、精神分裂症、腰椎骨折、下肢静脉血栓形成、动脉硬化闭塞症、肾病综合征、不完全性肠梗阻、急性阑尾炎、糖尿病、卵巢囊肿等属瘀热阻于下焦者,均可使用。(《伤寒论研读》)

八、吴氏桃仁承气汤

【吴氏桃仁承气汤】(苦辛咸寒法) 大黄五钱 芒硝二钱 桃仁三钱 当归三钱 芍药三钱 丹皮三钱 水八杯,煮取三杯,先服一杯,得下止后服,不知再服。

【方解】此汤乃仲景原方,吴又可去桂枝、甘草二味,加当归、赤芍、牡丹皮各二钱,亦名桃仁承气汤。吴鞠通辑录《温疫论》桃仁承气汤,改变剂量,制定出了《温病条辨》桃仁承气汤,作为攻逐瘀热中剂,治疗温病下焦蓄血较重证。本方于桃仁承气汤基础上,为桃仁增加了当归、芍药、牡丹皮,为大黄增加了芒硝,故加强了攻逐瘀热的作用。

《温疫论》相关条文

发黄一证,胃实失下,表里壅闭,郁而为黄,热更不泄,转血为瘀。凡热经气不郁,不致发黄,热不干血分,不致蓄血,同受其邪,故发黄而兼蓄血,非蓄血而致发黄也。但蓄血一行,热随血泄,黄因随减。尝见发黄者,原无瘀血,有瘀血者,原不发黄。所以发黄,当咎在经瘀热,若专治瘀血误也。胃移热于下焦气分,小便不利,热结膀胱也。移热于下焦血分,膀胱蓄血也。小腹硬满,疑其小便不利,今小便自利者,责之蓄血也。小便不利亦有蓄血者,非小便自利便为蓄血也。胃实失下,至夜发热者,热留血分,更加失下,必致瘀血。初则昼夜发热,日晡益甚,既投承气,昼日热减,至夜独热者,瘀血未行也,宜桃仁承气汤。服汤后热除为愈,或热时前后缩短,再服再短,蓄血尽而热亦尽。大势已去,亡血过多,余焰尚存者,宜犀角地黄汤调之。至夜发热,亦有痹症,有热入血室,皆非蓄血,并未可下,宜审。(《温疫论·上卷·蓄血》)

《温病条辨》相关条文

二十一、少腹坚满,小便自利,夜热昼凉,大便闭,脉沉实者,蓄血也,桃仁承气汤主之,甚则抵当汤。

少腹坚满,法当小便不利,今反自利,则非膀胱气闭可知。夜热者,阴热也;昼凉者,邪气隐伏阴分也。大便闭者,血分结也。故以桃仁承气通血分之闭结也。若闭结太甚,桃仁承气不得行,则非抵当不可,然不可轻用,不得不备一法耳。(《温病条辨·下焦篇·风温 温热 温疫 温毒 冬温》)

医家经典论述

何廉臣:伏邪传经之后,蓄血最多,从治攻里,兹不具论。惟本有内伤停瘀,复感伏邪,于初起一二日,病之表症悉具,而脉或芤或涩,颇类阳症阴脉,但须细询其胸腹、胁肋、四肢,有痛不可按而涩者,即为蓄血;确知其非阳症见阴脉,则是表症见里脉矣。治法必兼消瘀,红花、桃仁、归尾、赤芍、元参、元胡、山楂之类,量加一二味;重则加炮穿山甲一钱,则表邪易解,而芤涩之脉亦易起。若误认芤涩为阴,而投温剂,轻则变剧,重则危矣。至于里症发现,宜用吴氏桃仁承气汤,加干漆、炒川连,泻火攻血。其蓄血或从呕出,或从泄出,须审其色。红紫而散者可治,色如败衄,而凝结成块,多兼血水,此正气已脱,邪不能留也。(《重订广温热论》)

张文选:我在临床上将吴氏桃仁承气汤与《金匮要略》治疗妇人病的要方当归芍药散、桂枝茯苓丸相比较,用以治疗妇人月经病。当归芍药散是用养血活血的当归、白芍、川芎与利水湿、降阴浊的白术、茯苓、泽泻相配伍,用以治疗妇人瘀血与水湿互结,胞脉不畅所引起的腹痛、经闭等证。临床辨证以腹痛、月经血量少、经闭等血虚瘀阻证与肿胀、小便不利等水湿证并见为要点。桂枝茯苓丸用活血化瘀的桃仁、丹皮、白芍与通阳利水平冲的桂枝、茯苓相配伍,用以治疗妇人胞脉血瘀与水气互结引起的癥病、出血。临床辨证以肿块、疼痛、出血等瘀血证与眩晕、心悸、小便不利等水气上冲证并见为要点。这两首方剂的配伍特点均是养血活血药与逐湿利水或通利水气药相配伍,而吴氏桃仁承气汤是用养血活血的桃仁、丹皮、当归、白芍与通腑泻热、软坚开结的大黄、芒硝相配伍,可用以治疗妇人胞脉瘀滞与下焦积热互结所引起的腹痛、月经血量少经闭、肿块、出血等病证,或者瘀热上冲所致的精神神志异常性病证,临床辨证以下焦蓄血瘀血证与大便硬、腹满等大肠热结证或神志异常证并见为特征。由此分析可知,吴氏桃仁承气汤与当归芍药散、桂枝茯苓丸在妇人病用方中形成了犄角之势,前者以养血活血与通泻下焦大肠热结并举为法;后者则以养血活血与通利三焦、膀胱水气并举为法。此两法三方是治疗妇科病的常用之法,用以治疗妇科杂病,有可靠的疗效。(《温病方证与杂病辨治》)

九、加减桃仁承气汤

【加减桃仁承气汤】(苦辛走络法) 大黄制,三钱 桃仁炒,三钱 细生地六钱 丹皮四钱 泽兰二钱 人中白二钱 水八杯,煮取三杯,先服一杯,候六时,得下黑血,下后神清渴减,止后服。不知,渐进。

【方解】吴鞠通系《伤寒论》桃仁承气汤去芒硝、桂枝、甘草三味,加生地黄六钱,牡丹皮四钱,泽兰二钱,人中白二钱,名加减桃仁承气汤。生地黄、牡丹皮凉血散血,泽兰逐瘀利水,人中白解毒逐瘀。同一治蓄血证,凉血通瘀之功,较原方尤胜,且行水,可用于水瘀互结证。吴氏泥于太阳随经之语,且嫌桂枝之辛热,故增损之。

◥◣ 《温病条辨》相关条文 ◢◤

三十、热病经水适至,十余日不解,舌萎饮冷,心烦热,神气忽清忽乱,脉右长左沉,瘀热在里也,加减桃仁承气汤主之。

前条十数日不解用玉女煎者,以气分之邪尚多,故用气血两解,此条以脉左沉,不与右之长同,而神气忽乱,定其为蓄血,故以逐血分瘀热为急务也。(《温病条辨·下焦篇·风温 温热 温疫 温毒 冬温》)

◥◣ 医家经典论述及临床应用 ◢◤

张文选:我在临床上常用加减桃仁承气汤治疗妇科病,其手法主要有三:一是去人中白,加茯苓、泽泻、白术、当归、白芍、川芎,即合入当归芍药散,治疗瘀血与郁火、水湿相结所致的经闭、痛经、月经涩少等。二是去人中白,加柴胡、枳实、白芍、炙甘草,即合入四逆散,治疗郁火血瘀所致的烦躁、精神神志异常、更年期综合征等病证。三是去人中白,合三黄泻心汤或栀子金花汤治疗血分瘀热所引起的痤疮、雀斑或精神神志异常性疾病。由于本方的功效是凉血化瘀行水,因此,凡是郁火久留血分,"热""瘀""水"互结而见加减桃仁承气汤证者,均可用本方化裁治疗。(《温病方证与杂病辨治》)

十、紫草承气汤

【紫草承气汤】厚朴二两 大黄四两 枳实一两 紫草一两 上为粗末。每服五钱,水半盏,煎二三分,温服。以利为度,如未利加芒硝一字。

【方解】本方于小承气汤加紫草而成,紫草凉血止血、解毒、利尿滑肠、泄热排毒。全方泻热化斑,凉血解毒,主治身热,脉数,大便秘而腹胀,此热毒壅遏也;或疮半未出,而喘息腹胀,其人大便不通,烦躁作渴,谵语不安者。

《幼科证治准绳》相关条文

身热脉数,大便秘而腹胀,此热毒壅遏也,当微下之,或疮半未出而喘息腹胀,其人大便不通,烦躁作渴,谵语不安者,当急下之,俱用紫草承气汤。(《幼科证治准绳·集之六·心脏部四·痘疮(下)·腹胀》)

医家经典论述

王子接:紫草承气汤,大黄功专荡涤,为斩关夺门之将,痘科用之,盖为毒滞脾经而设。痘从命门出诸太阳经,逆上至脾腧,毒气太盛,即从脾经肆虐,若迅雷之不及掩,初起板而不松,紫而干滞,粒粒顶陷,叫哭抽掣,烦乱昏愦,此毒伏血中,不能载毒而出,转输各脏之腧,急急重用大黄,破脾经之实,泻血中之滞。复以紫草内通血脉,外达皮毛。洞泻者用之而反实,不食者用之而胃气开,有泻至数度而精神不减,有用至斤许而肌肉始松。然必是脾经毒壅者,方为至当。若毒闷命门不发,或转输肝肺,而用大黄非理也。费建中曰:毒出郁伏而重者,重与之攻,而轻与之散,此方是也。(《绛雪园古方选注》)

医家临床应用

张璐:下唇有黑白细点,是属虫也,宜先与椒梅丸,诱入虫口,即以紫草承气汤下之。(《张氏医通》)

钱敏捷:主湿毒斑、痘、疹不透,便闭,神昏。(《医方絜度》)

何廉臣:温毒发斑,不因失汗、失下,初起脉浮沉俱盛,壮热烦躁,起卧不安,外或头面红肿,咽喉肿痛,吐脓血,面赤如锦纹,身痛如被杖;内则烦闷呕逆,腹痛狂乱,躁渴,或狂言下利。如是而发斑者,点如豆大而圆,色必紫黑而显,胸背腰腹俱稠。毒气弥漫营卫,三焦壅闭,燔灼气血,斯时而任白虎之化斑、犀角大青之解毒,邪毒得凉而愈郁,反致不救;惟下之则内壅一通,邪气因有出路,斑毒亦从而外解矣。治法惟紫草承气汤、拔萃犀角地黄汤二方合用,加金汁、皂角刺最效。(《重订广温热论》)

十一、解毒承气汤

【解毒承气汤】白僵蚕酒炒,三钱　蝉蜕全,十个　黄连一钱　黄芩一钱　黄柏一钱

栀子一钱　枳实麸炒,二钱五分　厚朴姜汁炒,五钱　大黄酒洗,五钱　芒硝三钱,另人。甚至痞满燥实坚结非常,大黄加至两余,芒硝加至五七钱始动者,又当知之。

【方解】功能辟秽解毒,通腑泄热,主治温病三焦大热,痞满燥实,谵语狂乱不识人,热结旁流,循衣摸床,舌卷囊缩,上为痈脓,下血如豚肝,厥逆,脉沉伏者。大黄、枳实、厚朴、芒硝取大承气汤之意,通腑泄热;黄连、黄芩、黄柏、栀子清热解毒;白僵蚕、蝉蜕疏散风热,息风止痉。

《伤寒瘟疫条辨》相关条文

解毒承气汤,即大承气汤合黄连解毒汤,加白僵蚕、蝉蜕,去栀、柏,即泻心承气汤,加栝楼、半夏,即陷胸承气汤。(《伤寒瘟疫条辨·寒热为治病大纲领辨》)

温病清后热不退,脉洪滑数,或沉伏,表里皆实,谵妄狂越,此热在三焦也,加味六一顺气汤、解毒承气汤大下之。(《伤寒瘟疫条辨·六经证治辨》)

温病与伤寒,舌色不同,伤寒自表传里,舌苔必由白滑而变黄变黑,不似温病热毒由里达表,一发即是白黄黑诸苔也。故伤寒白苔不可下,黄则下之;温病稍见黄白苔,无论燥润,即以升降散、加味凉膈散下之,黑则以解毒承气汤急下之……热结旁流,此胃家实,邪热壅闭,续得下利纯臭水,全然无粪,日三五度,或十数度,急以加味六一顺气汤下之,得结粪而利自止。服药后不得结粪,仍稀水旁流,及所进汤药,因大肠邪胜,失其传送之职,知邪犹在也,病必不减,仍以前汤更下之,或用解毒承气汤。如虚并加入参。无参,以熟地一两,归身七钱,山药五钱煎汤,入前药煎服,累效。盖血不亡,气亦不散耳……脉厥,沉伏欲绝。体厥,四肢逆冷,凉过肘膝,半死半生,通身如冰,九死一生。此邪火壅闭,阳气不能四布于外,胃家实也,急以解毒承气汤大清大下之……凡治伤寒温病,当发热之初最为紧要关隘,即宜详辨脉证治疗,此时用药稍不确当,必变证百出而成坏病矣。如温病发热,杂气怫郁三焦,由血分发出气分,断无正发汗之理。而发热头痛,身痛而渴,为热之轻者,神解散、小清凉散之类;如发热气喷如火,目赤舌黄,谵语喘息,为热之重者,加味凉膈散、增损三黄石膏汤之类;如发热厥逆,舌见黑苔,则热之极矣,加味六一顺气汤、解毒承气汤大清大下之……小腹满者,脐下胀满也。胸膈满为邪气,小腹满为有物。物者何?尿与血耳。小腹满,小便不利者,尿涩也。在伤寒,自气分传入血分,宜五苓散、猪苓汤;在温病,自血分发出气分,宜神解散、升降散。小腹满,小便自利者,蓄血也。在伤寒,桃仁承气汤、代抵当丸;在温病,解毒承气汤加夜明砂、桃仁、丹皮、穿山甲。又伤寒小腹满,厥逆,真武汤。小腹满,不结胸,按之痛,厥逆,脉沉迟,冷结关元也,四逆汤加吴茱萸,外灸关元穴。温病无阴证……若蓄血谵语,大便黑,小便利,在伤寒桃仁承气汤,在温病解毒承气汤加夜明砂、桃仁、穿山甲、丹皮。(《伤寒瘟疫条辨·里证·舌白苔 黄苔 黑苔》)

间或有嗽水不欲咽者,必其人胃中湿饮过甚,或伏火未散,或蓄血停留,俱未可知,但口舌干而不欲咽也。轻则小清凉散、升降散清降之,重则解毒承气汤大泻之,不可拘伤寒阳明热在经里无热之例也。(《伤寒瘟疫条辨·嗽水不欲咽》)

温病内热怫郁,三焦如焚,气上冲胸而喘者,加味凉膈散。腹胁满痛而喘者,解毒承气汤。(《伤寒瘟疫条辨·喘》)

若温病郁热内迫,气多急促,须看兼证。舌上白苔如屑,清化汤、增损三黄石膏汤;若苔黄及黑色而短气,加味凉膈散,或解毒承气汤急下之。(《伤寒瘟疫条辨·短气》)

小便不通,其因有二,有热郁者,有寒凝者。温病皆热郁,用玄明粉(芒硝亦可。)三钱,鸡子清一枚,蜂蜜三匙,和一处,或新汲水,或灯心煎汤,或车前草汁调服,甚则以解毒承气汤下之,利水无益也。伤寒有热郁,亦有寒凝。寒则茯苓四逆汤。或以盐入脐中,蒜片盖之,堆艾叶于上,灸七壮自通,或以炒盐熨脐,并治腹痛,皆妙法也。热则以八正散通之。(《伤寒瘟疫条辨·小便不利不通》)

若温病而见惕瞤之证,此阳明火毒陷入厥阴。阳明主润宗筋,燔灼津液,弗荣而动,加味六一顺气汤、解毒承气汤消息治之。设有虚而惕瞤者,必入四损不可正治之条。一实一虚,其脉证毕竟有辨,随证变治,全赖医者活法耳。(《伤寒瘟疫条辨·肉瞤筋惕》)

若温病邪郁中焦,流布上下,以致肺肝受伤,水不胜火,阴不敌阳,筋脉弗荣,故有此证(指舌卷囊缩),加味六一顺气汤,或解毒承气汤。(《伤寒瘟疫条辨·舌卷囊缩》)

若温病,阳明邪热亢闭,上乘心肺,致令神志昏愦,多有撮空之证,宜解毒承气汤下之。《伤寒瘟疫条辨·循衣摸床》

若温病懊憹,为热毒蕴于胸中,加味凉膈散;或热毒郁于胃中,解毒承气汤。(《伤寒瘟疫条辨·懊憹》)

温病三焦大热,痞满燥实,谵语狂乱不识人,热结旁流,循衣摸床,舌卷囊缩,及瓜瓤、疙瘩温,上为痈脓,下血如豚肝等证,厥逆脉沉伏者,此方主之。加瓜蒌一个,半夏二钱,名陷胸承气汤,治胸满兼有上证者。(《伤寒瘟疫条辨》)

此乃温病要药也。然非厥逆脉伏,大热大实,及热结旁流,舌卷囊缩,循衣摸床等证,见之真而守之定,不可轻投。予用此方,救坏证、危证、大证而愈者甚众。虚极加人参二钱五分,如无参用熟地黄一两,归身七钱,山药五钱,煎汤入前药煎服,亦累有奇验。《内经》曰:热淫于内,治以咸寒,佐之以苦。此方是也。加人参取阳生阴长,所谓无阳则阴无以生。加熟地等取血旺气亦不陷,所谓无阴则阳无以化,其理一也。(《伤寒瘟疫条辨》)

🟰 医家经典论述和临床应用 🟰

钱红霞:解毒承气汤灌肠治疗有助于促进慢性盆腔炎合并急性弥漫性腹膜炎患者术后恢复,解毒承气汤能抑制炎症反应,减轻免疫细胞的炎性损伤,与改善机体免疫功能有关;且通过灌肠给药,促使药液经肠黏膜吸收直至病灶,提高了病灶的血药浓度和安全性。(《解毒承气汤灌肠治疗慢性盆腔炎合并急性弥漫性腹膜炎疗效及对免疫功能的影响》)

附方:《重订通俗伤寒论》解毒承气汤　峻下三焦毒火法　俞氏经验方

银花(三钱)　生山栀(三钱)　小川连(一钱)　生川柏(一钱)　青连翘(三钱)青子芩(二钱)　小枳实(二钱)　生锦纹(三钱)　西瓜硝(五分)　金汁(一两,冲)白头蚯蚓(两支)　先用雪水六碗。煮生绿豆二两。滚取清汁。代水煎药。

疫必有毒,毒必传染,症无六经可辨,故喻嘉言从三焦立法,殊有卓识。此方用银翘栀芩,轻清宣上,以解疫毒,喻氏所谓升而逐之也。黄连合枳实,善疏中焦,苦泄解毒,喻氏所谓疏而逐之也。黄柏、大黄、瓜硝、金汁,咸苦达下,速攻其毒,喻氏所谓决而逐之也。即雪水、绿豆清,亦解火毒之良品。合而为泻火逐毒,三焦通治之良方,如神昏不语,人如尸厥,加《局方》紫雪,消解毒火,以清神识,尤良。(《重订通俗伤寒论·六经方药·攻下剂》)

十二、白虎承气汤

【白虎承气汤】生石膏八钱细研　生锦纹三钱　生甘草八分　白知母四钱玄明粉二钱　陈仓米三钱,荷叶包　水煎,去滓,兑玄明粉服。

【方解】本方即白虎汤合调胃承气汤而成,具有清热泻火通便之功。方中石膏辛甘大寒,专清肺胃邪热。生锦纹即大黄,产川中者色如锦纹而润者良,可苦寒泄热,荡涤通便。甘草、陈仓米益胃护津,防止石膏、大黄大寒伤中。知母质润,清气分实热,并治已伤之阴。

《重订通俗伤寒论》相关条文

白虎承气汤 清下胃腑结热法 俞氏经验方。

秀按 胃之支脉，上络心脑，一有邪火壅闭，即堵其神明出入之窍，故昏不识人，谵语发狂，大热大烦，大渴大汗，大便燥结，小便赤涩等症俱见。是方白虎合调胃承气，一清胃经之燥热，一泻胃腑之实火，此为胃火炽盛，液燥便闭之良方。

厥阴阳明……重者热陷尤深，四肢虽厥，指甲紫赤，胸胁烦满，神昏谵语，消渴恶热，大汗心烦，大便燥结，溲赤涩痛，舌苔老黄，甚则芒刺黑点，脉右滑大躁甚，左弦坚搏数。此厥阴火亢，合阳明热结而成下证，仲景所谓"脉滑而厥，厥深热亦深"也。法当清燥泻火，散结泄热，四逆散缓不济急，白虎承气汤加广郁金(三钱磨汁冲)润下之。

热证伤寒……如犹谵语发狂，烦渴大汗，大便燥结，小便赤涩，咽干腹满，昏不识人者，急与白虎承气汤，加至宝丹，开上攻下以峻逐之。

发瘀伤寒……便闭者，白虎承气汤，加连翘牛蒡(各三钱)，活水芦笋、鲜野菰根尖(各二两、煎汤代水)，表里双解以逐热。

发狂伤寒……发狂便结者，白虎承气汤，加芦笋、竹叶芯，凉泻实火以通便。

医家经典论述及临床应用

庆云阁：厥证者，四肢逆冷是也。其证不一，各有致病之由。如手足厥寒，脉微欲绝，为寒厥属表者，以当归四逆汤主之。如四肢厥冷，脉细欲绝，为寒厥属里者，以通脉四逆汤主之。如阴阳不相顺接，四肢厥冷，为热厥属表者，以四逆散主之，如内火炽盛，或大便结闭，热在脏腑，逼阴于外，而四肢逆冷，为热厥属里者，以白虎承气汤主之。如猝然暴死，名为大厥者，以半夏末方主之。如身脉皆动，而形无知，为尸厥者，以还魂汤主之。如气血俱乱，相薄成厥，名为薄厥者，以蒲黄酒方主之，如因暴怒而得者，名为气厥，以七气汤主之。如因痰动而得者，名为痰厥，以二术二陈汤主之。如因过饱而得者，名为食厥，以平胃散主之。如因醉后而得者，名为酒厥，以五苓散主之。如妇人气厥、血厥如死人者，以白薇汤主之。(《医学摘粹》)

何廉臣：瘅热兼寒案 何郑氏，年三十二岁，病瘅热兼寒，由伏热内发，新凉外搏所致。症见头痛背寒，身热无汗，口渴神烦，脘腹尤灼，便闭溺赤，两足独冷。脉右洪数，左浮弦，舌赤，苔白兼黄。此外寒束内热，热由伏气，即《灵枢》

所谓冬伤于寒,春生瘅热是也。治仿叶氏辛凉重剂,故用荷、杏、石、甘发表解热为君,佐以栀、豉、蒡、翘之轻宣,芦笋、灯心之凉透。次诊见一剂而微微似汗,再剂而壮热大渴,大汗淋漓,神烦谵语,两足转温,频转矢气,脉右洪大搏数,左转数实,舌苔黄糙,此热结胃肠之实火证也。实则泻之,与白虎承气汤急下存津。三诊见一剂而腹中努胀,欲便不便,二剂而大便通畅,热渴顿除,谵止神静,惟小溲赤热涩痛,黄苔退而舌干,于不喜饮,脉转小数,按之无力,此伏热去而津液已亏也。议保津以清余热。连服三剂,溺利热净,胃纳稀粥。后用白茅根一两,鲜石斛三钱,煎汤代茶,调理旬日而瘳。瘅热多发于暮春,正立夏阳气升发之时,伏气自内而出,发于阳明者多,膏、知放胆可用。若挟新寒搏束,亦当兼发其表,表邪先解,然后辨其为燥热则用膏、知,为实热则用硝、黄,一意肃清伏热,其病自愈。只要认证清楚,确系热在于胃,则白虎承气依法投之,可以取效反掌,切勿固疑生怯,反致因循贻误也。无如不明医理者,见方中有大黄一味,即谓之承气,即谓之攻积,因而疑忌多端,当用不用,坐此贻误者多矣。"(《全国名医验案类编》)

第二节　承气汤类方鉴别

方名	组成	主症	舌脉	辨证要点	治法	方源
大承气汤	大黄、芒硝、厚朴、枳实	身重,短气,腹满而喘,潮热谵语,手足濈然汗出,大便硬等	舌苔黄燥起刺,脉沉实	阳明腑实,胃肠热结	峻下热结	《温病条辨》《伤寒论》
小承气汤	大黄、枳实、厚朴	汗出,身重,短气,喘,潮热,腹大满不通等	脉迟,滑疾,弱	阳明病,腹大满不通,虽实满而燥结不甚	微和胃气	《温病条辨》《伤寒论》
调胃承气汤	大黄、芒硝、炙甘草	谵语,自下利,心下温温欲吐,胸中痛,腹微满等		阳明病胃肠燥热	去实和胃,泄热除烦	《温病条辨》《伤寒论》
新加黄龙汤	生地黄、生甘草、人参、生大黄、芒硝、玄参、麦冬、当归、海参、姜汁	应下失下,正虚不能运药		热结里实,气阴不足	除阳明热结,又能益气养阴	《温病条辨》

续表

方名	组成	主症	舌脉	辨证要点	治法	方源
宣白承气汤	生石膏、生大黄、杏仁粉、瓜蒌	喘促不宁,痰涎壅滞,肺气不降	右寸实大	痰热阻肺,腑有热结证	清宣肺热,泄热通降	《温病条辨》
导赤承气汤	赤芍、生地黄、生大黄、黄连、黄柏、芒硝	小便赤痛,时烦渴甚	左尺牢坚	阳明腑实,小肠热盛证	通大肠之秘,泻小肠之热	《温病条辨》
牛黄承气汤	安宫牛黄丸、生大黄	邪闭心包,神昏舌短,内窍不通,饮不解渴者		温病热入心包,阳明腑实证	清心开窍,攻下腑实	《温病条辨》
增液承气汤	玄参、麦冬、生地黄、大黄、芒硝	津液不足,无水舟停		阳明热结,阴液亏虚证	滋阴增液,攻下腑实	《温病条辨》
承气合小陷胸汤	生大黄、厚朴、枳实、半夏、瓜蒌、黄连	大热大渴,舌燥,舌色金黄,痰涎壅甚	脉不浮	不可单行承气者,上中下三焦俱急之证	苦辛寒法,涤三焦之邪	《温病条辨》
护胃承气汤	生大黄、玄参、生地黄、牡丹皮、知母、麦冬	热不退,或退不尽,口燥咽干,舌苔干黑,或金黄色	脉沉而有力	温病下后,邪气不净,邪气复聚于胃	护胃养阴,增液,涤荡余邪	《温病条辨》
桃仁承气汤(即桃核承气汤)	桃仁、大黄、甘草、桂枝、芒硝	少腹坚满,小便自利,夜热昼凉,大便闭	脉沉实	下焦蓄血证	清热凉血逐瘀,通下焦闭结	《伤寒论》(106)
吴氏桃仁承气汤	大黄、芒硝、桃仁、当归、芍药、牡丹皮	少腹坚满,小便自利,夜热昼凉,大便闭	脉沉实	下焦蓄血证	攻逐瘀热之力更强	《温疫论》
加减桃仁承气汤	大黄、桃仁、生地黄、牡丹皮、泽兰、人中白	热病经水适至,十余日不解,舌萎饮冷,心烦热,神气忽清忽乱	脉右长左沉	蓄血证,水瘀互结	凉血通瘀行水	《温病条辨》
紫草承气汤	厚朴、大黄、枳实、紫草	身热,脉数,大便秘而腹胀,此热毒壅遏也;或疮半未出,而喘息腹胀,其人大便不通,烦躁作渴,谵语不安	脉数	毒滞脾经	泄热化斑,凉血解毒	《幼科证治准绳》

续表

方名	组成	主症	舌脉	辨证要点	治法	方源
解毒承气汤	僵蚕、蝉蜕、黄连、黄芩、黄柏、栀子、枳实、厚朴、大黄、芒硝	痞满燥实,谵语狂乱不识人,热结旁流,循衣摸床,舌卷囊缩,上为痈脓,下血如豚肝,厥逆	脉沉伏	温病三焦大热	辟秽解毒通腑泄热	《伤寒瘟疫条辨》
白虎承气汤	生石膏、生大黄、生甘草、白知母、玄明粉、陈仓米	昏不识人,谵语发狂,大热大烦,大渴大汗,大便燥结,小便赤涩	脉右滑大躁甚左弦坚搏数	胃火炽盛,液燥便闭	清热泻火通便	《重订通俗伤寒论》

第三节 承气汤类方临床应用

医案一 雷丰医案

伤寒调治失法变证

须江毛某,患伤寒之病,壮热不退,计半月来,前医当汗不汗,当下不下,调治失法,变为神昏谵语,循衣摸床,舌苔黄燥,脉来沉实,此伤寒误治之变证也。速宜攻下之剂,荡热保津,倘以硝、黄为砒鸩者,则不可救。即以大承气汤加生地、石膏,煎一大剂,午后服头煎,未见动静,薄暮服次煎,至四更时分,得硬屎数十枚,谵语渐少,手足渐定,肌肤微汗,身热退清,神识亦稍省矣。次日复邀丰诊,脉形仍实不柔,舌苔尚少津液,此余热未净也,当守原方,再服一帖。其兄恐药力太过。丰曰:必要脉象转柔,舌苔转润,里热始尽,否则余邪复聚,遂难治矣。复将原方煎服,服下又得硬屎数枚。其兄急来问曰:次煎可服否?丰曰:往诊再议。幸得脉转平缓,舌苔亦见有津,改用仲景炙甘草汤除去桂枝、姜、枣,加入柏子、茯神,连服数煎,得全瘥耳。

程曦曰:凡治病必以脉舌为主。若遇神昏谵语,循衣摸床之证,倘其脉见软弱者,舌淡苔微者,皆不可攻也。必须脉来沉实,或大有力,舌苔黄燥,或起芒刺,方可攻之。以上见证,有虚有实,或补或攻,当细别之,又不可执于承气一法也。(《时病论》)

医案二 张锡纯医案

治一人素伤烟色,平日大便七八日一行,今因受外感实热,十六七日大便犹未通下,心中烦热,腹中胀满,用洗肠法下燥粪少许,而胀满烦热如旧。医者谓其气虚脉弱,不敢投降下之药。及愚诊之,知其脉虽弱而火则甚实,遂用调胃承气汤加野台参四钱,生赭石、天门冬各八钱,共煎汤一大碗,分三次徐徐温饮下,饮至两次,腹中作响,觉有开通之意,三次遂不敢服,迟两点钟大便通下,内热全消,霍然愈矣。(《医学衷中参西录》)

医案三 何拯华医案

肺燥脾湿案(内科)

[病者]罗守谦,年三十八岁,业商,住偏门外徐山村。

[病名]肺燥脾湿。

[原因]凉燥外搏,暑湿内伏,时至深秋而晚发。

[证候]一起即洒淅恶寒,寒已发热,鼻唇先干,咽喉燥痛,气逆干咳,肢懈身疼,胸胁串疼,脘腹灼热,便泄不爽,溺短赤热。

[诊断]脉右浮涩,关尺弦滞,舌苔粗如积粉,两边白滑。此喻嘉言所谓秋伤燥湿,乃肺燥脾湿之候,即俗称燥包湿,湿遏热伏是也。

[疗法]先与苦温发表,轻清化气,葱豉桔梗汤加减,辛润利肺以宣上,使上焦得宣,气化湿开。

[处方]光杏仁(三钱) 苦桔梗(一钱) 前胡(钱半) 紫菀(三钱) 鲜葱白(四枚) 牛蒡子(钱半,杵) 苏薄荷(一钱) 炙甘草(五分) 栝蒌皮(二钱) 淡香豉(三钱)

次诊 连进苦温辛润,开达气机,周身津津微汗,恶寒胸胁痛除。惟灼热口渴,心烦恶热,咳痰稠黏,便溏溺赤,脉转洪数,舌苔粗糙,此凉燥外解,湿开热透之候。法当芳透清化,吴氏三仁汤加减。

[次方]光杏仁(三钱) 牛蒡子(钱半,杵) 丝通草(一钱) 淡竹叶(二钱) 焦栀皮(二钱) 生苡仁(三钱) 青连翘(三钱) 香连丸(一钱) 拌飞滑石(五钱) 栝蒌皮(二钱) 先用活水芦笋二两、灯心五分、北细辛二分、煎汤代水。

三诊 两进芳透清化,胸背头项,红疹白痦齐发,心烦恶热渐减。惟仍咳稠痰,口仍燥渴,腹尚灼热,大便反秘,溺仍赤涩,脉转沉数,舌赤苔黄而糙,此下焦湿热伏邪,依附糟粕而胶结也。治以苦辛通降,宣白承气汤加减,使伏邪从大便而解。

[三方]生石膏(四钱,打) 光杏仁(四钱) 小枳实(钱半) 鲜石菖蒲汁(一小匙,冲) 生川军(二钱) 栝蒌仁(五钱,杵) 汉木通(一钱) 广郁金汁(两小匙,冲)

四诊 一剂而大便先燥后溏,色如红酱,二剂而燥渴腹热均轻,舌苔黄糙大退,脉转软而小数,此伏邪渐从大便下泄也。下虽不净,姑复其阴,叶氏养胃汤加减以消息之。

[四方]北沙参(二钱) 鲜生地汁(两瓢,冲) 鲜石斛(钱半) 原麦冬(一钱)雅梨肉汁(两瓢,冲) 建兰叶(三片,切寸,后入)

五诊 咳嗽大减,稠痰亦少,溺涩渐利,大便复秘,频转极臭矢气,腹热如前,脉仍小数,按之坚实,此浊热黏腻之伏邪尚多,与肠中糟粕相搏,必俟宿垢下至四五次,叠解色如红酱极其臭秽之溏粪而伏邪始尽,姑用缓下法以追逐之。

[五方]野菱白根(一两) 童桑枝(一两) 煎汤送陆氏润字丸,每吞钱半,上下午及晚间,各服一次。

六诊 据述每服一次丸药,大便一次,色如红酱而秽,然不甚多,便至四次色转酱黄,五次色转老黄,六次色转淡黄,腹热已除,胃亦思食,诊脉软而不数,舌转嫩红,扪之微干,此胃肠津液两亏也。与七鲜育阴汤以善后。

[六方]鲜生地(五钱) 鲜石斛(四钱) 鲜茅根(一两) 鲜枇杷叶(五钱,炒香) 四味煎汤,临服冲入鲜稻穗露、蔗浆、梨汁各两瓢。

[效果]连进四剂,胃纳大增,津液精神复旧。后用燕窝冰糖汤,调理旬余而瘥。

廉按 秋日暑湿踞于内,新凉燥气加于外,燥湿兼至,最难界限清楚,稍不确当,其败坏不可胜言。盖燥有寒化热化,先将暑湿燥分开,再将寒热辨明,自有准的。此案先用苦温发表,辛润宣上,以解凉燥外搏之新邪,俟凉燥外解,湿开热透,然后肃清其伏热,或用芳透清化,或用缓下清利,必俟伏邪去净,津液两亏,改用增液育阴以善后。先后六方,层次颇清,为治燥夹伏暑之正法。(《全国名医验案类编》)

医案四 刘渡舟医案

靖某,男,63岁。1999年6月17日初诊。患者于1个月前患"急性脑血栓形成",经某医院救治,脱离危险,进入恢复期。现以语言障碍为主症,说话吐字不清,舌难伸出,喝水时易呛,伴有左侧上下肢活动不便,睡眠不实,心烦,头痛眩晕,血压偏高,大便干燥,舌质深红,苔黄,脉弦滑数。辨为火中动风闭窍、耗伤阴津之证,用增液承气汤合三黄泻心汤加味,处方:生地黄15g,麦冬15g,玄参20g,大黄3g,黄连10g,黄芩10g,羚羊角粉(分冲)1.8g,钩藤15g,牡丹皮10g,白芍15g,竹叶10g,天竺黄10g,7剂,每日1剂。安宫牛黄丸2丸,每日 1 丸。1999 年 6 月 24 日二诊:服药大便通畅,心烦等症减轻,说话较以前清楚。去安宫牛黄丸,嘱继续服 7 剂。1999 年 7 月 1 日三诊:语言障碍继续改善,说话更为清楚,用一诊方减羚羊角粉继续治疗。后以此方为基础,加减变化,治疗 2 个月,患者语言恢复正常,临床痊愈而能从事适当的劳动。

方证解释:刘老对于中风曾提出"火中"之说,主张用三黄泻心汤泻火治之。本案有大便干燥、心烦、舌质深红之增液承气汤证与语言障碍之安宫牛黄丸证以及头痛眩晕、血压偏高之羚角钩藤汤证,因此,用增液承气汤合三黄泻心汤,并取羚角钩藤汤意加羚羊角、钩藤、牡丹皮、白芍为方,另冲服安宫牛黄丸以清心通络开窍。其中增液承气汤与三黄泻心汤合用,既可通腑泻火解毒,又可凉血镇惊开窍。(《温病方证与杂病辨治》)

医案五　李吉彦医案

王某,男,26 岁,初诊:2018 年 4 月 11 日。

[主诉] 术后腹痛 1 个月。

[病史] 1 个月前因阑尾炎手术,术后至今一直间断腹痛,在某医院静脉滴注药物治疗,效不明显。X 线片示:不完全性肠梗阻。现来我院求助以中医诊治。现症见:腹痛拒按,痛势较剧,大便不畅,舌质黄腻,脉滑数。X 线片示:术后不完全性肠梗阻。

[辨病辨证] 腹痛(气滞热结兼血瘀)。

[治法] 行气泄热通腑。

[方宗] 大承气汤加减。

[处方] 大黄(后下)、芒硝(冲服)、黄连、木香、槟榔各 10g,厚朴、枳实各 15g,莱菔子 20g。2 剂,频服。

二诊:患者腹痛拘急未见明显减轻,纳差,大便日行两三次,舌苔黄腻,舌下脉络青紫,脉细数。

[治法] 逐瘀泄热。

[方宗] 桃核承气汤加减。

[处方] 桃仁 10g,大黄 8g,桂枝、红花各 12g,丹参 30g,赤芍 25g,延胡索 20g,川芎 15g,三七粉(冲服)、甘草各 6g。3 剂,水煎服。

三诊:服上药 3 剂,患者腹痛大减,大便次数较多,余症同前。原方去大黄、桂枝,加白芍 20g。3 剂,水煎服。

四诊:患者腹部基本不痛,饮食大增,大便正常,舌苔黄,舌下脉络略青,脉弦细。故在原来基础上少加以改动,继服 5 剂,以巩固疗效。

[处方]桃仁、黄连各10g,红花8g,丹参、赤芍、延胡索各20g,川芎、枳壳各12g,白芍30g,甘草6g。5剂,水煎服。

按语 青年男性患者,且术后出现腹痛拒按,大便不畅,舌质黄腻,脉滑数,初诊辨证为阳明腑实证,故以大承气汤行气通腑利大便,加黄连清热泻火;木香、槟榔、莱菔子行气止痛。因患者无潮热、谵语等阳明腑实重症,故见大便通则药停。二诊大便既通,腹痛仍不减,细查患者,虽舌苔黄腻,但见舌下脉络青紫之色,脉象虽数但间有细象,考虑患者腹痛日久,"不通则痛",腑气不通,气血不畅,日久成瘀,又因患者术后,离经之血易成瘀,故只通不化瘀,虽腹气通,但气血未畅,故腑通而痛未减。《伤寒论》曰:"外解已,但少腹急结者,乃可攻之,宜桃核承气汤。"故改为桃核承气汤化裁泄热逐瘀通下,另加红花、丹参、川芎、赤芍、三七、延胡索加强活血化瘀之力而止痛。三诊去大黄、桂枝,以防久服苦寒伤胃,辛散耗气伤津,另加白芍养血敛阴,缓急止痛。四诊症状好转明显,去三七、红花、丹参、赤芍、川芎活血化瘀药减量,增加白芍量以养血敛阴,另加黄连清热泻火,枳壳以行气。

"痛者不通也",腹以通为顺,以和为降,所以在审因论治的基础上,辅以理气通导之品,"久痛入络",气血不畅,久而成瘀,故应加入辛润活血之品。本案在治疗上,开始有一定的误区,单以通为用,用药后虽肠已通,但血未通,故腹痛未减,加上活血化瘀药后,使气血通,则腹痛减,久痛者加入辛润活血之剂尤为必要。

医案六 **李吉彦医案**

李某,女,80岁。初诊日期:2018年12月11日。

[主诉]排便困难3年,反复便血1年,加重伴腹胀3个月。

[病史]3年前无明显诱因出现排便困难,就诊于当地医院,诊断为乙状结肠冗长症致肠扭曲,予手术治疗。术后仍反复出现肠梗阻,排便困难,外用开塞露或灌肠定期排便。1年前无明显诱因出现反复便血,予止血通便症状好转。3月前上述症状加重,伴腹胀,无便意,无矢气,于外院检查示血红蛋白153g/L;CT示:盆腔、胸腔少量积液。现进食限流食,体重下降明显,遂来诊。刻下:脘腹胀满,无腹痛,无食欲,口干欲饮,偶口苦,反酸、烧心,甚则恶心、呕吐,不怕凉、热,无便意,数日一行,大便时干时稀,便中带血,无矢气,寐可,小便调。既往有冠心病、高血压、2型糖尿病病史10余年。舌紫暗,有瘀斑,舌苔花剥,舌下络脉粗紫,脉沉涩。

[辨病辨证]便秘(肝郁气滞,瘀血内结)。

[治法]润肠通便,运脾行气,引血归脾。

[方宗]小承气汤合四磨汤加减。

[处方]枳实15g,厚朴15g,炒白芍20g,炙甘草10g,党参15g,生白术30g,炙鸡内金15g,海螵蛸20g,炙火麻仁20g,郁李仁15g,当归15g,草决明20g,香附15g,乌药10g,槟榔10g。10剂,水煎服。

二诊:2018年12月24日。大便3日一行,未见便血,腹胀明显减轻。舌紫暗,有瘀斑,舌苔花剥,舌下络脉青紫,脉沉涩。效不更方。

按语 患者长年排便困难,加上手术创伤,造成脾虚气滞,瘀血内结。治以润肠通便,运脾行气,引血归脾。气血已亏,虽已瘀血内结,本应攻结化瘀,但现虽有离经之血,仍不可峻下存阴,妄投桃仁、红花、大黄、芒硝等攻下之品。患者口干欲饮,提示津液耗伤。不畏寒热,提示尚无脾阳亏损。《伤寒论》云:"若腹大满不通者,可与小承气汤,微和胃气,勿令至大泄下。"故以小承气汤去大黄(防攻下伤正,加重离经之血)轻下热结;久病气血已亏,加党参、当归以润肠通便、引血归脾;加炒白芍养血敛阴;香附行气,与乌药、槟榔相配行气降逆;生白术运脾通便,配火麻仁、郁李仁、草决明助润肠通便;佐以炙鸡内金、海螵蛸和胃消食,以助气血化生之源。

古人谓:"病有三虚一实,先治其实,后补其虚,盖谓虚多实少,犹当先治实症也"。老年胃肠功能失常,运化吸收能力衰退,在调理脾胃病及肠病时宜用调补方法,治实不可太猛,峻猛则伤正,治虚不可太补,过补则壅塞。此病例提示我们在临床对待老年便秘、术后便秘,及术后而致不完全性肠梗阻如何用中医思维指导临床。

第十五章　增液汤类方临证思辨

燥邪为患则症见口干便难，津液亏损。燥证有外燥、内燥之分。外燥者系感受秋令燥邪所致，当清宣润燥；内燥则常由脏腑津亏而致病，当滋阴润燥。本章详细论述治疗内燥津亏的临床常用方如增液汤、《伤寒六书》黄龙汤、承气养荣汤、清燥汤。

第一节　增液汤类方

一、增液汤

【增液汤】(咸寒苦甘法)　元参一两　麦冬连心,八钱　细生地八钱　水八杯，煮取三杯，口干则与饮，令尽，不便，再作服。

【方解】津液不足，大便秘结为本方的主证。方中玄参咸苦寒，滋阴生津，润燥滑肠，为君药；麦冬、生地黄甘寒滋润养阴，助君药增液润燥，为臣药。三药合用，养阴增液，润燥通便，兼可清热，以"增水行舟"。

◤◢《温病条辨》相关条文◣◥

十一、阳明温病，无上焦证，数日不大便，当下之，若其人阴素虚，不可行承气者，增液汤主之。服增液汤已。周十二时观之，若大便不下者，合调胃承气汤微和之。

此方所以代吴又可承气养荣汤法也。妙在寓泻于补，以补药之体，作泻药之用，既可攻实，又可防虚。余治体虚之温病，与前医误伤津液、不大便、半虚半实之证，专以此法救之，无不应手而效。(《温病条辨·中焦篇·风温 温热 温疫 温毒 冬温》)

⌧ 医家经典论述及临床应用 ⌧

娄杰:凡温病大便不通。皆宜先服此方。万不可遽用承气。盖此方通便生津而不伤气也。(《温病指南·卷上·风温中焦篇》)……有地而厚者为厚黄,甚则老黄灰黄燥裂有纹,宜用增液承气下之。凡苔见裂纹,下时均宜加增液汤。(《温病指南》)

王德宣:阳明实热之证,当用大、小承气,急下以存津液。但受温热之病,弱体居多,虽有是证,不能遽用是药,故以仲圣调胃承气为稳。且芒硝改为玄明粉,取其性稍缓耳。合用鞠通增液汤方,更在存阴养液耳。(《温病正宗》)

二、《伤寒六书》黄龙汤

【《伤寒六书》黄龙汤(又名陶氏黄龙汤)】大黄　芒硝　枳实厚朴　甘草　人参　当归　年老气血虚者,去芒硝。水二钟,姜三片,枣子二枚,煎之。后再加桔梗,煎一沸,热服为度。

【方解】阳明腑实,气血不足为本方主证。本方回虚逐实,补泻兼施,主治伤寒热邪传里,胃中燥屎结实,而致结热利证,心下硬痛,下利纯清水,谵语发渴,身热。温疫应下失下,耽搁失治,或为缓药羁迟,火邪壅闭,耗气搏血,精神殆尽,元神将脱,邪火独存,以致循衣摸床,撮空理线,筋惕肉瞤,肢体振战,目中不了了。本方以大承气汤攻下热结,荡涤胃肠实热积滞,急下存阴;另加人参、甘草、当归益气养血,扶正祛邪,使之攻不伤正。用法中加桔梗宣肺通肠腑;生姜、大枣养胃和中。诸药合用,而成攻下扶正、邪正合治之方。

⌧ 《伤寒六书》相关条文 ⌧

治有患心下硬痛,下利纯清水,谵语发渴,身热。庸医不识此证,但见下利,便呼为漏底伤寒,而便用热药止之,就如抱薪救火,误人死者,多矣。殊不知此因热邪传里,胃中燥屎结实,此利非内寒而利,乃日逐饮汤药而利也,宜急下之,名曰结热利证。身有热者,宜用此汤;身无热者,用前六乙顺气汤。(《伤寒六书·杀车槌法卷之三·秘用三十七方就注三十七槌法》)

妊妇伤热,默默欲眠,不欲食,胁下痛,呕逆痰气,及产后病伤风,热入胞宫,寒热如疟,并经水适来适断,病后劳复,饮热不解,以黄龙汤。(《伤寒六书·伤寒证脉药截江网卷之五·论妊妇伤寒又与前证有易法》)

⚓ 医家经典论述及临床应用 ⚓

吴又可：前证实为庸医耽搁，及今投剂，补泻不及。然大虚不补，虚何由以回；大实不泻，邪何由以去？勉用参、地以回虚，承气以逐实，此补泻兼施之法也。或遇此证，纯用承气，下证稍减，神思稍苏，续得肢体振战，怔忡惊悸，心内如人将捕之状，四肢反厥，眩晕郁冒，项背强直，并前循衣摸床撮空等证，此皆大虚之候，将危之证也，急用人参养营汤。虚候少退，速可摒去。盖伤寒温疫俱系客邪，为火热燥证，人参固为益元气之神品，偏于益阳，有助火固邪之弊，当此又非良品也，不得已而用之。(《温疫论》)

张鳖：舌黑有津，证见谵语者，必表证时不曾服药，不戒饮食，冷物结滞于胃也。虚人黄龙汤，或枳实理中加大黄；壮实者用备急丸热下之。夏月中，多有此舌，以人参白虎汤主之。(《伤寒舌鉴·黑苔舌总论》)……舌淡青紫而中有黄湿苔，此食伤太阴也，脉必沉细，心下脐旁按之硬痛或矢气者，小承气加生附子，或黄龙汤主之。(《伤寒舌鉴》)

何廉臣：气血两亏而又不得不下者，宜气血双补兼以攻下，邪正合治，陶氏黄龙汤(温疫论方)主之，三一承气汤加人参(医通方)亦主之。(《重订广温热论》)

三、承气养荣汤

【承气养荣汤】知母　当归　芍药　生地　大黄　枳实　厚朴　水、姜煎服。

【方解】火盛烁血，液枯便秘为本方主证。本方具有润燥兼下热结之功效，主治瘟疫下证，以邪未尽，不得已而数下之，间有两目加涩，舌反枯干，津不到咽，唇口爆裂，热渴未除，里证仍在者。本方为小承气汤合四物汤去川芎，以生地黄易熟地黄，加知母而成，煎服时加生姜。承气养荣汤证虽然邪热稍缓解，但仍然里证未除，因此使用小承气汤以攻下通腑，去其热结。正伤津耗，故以四物汤为底方滋阴养血，去川芎之温燥，以防其进一步伤津，生地黄滋阴增液之力胜于熟地黄，故用生地黄以易之，再加知母一味，味苦性寒，善清阳明胃火，兼能滋阴润燥，诸药共伍，使养血润燥与通腑泄热并行。全方既能防止通腑泄热进一步损伤阴液，又可避免徒增其液，不解其结，转身即干之象，实为治火盛阴亏、肠燥便秘之良方。

🎝 《温疫论》相关条文 🎝

下证以邪未尽,不得已而数下之,间有两目加涩,舌反枯干,津不到咽、唇口燥裂,缘其人所裹阳脏,素多火而阴亏。今重亡津液,宜清燥养荣汤。设热渴未除,里证仍在,宜承气养营汤。(《温疫论·上卷·数下亡阴》)

绝谷期月,稍补则心腹满闷,攻不可,补不可,守之则元气不鼓,余邪沉匿膜原,日惟水饮而已,以后心腹忽加肿满烦冤者,向来沉匿之邪,方悉分传于表里也,宜承气养营汤,一服病已。(《温疫论·下卷·肢体浮肿》)

🎝 医家经典论述及临床应用 🎝

俞根初:方以四物汤去川芎,重加知母,清养血液以滋燥,所谓增水行舟也。然徒增其液,而不解其结,则扬汤止沸,转身即干,故又以小承气去其结热,此为火盛烁血,液枯便秘之良方。(《重订通俗伤寒论》)

戴天章:时疫初起盗汗者,邪在半表半里也。胸胁痞闷,达原饮;无痞闷,小柴胡汤。汗、下后,大热已退,有盗汗者,余邪不尽也,小承气、小陷胸、吴氏承气养荣汤诸方,清其伏匿余邪,盗汗自止。(《广瘟疫论》)

四、清燥汤

【清燥汤】(甘凉法) 麦冬五钱 知母二钱 人中黄一钱五分 细生地五钱 元参三钱 水八杯,煮取三杯。分三次服。

【加减法】咳嗽胶痰,加沙参三钱,桑叶一钱五分,梨汁半酒杯,牡蛎三钱,牛蒡子三钱。

【方解】清燥汤是从《温疫论》的柴胡清燥汤法而另行制定的,吴又可于清燥汤中用陈皮之燥,柴胡之升,当归之辛窜。这样以燥清燥,是非所宜,故用其法而不用其方,另制本方。所治证属温病下后津伤燥热所致,故用滋阴清火之法。方中生地黄、玄参、麦冬为增液汤,以滋阴增液;人中黄清热解毒;知母甘寒清热生津润燥。诸药合用,共奏增水清火、滋阴润燥之功。

🎝 《脾胃论》相关条文 🎝

六七月之间,湿令大行,子能令母实而热旺,湿热相合,而刑庚大肠,故寒凉以救之。燥金受湿热之邪,绝寒水生化之源,源绝则肾亏,痿厥之病大作,腰以下痿软瘫,不能动,行走不正,两足欹侧。以清燥汤主之。(《脾胃论·卷下·湿

热成痿肺金受邪论》)

◤《温病条辨》相关条文 ◥

十四、下后无汗,脉不浮而数,清燥汤主之。

无汗而脉数,邪之未解可知,但不浮,无领邪外出之路,既下之后,又无连下之理,故以清燥法,增水敌火,使不致为灾,一半日后相机易法,即吴又可下后间服缓剂之法也。但又可清燥汤中用陈皮之燥,柴胡之升,当归之辛窜,津液何堪!以燥清燥,有是理乎?此条乃用其法而不用其方。

按吴又可咳嗽胶痰之证,而用苏子、桔红、当归,病因于燥而用燥药,非也,在湿温门中不禁。(《温病条辨·中焦篇·风温 温热 温疫 温毒 冬温》)

◤ 医家经典论述及临床应用 ◥

吴谦:清暑益气汤与此方均治湿暑之剂。清暑益气汤,治暑盛于湿,暑伤气,所以四肢困倦,精神减少,烦渴身热,自汗脉虚,故以补气为主,清暑为兼,少佐去湿之品,从令气也。此方治湿盛于暑,湿伤形,所以李杲曰:六、七月之间,湿令大行,子能令母实,湿助热旺而刑燥金,绝其寒水生化之源,源绝则肾亏,痿厥之病作矣。故以清暑变为清燥,佐泄热利湿之药,从邪气也。是方即清暑益气汤去葛根者,以无暑外侵之肌热也。加二苓者,专去湿也。加黄连、生地,专泄热也。二苓佐二术,利水燥湿之力倍。连、地佐黄柏,救金生水之功多。中气益,则阴火熄而肺清矣。湿热除,则燥金肃而水生矣。肺清水生,则湿热痿厥之病,未有不愈者也。但此方药味,性偏渗泻,若施之于冬春,水竭髓枯骨痿,或非湿热为病者,反劫津液,其病愈甚,则为谬治矣。(《删补名医方论》)

第二节 增液汤类方鉴别

方名	组成	主症	舌脉	辨证要点	治法	方源
增液汤	玄参、麦冬、生地黄	大便秘结,口渴	舌干红,脉细数或沉细无力	津液不足,大便秘结	养阴增液,润燥通便,清热,增水行舟	《温病条辨》

方名	组成	主症	舌脉	辨证要点	治法	方源
《伤寒六书》黄龙汤（又名陶氏黄龙汤）	大黄、芒硝、枳实、厚朴、甘草、人参、当归、生姜、大枣、桔梗	伤寒热邪传里，胃中燥屎结实，而致结热利证，心下硬痛，下利纯清水，谵语发渴，身热		阳明腑实，气血不足，温疫应下失下，耽搁失治，或为缓药羁迟，火邪壅闭，耗气搏血，精神殆尽，元神将脱，邪火独存	回虚逐实，补泻兼施	《伤寒六书》
承气养荣汤	知母、当归、芍药、生地黄、大黄、枳实、厚朴	瘟疫下证，以邪未尽，不得已而数下之，间有两目加涩，舌反枯干，津不到咽，唇口爆裂，热渴未除，里证仍在者		火盛烁血，液枯便秘	润燥兼下热结	《温疫论》
清燥汤	麦冬、知母、人中黄、生地黄、玄参	痿厥之病，腰以下痿软不能动，行走不正，两足㿻侧		肺脏受湿热之邪	清肺润燥，健脾祛湿	《脾胃论》《温病条辨》

第三节　增液汤类方临床应用

医案一　吴又可医案

朱海畴者，年四十五岁，患疫得下证，四肢不举，身卧如塑，目闭口张，舌上苔刺，问其所苦不能答，因问其子，两三日所服何药？云进承气汤三剂，每剂投大黄两许不效，更无他策，惟待日而已，但不忍坐视，更祈一诊。余诊得脉尚有神，下证悉具，药浅病深也。先投大黄一两五钱，目有时而小动，再投，舌刺无芒，口渐开能言。三剂舌苔少去，神思稍爽。四日服柴胡清燥汤，五日复生芒刺，烦热又加，再下之。七日又投承气养荣汤，热少退。八日仍用大承气，肢体自能少动。计半月，共服大黄十二两而愈。又数日，始进糜粥，调理两月平复。凡治千人，所遇此等，不过三四人而已，姑存案以备参酌耳。（《温疫论》）

医案二 **袁桂生医案**

湿温转虚案(内科)

袁桂生(住镇江京口)

[**病者**]周君,年约四十岁,住本镇。

[**病名**]湿温转虚。

[**原因**]初患湿温病,由其戚某君用三仁、枳桔及小陷胸加薤白等方,服十余剂,又以泻叶下之,神气遂大疲惫。

[**证候**]心悸不寐,面色暗淡,手指蠕动,两足软弱。

[**诊断**]右脉小弱,左脉虚数,舌燥无津,乃克削过甚,津液元气俱伤之候也。

[**疗法**]急用增液汤加味,生津气以养元神。

[**处方**]细生地(一两) 元参(八钱) 原麦冬(六钱) 左牡蛎(四钱) 西洋参(钱半) 鲜石斛(三钱) 柏子仁(钱半) 辰茯神(四钱)

次诊 翌日复诊,汗出不止,舌燥而现黑色,略有薄苔,口干,病人自谓头重异常。盖元气大虚,前药嫌轻也。乃于前方加减,再进一剂。

[**次方**]细生地(一两) 元参(八钱) 原麦冬(六钱) 柏子仁(钱半) 辰茯神(四钱) 西洋参(钱半) 潞党参(三钱) 炙黄芪(三钱) 五味子(五分) 东白芍(三钱)

三诊 次日天甫明,叩门延诊,则汗出愈多,寐则汗出益甚,手冷,神气疲惫,两脉虚细,心肾脉尤不足,势将欲脱矣。急急扶元敛汗以固暴脱,外用止汗药粉扑其周身。

[**三方**]别直参(三钱) 炙绵芪(五钱) 生白术(四钱) 酸枣仁(五钱) 炙甘草(一钱) 浮小麦(五钱) 大红枣(五枚) 上猺桂(八分) 大熟地(四钱) 东白芍(三钱) 五味子(六分)

四诊 服后诸证悉退,病家自以为病愈,遂不服药。越数日,复恶寒头痛手冷,时或手足发热,精神疲倦,不思饮食,舌苔少而色白,小便黄,脉仍沉小。乃以理中汤合小建中汤加减。

[**四方**]别直参(一钱) 炒白术(二钱) 淡干姜(一钱) 炙甘草(八分) 鲜生姜(三片) 川桂枝(八分) 炒白芍(三钱) 姜半夏(三钱) 大红枣(四枚)

五诊 服后诸证少退,但时觉虚火上升,则头痛大作,手足亦觉发热,而其身则殊不热。遂师李东垣法。

[**五方**]潞党参(二钱) 炒白术(二钱) 紫猺桂(五分) 升麻(一钱) 川

柴胡(一钱)　川芎(一钱)　炙甘草(八分)　茯苓(三钱)　姜半夏(钱半)　鲜生姜(三片)　大红枣(四枚)

[效果]复杯而头痛止,手足亦不发热,接服一剂而安。

[说明]凡老年之病,属虚者多,非偏于阳虚,即偏于阴虚,而亦有阴阳两虚者,医家于此,尤宜加意焉。

廉按 莫枚士云:湿温有两,不可合一。《难经》湿温言脉不言证;《脉经》湿温言证不言脉,何也? 盖在《难经》者,既属伤寒,则必有头痛发热等症,又以其脉阳濡弱也,推得先受温,而尺热口渴在其中,阴小急也,推得后受湿,而身疼拘急在其中,不言证而证可知已。其与《脉经》所言先受湿后受热者迥别。后受湿者,其湿浮于表,与寒同法而减等,小急者,紧之减象也。许叔微苍术白虎汤,苍术散湿,白虎治温,最合。缘此湿温,重在温也。先受湿者,其湿沉于里,与凡湿病同法,故胫冷胸腹满,其脉当沉,可以白虎概治之乎? 头目痛妄言,是湿甚于里,将与后受之热合化,故禁汗之虚表以甚里,苍术其可用乎? 缘此湿温虽属中暍,重在湿也,观其所重,两者悬殊。此案开泄下夺,感证皆平,正亦大伤,故病变甚属虚象。理合双补气液,兼顾阴阳,前后五方,补法渐次加重,幸而虚能受补,故得挽回于末路。此种末期疗法,不可以初病湿温例视也。(《全国名医验案类编》)

第十六章　沙参麦门冬汤类方临证思辨

古文有云："十二经皆禀气于胃,胃阴复则气降得食,则十二经之阴皆可复矣。"温热之邪为阳邪,阳邪最易伤人阴液,若施以汗下,则阴伤更甚。胃为十二经脉之长,全身五脏六腑、十二经脉皆有赖于胃腐熟之水谷精微的滋养,故治疗温热病须随时顾护胃阴,胃阴得复则进食复常,以使十二经脉之阴液都逐渐恢复。后世医家根据叶氏应用变通麦门冬汤,而制定出沙参麦冬汤、益胃汤、玉竹麦门冬汤、五汁饮、麦冬麻仁汤、薛氏四汁四香汤、三才汤等方,这些方含甘寒之品,具有生津润燥作用,发展了仲景之学,为杂病火热内伤肺胃阴津的治疗提供了思路和方法。

第一节　沙参麦门冬汤类方

一、沙参麦冬汤

【**沙参麦冬汤**】(甘寒法)　沙参三钱　玉竹二钱　生甘草一钱　冬桑叶一钱五分　麦冬三钱　生扁豆一钱五分　花粉一钱五分　水五杯,煮取二杯,日再服。久热久咳者,加地骨皮三钱。

【**方解**】燥伤肺胃阴津为本方主证。方中用甘寒入肺胃经的沙参、麦冬为君药,以清肺热,养肺阴,且养胃阴,生津液。桑叶质轻性寒,清宣肺中燥热;天花粉、玉竹滋养肺胃之阴,清热生津止渴,共为臣药。扁豆、甘草益气健脾,培土生金,共为佐药。甘草使药,调和诸药为之用。诸药相配,共奏清养肺胃、生津润燥之功。

▆◗ 《温病条辨》相关条文 ◖▆

五六、燥伤肺胃阴分,或热或咳者,沙参麦冬汤主之。

此条较上二条,则病深一层矣,故以甘寒救其津液。(《温病条辨·上焦

篇·秋燥》)

<h2 style="text-align:center">医家经典论述及临床应用</h2>

张文选：沙参麦冬汤以沙参、麦冬、玉竹、花粉滋肺胃津液，合甘草取"甘守津还之意"，以加强复阴；妙在于甘寒滋润中配入生扁豆，取其甘温健脾除湿之用，既鼓舞脾胃生津之源，又预防甘寒药滋腻碍胃之弊，使全方不再守补而变为通补；另外，仿喻昌清燥救肺汤法配用桑叶，其轻清疏散，一可凉透燥热而外出，二可宣降肺气以布津，三可凉肝以防肝火风阳之升动。全方以滋阴为主，兼以健脾助运、宣展肺气，可谓是通滋胃阴法的代表方。（《温病方证与杂病辨治》）

吴银根：沙参麦冬汤所治疗疾病包括内科、五官、肿瘤、免疫、内分泌等多种疾病，但由于该方是清养肺胃、生津润燥的代表方，故其治疗的疾病仍以呼吸系统、消化系统疾病为主，对于相对作用机制的实验研究也较其他病种透彻。其次，沙参麦冬汤治疗的其他系统疾病的病因病机来看，均存在肺阴伤或胃津伤，或两者同时并存，因此运用沙参麦冬汤进行治疗亦能取得不错的疗效。但从临床用药来看，疾病的治疗过程中单纯使用的原方不多，治疗肿瘤多用新加沙参麦冬汤，其他使用沙参麦冬汤加减方或者加味沙参麦冬汤。在病情较复杂时，还出现了本方与他方合用的现象。总之，临床运用沙参麦冬汤时，应以辨证为施治基准，同时加以灵活变通。对于一些新的病种所取得的新突破，应进一步展开研究，以探明其作用机制并进一步指导临床应用。（《温病汤证新解》）

二、益胃汤

【益胃汤】（甘凉法）　沙参三钱　麦冬五钱　冰糖一钱　细生地五钱　玉竹炒香，一钱五分　水五杯，煮取二杯，分二次服，渣再煮一杯服。

【方解】胃阴损伤为本方方证。本方甘凉生津，养阴益胃，方中重用生地黄、麦冬，味甘性寒，功能养阴清热，生津润燥，为甘凉益胃之上品，共为君药。配伍北沙参、玉竹为臣，养阴生津，以强生地黄、麦冬益胃养阴之力。冰糖濡养肺胃，调和诸药，为佐使。全方甘凉清润，清而不寒，润而不腻，药简力专，共奏养阴益胃之效。

<h2 style="text-align:center">《温病条辨》相关条文</h2>

十二、阳明温病，下后汗出，当复其阴，益胃汤主之。

温热本伤阴之病,下后邪解汗出,汗亦津液之化,阴液受伤,不待言矣,故云当复其阴。此阴指胃阴而言,盖十二经皆禀气于胃,胃阴复而气降得食,则十二经之阴皆可复矣。欲复其阴,非甘凉不可。汤名益胃者,胃体阳用阴,取益胃用之义也。下后急议复阴者,恐将来液亏燥起,而成干咳身热之怯证也。(《温病条辨·中焦篇·风温 温热 温疫 温毒 冬温》)

◤ 医家经典论述及临床应用 ◢

张秉成:治阳明温病,汗下后病已解,当复其阴,此汤主之。夫伤寒传入阳明,首虑亡津液,而况温病传入阳明,更加汗、下后者乎!故虽邪解,胃中之津液枯槁已甚,若不急复其阴,恐将来液亏燥起,干咳、身热等证,有自来矣。阳明主津液,胃者五脏六腑之海。凡人之常气,皆禀于胃,胃中津液一枯,则脏腑皆失其润泽,故以一派甘寒润泽之品,使之饮入胃中,以复其阴。自然输精于脾,脾气散精,上输于肺,通调水道,下输膀胱,五经并行,津自生而形自复耳。(《成方便读》)

张文选:常用益胃汤治疗胃痛、胃脘痞胀、无食欲等胃病,但见舌质红赤少苔、无苔者,辄用此方,每能获效。另外,也曾用此方治疗刻意减肥,或精神原因引起的厌食症,或者不饥不食不便症,有比较理想的疗效……沙参麦冬汤肺胃阴同滋,偏于上焦气分;益胃汤则偏于滋胃阴,并能入血分凉血生津而散血。从证的特点看,沙参麦冬汤证以燥咳、咽喉燥痛、鼻燥、眼睛干燥、胃燥灼热疼痛等为重心;益胃汤证则以胃燥疼痛、胃燥不思食、肌肤枯燥、阴亏小便溺管痛等为重心。两方同出一源,又有所偏重,临床上应根据两方各自的特点区别应用。(《温病方证与杂病辨治》)

李彩云:益胃汤具有养阴益胃的功效,主治阳明温病,胃阴损伤证,证见食欲不振,口干咽燥,舌红少苔,脉细数。临证以饥不欲食,口干咽燥,舌红少津,脉细数为辨证要点。加减:汗多,气短,兼有气虚者,加党参、五味子以益气敛汗;食后脘胀者,加陈皮、神曲以理气消食。(《温病条辨临证精华》)

三、玉竹麦门冬汤

【玉竹麦门冬汤】(甘寒法) 玉竹三钱 麦冬三钱 沙参二钱 生甘草一钱
水五杯,煮取二杯,分二次服。土虚者,加生扁豆。气虚者,加人参。

【方解】燥伤胃阴为本方方证。全方四味药甘寒滋阴生津,麦冬为君,甘寒清润,既养肺胃之阴,又清肺胃虚热,沙参、玉竹为臣以养阴液,甘草益气养胃,构成"甘药养胃"之法。

《温病条辨》相关条文

一〇〇、燥伤胃阴,五汁饮主之,玉竹麦门冬汤亦主之。(《温病条辨·中焦篇·秋燥》)

医家经典论述及临床应用

李彩云:玉竹麦门冬汤具有甘寒生津的作用,主治秋燥后期胃阴耗伤,津不上承于口,证见口渴欲饮等。加减:脾虚者,加生扁豆。气虚者,加人参。(《温病条辨临证精华》)

四、五汁饮

【五汁饮】(甘寒法)　梨汁　荸荠汁　鲜苇根汁　麦冬汁　藕汁(或用蔗浆)　临时斟酌多少,和匀凉服,不甚喜凉者,重汤炖温服。

【方解】太阴温病胃阴损伤为本方方证。方中鲜梨汁清热化痰,润燥生津;鲜荸荠润肺养胃,清热化痰;鲜藕汁清热生津;芦根汁生津除烦,清热止呕;麦冬汁滋肺养胃,生津润燥。五味共奏清热养阴、生津止渴之功。

《温病条辨》相关条文

十二、太阴温病,口渴甚者,雪梨浆沃之;吐白沫粘滞不快者,五汁饮沃之。此皆甘寒救液法也。(《温病条辨·上焦篇·风温 温热 温疫 温毒 冬温》)

五一、但热不寒,或微寒多热,舌干口渴,此乃阴气先伤,阳气独发,名曰瘅疟,五汁饮主之。

一〇〇、燥伤胃阴,五汁饮主之,玉竹麦门冬汤亦主之。(《温病条辨·中焦篇·秋燥》)

三十五、温病愈后,或一月,至一年,面微赤,脉数,暮热,常思饮不欲食者,五汁饮主之,牛乳饮亦主之。病后肌肤枯燥,小便溺管痛,或微燥咳,或不思食,皆胃阴虚也,与益胃、五汁辈。

前复脉等汤,复下焦之阴,此由中焦胃用之阴不降,胃体之阳独亢,故以甘润法救胃用,配胃体,则自然欲食,断不可与俗套开胃健食之辛燥药,致令燥咳成痨也。(《温病条辨·下焦篇·风温 温热 温疫 温毒 冬温》)

❧ 医家经典论述 ❧

吴鞠通:仲景于瘅疟条下,谓以饮食消息之,并未出方,调如是重病而不用药,特出饮食二字,重胃气可知。阳明于脏象为阳土,于气运为燥金,病系阴伤阳独,法当救阴何疑。重胃气,法当救胃阴何疑。制阳土燥金之偏胜,配孤阳之独亢,非甘寒柔润而何! 此喻氏甘寒之论,其超卓无比伦也。叶氏宗之,后世学者,咸当宗之矣。(《温病条辨·上焦篇·温疟》)

张秉成:治手太阴温病口渴甚者,此汤主之。夫温病之来,皆从口鼻而入,无不先伤肺胃。倘肺胃之阴素伤,则津枯液涸之象,早见一斑。急以甘寒之属滋液救焚,其无形之邪,不清自解。故方中五物,皆用鲜汁,取其甘凉退热,而其力较干者煎汤为尤甚。且五物之中,虽皆属甘寒,而各自为用。如梨之清肺,芦之清胃,二味皆能流利大肠。温邪虽属无形,恐内有痰滞,荸荠可以消导之。热伤阴血,则血热相瘀,藕汁可以行散之。甘蔗甘平,和中养胃,一如方中用甘草之意,此亦善于立方者耳。(《成方便读》)

吴金寿:《内经》称三阳结乃成膈者,单指太阳阳明少阳也。今从脉色较之,少阴与厥阴亦病。若以填补下焦为首务,固所当然,但胃关一部,从何飞渡,且有一团郁火,挟木邪横亢于中州,得热为伍,愈肆猖狂,若寒势所不容,甘寒势不容缓,倘令肺不生津,大肠不生液,津液愈亏,为病愈繁矣。且逆上者,肝邪也,水不生之耳。不纳者,胃病也,肺气不降耳。一身之中,津液真精,皆为切要。愚见专事于此,未识如何,先进五汁饮,次商投药可也。(《三家医案合刻》)

❧ 医家临床应用 ❧

曹炳章:凡疫证苔如积粉,此火极水化,若误认为寒,妄投温燥,其苔愈厚,津液愈耗,水不上升,二火煎熬,变白为黑,其坚硬似针,其厚似甲,敲之戛戛有声,言语不清,非舌卷也,专用甘寒以充津,如五汁饮、增液汤之类。(《辨舌指南》)

吴鞠通:单方中之咸韭、菜卤之治瘀血,牛乳之治胃燥,五汁饮之降胃阴,牛转草之治胃槁,虎肚丸之治胃体弱,狮子油之开锢结,活鹅血之治老僧打坐、精气不得上潮泥丸官而成舍利,反化为顽白骨而结于胃脘,盖鹅血纯阴,能化纯阳之顽结也,狗尿粟、狗宝以浊攻浊,而又能补土,不可胜纪。何今人非用枳、朴伤残,则用六味之呆腻,余概不闻哉! (《医医病书》)

五、麦冬麻仁汤

【麦冬麻仁汤】(酸甘化阴法)　麦冬连心,五钱　火麻仁四钱　生白芍四钱
何首乌三钱　乌梅肉二钱　知母二钱　水八杯,煮取三杯,分三次温服。

【方解】疟伤胃阴、津液不复为本方方证。方中以麦冬之甘寒为君,以
复胃阴;又因疟邪深入中焦,不独阳明被伤,太阴之真阴亦散,故复入白芍、乌
梅之酸味以收敛脾阴,并与麦冬之甘寒合化阴气;再用何首乌、知母之苦甘合
化,劫疟而又不伤阴;又因不便者,以九窍不和皆属胃病也,是胃气不能通降之
故也,故选甘平润下之火麻仁导胃中糟粕之出路而复胃气之通降。综观全方,
酸甘复胃阴之正,苦甘泻胃阴之邪,甘平润下以助胃气之通降。

《温病条辨》相关条文

七八、疟伤胃阴,不饥不饱,不便,潮热,得食则烦热愈加,津液不复者,麦
冬麻仁汤主之。

暑湿伤气,疟邪伤阴,故见证如是。此条与上条不饥不饱不便相同。上条
以气逆味酸不食辨阳伤,此条以潮热得食则烦热愈加定阴伤也。阴伤既定,复
胃阴者莫若甘寒,复酸味者,酸甘化阴也。两条胃病,皆有不便者何?九窍不
和,皆属胃病也。(《温病条辨·中焦篇·湿温》)

医家经典论述及临床应用

吴华堂:原方毕竟为疟伤胃阴所设,夹有酸收之乌梅、白芍而敛脾阴,苦甘
之首乌、知母而劫疟邪;夫酸收苦燥,皆不适于便秘一证,故每运用之时多去
之,兼夹自汗、乏力、脉细弱等气虚之象者,多加黄芪以补气固表,敛汗以防津
液之外散;兼夹畏冷肢寒等阳虚之象者,多加苁蓉、肉桂等以扶阳气;若津亏较
甚者,多加玄参、生地以增水行舟;燥结甚者,加芒硝之咸味以润下;血虚甚者,
加白芍、当归以补肝血,养肝体;肺中余热未清,肺气不开者,多加桑叶、芦根等
味以清肺热,保肺阴。《吴华堂治疗肠燥津亏型老年功能性便秘经验》

李彩云:麦冬麻仁汤具有清热养阴的功效,主治胃阴不足导致的纳呆、便
秘,辨证要点是得食则烦。本证因胃阴不足所致,故用麦冬、白芍、乌梅酸甘养
阴生津,知母润燥清热,火麻仁、首乌润肠通便。加减:兼夹自汗、乏力、脉细弱
等气虚之象者,多加黄芪以补气固表,敛汗以防津液之外散;兼夹畏冷肢寒等
阳虚之象者,多加苁蓉、肉桂等以扶阳气;若津亏较甚者,多加玄参、生地以增
水行舟;燥结甚者,加芒硝之咸味以润下;血虚甚者,加白芍、当归以补肝血,养

肝体;肺中余热未清,肺气不开者,多加桑叶、芦根等味以清肺热,保肺阴。(《温病条辨临证精华》)

六、薛氏四汁四香汤

【薛氏四汁四香汤】西瓜汁、金汁、鲜生地汁、甘蔗汁,磨服郁金、木香、香附、乌药。

【方解】本方主治胃津亏竭兼见肝胆气郁之证。西瓜汁、金汁、鲜生地黄汁、甘蔗汁甘寒清凉,滋阴生津;郁金、木香、香附、乌药辛温气香,行气消胀止痛。

◤《湿热条辨》相关条文 ◢

湿热证,四五日,口大渴,胸闷欲绝,干呕不止,脉细数,舌光如镜。胃液受劫,胆火上冲,宜西瓜汁、金汁、鲜生地汁、甘蔗汁,磨服郁金、木香、香附、乌药等味。

舌光无苔,津枯而非浊壅,反胸闷欲绝者,肝胆气上逆也。

此营阴素亏,木火素旺者。木乘阳明,耗其津液,幸无饮邪,故一清阳明之热,一散少阳之邪。不用煎者,取其气全耳。(诸汁滋胃液,辛香散逆气。)(《湿热条辨·正文》)

◤ 医家经典论述及临床应用 ◢

张文选:仿照薛氏此方制定了一首变通薛氏四汁四香汤,其组成为:生地10g,麦冬10g,沙参10g,玉竹10g,郁金3g,木香2g,香附3g,乌药2g。用水煎服。治疗胃痛,不思食,脘胁痞胀而舌光红无苔者。这种类型的胃痛在临床上尤为多见,其以胃阴亏损的舌红少苔、无苔,胃中灼热嘈杂证与肝气郁滞的脘胁痞胀、胸闷不舒证并见为特点。对此,用单纯的理气止痛方,或单纯的滋阴生津方均不能取效,变通薛氏四汁四香汤于滋胃生津中少佐辛香理气,颇能切合病机。临床应用时,如兼见口苦、心烦等肝火症者,加川楝子10g,山栀子10g;如胃中灼热嘈杂,或作酸者,加白芍10g,或乌梅6g,或木瓜6g。(《温病方证与杂病辨治》)

七、三才汤

【三才汤】(甘凉法) 人参三钱 天冬二钱 干地黄五钱 水五杯,浓煎两杯,分二次温服。欲复阴者,加麦冬、五味子。欲复阳者,加茯苓、炙甘草。

【方解】暑温气阴两伤为本方主证。此方补益气阴,滋养肺肾,方中天冬补肺生水,人参补脾益气,生地黄补肾滋阴,全方肺、脾、肾同补,共奏益气养阴之效。

《温病条辨》相关条文

三十九、暑邪久热,寝不安,食不甘,神识不清,阴液元气两伤者,三才汤主之。

凡热病久入下焦,消烁真阴,必以复阴为主。其或元气亦伤,又必兼护其阳。三才汤两复阴阳,而偏于复阴为多者也。温热、温疫未传,邪退八九之际,亦有用处。暑温未传,亦有用复脉、三甲、黄连阿胶等汤之处。彼此互参,勿得偏执。盖暑温不列于诸温之内,而另立一门者,以后夏至为病暑,湿气大动,不兼湿不得名暑温,仍归温热门矣。既兼湿,则受病之初,自不得与诸温同法,若病至未传,湿邪已化,惟余热伤之际,其大略多与诸温同法;其不同者,前后数条,已另立法矣。(《温病条辨·下焦篇·暑温 伏暑》)

医家经典论述

吴仪洛:天冬以补肺生水,人参以补脾益气,熟地以补肾滋阴。以药有天地人之名,而补亦在上中下之分,使天地位育,参赞居中,故曰三才也……治脾肺虚劳咳嗽。(《成方切用》)

医家临床应用

秦景明:遗尿之治,脉散大者,中气不足,补中益气汤;尺脉浮大者,八味肾气丸;两尺沉数者,三才汤加门冬、五味、黄柏、知母……家秘加麦门冬、五味,以治遗精不禁。加黄柏、知母,治脉数精虚。《症因脉治》

林佩琴:内风扰巅者,筋惕,肝阳上冒,震动髓海,三才汤加牡蛎、阿胶、白芍、茯神、炒甘菊花。(《类证治裁》)

第二节　沙参麦门冬汤类方鉴别

方名	组成	主症	舌脉	辨证要点	治法	方源
沙参麦冬汤	沙参、玉竹、生甘草、冬桑叶、麦冬、生扁豆、花粉	咽干口燥,或身热,或干咳	舌红少苔,脉细数	燥伤肺胃阴津	清养肺胃,生津润燥	《温病条辨》

续表

方名	组成	主症	舌脉	辨证要点	治法	方源
益胃汤	沙参、麦冬、冰糖、细生地、玉竹	胃燥疼痛、胃燥不思食、肌肤枯燥、阴亏小便溺管痛		胃阴损伤	养阴益胃	《温病条辨》
玉竹麦门冬汤	玉竹、麦冬、沙参、生甘草	胃燥疼痛、胃燥不思食		燥伤胃阴	滋阴生津养胃	《温病条辨》
五汁饮	梨汁、荸荠汁、鲜苇根汁、麦冬汁、藕汁	太阴温病,吐白沫黏滞不快,但热不寒,或微寒多热,舌干口渴	脉数	清热养阴,生津止渴	清热养阴,生津止渴	《温病条辨》
麦冬麻仁汤	麦冬、火麻仁、生白芍、何首乌、乌梅肉、知母	疟伤胃阴,不饥不饱,不便,潮热,得食则烦热愈加,津液不复		疟伤胃阴、津液不复	酸甘复胃阴之正,苦甘泻胃阴之邪,甘平润下以助胃气之通降	《温病条辨》
薛氏四汁四香汤	西瓜汁、金汁、生地黄汁、甘蔗汁、郁金、木香、香附、乌药	湿热证,四五日,口大渴,胸闷欲绝,干呕不止	脉细数,舌光如镜	胃津亏竭兼见肝胆气郁	滋阴生津,行气消胀止痛	《湿热条辨》
三才汤	人参、天冬、干地黄	暑邪久热,寝不安,食不甘,神识不清,阴液元气两伤		暑温气阴两伤	补益气阴,滋养肺肾	《温病条辨》

第三节　沙参麦门冬汤类方临床应用

医案一　何拯华医案

风痉似惊案(儿科)

[病者]章山麓之子,年五岁,住道墟。

[病名]风痉似惊。

[原因]去年冬,气暖失藏,今春寒温间杂,小儿上受风温,先伤肺经而起。

[证候]初起寒热自汗,咳逆气粗,继即肢牵目窜,烦躁神蒙,痰壅鼻扇,甚至口噤痉厥。

[诊断]脉浮洪滑数,舌尖边红,苔滑微黄。脉证合参,即张仲景所谓"风

温之为病……剧则如惊痫,时瘛疭",亦即徐嗣伯所谓"痰热相搏而动风,风火相乱则闷瞀",病虽似惊而实非真惊也。

[疗法] 初用桑菊饮加减,辛凉开肺,驱风泄热;继用羚麻白虎汤,加生莱菔汁雅梨汁,甘寒咸降,息风镇痉,以涤热痰;善后用吴氏五汁饮加减,清余热以养胃阴。

[处方] 霜桑叶(一钱)　滁菊花(一钱)　双钩藤(钱半)　苏薄荷(七分)　光杏仁(钱半)　天竺黄(八分)　京川贝(一钱,去心)　茯神木(二钱)

[次方] 羚角片(八分,先煎)　明天麻(八分)　生石膏(四钱,研细)　知母(二钱)　生甘草(四分)　蜜炙蛴螬(一对)　生莱菔汁　雅梨汁(各一瓢,分冲)

[三方] 甘蔗汁(一瓢)　雅梨汁(一瓢)　生藕汁(半瓢)　生荸荠汁(半瓢)　鲜生地汁(一瓢)　加枇杷叶露一两,重汤炖滚十余沸,温服。

[效果] 初方一剂不应。改服次方,叠进两头煎,大便解后,热减神清。终进三方,连服二剂,热净胃动。嘱用甘蔗雅梨煎汤,调理而痊。

廉按 风痉似惊,由温邪陷入,阴液内耗,陡动肝风,挟痰热上冲神经,以致或痉或厥,实非惊恐致病也。若于病未猖獗之前,先以辛凉开肺,继以甘寒化热,佐以润剂降痰,两候自能痉愈。奈病家惶惧,辄云变惊,于是专科动辄挑惊,乱推乱拿,药则动用冰麝香开,耗散心神,每致不救,良可慨焉。此案于肝风大动,气血并上之时,开肺涤痰,清镇肝阳,使气火俱潜,则上升之血自降,肝风顿息,神经即平,而诸证自除矣。(《全国名医验案类编》)

医案二　张文选

瞿某,男,32岁。2005年12月20日初诊。患慢性胃炎,胃痛,从食管至胃脘灼热不适,胃中辣热如火燎,频繁呃逆。同时,脘腹胸胁闷胀不舒。曾四处请中医诊治,屡用治胃痛方而无效。舌红赤少苔,根部仅有薄黄苔,脉弦细略数。胃阴损伤则舌赤少苔,郁火冲逆则灼热疼痛,肝胃气滞则胀满,三方面病机错综复杂。仿薛氏法用变通四汁四香汤加减,处方:生地黄12g,麦冬15g,北沙参12g,生白芍12g,生栀子10g,郁金4g,木香2g,香附3g,天台乌药2g,6剂。2005年12月27日二诊:此方服1剂胃痛止,6剂后胃脘灼热、胀闷诸症消失。舌仍赤,苔少薄黄,脉弦细略数。用上方加玄参10g。6剂以善后。(《温病方证与杂病辨治》)

医案三　吴华堂医案

李某,男,89岁,2015年3月18日就诊。患者于1个多前曾因肺部感染就诊于当地医院,接受抗感染、解痉、止咳化痰、补液、退热等对症支持治疗,后患者病情好转于 2015 年 3 月 3 日出院。既往有大便干结难解的病史,平均每周 2 次,有时需使用"开塞露"等药物辅助排便,自上次出院后患者大便干结症状加重,最后一次排便至就诊时已逾 7 日。刻诊:大便干结难解,虽有便意但努挣难出,时感腹胀,口渴欲饮,饮水量适中,时有气促,无咳嗽咳痰,双目干涩,球结膜稍充血,手足心时有汗出,晨起时食欲不佳,每于食后感周身烘热,小便频数、黄赤涩痛,夜寐一般。查体:面色稍红,心肺(-),腹平坦、柔软,无腹肌紧张,全腹无压痛、反跳痛,可于左侧下腹部及剑突下扪及条索状物,听诊肠鸣音稍减低,舌红,苔少而糙,脉弦细。辅助检查:腹部立位片:结肠积气征象。切思此证乃年老体虚,阴液伤于先,而受热病之后阴液更虚,且肺与大肠相表里,邪热扰肺,肺失宣降,津液不能下达肠道以润之,当以复津液之麦冬麻仁汤加减。处方:麦冬 15g,火麻仁 15g,玄参 15g,细生地黄 15g,白芍 9g,乌梅肉 3g,芦根(先煎)30g,知母 6g,决明子 9g。5 剂。煎法:先以水 8 杯,煮芦根减 2 杯,内诸药,煮取 2 杯,渣再煮 1 杯兑服。服法:中餐后候一刻,待口渴时,顿服 1 剂,不知则晚餐后如法再服,大便得通后则日服 1 剂,每午、晚餐后如法服一半。2015 年 3 月 25 日复诊。患者如法服药 2 剂后大便已通,后 3 剂已按日服完,现大便得通,每日 1 次,但仍稍干燥,难以挣出,稍有腹胀,尿色转清,无涩痛,双目干涩较前缓解,球结膜已无充血,已无口渴,饮水正常,手足心仍时有汗出,口淡,晨起时仍稍感食欲不佳,舌淡红,舌苔转润而较前为多,脉仍弦细。辅助检查:腹部立位片未见明显异常。现患者腑气得通,津液已复八九,然年事已高,真阴不足,胃阳亦虚,故以原方去芦根、知母、决明子,减火麻仁为 9g,加女贞子 9g、墨旱莲 9g、枸杞子 15g、炒麦芽 15g。7 剂,以水 5 杯,煮取 2 杯,渣再煮 1 杯兑服,每日 1 剂,早饭后于药中兑生姜汁 1 小杯,晚饭后则不需要兑姜汁,直接温服。2015 年 4 月 1 日三诊:患者现大便每日 1 次,质软成型,双目已不干涩,早餐时食欲渐增,手脚心已不甚出汗,舌淡红,苔薄白而稍润,脉弦。患者现津液已复,然年事甚高,真阴之亏损难复,不可强求;胃阳之虚弱渐痊,故嘱患者仍继前方加肉苁蓉 9g,隔日 1 剂,煎服法同前,以保天年。(《吴华堂治疗肠燥津亏型老年功能性便秘经》)

医案四 **李吉彦医案**

崔某,女,69 岁。初诊日期:2018 年 5 月 5 日。

[主诉]排便困难 10 年,加重 1 年余。

[病史]10 年前无明显诱因出现排便不畅,未予以重视,常反复发作,每因

劳累、情绪等因素加重,近 1 年来便秘加重,常需服用番泻叶方可排便。为进一步诊治,就诊于我门诊。刻下:大便干或不甚干燥,隔日一次,排出困难,每次排便时间较长,伴有口苦,胃中嘈杂,脘腹胀满,食少纳呆,眩晕时作,夜寐梦多,胁肋隐痛,小便清长。舌质红,苔白腻,中有裂纹,脉弦细。

[辨病辨证]便秘(湿热滞兼夹阴虚)。

[治法]滋阴润燥,运脾益胃,行气化湿。

[方宗]半夏泻心汤合益胃汤加减。

[处方]姜半夏 10g,黄芩 10g,黄连 5g,北沙参 15g,枳壳 15g,厚朴 15g,陈皮 15g,青皮 15g,郁金 20g,百合 20g,决明子 30g,煅瓦楞子(先煎)25g,海螵蛸 15g,苏梗(后下)15g,生地黄 15g,泽泻 10g,槲寄生 10g,蒲公英 25g。14 剂,水煎服。

二诊:2018 年 5 月 19 日。大便不甚干燥,隔日一次,排便时间缩短,仍有排便困难,口苦减轻,嘈杂,时有泛酸,脘胀不著,食后胀甚,夜寐欠佳,少腹冷痛,小便量多。舌质红,苔白润,中有裂纹,脉弦细。上方去煅瓦楞子、海螵蛸、蒲公英,加连翘 15g,杏仁 15g,吴茱萸 5g。14 剂,水煎服。

三诊:2018 年 6 月 16 日。仍时有排便困难,大便不甚干燥,每日 1 次,口苦、嘈杂、泛酸减轻,偶有食后胀甚,夜寐欠佳,少腹隐痛不适,小便调。舌质淡略红,苔薄,中有裂纹,脉弦细。二诊方加当归 15g,石斛 15g。14 剂,水煎服。

随诊,患者便秘症状完全缓解。

按语 该患者久秘误行泻下,损伤太阴,导致中焦脾胃失和,气机升降失常,从而出现寒热错杂、虚实相兼之"滞",故见大便干或不甚干燥,隔日一次,排出困难,每次排便时间较长等;中太阴被伤,少阳邪热乘虚内陷,以致寒热相兼、虚实夹杂之象,故见口苦,胃中嘈杂,脘腹胀满,食少纳呆,眩晕时作,夜寐梦多,胁肋隐痛,小便清长,舌质红,苔白腻,脉弦细等。治以滋阴润燥,运脾益胃,行气化湿,以半夏泻心汤合益胃汤加减。方中用辛温之半夏散结除痞;黄芩、黄连之苦寒泄热开痞;枳壳下气破结;厚朴行气除满;苏梗疏肝降气解郁;青皮疏肝破气,消积化滞;陈皮理气健脾,调节中焦之气滞;郁金、百合行气解郁,安神除烦;海螵蛸、瓦楞子制酸,治疗嘈杂,保护胃膜;决明子清热润肠通便;沙参、生地黄取益胃汤之意,作用养阴生津;槲寄生、泽泻补肾利湿泄热;蒲公英清热解毒,散结通利。诸药合用体现了苦辛并进以调脾胃升降、补泻兼施以治其虚实的配伍特点。二诊肝经郁火未除,去煅瓦楞子、海螵蛸、蒲公英,加连翘清热消导,杏仁提壶揭盖以宣通降气,并少佐吴茱萸,取左金丸之意,以热药反佐方中黄连、黄芩等苦寒之味,入肝降逆,使肝胃调和。三诊防止久病伤阴,故加当归养血润肠通便,石斛清养脾胃之阴。《金匮要略·呕吐哕下利病脉证治》云:"呕而肠鸣,心下痞者,半夏泻心汤主之。"本方多用于寒热错杂之痞证,并未提及有治便秘之用,那么为什么可以用来治疗便秘呢?因为本案究其病因是由中阳损伤,肠胃失和,升降失常所致。临床首先应当把证候作为处方的基本思路,认真辨别寒热虚实,根据脏腑经络的不同,以缓解患者主症为组方的目标,对症下药,临证加减时要参考疾病特点、发病阶段、病史和病程转归的不同酌情增减药味和调整药量,方可收到显效。

第十七章 乌梅丸类方临证思辨

"酸甘化阴,辛苦通降""辛甘为阳,酸苦为阴"。吴鞠通整理叶案,发扬仲景原法,用酸(乌梅)、辛(桂枝、细辛、附子、干姜、蜀椒)、苦(黄连、黄柏)、甘(人参、当归)为法组方,酸以收火,臣以温补,佐以苦寒,只要是阳虚火郁,厥阴脏寒均可以酸甘辛苦复法。此章即详细介绍了方以乌梅为君,或方含乌梅的方剂如乌梅丸、连梅汤、椒梅汤、减味乌梅丸、人参乌梅汤等。

第一节 乌梅丸类方

一、乌梅丸

【乌梅丸】(酸甘辛苦复法。酸甘化阴,辛苦通降,又辛甘为阳,酸苦为阴)

乌梅三百枚　细辛六两　干姜十两　黄连十六两　当归四两　附子六两(炮,去皮)　蜀椒四两(出汗)　桂枝六两(去皮)　人参六两　黄柏六两　上十味,异捣筛,合治之,以苦酒渍乌梅一宿,去核,蒸之五斗米下,饭熟捣成泥,和药令相得,纳臼中,与蜜杵二千下,丸如梧桐子大。先食饮,服十丸,日三服,稍加至二十丸。禁生冷、滑物、臭食等。

【方解】肠寒胃热蛔厥和脏厥为本方主证。方中重用乌梅、当归补肝之体;人参益肝气,附子、干姜、川椒、桂枝、细辛五味热药以温阳,益肝之用;黄连、黄柏泻其相火内郁之热,遂形成在补肝为主的基础上,寒热并调之方。

《伤寒论》相关条文

伤寒,脉微而厥,至七八日肤冷,其人躁无暂安时者,此为藏厥,非蛔厥也。蛔厥者,其人当吐蛔。今病者静,而复时烦者,此为脏寒。蛔上入其膈,故烦,须臾复止;得食而呕,又烦者,蛔闻食臭出,其人常自吐蛔。蛔厥者,乌梅丸主之。又主久利。(338)(《伤寒论》)

《金匮要略》相关条文

蛔厥者,当吐蛔,令病者静而复时烦,此为藏寒,蛔上入膈,故烦,须臾复止,得食而呕,又烦者,蛔闻食臭出,其人当自吐蛔。(7)

蛔厥者,乌梅丸主之。(8)(《金匮要略·趺蹶手指臂肿转筋阴狐疝蛔虫病脉证治》)

《温病条辨》相关条文

七十二、久痢伤及厥阴,上犯阳明,气上撞心,饥不欲食,干呕腹痛,乌梅丸主之。

肝为刚脏,内寄相火,非纯刚所能折;阳明腑,非刚药不复其体。仲景厥阴篇中,列乌梅丸治木犯阳明之吐蛔,自注曰:又主久痢方。然久痢之症不一,亦非可一概用之者也。叶氏于木犯阳明之疟痢,必用其法而化裁之,大抵柔则加白芍、木瓜之类,刚则加吴萸、香附之类,多不用桂枝、细辛、黄柏,其与久痢纯然厥阴见证,而无犯阳明之呕而不食撞心者,则又纯乎用柔,是治厥阴久痢之又一法也。按泻心寒热并用,而乌梅丸则又寒热刚柔并用矣。盖泻心治胸膈间病,犹非纯在厥阴也,不过肝脉络胸耳。若乌梅丸则治厥阴,防少阳,护阳明之全剂。(《温病条辨·下焦篇·湿温》)

医家经典论述

吴又可:疫邪传里,胃热如沸,蛔动不安,下既不通,必反于上,蛔因呕出,此常事也。但治其胃,蛔厥自愈。每见医家,妄引经论,以为脏寒,蛔上入膈,其人当吐蛔,又云:"胃中冷必吐蛔"之句。便用乌梅丸,或理中安蛔汤,方中乃细辛、附子、干姜、桂枝、川椒皆辛热之品,投之如火上添油,殊不知疫证表里上下皆热,始终从无寒证者,不思现前事理,徒记纸上文辞,以为依经傍注,坦然用之无疑,因此误人甚众。(《温疫论》)

王士雄:治厥阴热利有二:初利,用此方以升阳散火,是谓下者举之,寒因热用法;久利,则用乌梅丸之酸以收火。佐以苦寒,杂以温补,是谓逆之从之,随所利而行之,调其气使之平也。雄按:徐氏亦云,乌梅丸治久痢之圣方也。(《温热经纬》)

医家临床应用

戴天章:伤寒吐蛔,多寒热错杂;时疫吐蛔,则有热无寒。治此证之当汗、

当清、当下,一以传变之大势为主,惟加乌梅、黄连以安之,慎勿用乌梅丸中诸辛热药,致成危笃也。(《广瘟疫论》)

李克绍:通过临床得到证实的是厥阴病反应在舌诊上,必舌赤少苔,反应在脉诊和症状上,必脉沉微、四肢厥逆。这正是风火郁闭于里,不能条达,而且阴气最少,阴中有阳的反应,所以张卿子说:"尝见厥阴消渴数症,舌尽赤红、脉微、厥冷、渴甚。"从以上可以看出,厥阴病的病位在肝和心包;病理是阴中有阳,寒热错杂;症状是消渴、心中疼热、不欲食或吐蛔。这样,治则就得清上热、温下寒、养肝阴、疏肝用,而乌梅丸一方,恰好就具备了这样一些作用。所以临床上不管这些症状是个别的或单独出现,或者几个症状同时出现,只要是舌赤少苔,用乌梅丸都有效。尤其是乌梅一味,是以上这厥阴病证的必用和特效之药。(《李克绍医论医话》)

李宇航:乌梅丸临床应用广泛,包括胆道蛔虫病、蛔虫性肠梗阻、慢性肠炎、结肠炎、慢性细菌性痢疾、过敏性腹泻、十二指肠球部溃疡、慢性萎缩性胃炎、崩漏、带下、痛经、月经不调以及慢性角膜炎、角膜溃疡等辨证属于寒热错杂者。(《伤寒论研读》)

二、连梅汤

【连梅汤】(酸甘化阴、酸苦泄热法)　云连二钱　乌梅去核,三钱　麦冬连心,三钱　生地三钱　阿胶二钱　水五杯,煮取二杯,分二次服。脉虚大而芤者,加人参。

【方解】虚实夹杂,手足厥阴、少阴并病为本方方证。方中用麦冬、生地黄、阿胶之甘寒咸寒滋阴生津,代替附子、干姜、桂枝、细辛、蜀椒、当归、人参之辛热甘温;减去乌梅丸苦寒药组中之黄柏,留黄连苦寒泻火;另取加减复脉汤意加麦冬、生地黄、阿胶。经如此巧妙化裁,将乌梅丸变成了具有酸甘化阴、酸苦泄热作用的连梅汤。变化后的组方中,麦冬、生地黄、阿胶是加减复脉汤的核心药,长于滋肾阴而柔肝御风;麦冬、生地黄、阿胶与黄连配伍,又有黄连阿胶汤意,可上泻心火,下滋肾阴。乌梅合黄连能酸苦泄热,合麦冬、生地黄、阿胶能够酸甘化阴。此方含有乌梅丸、加减复脉汤、黄连阿胶汤三法,临床上不论外感、杂病,只要上有心火亢盛,心胸烦躁,下有肝肾阴亏,消渴,麻痹者,均可用本方化裁治之。

❧《温病条辨》相关条文❧

三十六、暑邪深入少阴消渴者,连梅汤主之,入厥阴麻痹者,连梅汤主之;心热烦躁神迷甚者;先与紫雪丹,再与连梅汤。

肾主五液而恶燥,暑先入心,助心火独亢于上,肾液不供,故消渴也。再心与肾均为少阴,主火,暑为火邪,以火从火,二火相搏,水难为济,不消渴得乎!以黄连泻壮火,使不烁津,以乌梅之酸以生津,合黄连酸苦为阴;以色黑沉降之阿胶救肾水,麦冬、生地合乌梅酸甘化阴,庶消渴可止也。肝主筋而受液于肾,热邪伤阴,筋经无所秉受,故麻痹也。再包络与肝均为厥阴,主风木。暑先入心,包络代受,风火相搏,不麻痹得乎!以黄连泻克水之火,以乌梅得木气之先,补肝之正,阿胶增液而熄肝风,冬、地补水以柔木,庶麻痹可止也。心热烦躁神迷甚,先与紫雪丹者,开暑邪之出路,俾梅、连有入路也。(《温病条辨·下焦篇·暑温伏暑》)

医家经典论述及临床应用

何廉臣:苦寒复酸寒法者,苦以清胃,酸以泄肝也。如黄芩汤(仲景方)之芩、芍并用,犀角黄连汤(《外台》方)之连、梅并用,清中安蛔汤(汪琥《伤寒论注方》)之连、柏、乌梅并用,清毒活血汤(聂久吾方)之芩、连、木通与赤芍、山楂并用,连梅安胃汤(川连六分,川楝子一钱,生白芍钱半,乌梅肉三分,归须八分,赖橘红五分,炒川椒一分。叶天士验方)之黄连、川楝与乌梅、白芍并用,皆《内经》所谓酸苦泄热也。若胃阴已亏者,宜用吴氏连梅汤(小川连一钱,乌梅肉一钱,连心麦冬三钱,细生地三钱,阿胶二钱。鞠通验方)酸苦复甘寒法。若胃阳已虚者,宜用王氏安胃汤(米炒潞党参钱半,淡干姜八分,小川连五分,乌梅肉五分,炒枳实八分,炒川椒二分。晋三新制验方)酸苦复辛甘法。他如张氏猪脏丸(《景岳全书》方)、加味脏连丸(廉臣验方),一则槐米与醋同煮,一则槐连与醋同煮,则为苦以坚肠、酸以泄肝法,脏连六味丸则为酸苦泄热、酸甘化阴法,人参乌梅汤(西洋参钱半,乌梅肉三分,木瓜八分,炙甘草五分,淮山药三钱,带心石莲子一钱。吴氏《温病条辨》方)则为酸甘化阴、微苦泄热法。总之同一酸苦泄热,而立法各有不同,功用各擅其长,临时对症选用可也。(《重订广温热论》)

李彩云:"消渴"甚者加生地、天花粉;"麻痹"甚者合黄芪桂枝五物汤;"烦躁"甚者加白芍;"神迷"甚者加鸡子黄等物;心悸,可加炮姜、党参、牡蛎、丹参;肝风挟热下迫而伤阴耗液,加石斛、木瓜、太子参。(《温病条辨临证精华》)

三、椒梅汤

【椒梅汤】(酸苦复辛甘法) 黄连二钱 黄芩二钱 干姜二钱 白芍生,三钱 川椒炒黑,三钱 乌梅去核,三钱 人参二钱 枳实一钱五分 半夏二钱 水八杯,煮取三杯,分三次服。

【方解】椒梅汤是乌梅丸的简化方，由乌梅丸去细辛、桂枝、附子，用黄芩易黄柏，白芍易当归，加枳实、半夏而成。用乌梅合白芍酸以生津止渴、和肝敛肝；黄连、黄芩苦寒泻火；干姜、花椒、半夏辛热温阳散寒、通阳开结；枳实消痞；人参益胃。其中干姜、半夏与黄芩、黄连以及枳实、人参配伍是叶氏变通半夏泻心汤法，善于开痞结。乌梅合黄芩、黄连酸苦泄热；乌梅合干姜、花椒、半夏酸辛以化肝气，行阴泻肝；乌梅合人参酸甘化阴以和胃气；黄芩、黄连合干姜、半夏、花椒苦辛开泄痞结。全方酸苦、酸辛、酸甘、苦辛并用，未脱离仲景原法，而又合入了半夏泻心汤，故适用于乌梅丸证而兼有半夏泻心汤证者。

《温病条辨》相关条文

暑邪深入厥阴，正虚邪炽，舌灰，消渴，心下板实，呕恶吐蛔，寒热，下利血水，甚至声音不出，上下格拒者，椒梅汤主之。

此土败木乘，正虚邪炽，最危之候，故以酸苦泄热，辅正驱邪立法，据理制方，冀其转关耳。（《温病条辨·下焦篇·暑温　伏暑》）

医家经典论述及临床应用

张文选：半夏泻心汤是半夏、干姜之辛热，黄连、黄芩之苦寒，人参、草、枣之甘温三组药配伍，也属寒热并用之剂。但此方没有乌梅，也无白芍、木瓜之类，缺少酸药柔肝之法，因此，主要用于"胸膈间病"，或心下痞满之证。乌梅丸有黄连之苦寒、干姜之辛热、人参之甘温相配，寓半夏泻心汤法于其中。所不同的是乌梅丸辛热药除干姜之外，还有附子、蜀椒、细辛、桂枝，与半夏泻心汤相比，不仅温通阳明之力大大增强，而且有乌梅酸敛柔肝之法。因此，乌梅丸既能酸苦泄厥阴相火，又能酸甘柔肝；既能辛热开通阳明痞结，又能甘温益胃，这是半夏泻心汤所不具备的功效。综上所述，椒梅汤是乌梅丸合半夏泻心汤的变通方，主治乌梅丸证与半夏泻心汤证并见者。临床上凡是肝气冲逆，犯胃乘脾，出现寒热、气上冲、胃痛、心下痞、呕吐、腹泻等寒热虚实错杂证者，用本方有理想的疗效。（《温病方证与杂病辨治》）

李彩云：椒梅汤具有温中敛肝、清热降逆的功效，主治暑邪深入厥阴，证见口渴引饮，饮不解渴，心下痞满坚硬，恶心呕吐，有时吐出蛔虫，恶寒发热，下利血水样粪便，音哑，舌苔灰。本证因暑热深入厥阴，木乘土虚，故用白芍、乌梅酸苦泻木柔肝，花椒、干姜温中散寒，黄连、黄芩清热，党参健脾益气，半夏、枳实和胃降逆。方中黄芩、黄连合乌梅、白芍酸苦清热，干姜、半夏、川椒合人参辛甘温中健脾，故本方是"酸苦复辛甘法"。（《温病条辨临证精华》）

四、减味乌梅丸

【减味乌梅丸】(酸苦为阴,辛甘为阳复法) 半夏 (以下方中多无分量,以分量本难预定,用者斟酌)黄连 干姜 吴茱萸 茯苓 桂枝 白芍 川椒(炒黑) 乌梅

【方解】减味乌梅丸是乌梅丸的加减方,由乌梅丸辛热组去细辛、附子,留干姜、桂枝、花椒;苦寒组去黄柏,留黄连;甘温组当归、人参尽去不用;另加白芍、吴茱萸、半夏、茯苓而成。方用乌梅、白芍滋肝敛肝;黄连苦寒泻火;乌梅、白芍配黄连又酸苦泄热。干姜、桂枝、花椒、吴茱萸、半夏辛热通补胃阳、开痞降逆,合乌梅、白芍又酸辛以化肝气,行阴泻肝。其中桂枝、半夏、茯苓善于化饮平冲,可治疗气逆呕酸之证;半夏、干姜与黄连配伍,寓半夏泻心汤意,可苦辛开泄,治疗痞结;吴茱萸与半夏、茯苓配伍为吴茱萸汤法,能够治疗气逆呕吐;吴茱萸与黄连配伍,为左金丸法,善于治疗呕酸。全方酸苦、酸辛、苦辛并用,是乌梅丸、半夏泻心汤、吴茱萸汤、左金丸四法合而为方的典范,是治疗厥阴、阳明同病,寒热错杂病证的名方。

《温病条辨》相关条文

六十二、厥阴三疟,日久不已,劳则发热,或有痞结,气逆欲呕,减味乌梅丸法主之。

凡厥阴病甚,未有不犯阳明者。邪不深不成三疟,三疟本有难已之势,既久不已,阴阳两伤。劳则内发热者,阴气伤也;痞结者,阴邪也;气逆欲呕者,厥阴犯阳明,而阳明之阳将惫也。故以乌梅丸法之刚柔并用,柔以救阴,而顺厥阴刚脏之体,刚以救阳,而充阳明阳腑之体也。(《温病条辨·下焦篇·湿温》)

医家经典论述及临床应用

张秉成:夫疟邪之发也,虽皆不离乎肝胆之间,但当分其脏腑、经络之异。如在腑、在经者,其病浅,故仅以小柴胡、青蒿鳖甲等方可矣。若疟久不已,结成痞块,而有气逆欲呕等证,其为入脏可知。然厥阴为两阴交尽之脏,体阴而用阳,有相火内寄。故其为病也,与伤寒相类,亦见气逆欲呕、消渴、吐蛔等证。其治也,亦如治伤寒之苦辛杂用,寒热并投,刚药以化其阴,柔药以和其阳,敛者敛,散者散,体用相得,以顺厥阴之性。然则此条之厥阴三疟而见气逆欲呕等证,其为邪犯肝脏,劲其肝用,伤其肝体,故用此方以治之耳。(《成方便读》)

周庆兵:本方主症为劳则发热,常见有结痞,攻走不定,呕酸,经闭。其中,

本方证以气攻走不定为特色,是临床应用的重要指证。(《浅论叶天士对乌梅丸的创新应用》)

王高雷:减味乌梅丸有助于加快胰岛素强化治疗的降糖速度、提高血糖达标率、减少低血糖发生,可以减轻长期使用胰岛素引起体重增加的副作用,减少胰岛素使用剂量。(《减味乌梅丸在 2 型糖尿病(上热下寒证)胰岛素强化治疗中的作用》)

五、人参乌梅汤

【人参乌梅汤】(酸甘化阴法)　人参　莲子(炒)　炙甘草　乌梅　木瓜　山药

按此方于救阴之中,仍然兼护脾胃。若液亏甚而土无他病者,则去山药、莲子,加生地、麦冬,又一法也。

【方解】津伤,脾失健运,胃气受损为本方主证。人参、炙甘草、山药、莲肉甘温药与乌梅、木瓜配合所组成的"甘酸化阴"法,以补胃气、健脾生津为重点,主治症见久痢、口渴、微咳等。虽有津伤,但胃气受损,脾不健运是其主要矛盾,故不用甘寒,而用此法,本方是乌梅丸与参苓白术散的合方。人参、炙甘草、生地黄、麦冬与乌梅、木瓜配伍以滋胃生津为重点,主治症见下痢,脉右数,左细数,面垢舌燥,白苔点点,肌肤甲错,左胁动气等。"胃津被劫,阴液大耗"是其病机的重点,治法是乌梅丸与益胃汤的合法。

《温病条辨》相关条文

七十、久痢伤阴,口渴舌干,微热微咳,人参乌梅汤主之。

口渴微咳于久痢之后,无湿热客邪款证,故知其阴液太伤,热病液涸,急以救阴为务。(《温病条辨·下焦篇·湿温》)

医家临床应用及临床应用

张文选:凡是肝气偏盛,脾胃气阴不足,兼脾失健运,见有腹泻、口渴舌干、微热微咳、消瘦、疲倦等症者,均可用人参乌梅汤化裁治疗。凡是肝气偏盛,胃津大伤,见有舌燥,肌肤甲错,脉右数,左细数,面垢,白苔点点,左胁动气,以及胃痛,不饥不食等证者,均可用加减人参乌梅汤化裁治疗。(《温病方证与杂病辨治》)

周庆兵:人参乌梅汤有莲子肉、山药甘温养阴之品。而加减人参乌梅丸有生地、麦冬等甘寒养阴之品,故一为酸甘温化阴。一为酸甘寒养阴,这是二首方的区别之处……人参乌梅汤之方证为：口渴微咳。加减人参乌梅汤其伤阴更重。尚可见舌燥、肌肤甲错等阴伤重症。(《浅论叶天士对乌梅丸的创新应用》)

第二节　乌梅丸类方鉴别

方名	组成	主症	舌脉	辨证要点	治法	方源
乌梅丸	乌梅、细辛、干姜、黄连、当归、附子、蜀椒、桂枝、人参、黄柏	厥,肤冷,吐蛔,时烦,得食而呕		肠寒胃热蛔厥	温脏补虚,泄热安蛔	《伤寒论》《金匮要略》《温病条辨》
连梅汤	黄连、乌梅、麦冬、生地黄、阿胶	上有心火亢盛,心胸烦躁;下有肝肾阴亏,消渴,麻痹者		虚实夹杂,手足厥阴、少阴并病	滋阴生津泻火	《温病条辨》
椒梅汤	黄连、黄芩、干姜、白芍、花椒、乌梅、人参、枳实、半夏	暑邪深入厥阴,消渴,心下板实,呕恶吐蛔,寒热,下利血水,甚至声音不出,上下格拒	舌灰	土败木乘,正虚邪炽	泄热祛邪	《温病条辨》
减味乌梅丸	半夏、黄连、干姜、吴茱萸、茯苓、桂枝、白芍、花椒、乌梅	厥阴三疟,日久不已,劳则发热,或有痞结,气逆欲呕		厥阴阳明同病,寒热错杂	酸苦、酸辛、苦辛并用	《温病条辨》
人参乌梅汤	人参、莲子、炙甘草、乌梅、木瓜、山药	久痢伤阴,口渴舌干,微热微咳	面垢舌燥白苔点点,脉右数,左细数	津伤,脾失健运,胃气受损	急以救阴	《温病条辨》

第三节　乌梅丸类方临床应用

医案一 **黄奭甫医案**

〔病者〕李孩,年五岁,住山塘镇。

〔病名〕暑湿疟痢。

〔原因〕初因暑湿化疟,继因饮食不慎,寒暖失调,由是邪渐深传,致成久痢。

[证候]所下或赤或白,或如脓,或如清谷,腹痛后重,寒热时作。

[诊断]脉左右弦细且紧,舌边白中黄。证脉并参,显系久痢。仲圣治久痢论方,悉明于厥阴篇。厥阴居六经之末,病则寒热虚实交错,治则温凉酸甘合参,观仲景用乌梅丸以治久痢,则知厥阴之气化矣。

[疗法]方用乌梅、当归、黄连、黄柏和其阴,安桂、附子益其阳,人参、扁豆、半夏安其胃,青蒿、葛根以宣其表。

[处方]乌梅炭(三分) 黄柏(一钱) 姜半夏(钱半) 煨葛根(五分) 全当归(钱半) 黑附块(二分) 潞党参(二钱) 青蒿脑(一钱) 炒黄连(三分) 青化桂(一分) 炒扁豆(钱半)

[效果]服药十剂而病愈。

廉按 疟痢并作,当分新久虚实。初起者可用发散,如局方双解饮子、喻氏仓廪汤等,使在腑之邪,提并于经而外解,最为神妙。此案仿仲景乌梅丸例,乃治邪陷厥阴而为阴疟久痢之方法,亦属对证发药之良剂。(《全国名医验案类编》)

医案二 **李吉彦医案**

李某,男,30岁,初诊:2004年7月3日。

[主诉]腹痛,里急后重,泻下黏液脓血便时发时止3年余。

[病史]3年前因饮食不当引起腹痛,腹泻,泻下赤白黏液,泻后腹痛减轻,自服诺氟沙星、颠茄磺苄啶片3天后症状好转。此后每遇进食生冷或辛辣食物则泄泻,里急后重,并伴有黏液脓血便,腹痛隐隐。口服抗生素后可改善症状。其后下利时作时止,缠绵不愈。1年前因酒后再次引起泄泻,泄下赤白黏液,里急后重伴腹痛、恶心、厌食等,症状加重。在我市某医院就诊,按"溃疡性结肠炎"治疗,静脉滴注氢化可的松及抗生素等对症处理后好转,此后长期口服醋酸泼尼松及柳氮磺吡啶治疗。用上述药物近半年病情好转,但患者逐渐出现食欲不振、恶心、呕吐、头痛等症状。查肝功能,提示肝损害,停用上述药物进行保肝治疗,并改服中药治疗。曾服参苓白术散、白头翁汤等处方,治疗3个月余仍不愈,后转入我院治疗。刻下:腹痛,喜温喜按,泻下黏液或黏液脓血便,1~2小时一次,便后痛减,里急后重,时发时止,伴口苦、咽干,纳呆,小腹坠胀,消瘦,手足不温,体倦乏力。舌红,苔白腻,脉弦滑。便常规:黏液脓血便;镜检:见红细胞、巨噬细胞及脓细胞。电子结肠镜检查:结肠黏膜粗糙呈细颗粒状,弥漫性充血水肿,血管纹理模糊,质脆出血,有脓性分泌物;病变处见多发性糜烂及浅溃疡。

[辨病辨证]休息痢(寒热错杂)。

[治法]温清并用,调气行血。

[方宗] 乌梅丸加减。

[处方] 乌梅 30g,细辛 6g,干姜 10g,当归 15g,黄连 10g,黄柏 10g,附子 10g,人参 10g,川椒 8g,补骨脂、五味子、白术、白芍各 15g,吴茱萸 6g,木香、枳实、甘草各 12g,7 剂,水煎服。

二诊:服用上药 7 剂后,患者症状减轻,饮食见好,腹痛明显缓解。大便日 3~4 次,夹有赤白脓血,稍有里急后重,余无不适,舌脉同前。续服 10 剂。

三诊:服用上药 10 剂后,患者精神好,饮食正常,口苦,咽干等症状消失,大便日 2~3 次,夹少量赤白脓血,但仍有手足不温、体倦乏力,余无不适,舌红苔白,脉细。二诊方中加桂枝 12g,黄芪 40g,续服 15 剂。

四诊:服上药 15 剂后,患者精神佳,饮食睡眠均正常,大便每日 1~2 次,偶见少许白黏冻但无脓血,余无不适,舌脉同前。续服三诊处方 15 剂。

五诊:服上药 15 剂后,精神佳,饮食睡眠正常,大便每日 1~2 次,无黏液及脓血,舌淡苔白,脉虚弱,改以参苓白术散加味:山药、薏苡仁、白扁豆各 20g,白芍、陈皮、白术、砂仁、桔梗、赤石脂各 15g,人参 10g,黄芪 40g,茯苓、莲子心、甘草各 12g。续服 1 个月后。服药后各种症状均消失。再服参苓白术散加理中丸 3 个月,以巩固疗效。嘱其注意保暖,不适随诊。

随访至今病情无复发。

按语 本患者初因饮食不节而积滞于大肠,以致气血壅滞肠道,传化失司,脂膜血络损伤,腐败化为脓血而成痢疾。初始未彻底治愈,致下利日久。复因服抗生素等损伤正气,致正虚邪恋,胃肠传导失司,故缠绵难愈,时发时止;阳虚生寒,则小腹坠胀,喜温喜按,手足不温。湿热留滞不去,病根未除,故感受外邪或饮食不当而化热,发则便下脓血,里急后重,腹部疼痛,形成寒热错杂之久痢。故治以乌梅丸加减温清并用,调气行血,消补兼施之法,扶正祛邪。如《伤寒论类方》谓之为:"治久痢之圣方也。"方中重用乌梅以涩肠止泻;黄连、黄柏清泄相火,燥湿而止痢;附子、干姜、川椒、细辛温肾暖脾;人参、当归补气行血;木香、枳实调气行滞;五味子酸温,固肾益气,涩精止泻;吴茱萸辛苦大热,温暖脾肾以散阴寒;补骨脂温肾暖脾,固涩止泻;白术健脾燥湿;白芍柔肝理脾,调和气血,而止泻痢腹痛。甘草甘平,益胃和中,调和诸药,与芍药相配,又能缓急而止腹痛。诸药相合,温中补虚,清热燥湿止痢。方中调气和血与柔肝理脾合用,"调气则后重自除,行血则便脓自愈",肝脾调和则腹痛得平。同时合四神丸以增强温阳止痢功效,三诊加桂枝、黄芪以加强温阳补虚之力。待病情好转后,五诊肠中湿热已去,症状以脾虚湿盛为主,又以参苓白术散、理中丸健脾益气,温中除湿,巩固疗效。最终获得痊愈。

第十八章　炙甘草汤类方临证思辨

咸寒滋阴法是以生地黄、白芍、麦冬、阿胶等咸寒滋阴药为主组方,具有滋阴潜阳、生津润燥之效。同时,当咸寒滋阴之品与黄连、黄芩苦寒之品相配,可以起到息风止痉作用。本章方剂中还介绍了鳖甲、龟甲、生龙骨、生牡蛎等潜阳息风药配伍组方,对下焦温病治疗提供了新的思路。

第一节　炙甘草汤类方

一、炙甘草汤

【炙甘草汤】甘草四两(炙)　生姜三两(切)　人参二两　生地黄一斤　桂枝三两(去皮)　阿胶二两　麦门冬半升(去心)　麻子仁半升　大枣三十(擘)上九味,以清酒七升,水八升,先煮八味,取三升,去滓,纳胶烊消尽,温服一升,日三服。一名复脉汤。

【方解】阴血不足,阳气虚弱而致心动悸,脉结代及虚劳肺痿均为本方主证。胃为十二经脉之海,荣卫生化之源,故方中以炙甘草大补中州为君;人参补元气;桂枝壮心阳;麦冬、生地黄、火麻仁、阿胶养阴益血;生姜、大枣调和营卫;又加清酒通行脉道。使气足血畅,脉行正常,则动悸自止,故本方又名复脉汤。

《伤寒论》相关条文

伤寒,脉结代,心动悸,炙甘草汤主之。(177)(《伤寒论》)

《金匮要略》相关条文

附方《千金翼》炙甘草汤一云复脉汤。治虚劳不足,汗出而闷,脉结悸,行动如常,不出百日,危急者,十一日死。(《金匮要略·血痹虚劳病脉证并治》)

《外台》炙甘草汤,治肺痿涎唾多,心中温温液液者。(《金匮要略·肺痿肺

痈咳嗽上气病脉证并治》)

▰▱ 《温病条辨》相关条文 ▱▰

二、温病误表,津液被劫,心中震震,舌强神昏,宜复脉法复其津液,舌上津回则生;汗自出,中无所主者,救逆汤主之。

误表动阳,心气伤则心震,心液伤则舌蹇,故宜复脉其津液也。若伤之太甚,阴阳有脱离之象,复脉亦不胜任,则非救逆不可。

三、温病耳聋,病系少阴,与柴胡汤者必死,六七日以后,宜复脉辈复其精。

温病无三阳经证,却有阳明腑证(中焦篇已申明腑证之由矣)三阴脏证。盖脏者藏也,藏精者也。温病最善伤精,三阴实当其冲。如阳明结则脾阴伤而不行,脾胃脏腑切近相连,夫累及妻,理固然也,有急下以存津液一法。土实则水虚,浸假而累及少阴矣,耳聋不卧等证是也。水虚则木强,浸假而累及厥阴矣,目闭痉厥等证是也。此由上及下,由阳入阴之道路,学者不可不知。按温病耳聋,《灵》《素》称其必死,岂少阳耳聋,竟至于死耶?经谓肾开窍于耳,脱精者耳聋,盖初则阳火上闭,阴精不得上承,清窍不通,继则阳亢阴竭,若再以小柴胡汤直升少阳,其势必至下竭上厥,不死何待!何时医悉以陶氏六书,统治四时一切疾病,而不究心于《灵》《素》《难经》也哉!瑭于温病六七日以外,壮火少减,阴火内炽耳聋者,悉以复阴得效,曰宜复脉辈者,不过立法如此,临时对证,加减尽善,是所望于当其任者。

四、劳倦内伤,复感温病,六七日以外不解者,宜复脉法。

此两感治法也。甘能益气,凡甘皆补,故宜复脉。服二三帖后,身不热而倦甚,仍加人参。

五、温病已汗而不得汗,已下而热不退,六七日以外,脉尚躁盛者,重与复脉汤。

已与发汗而不得汗,已与通里而热不除,其为汗下不当可知。脉尚躁盛,邪固不为药衰,正气亦尚能与邪气分争,故须重与复脉,扶正以敌邪,正胜则生矣。

六、温病误用升散,脉结代,甚则脉两至者,重与复脉,虽有他证,后治之。

此留人治病法也。即仲景里急,急当救里之义。

七、汗下后,口燥咽干,神倦欲眠,舌赤苔老,与复脉汤。

在中焦下后与益胃汤,复胃中津液,以邪气未曾深入下焦。若口燥咽干,乃少阴之液无以上供,神昏欲眠,有少阴但欲寐之象,故与复脉。

八、热邪深入,或在少阴,或在厥阴,均宜复脉。

此言复脉为热邪劫阴之总司也。盖少阴藏精,厥阴必待少阴精足而后能生,二经均可主以复脉者,乙癸同源也。

十八、痉厥神昏,舌短,烦躁,手少阴证未罢者,先与牛黄紫雪辈,开窍搜邪;再与复脉汤存阴,三甲潜阳,临证细参,勿致倒乱。

痉厥神昏,舌蹇烦躁,统而言之为厥阴证。然有手经足经之分:在上焦以清邪为主,清邪之后,必继以存阴;在下焦以存阴为主,存阴之先,若邪尚有余,必先以搜邪。手少阴证未罢,如寸脉大,口气重,颧赤,白睛赤,热壮之类。

十九、邪气久羁,肌肤甲错,或因下后邪欲溃,或因存阴得液蒸汗,正气已虚,不能即出,阴阳互争而战者,欲作战汗也,复脉汤热饮之。虚盛者加人参;肌肉尚盛者,但令静,勿妄动也。

按伤寒汗解必在下前,温病多在下后。缚解而后得汗,诚有如吴又可所云者。凡欲汗者,必当先烦,乃有汗而解。若正虚邪重,或邪已深入下焦,得下后里通;或因津液枯燥,服存阴药,液增欲汗,邪正努力纷争,则作战汗,战之得汗则生,汗不得出则死。此系生死关头,在顷刻之间。战者,阳极而似阴也,肌肤业已甲错,其津液之枯燥,固不待言。故以复脉加人参助其一臂之力,送汗出表。若其人肌肤尚厚,未至火虚者,无取复脉之助正,但当听其自然,勿事骚扰可耳,次日再议补阴未迟。(《温病条辨·下焦篇·风温 温热 温疫 温毒 冬温》)

医家经典论述

徐大椿:伤寒脉结代,脉来缓而时一止复来,曰"结";脉来动而中止,不能自还,因而复动,曰:"代"。几动一息亦曰:"代"。皆气血两虚而经隧不通,阴阳不交之故。心动悸,心主脉,脉之止息,皆心气不宁之故。炙甘草汤主之。此治伤寒邪尽之后,气血两虚之主方也。(《伤寒论类方》)

叶天士:舌淡红无色者,或干而色不荣者,当是胃津伤而气无化液也。当用炙甘草汤,不可用寒凉药。(《温热论》)

王士雄:光绛而胃阴亡者,炙甘草汤去姜、桂,加石斛,以蔗浆易饴糖。《温热经纬·叶香岩外感温热篇》……方中行曰:地黄上不当有"生"字。沈亮宸曰,此汤为千古养阴之祖方也。邹润安曰:地黄分数,独甲于炙甘草汤者。盖地黄之用,在其脂液,能荣养筋骸、经脉干者:枯者、皆能使之润泽也。功能复脉,故又名复脉汤。脉者原于肾而主于心,心血枯槁,则脉道涩泣涩。此《伤寒论》所以"脉结代"与"心动悸"并称,《金匮要略》又以"脉结悸"与"汗出而闷"并述。至肺痿之心中温温液液,涎唾多,则阴皆将尽之孤注,阳仅膏覆之残焰,惟此汤可增其壳内络外之脂液也。(《温热经纬》)

医家临床应用

陆廷珍：冬温烦热，舌绛而干，斑疹显透，神迷妄笑，寻衣摸床，手足振颤，此阴伤风动。宜用炙甘草汤，去姜桂，加牡蛎、鲜石斛、鲜菖蒲等味，养阴却热也。(《六因条辨》)

叶天士：肺痿一症，概属津枯液燥，多由汗下伤正所致。夫痿者，萎也，如草木之萎而不荣，为津亡而气竭也。然致痿之因，非止一端。金匮云，或从汗出，或从呕吐，或从消渴，小便利数，或从便难，又被快药下之，重亡津液，故令肺热干痿也。肺热干痿，则清肃之令不行，水精四布失度，脾气虽散，津液上归于肺，而肺不但不能自滋其干，亦不能内洒陈于六腑，外输精于皮毛也。其津液留贮胸中，得热煎熬，变为涎沫，侵肺作咳，唾之不已，故干者自干，唾者自唾，愈唾愈干，痿病成矣。《金匮》治法贵得其精意，大意生胃津，润肺燥，补真气，以通肺之小管，清火热，以复肺之清肃。故《外台》用炙甘草汤，在于益肺气之虚，润肺金之燥；《千金》用甘草汤，及生姜甘草汤，用参甘以生津化热，姜枣以宣上焦之气，使胸中之阳不滞，而阴火自熄也；及观先生之治肺痿，每用甘缓理虚，或宗仲景甘药理胃，虚则补母之义，可谓得仲景心法矣。(《临证指南医案》)

曹颖甫：月经淋漓不止者，足肿脊膂酸痛者，失眠者，两臂筋挛者。(《经方实验录》)

陈慎吾：此治伤寒脉结代，心动悸之圣方也。孙真人用之以治虚劳，王刺史用之以治肺痿，故不论何病，但脉结代先用此方。此脉在大病后见之难治，气逆见之无忧，后世之调气血，补劳虚不足等方多出于此。(《陈慎吾伤寒论讲义》)

二、加减复脉汤、加减复脉汤仍用参方

【加减复脉汤】(甘润存津法) 炙甘草六钱 干地黄六钱 (按地黄三种用法：生地者，鲜地黄未晒干者也，可入药煮用，可取汁用，其性甘凉，上中焦用以退热存津；干地黄者，乃生地晒干，已为丙火炼过，去其寒凉之性，本草称其甘平；熟地制以酒与砂仁，九蒸九晒而成，是又以丙火、丁火合炼之也，故其性甘温。奈何今人悉以干地黄为生地，北人并不知世有生地，金谓干地黄为生地，而曰寒凉，指鹿为马，不可不辨) 生白芍六钱 麦冬(不去心)五钱 阿胶三钱 麻仁三钱 (按柯韵伯谓：旧传麻仁者误，当系枣仁。彼从心悸动三字中看出传写之误，不为无见，今治温热，有取于麻仁甘益气，润去燥，故仍从麻仁) 水八

杯,煮取八分三杯,分三次服。剧者加甘草至一两,地黄、白芍八钱,麦冬七钱,日三夜一服。

【方解】本方以干地黄、麦冬、火麻仁、阿胶、白芍滋肝肾之阴津,以炙甘草甘缓,益气复脉,更与白芍配伍,滋阴通脉、甘缓补虚。全方取"甘守津还"之意以复津液,从而构成了"甘润存津"法的基础方。方中阿胶,属于血肉有情之品,是叶氏通补奇经的常用药,本方也具有补奇经八脉的作用。

【加减复脉汤仍用参方】即于前复脉汤内加人参三钱。

【方解】主治热入血室之邪少虚多证。气血俱虚,营卫不和,故仍用参以补气。

《温病条辨》相关条文

一、风温、温热、温疫、温毒、冬温,邪在阳明久羁,或已下,或未下,身热面赤,口干舌燥,甚则齿黑唇裂,脉沉实者,仍可下之;脉虚大,手足心热甚于手足背者,加减复脉汤主之。

温邪久羁中焦,阳明阳土,未有不克少阴癸水者,或已下而阴伤,或未下而阴竭。若实证居多,正气未至溃败,脉来沉实有力,尚可假手于一下,即《伤寒论》中急下以存津液之谓。若中无结粪,邪热少而虚热多,其人脉必虚,手足心主里,其热必甚于手足背之主表也。若再下其热,是竭其津而速之死也。故以复脉汤复其津液,阴复则阳留,庶可不至于死也。去参、桂、姜、枣之补阳,加白芍收三阴之阴,故云加减复脉汤。在仲景当日,治伤于寒者之结代,自有取于参、桂、姜、枣,复脉中之阳;今治伤于温者之阳亢阴竭,不得再补其阳也。用古法而不拘用古方,医者之化裁也。《温病条辨·下焦篇·风温 温热 温疫 温毒 冬温》

八、热邪深入,或在少阴,或在厥阴,均宜复脉。

此言复脉为热邪劫阴之总司也。盖少阴藏精,厥阴必待少阴精足而后能生,二经均可主以复脉者,乙癸同源也。

二十九、热入血室,邪去八九,右脉虚数,暮微寒热者,加减复脉汤,仍用参主之。

此热入血室之邪少虚多。亦以复脉为主法。脉右虚数,是邪不独在血分,故仍用参以补气。暮微寒热,不可认作邪实,乃气血俱虚,营卫不和之故。(《温病条辨·下焦篇·风温 温热 温疫 温毒 冬温》)

医家经典论述及临床应用

何廉臣:伤寒温热,已经汗下清透后,内伤气血精神,其人由倦而渐昏,由昏而渐沉,乃大虚将脱,邪热乘虚内陷之兆。舌红燥起刺,欲伸无力,神昏谵语,或不语如尸,气短息促,手足厥冷,烦躁不得卧,冷汗自出,扬手掷足,大便闭,在男子则囊缩,在妇人则乳缩。叶天士云:平时心虚有痰,外热一陷,里络就闭,人即昏厥发痉。若不急开其闭,或开闭不得法,必致心气与肺气不相顺接。而其人肤冷汗出,躁扰不卧,脉细而急疾,便为气脱之症矣。内闭外脱之症,脉细而急疾,或沉细而数。急救之法,先宜开其内闭,固其外脱,如叶氏加减复脉汤去米仁、枇杷叶,加芪皮五味子方(炙甘草、燕窝各一钱,真阿胶钱半,鲜生地四钱,麦冬三钱,吉林参五分,北沙参三钱,绵芪皮钱半,五味子五分,南枣二枚),调入王氏牛黄清心丸,或神犀丹亦可酌用。(《增订通俗伤寒论·第十章伤寒坏证·第四节伤寒转脱》)皮肤甲错。病后身体枯瘦,皮肤甲错者,乃热伤其阴,阴液不能滋润皮肤也。治法以养阴为主,吴氏人参养荣汤(方见前)、清燥养荣汤,均可酌用,叶氏加减复脉汤,尤效。亦有粥食调理自回者,又有热毒为病,气血被其煎熬,瘥后饮食渐进,气血滋生,润皮肤而滋筋骸,或痛或痒,宛如虫行,最是佳境。不过数日,气血通畅而自愈矣。(《增订通俗伤寒论·第十二章瘥后调理法·第一节药物调理法》)

李彩云:温热之邪久留中焦,病位在阳明胃肠,阳明实热久留不解,最容易损伤少阴肾阴。其中有因已用攻下方药而损伤阴液的,也有未经攻下而肾阴已经耗竭的。这时的治疗,如果病人的实证表现仍然比较明显,正气还没有溃败的迹象,脉象沉实有力的,还可以采用攻下的方法去治疗,这就是《伤寒论》中关于急下存阴论述的具体运用如果病人中焦并无燥屎内结,温热实邪的病变少,而以阴伤虚热的病变为主,这时病人的脉象必现虚弱,手、脚心热度也必然高于手、脚背,这是因为手、脚心热明显属阴虚内热,而手、脚背部热明显属病邪在表。对于这种证候,如果再用攻下法泻下实热,必然更进一步耗竭已经损伤的阴液从而加速病人的死亡。所以治疗当用复脉汤以淡养阴液,阴液恢复,阳气就可以有所依附,不至于导致阴阳离决而死亡。具体运用时,须去掉复脉汤中温补阳气的人参、桂枝、生姜、大枣,再加白芍以养血敛阴,所以定名为加减复脉汤。汉代张仲景当时用复脉汤治疗的是伤于寒邪,损伤阳气而致的脉象结代病证,所以方中必须用人参、桂枝、生姜、大枣等,以恢复血脉中的阳气。现在用该方治疗温病过程中阴液耗竭而阳气偏亢的证候,所以就不能再用人参、桂枝、生姜、大枣等药温补阳气了。(《温病条辨临证精华》)

三、一甲复脉汤、二甲复脉汤、三甲复脉汤

【一甲复脉汤】即于加减复脉汤内,去麻仁,加牡蛎一两。

【方解】阴虚泄泻是本方方证。牡蛎咸涩,平肝潜阳,收涩敛阴,加此一味,药专力宏,效在滋阴固肠,主治加减复脉汤证而见大便溏甚者。

【二甲复脉汤】(咸寒甘润法) 即于加减复脉汤内,加生牡蛎五钱,生鳖甲八钱。

【方解】本方滋阴潜阳息风,入络散结搜邪,方中加减复脉汤滋肝肾真阴,生牡蛎潜阳息风,生鳖甲咸平,滋阴潜阳,清虚热,通血脉,散瘀结。

【三甲复脉汤】(同二甲汤法) 即于二甲复脉汤内,加生龟板一两。

【方解】厥阴阴虚,风阳内动为本方主证。本方滋阴复脉,潜阳息风,在加减复脉汤中加入了"三甲"。牡蛎咸涩,平肝潜阳,收涩敛阴;鳖甲咸平,滋阴潜阳,搜剔血分络脉结邪;龟甲咸甘,通补奇经任脉。这三味药与滋阴生津的加减复脉汤配合,就产生了滋阴潜阳、息风止痉的作用。

❧《温病条辨》相关条文 ❧

九、下后大便溏甚,周十二时三四行,脉仍数者,未可与复脉汤,一甲煎主之;服一二日,大便不溏者,可与一甲复脉汤。

下后法当数日不大便,今反溏而频数,非其人真阳素虚,即下之不得其道,有亡阴之虑。若以复脉滑润,是以存阴之品,反为泻阴之用。故以牡蛎一味,单用则力大,即能存阴,又涩大便,且清在里之余热,一物而三用之。(《温病条辨·下焦篇·风温 温热 温疫 温毒 冬温》)

十、下焦温病,但大便溏者,即与一甲复脉汤。

温病深入下焦劫阴、必以救阴为急务。然救阴之药多滑润,但见大便溏,不必待日三四行,即以一甲复脉法,复阴之中,预防泄阴之弊。(《温病条辨·下焦篇·风温 温热 温疫 温毒 冬温》)

十三、热邪深入下焦,脉沉数,舌干齿黑,手指但觉蠕动,急防痉厥,二甲复脉汤主之。

此示人痉厥之渐也。温病七八日以后,热深不解,口中津液干涸,但觉手指掣动,即当防其痉厥,不必俟其已厥而后治也。故以复脉育阴,加入介属潜阳,使阴阳交纽,庶厥不可作也。(《温病条辨·下焦篇·风温 温热 温疫 温毒 冬温》)

十四、下焦温病,热深厥甚,脉细促,心中憺憺大动,甚则心中痛者,三甲复

脉汤主之。

前二甲复脉,防痉厥之渐;即痉厥已作,亦可以二甲复脉止厥。兹又加龟板名三甲者,以心中大动,甚则痛而然也。心中动者,火以水为体,肝风鸱张,立刻有吸尽西江之势;肾水本虚,不能济肝而后发痉;既痉而水难猝补,心之本体欲失,故憺憺然而大动也。甚则痛者,"阴维为病主心痛",此证热久伤阴,八脉丽于肝肾,肝肾虚而累及阴维故心痛,非如寒气客于心胸之心痛,可用温通。故以镇肾气补任脉通阴维之龟板止心痛,合入肝搜邪之二甲,相济成功也。(《温病条辨·下焦篇·风温 温热 温疫 温毒 冬温》)

七十八、燥久伤及肝肾之阴,上盛下虚,昼凉夜热,或干咳,或不咳,甚则痉厥者,三甲复脉汤主之,定风珠亦主之,专翕大生膏亦主之。

肾主五液而恶燥,或由外感邪气久羁而伤及肾阴,或不由外感而内伤致燥,均以培养津液为主。肝木全赖肾水滋养,肾水枯竭,肝断不能独治,所谓乙癸同源也,故肝肾并称也。三方由浅入深,定风浓于复脉,皆用汤,从急治。专翕取乾坤之静,多用血肉之品,熬膏为丸,从缓治。盖下焦深远,草木无情,故用有情缓治。再暴虚易复者,则用二汤;久虚难复者,则用专翕。专翕之妙,以下焦丧失皆腥臭脂膏,即以腥臭脂膏补之,较之丹溪之知柏地黄,云治雷龙之火而安肾燥,明眼自能辨之。盖凡甘能补,凡苦能泻,独不知苦先入心,其化以燥乎!再雷龙不能以刚药直折也,肾水足则静,自能安其专翕之性;肾水亏则动而燥,因燥而燥也。善安雷龙者,莫如专翕,观者察之。(《温病条辨·下焦篇·秋燥》)

医家经典论述

何廉臣:大势瘥后,一以育阴潜阳为主,三甲复脉汤加减,或以叶氏加减复脉汤育阴垫托,往往有从里达表,舌起白苔,伏邪由汗而解。将欲汗时,脉必浮缓,苔必宣松。汗解后,白舌苔有即退者,有迟一二日始退者,必得苔净、脉静、身凉,舌之两旁再生薄白新苔,方为邪尽。(《重订广温热论》)

沈麟:秋温不大便五六日,舌苔焦燥者,热病也,大承气汤主之。秋温化热十余日,邪入厥阴,唇焦齿燥,耳聋,舌根焦黑,手指蠕动欲痉者,三甲复脉汤主之。(《重订温热经解》)

医家临床应用

张锡纯:《本经》论鳖甲主心腹癥瘕坚积。《金匮》鳖甲煎丸用之以消疟母(胁下硬块)其色青入肝。药房又皆以醋炙,其开破肝经之力尤胜。向曾单用鳖甲末三钱,水送服,以治久疟不愈,服后病者觉怔忡异常,移时始愈,由斯知肝虚弱者,鳖甲诚为禁用之品也。又龟板,《本经》亦主癥瘕,兼开湿痹。后世佛手散用之,以催生下胎。尝试验此药,若用生者,原能滋阴潜阳,引热下行,且能利小便(是开湿痹之效),而药房中亦皆用醋炙之,若服至一两,必令人泄泻,其开破之力虽逊于鳖甲,而与鳖甲同用以误治虚弱之证,实能相助为虐也。乃行世方书用此二药以治虚劳之证者甚多,即名医如吴鞠通,其治温邪深入下焦,热深厥深,脉细促,心中憺憺大动,此邪实正虚,肝风煽动将脱,当用白虎加人参汤,再加龙骨、牡蛎,庶可挽回,而吴氏竟治以三甲复脉汤,方中鳖甲、龟板并用,虽有牡蛎之收涩,亦将何补? 此乃名医之偶失检点也。(《医学衷中参西录》)

张文选:三甲复脉汤不仅能滋阴潜阳息风,治疗通常所谓的阴虚肝风内动证;而且能够通阴维脉而治疗心痛、心悸之证;除此,还可以通补奇治疗奇经之病,特别是与任脉、冲脉关系密切的妇人经带胎产病。(《温病方证与杂病辨治》)

四、大定风珠

【大定风珠】(酸甘咸法)　生白芍六钱　　阿胶三钱　　生龟板四钱　　干地黄六钱麻仁二钱　　五味子二钱　　生牡蛎四钱　麦冬(连心),六钱　炙甘草四钱　鸡子黄(生),二枚鳖甲(生),四钱　水八杯,煮取三杯,去滓,再入鸡子黄,搅令相得,分三次服。喘加人参,自汗者加龙骨、人参、小麦,悸者加茯神、人参、小麦。

【方解】阴虚风动为本方主证。方中鸡子黄、阿胶为血肉有情之品,滋阴养液以息虚风,共为君药。又重用白芍、干地黄、麦冬壮水涵木,滋阴柔肝,为臣药。阴虚则阳浮,故以龟甲、鳖甲、牡蛎介类潜镇之品,以滋阴潜阳,重镇息风;火麻仁养阴润燥;五味子酸收,与滋阴药相伍,而能收敛真阴;与生白芍、炙甘草相配,又具酸甘化阴之功。以上诸药,协助君、臣药加强滋阴息风之效,均为佐药。炙甘草调和诸药,为使药。本方配伍,以滋阴养液药为主,配以介类潜阳之品,寓息风于滋养之中,使真阴得复,浮阳得潜,则虚风自息。

⚍《温病条辨》相关条文 ⚍

十六、热邪久羁,吸烁真阴,或因误表,或因妄攻,神倦瘛疭,脉气虚弱,舌绛苔少,时时欲脱者,大定风珠主之。

此邪气已去八九,真阴仅存一二之治也。观脉虚苔少可知,故以大队浓浊填阴塞隙,介属潜阳镇定。以鸡子黄一味,从足太阴,下安足三阴,上济手三阴,使上下交合,阴得安其位,斯阳可立根基,俾阴阳有眷属一家之义,庶可不致绝脱欤!

十七、壮火尚盛者,不得用定风珠、复脉。邪少虚多者,不得用黄连阿胶汤。阴虚欲痉者,不得用青蒿鳖甲汤。

此诸方之禁也。前数方虽皆为存阴退热而设,其中有以补阴之品,为退热之用者;有一面补阴,一面搜邪者;有一面填阴,一面护阳者;各宜心领神会,不可混也。(《温病条辨·下焦篇·风温 温热 温疫 温毒 冬温》)

医家经典论述及临床应用

何廉臣:阿胶、鸡子黄二味……血肉有情,质重味厚,大能育阴熄风,增液润筋。(《增订通俗伤寒论》)

雷丰:治温热烁阴,或误表妄攻,神倦瘛疭,脉气虚弱,舌绛苔少,时时欲脱者……至于大小定风珠,似乎腻滞,非脉证审确,不可轻用。(《时病论》)

吴银根:大定风珠的现代临床拓展应用的思路还是基于对病机阴虚生风的理解和滋阴息风的功效认识而展开的。从原有的外感温热病后所致的阴虚动风,发展至久病或暴病后所致的阴虚内风。如帕金森病病因乃年老气阴衰败,阴亏阳盛,肝风内动,故见肢体震颤。血虚则脉失所养,则筋脉蠕动,肌肉强直。原发性震颤、抽动秽语综合征、中风后遗症、流行性脑脊髓膜炎后遗症等遗留的肢体偏废、震颤、抽搐,甚则全身痉挛等症,多由病后肝肾阴虚、肝筋失柔、虚风内动所致,治疗应以滋阴柔肝、息风止痉为原则。使精血充实,气血得复,筋脉得养,肝风得平则诸症缓解。甲状腺功能亢进症属于"瘿病"范畴,病机多认为本虚标实,本虚为肝肾阴虚,标实为气滞、虚火、痰凝所致,气滞则肝郁,郁则化火,化火则伤阴,阴虚则火旺,火炼津液成痰,痰气相搏而致该病,故治法应为滋阴息风潜阳,恰适大定风珠。临床上慢性肾功能不全后期尿毒症期,其病机多为气血阴阳俱虚。故治疗运用大定风珠滋水涵木,养阴息风,取"阴阳互根"之理。否则孤阴不生,独阳不长,势必导致阴阳离决的严重后果。产后抑郁症属中医脏躁、郁症范畴,产后气血阴液专虚,加之情志致病,是其发病的主要原因。心者君主之官,主神明藏血,肾为先天之本,主液藏精,肝为风木之脏,主疏泄,肝肾同源,阴阳维系。若阴血亏虚,心失所养,液亏则风动,故治病求本,运用大定风珠加减滋阴养血,安神定惊。癔症,中医上多认为素体阴液亏虚是病之本,情志因素是其标,惊恐恼怒动肝生风多是发病的诱因。肾为先天之本,主液藏精,肝为风木之脏,主筋主疏泄,大定风珠甚和机宜。(《温

病汤证新解》)

李彩云：大定风珠具有滋阴息风的功效，主治温病后期，邪热久羁，灼伤真阴，或因误汗、妄攻，重伤阴液所致的阴虚动风证，证见神倦瘛疭，脉气虚弱，舌绛苔少，有时时欲脱之势。本证因热邪久羁，灼烁真阴所致，故用鸡子、阿胶血肉有情之品，交通心肾；白芍、生地、麦冬养阴滋液；生牡蛎、生龟板、生鳖甲介类补阴潜阳息风；五味子收敛欲脱之阴，甘草调和诸药，酸甘化阴；火麻仁养阴润燥。加减：肾精亏虚较甚而伴有时时欲脱者可加人参、麦冬、枸杞等以加强滋阴息风；气虚自汗者可加入龙骨、人参、小麦等以增强敛津止汗的作用；小儿高热不退伴抽搐时，可酌加天麻、地龙等止痉息风。(《温病条辨临证精华》)

五、薛氏三甲散

【薛氏三甲散】醋地鳖虫、醋炒鳖甲、土炒穿山甲、生天虫、柴胡、桃仁泥等味。

【方解】薛雪采集吴有性三甲散，去其中龟甲、当归、白芍、甘草、蝉蜕、牡蛎，加桃仁、柴胡，组成了"仿又可三甲散方"。湿热之邪，深入厥阴，主客浑受为本方主证。薛氏去又可方中龟甲、当归、白芍、甘草等滋补恋邪之品，并减蝉蜕、牡蛎，加桃仁以加强活血，加柴胡以疏肝透邪。经薛氏加减后的"仿又可三甲散"用鳖甲、穿山甲、地鳖虫、僵蚕、桃仁活血通络，搜剔络脉瘀滞；妙在用柴胡疏发少阳生气，透邪从厥阴外出。

《湿热条辨》相关条文

湿热证，七八日，口不渴，声不出，与饮食亦不却，默默不语，神识昏迷。进辛开凉泄，芳香逐秽俱不效，此邪入厥阴，主客浑受。宜仿吴又可三甲散：醋地鳖虫、醋炒鳖甲、土炒穿山甲、生天虫、柴胡、桃仁泥等味。

暑湿伤阳气，然病久不解，必及于阴。阴阳两困，气钝血滞而邪不得外泄，遂深入厥阴。络脉凝瘀，使一阳不能萌动，生气有降无升，心主阻遏，灵气不通，所以神识不清而昏迷默默也。破滞通瘀，斯络脉通而邪得解矣。(阳者，少阳生气也。)(《湿热条辨·正文》)

医家经典论述及临床应用

陆廷珍：春温面晦肢冷，心腹热甚，舌卷囊缩，神迷如寐，默不思饮，此邪伏厥阴。宜用吴又可三甲散，加柴胡梢、僵蚕、川芎、桃仁、丹皮、郁金、鲜菖蒲等味,升泄阴邪也。《六因条辨·卷上·春温条辨第十二》……中暑汗之清之,旬外不解,渐致神迷,默默不知饮食,面反淡,肢反冷,脉微如丝,身僵如死,此邪入厥阴,与血沉混。宜用吴又可三甲散,加柴胡、僵蚕、广郁金、鲜菖蒲、连翘心、玄参心、紫雪丹等味,从血透表也。《六因条辨·卷上·中暑条辨第十一》……伏暑三日一疟,或临夜分,面黄食减,腹膨便溏,脉弦,此厥阴疟也。宜用吴又可三甲散合清脾饮,理脾疏肝也。(《六因条辨》)

范顺:薛氏三甲散的病机为"主客浑受",正虚邪恋。本证为湿热病,须分解湿热,湿去热孤。此与治疗温病第一要务"祛邪"并不矛盾,湿热两邪所出异路,亦为分解湿热。鳖甲为蠕动之物,入厥阴搜邪热而护阴,以柴胡领邪从少阳之枢转而达外,此为透热;土鳖虫入厥阴血分,破瘀通络,以桃仁气薄味厚,降也,假阳明之路逐瘀下行,此为通瘀;穿山甲入络,其性善走窜而行气,以僵蚕气味俱薄,升也,能入太阳肤表之经络,发散邪热,兼以燥湿,引络中之湿经风胜之,血中之热经风而散,此为胜湿透热。薛氏三甲散引阴分之邪从三阳而出,集透热、通瘀、胜湿为一体,几乎穷尽了温病中"先入后出"的配伍,为后世吴鞠通确立"先入后出"之法奠定了基础。

附:吴又可三甲散

夫痼疾者,所谓客邪胶固于血脉,主客交浑,最难得解,且愈久益固,治法当乘其大肉未消、真元未败,急用三甲散,多有得生者。更附加减法,随其素而调之。

鳖甲　龟甲并用酥炙黄为末,各一钱,如无酥,各以醋炙代之　穿山甲土炒黄为末,五分　蝉蜕洗净炙干,五分　僵蚕白硬者,切断,生用,五分　牡蛎煅为末,五分,咽燥者,斟酌用之　䗪虫三个,干者擘碎,鲜者捣烂和酒少许,取汁入汤药同服,其渣入诸药同煎　白芍药酒炒,七分　当归五分　甘草三分　水二钟煎八分,滤清温服。若素有老疟或瘅疟者,加牛膝一钱,何首乌一钱;胃弱欲作泻者,宜九蒸九晒;若素有郁痰者,加贝母一钱;有老痰者,加瓜蒌霜五分;善呕者,勿用;若咽干作痒者,加花粉、知母各五分;若素燥嗽者,加杏仁捣烂一钱五分;若素有内伤瘀血者,倍䗪虫,如无䗪虫,以干漆炒烟尽为度,研末五分,及桃仁捣烂一钱代之,服后病减六七,余勿服,当尽调理法。(《温疫论》)

六、黄连阿胶汤

【黄连阿胶汤】(苦甘咸寒法)　黄连四钱　黄芩一钱　阿胶三钱　白芍一钱　鸡子黄二枚　水八杯,先煮三物,取三杯,去滓,纳胶烊尽,再纳鸡子黄,搅令相得,日三服。

【**方解**】肾阴不足,心火亢盛为本方主证。方中黄连、黄芩清心热,以下交于肾;阿胶滋肾阴,以上承于心;鸡子黄补心血,芍药泄热和阴。本方清上滋下,扶正祛邪,交通心肾,为治少阴热化证之主方。《神农本草经》云:"阿胶味甘,平。主治心腹内崩,劳极,洒洒如疟状,腰腹痛,四肢酸疼,女子下血,安胎,久服轻身,益气。"

《伤寒论》相关条文

少阴病,得之二三日以上,心中烦,不得卧,黄连阿胶汤主之。(303)(《伤寒论》)

《温病条辨》相关条文

十一、少阴温病,真阴欲竭,壮火复炽,心中烦,不得卧者,黄连阿胶汤主之。

按前复脉法为邪少虚多之治。其有阴既亏而实邪正盛,甘草即不合拍。心中烦,阴邪挟心阳独亢于上,心体之阴,无容留之地,故烦杂无奈;不得卧,阳亢不入于阴,阴虚不受阳纳,虽欲卧得乎!此证阴阳各自为道,不相交互,去死不远,故以黄芩从黄连,外泻壮火而内坚真阴;以芍药从阿胶,内护真阴而外捍亢阳。名黄连阿胶汤者,取一刚以御外侮,一柔以护内主之义也。其交关变化神明不测之妙,全在一鸡子黄,前人训鸡子黄,金谓鸡为巽木,得心之母气,色赤入心,虚则补母而已,理虽至当,殆未尽其妙。盖鸡子黄有地球之象,为血肉有情,生生不已,乃奠安中焦之圣品,有甘草之功能,而灵于甘草;其正中有孔,故能上通心气,下达肾气,居中以达两头,有莲子之妙用;其性和平,能使亢者不争,弱者得振;其气焦臭,故上补心;其味甘咸,故下补肾;再释家有地水风火之喻,此证大风一起,荡然无余,鸡子黄镇定中焦,通彻上下,合阿胶能预熄内风之震动也。然不知人身阴阳相抱之义,必未能识仲景用鸡子黄之妙,谨将人身阴阳生死寤寐图形,开列于后,以便学者入道有阶也。(《温病条辨·下焦篇·风温 温热 温疫 温毒 冬温》)

医家经典论述

徐大椿:此少阴传经之热邪,扰动少阴之气,故以降火养阴为治,而以鸡子黄引药下达。(《伤寒论类方》)

王士雄:邹润安曰:尤氏云:阳经之寒,变为热则归于气;阴经之寒,变为热则归于血。阳经或有归于血者,惟阴经之热,则必不归于气,故三阴有热结证,不用调胃承气、小承气,而独用大承气。诸下利证不已,必便脓血,是其验也。心中烦,不得卧,热证也。至二三日以上,乃心中烦,不得卧,则非始即属热矣。始即属热,心中烦,不得卧者,为阴虚。阴虚则不得泻火。今至二三日以上始见,则为阳盛,阳盛则宜泻火。然致此阳盛,亦必其阴本虚。故阿胶、芍药、鸡子黄、无非救阴之品。泻火则惟恃芩、连。而芩止一两,连乃四两,此黄连之任,独冠一方,而为补剂中泻药矣。(《温热经纬》)

🍵 医家临床应用 🍵

陆廷珍:脉虚数,舌干少津,咽燥口干,乃阴虚火炽,宜用黄连阿胶汤,养阴清热为要。(《六因条辨》)

李宇航:多用于治疗失眠、心悸、烦躁、血证等。西医如神经衰弱症、甲状腺功能亢进、功能性子宫出血、更年期综合征等病机相符者。(《伤寒论研读》)

七、加减黄连阿胶汤

【加减黄连阿胶汤】(甘寒苦寒合化阴气法) 黄连三钱 阿胶三钱 黄芩二钱 炒生地四钱 生白芍五钱 炙甘草一钱五分 水八杯,煮取三杯,分三次温服。

【方解】阴虚湿热痢及痢后阴伤为本方主证。本方系黄连阿胶汤去鸡子黄,加炒生地黄、炙甘草而成,是黄连阿胶汤与加减复脉汤的合法,用黄连、黄芩苦寒泻火,以治火热下痢;阿胶、生地黄、白芍、炙甘草为复脉汤的核心药组,滋补肝肾真阴,以治下利阴伤。本方并不局限于治疗痢疾,可广泛用于治疗黄连阿胶汤证而兼有加减复脉汤证者。

🍵 《温病条辨》相关条文 🍵

九十七、春温内陷下痢,最易厥脱,加减黄连阿胶汤主之。

春温内陷,其为热多湿少明矣。热必伤阴,故立法以救阴为主。救阴之法,岂能出育阴坚阴两法外哉! 此黄连之坚阴,阿胶之育阴,所以合而名汤也。从黄连者黄芩,从阿胶者生地、白芍也,炙草则统甘苦而并和之。此下三条,应列下焦,以与诸内陷并观,故列于此。(《温病条辨·中焦篇·湿温》)

🍵 医家经典论述及临床应用 🍵

胡希恕:乃原方去卵黄加味生地与甘草,热盛津虚之下痢用之可治。然究

宜于阳证,若有厥脱之候者,此方不得妄投。(《六经辨证解温病》)

八、青蒿鳖甲汤

【青蒿鳖甲汤】(辛凉合甘寒法)　青蒿二钱　鳖甲五钱　细生地四钱　知母二钱　丹皮三钱　水五杯,煮取二杯,日再服。

【方解】鳖甲滋阴入络剔邪,青蒿芳香清透,两药配伍滋阴透邪;生地黄、牡丹皮凉血散血,配合鳖甲滋阴凉血透络;知母苦寒,既能滋阴,又可清热泻火,与青蒿配合则清热透泄。全方凉血散血通络,滋阴清热泻火,透邪热从血分阴部外达而出。

《温病条辨》相关条文

十二、夜热早凉,热退无汗,热自阴来者,青蒿鳖甲汤主之。

夜行阴分而热,日行阳分而凉,邪气深伏阴分可知;热退无汗,邪不出表而仍归阴分,更可知矣,故曰热自阴分而来,非上中焦之阳热也。邪气深伏阴分,混处气血之中,不能纯用养阴,又非壮火,更不得任用苦燥。故以鳖甲蠕动之物,入肝经至阴之分,既能养阴,又能入络搜邪;以青蒿芳香透络,从少阳领邪外出;细生地清阴络之热,丹皮泻血中之伏火;知母者,知病之母也,佐鳖甲、青蒿而成搜剔之功焉。再此方有先入后出之妙,青蒿不能直入阴分,有鳖甲领之入也;鳖甲不能独出阳分,有青蒿领之出也。

十七、壮火尚盛者,不得用定风珠、复脉。邪少虚多者,不得用黄连阿胶汤。阴虚欲痉者,不得用青蒿鳖甲汤。

此诸方之禁也。前数方虽皆为存阴退热而设,其中有以补阴之品,为退热之用者;有一面补阴,一面搜邪者;有一面填阴,一面护阳者;各宜心领神会,不可混也。(《温病条辨·下焦篇·风温 温热 温疫 温毒 冬温》)

医家经典论述及医家临床应用

胡希恕:夜热早凉,热退无汗,为辨热在血分颇是,青蒿鳖甲亦平妥可从。(《六经辨证解温病》)

张文选:本方是叶桂从仲景麻黄附子细辛汤变通而出。麻黄附子细辛汤以附子温少阴真阳而驱陷入脏腑之寒;下焦青蒿鳖甲汤用生鳖甲、细生地滋少阴真阴而泄深入血分之热。麻黄附子细辛汤以麻黄辛温散寒外出;下焦青蒿鳖甲汤用青蒿、竹叶辛凉透热外达。麻黄附子细辛汤以细辛下助附子而温阳,上助麻黄而散寒;下焦青蒿鳖甲汤用知母、丹皮在内助鳖甲、生地以凉血滋阴,在外助青蒿、竹叶以泄热达邪。叶氏变通应用经方的绝妙之处由此可见一斑。(《温病方证与杂病辨治》)

李彩云:青蒿鳖甲汤具有养阴透热的功效,主治阴伤热伏之虚热证,证见夜热早凉,热退无汗,舌红少苔,脉细数。本证因阴虚内热所致,鳖甲养阴退热,青蒿芳香解热,细生地滋阴清青热,丹皮清热凉血,知母清热生津。加减:若暮热早凉,汗解渴饮者,去生地,加天花粉以清热生津止渴;治肺结核,干咳痰少者,加沙参、麦冬、百合、玉竹以养阴清肺;用于小儿夏季热者,酌加白薇、荷梗以解暑退热;虚热较重者,加地骨皮、白薇、胡黄连以退虚热;用于肾盂肾炎及肾结核低热不退者,加白茅根、泽泻。(《温病条辨临证精华》)

第二节　炙甘草汤类方鉴别

方名	组成	主症	舌脉	辨证要点	治法	方源
炙甘草汤	甘草、生姜、人参、生地黄、桂枝、阿胶、麦冬、麻子仁、大枣	脉结代,心动悸;温病误表,津液被劫,心中震震,舌强神昏;汗下后,口燥咽干,神倦欲眠	舌赤苔老,脉结代	阴血不足,阳气虚弱而致心动悸,脉结代及虚劳肺痿	滋阴养血,益气温阳	《伤寒论》《金匮要略》《温病条辨》
加减复脉汤	炙甘草、生地黄、白芍、麦冬、阿胶、火麻仁	身热面赤,口干舌燥,甚则齿黑唇裂,手足心热甚于手足背者	脉沉实者,脉虚大	热入血室	甘润存津,补奇经八脉	《温病条辨》
一甲复脉汤	加减复脉汤内,去火麻仁,加牡蛎	加减复脉汤证而见大便溏甚者	脉数	阴虚泄泻	滋阴固肠	《温病条辨》
二甲复脉汤	加减复脉汤内,加牡蛎、鳖甲	热邪深入下焦,手指但觉蠕动	舌干齿黑,脉沉数	滋阴潜阳息风,入络散结搜邪	滋阴潜阳息风,入络散结搜邪	《温病条辨》
三甲复脉汤	于二甲复脉汤内,加生龟板	下焦温病,热深厥甚,心中憺憺大动,甚则心中痛者	脉细促	厥阴阴虚,风阳内动	滋阴复脉,潜阳息风	《温病条辨》

续表

方名	组成	主症	舌脉	辨证要点	治法	方源
大定风珠	白芍、阿胶、生龟甲、生地黄、火麻仁、五味子、生牡蛎、麦冬、炙甘草、鸡子黄、鳖甲	热邪久羁,吸烁真阴,或因误表,或因妄攻,神倦瘛疭,时时欲脱者	脉气虚弱,舌绛苔少,	阴虚风动	滋阴养液,息风于滋养之中	《温病条辨》
薛氏三甲散	醉地鳖虫、醋炒鳖甲、土炒穿山甲、生僵蚕、柴胡、桃仁泥	湿热证,七八日,口不渴,声不出,与饮食亦不却,默默不语,神识昏迷		湿热之邪,深入厥阴,主客浑受	活血通络,搜剔络脉瘀滞	《湿热条辨》
黄连阿胶汤	黄连、黄芩、阿胶、白芍、鸡子黄	少阴病,得之二三日以上,心中烦,不得卧;少阴温病,真阴欲竭,壮火复炽,心中烦,不得卧者		肾阴不足,心火亢盛	扶正祛邪,交通心肾	《伤寒论》《温病条辨》
加减黄连阿胶汤	黄连、阿胶、黄芩、生地黄、白芍、炙甘草	下利阴伤		阴虚湿热痢及痢后阴伤	滋补肝肾真阴	《温病条辨》
青蒿鳖甲汤	青蒿、鳖甲、生地黄、知母、牡丹皮	夜热早凉,热退无汗		邪气深伏阴分	凉血散血通络,滋阴清热泻火,透邪热从血分阴部外达而出	《温病条辨》

第三节　炙甘草汤类方临床应用

【医案一】吴鞠通医案

　　某　乙丑八月二十二日　不兼湿气之伏暑误治,津液消亡,以致热不肯退,唇裂舌燥,四十余日不解,咳嗽胶痰,谵语口渴。可先服牛黄清心丸,清包络而搜伏邪;汤药与存阴退热法。

细生地(三钱) 麦冬(五钱) 白芍(三钱炒) 甘草(一钱) 沙参(三钱)
生牡蛎(五钱) 生鳖甲(五钱) 生扁豆(三钱)

二十四日 暑之偏于热者,误以伤寒足经药治之,以致津液消亡。昨用存阴法,兼芳香开络中闭伏之邪,已见大效。兹因小便赤甚而短,热虽减而未除,议甘苦合化阴气法。

二甲复脉汤,加黄芩(三钱) 如有谵语,其牛黄丸仍服。

二十六日 昨用甘苦合化阴气法,服后大见凉汗,兹热已除,脉减,舌苔尽退,但六脉重按全无,舌仍干燥。议热之所过,其阴必伤例,用二甲复脉汤,重加鳖甲、生甘草八帖。(《吴鞠通医案》)

医案二 曾月根医案

少阴伤寒案(内科)

[病者]曾丽常,年三十四岁,兵营军需长,住广东五华文兴数。

[病名]少阴伤寒。

[原因]辛苦异常,日夜劳瘁,一经感寒,邪传少阴,即从火化。

[证候]一身手足壮热,不能语言,舌黑且燥。

[诊断]脉微细而数。论中微细为少阴病之提纲,数者热也。凡操劳者病入少阴,从热化者多,从寒化者少,今一身手足壮热,所谓火旺生风,风淫末疾也。少阴肾脉夹喉咙,萦于舌底,其火一升,故舌强不能言。舌黑者,现出火极似水之色也。

[疗法]黄连阿胶汤主之。方用黄连、黄芩之大苦大寒以折之,白芍之苦平以降之,又取鸡子黄定离中之气,阿胶填坎中之精,俾气血有情之物交媾其水火,则壮热退而能言,热退而舌不黑矣。

[处方]黄连(四钱) 阿胶(三钱) 黄芩(一钱) 白芍(二钱) 鸡子黄(二枚)

上四味先煮三味去滓,内阿胶烊化尽,后内鸡子黄,温服。

[效果]初服二剂,病势渐平,再服一剂,诸症皆退。惟两脚拘挛,后服白芍五钱、甘草三钱,二剂而瘳。以芍药、甘草含有人参气味,血得补则筋有所养,筋舒则拘挛自除。

廉按 少阴伤寒有传经直中之分,直中者多从水化,浅则麻附细辛汤证,深则四逆汤证,传经者多从火化。今因津枯热炽,舌黑燥而不得语,急急以黄连阿胶汤泻南补北,确是对证处方。终用芍药、甘草苦甘化阴,养血舒筋,亦属长沙正法。(《全国名医验案类编》)

医案三 何拯华医案

燥咳动冲案(内科)

[病者]许君,年三十二岁,业商,住南门外。

[病名]燥咳动冲。

[原因]内因肾虚肝旺,外因秋燥司令,一感触而冲动作咳。前医连进清燥救肺汤加减(方中人参用太子参),约八剂,而终归无效,来延予诊。

[证候]初起咳逆无痰,喉痒咽干,夜热咳甚,动引百骸。继则脐旁冲脉,动跃震手,自觉气从脐下逆冲而上,连声顿咳,似喘非喘。

[诊断]脉左细涩,右反浮大,按之虚数,舌红胖嫩。此喻嘉言所谓时至秋燥,人多病咳,而阴虚津枯之体,受伤独猛,亦即王孟英所谓肺气失降肾气失纳之冲咳也。

[疗法]首当潜阳镇冲,故以三甲、石英为君,其次育阴滋燥,故以胶、麦、地、芍为臣,佐以款冬,使以冰糖,为专治干咳而设,庶几潜镇摄纳,纳气归原,则气纳冲平,不专治咳而咳自止矣。

[处方]左牡蛎(四钱,生打) 龟甲心(四钱,生打) 生鳖甲(四钱,打) 生款冬(三钱) 陈阿胶(钱半,烊冲) 生白芍(五钱) 原麦冬(二钱) 奎冰糖(三钱)

先用大熟地八钱(切丝)、秋冰三分,开水泡四汤碗,同紫石英一两,煎取清汤,代水煎药。

次诊 每日两煎,连投四剂,使水升而火降,故咽干喉痒均除,俾气纳而冲底,故顿咳连声大减。惟脉仍虚数,舌尚胖嫩,此伏燥之所以难滋,而阴虚之所以难复也。仍守原方,重加石斛,耐心调补,以静养之。

[次方]原方去石英,加鲜石斛五钱,同切丝大熟地,煎汤代水。

三诊 连进六剂,冲动已平,夜热亦退,胃纳大增,精神颇振,晨起略有单声咳,脉虽虚而不数,舌虽红而不胖。病势幸有转机,药饵尚需调补,议以六味地黄汤加减,善其后以复原。

[三方]春砂仁(二分) 拌捣大熟地(五钱) 野百合(二钱) 大蜜枣(两枚,擘) 山萸肉(三钱) 生淮山药(三钱,打) 原麦冬(三钱) 金橘脯(两枚,切片)

[效果]连服十剂,单声咳止,饮食精神,恢复原状而痊。

康按 燥咳动冲,梦隐谓之冲咳。凡水亏木旺者,一逢秋燥司令,每发此病,予恒数见不鲜,仿王氏治冲咳方(如牡蛎、龟板、鳖甲、紫石英、苁蓉、茯苓、熟地、归身、牛膝、冬虫夏草、胡桃肉等品,或用西洋参、熟地、苁蓉、二冬、茯苓、龟板、牡蛎、紫石英、玉竹、枇杷叶、橘皮等品），屡投辄验。此案从吴氏三甲复脉汤加减，大旨相同，竞奏全功。此叶、吴、王三家学派之所以盛行，到今不衰也。（《全国名医验案类编》）

医案四　丁甘仁医案

雷右　身热一候，有汗不解，咳嗽气逆，但欲寐，谵语郑声，口渴不知饮，舌光红干涸无津，脉细小而数，右寸微浮而滑，此风温伏邪，始在肺胃，继则传入少阴，阴液已伤，津乏上承，热灼津液为痰，痰热弥漫心包，灵机堵塞，肺炎叶枯，有化源告竭之虞，势已入危险一途。勉拟黄连阿胶汤合清燥救肺汤加减，滋化源以清温，清神明而涤痰，未识能挽回否？

蛤粉炒阿胶（三钱）　天花粉（三钱）　鲜生地（三钱）　天竺黄（二钱）　川雅连（五分）　冬桑叶（三钱）　鲜石斛（三钱）　光杏仁（三钱）　川贝（三钱）　淡竹沥（冲，五钱）　冬瓜子（三钱）　芦根（去节，一两）　银花露（一两）　枇杷叶露（煎药，二两）

另饮去油清鸭汤，佐生阴液。

二诊　昨进黄连阿胶汤合清燥救肺汤之剂，津液有来复之渐。舌干涸转有润色，神色较清，迷睡亦减，而里热依然，咳嗽气逆，咯痰艰出，口干欲饮，脉息如昨，数象较和。伏温燥痰，互阻肺胃，如胶似漆，肺金无以施化，小溲不通，职是故也。昨法既见效机，仍守原意出入。

蛤粉炒阿胶（三钱）　桑叶（三钱）　鲜生地（三钱）　鲜石斛（三钱）　川贝（三钱）　光杏仁（三钱）　天花粉（三钱）　天竺黄（二钱）　生甘草（五分）　活芦根（去节，一两）　冬瓜子（三钱）　知母（一钱五分）　竹沥（冲，五钱）　银花露（一两）　枇杷叶露（煎药，二两）

三诊　投药两剂，神识已清，舌转光红，身热较退，咳痰艰出，口干欲饮，脉细滑带数。阴液伤而难复，肝火旺而易升，木叩金鸣，火烁津液为痰，所以痰稠如胶，而咳逆难平也。仍拟生津清温，润肺化痰，俾能精胜邪却，自可渐入坦途。

原方去知母、天竺黄、加青蒿梗（三钱）、嫩白薇（三钱）。（《丁甘仁医案》）

中篇

湿热病类方临证思辨

第一章　新加香薷饮类方临证思辨

第一节　新加香薷饮类方

香薷散出自宋代《太平惠民和剂局方》，本方由香薷、厚朴、白扁豆组成，具解表化湿之功效，主治夏月外感于寒，内伤于湿之证。后世医家在本方的基础上加减化裁出新加香薷饮类方。从组成来看，大部分均以香薷、厚朴、扁豆组成。

新加香薷饮出自《温病条辨·上焦篇·暑温》，由香薷、厚朴、鲜扁豆花、金银花、连翘组成。具有疏表散寒、化湿涤暑之功效，主治暑湿内蕴，寒束于表之证，本方为表里同治之剂。其配伍有辛温药与辛凉药相配的特点：辛温之香薷、厚朴，加金银花、鲜扁豆花、连翘，则药性偏凉，故兼能内清暑热，体现"辛温复辛凉法"，正如《素问·至真要大论》所云"寒者热之，热者寒之"的相互配伍运用的复法。吴鞠通《温病条辨》把辛凉解表法作为外感热病表证的基本治法，而辛温复辛凉法更是对仲景及叶天士相关理论的进一步总结和补充。本章总结的新加香薷饮的类方有四味香薷饮、黄连香薷饮、五物香薷饮、十味香薷饮。新加香薷饮是治暑温初起，夏感风寒的方剂。以发热，恶寒，身重头痛，面赤口渴，无汗为应用指征，临床用于治疗夏季感冒、流行性感冒、急性胃肠炎、菌痢等属暑温初起，夏感风寒者。

一、香薷散

【香薷散】香薷一斤　白扁豆(微炒)　厚朴(去粗皮，姜汁炙熟)各半斤　上粗末。每三钱，水一盏，入酒一分，煎七分，去滓，水中沉冷，连吃二服，立有神效，随病不拘时(现代用法：水煎服，或加酒少量同煎)。

【方解】方中香薷解表发汗，祛暑化湿，是夏时解表要药，有"夏月麻黄"之称，白扁豆健脾化湿；厚朴行气除满，内化湿滞。加入少许酒同煎，意在增强散寒之力。三药合用解表散寒,和中化湿,主治外感于寒、内伤于湿之证。症见恶寒发热、胸闷身倦等。

《太平惠民和剂局方》相关条文

脏腑冷热不调,饮食不节,或食腥鲙、生冷过度,或起居不节,或露卧湿地,或当风取凉,而风冷之气归于三焦,传于脾胃,脾胃得冷,不能消化水谷,致令真邪相干,肠胃虚弱,因饮食变乱于肠胃之间,便致吐利,心腹疼痛,霍乱气逆。有心痛而先吐者,有腹痛而先利者,有吐利俱发者,有发热头痛,体疼而复吐利虚烦者,或但吐利心腹刺痛者,或转筋拘急疼痛,或但呕而无物出,或四肢逆冷而脉欲绝,或烦闷昏塞而欲死者,此药悉能主之。

医家经典论述及医家临床应用

薛雪:此由避暑而感受寒湿之邪,虽病于暑月实非暑病,昔人不曰暑月伤寒湿而曰阴暑,以致后人淆惑,贻误匪轻,今特正之。其用香薷之辛温,以散阴邪,而发越阳气;厚朴之苦温,除遏邪,而通行滞气;扁豆甘淡,行水和中。倘无恶寒、头痛之表证,即无取香薷之辛香走窜矣……香薷之用,总为寒湿外袭而设,不可用以治不挟寒湿之暑热也。(《温热经纬·薛生白湿热病篇》)

吴谦:治暑热乘凉饮冷,阳气为阴邪所遏,头痛发热,恶寒烦躁,口渴腹满,吐泻者。(《医宗金鉴》)

张秉成:治夏月伤暑感冒、呕吐泄泻等证。此因伤暑而兼感外寒之证也。夫暑必夹湿,而湿必归土,乘胃则呕,乘脾则泻,是以夏月因暑感寒,每多呕、泄之证,以湿盛于内,脾胃皆困也。此方以香薷之辛温香散,能入脾肺气分,发越阳气,以解外感之邪;厚朴苦温,宽中散满,以祛脾胃之湿;扁豆和脾利水,寓匡正御邪之意耳。(《成方便读》)

方药中:这是一首暑月解表化湿的代表方剂,适用于夏月风寒客表,暑湿阻里之证。(《温病条辨讲解》)

刘方柏:具母方性质。所谓母方,即在它的基础上进行加减,可变生出多方的方剂。这种变生,随之也更为具体地针对了母方证的病情变化。如香薷散证,见到热渴明显者,加黄连清暑,名四味香薷饮;减去扁豆,名黄连香薷饮,用治湿盛于胃;腹胀明显,兼见便稀下利者,去黄连,加茯苓、甘草,名五物香薷饮;若中气虚弱,汗出甚多者,加人参、黄芪、白术、陈皮、木瓜,名十物香薷饮;若面赤口渴,无汗恶寒,形似伤寒的暑温证,宜香薷散去扁豆,加银花、连翘、鲜扁豆花,名新加香薷饮。(《刘方柏临证百方大解密》)

二、新加香薷饮

【新加香薷饮】(辛温复辛凉法) 香薷二钱 银花三钱 鲜扁豆花三钱 厚朴二钱 连翘二钱 水五杯,煮取二杯,先服一杯,得汗止后服;不汗再服,服尽不汗,再作服。

【方解】方中香薷解表散寒;厚朴燥湿温中;金银花、连翘、扁豆花清热涤暑。诸药合用疏表散寒,化湿涤暑,用于治疗属暑湿内蕴,寒束于表的表实证。症见恶寒发热,无汗,头身疼痛困重,胸脘痞闷,心烦口渴等。

《温病条辨》相关条文

二四、手太阴暑温,如上条证,但汗不出者,新加香薷饮主之。

证如上条,指形似伤寒,右脉洪大,左手反小,面赤口渴而言。但以汗不能自出,表实为异,故用香薷饮发暑邪之表也。按香薷辛温芳香,能由肺之经而达其络。鲜扁豆花,凡花皆散,取其芳香而散,且保肺液,以花易豆者,恶其呆滞也。夏日所生之物,多能解暑,惟扁豆花为最,如无花时,用鲜扁豆皮,若再无此,用生扁豆皮。厚朴苦温,能泄食满。厚朴皮也,虽走中焦,究竟肺主皮毛,以皮从皮,不为治上犯中。若黄连甘草,纯然里药,暑病初起,且不必用,恐引邪深入,故易以连翘、银花,取其辛凉达肺经之表,纯从外走,不必走中也。温病最忌辛温,暑病不忌者,以暑必兼湿,湿为阴邪,非温不解,故此方香薷、厚朴用辛温,而余则佐以辛凉云。下文湿温论中,不惟不忌辛温,且用辛热也。(《温病条辨·上焦篇·暑温》)

医家经典论述及临床应用

赵绍琴:香薷辛温芳香,发汗解表,以祛在表之寒湿。银花、连翘、扁豆花轻清宣透,清透内蕴之暑热。厚朴理气燥湿。诸药相配,外解寒湿,内清暑热,是属表里同治之剂。若里热炽盛者,可于方中加入黄连一钱。(《温病纵横》)

方药中:吴氏在原方基础上加入银花、连翘以透热清暑,将鲜扁豆花易白扁豆,取其辛散芳香以化湿和中。经化裁后的新加香薷饮,成为一张外解表寒,内清暑热、暑湿的方剂,适用于暑温表实无汗的患者。(《温病条辨讲解》)

三、四味香薷饮

【四味香薷饮】香薷 扁豆 厚朴(姜汁炒)各一钱五分 甘草(炙)五分 水煎服

【方解】本方为香薷散加炙甘草而成,能祛暑解表,化湿和中。治风寒闭暑之证。症见头痛发热,烦心口渴,或呕吐泄泻,发为霍乱,或两足转筋。

《医学心悟》相关条文

风寒闭暑之证,头痛发热,烦心口渴,或呕吐泄泻,发为霍乱,或两足转筋。

医家经典论述及临床应用

程国彭:若兼风寒,本方加荆芥、秦艽、蔓荆子。若兼霍乱吐泻,烦心口渴,本方加黄连。若两足转筋,本方加木瓜、茯苓,木瓜治转筋之神剂。若风暑相搏,而发搐搦者,本方加羌活、钩藤。凡暑症不宜发汗,今用风药者,因其暑中挟风也。若暑湿相搏,名曰湿温,误汗则名重、多难治,宜用苍术白虎汤。时医不论暑湿,概行发散,伤生匪浅。(《医学心悟》)

四、黄连香薷饮

【黄连香薷饮】香薷一斤　厚朴姜汁炒　白扁豆各半斤　三味为粗末,每五钱至一两,加姜汁炒黄连,水煎冷服。

【方解】本方为香薷散加黄连燥湿除心烦而成,治霍乱,症见恶寒发热,头痛烦躁,口渴腹满者。

《霍乱论》相关条文

治暑月乘凉饮冷,阳气为阴邪所遏,头痛发热,恶寒烦躁,口渴腹满之霍乱。

医家经典论述及临床应用

朱丹溪:暑证,用黄连香薷饮。挟痰,加半夏、南星;虚,加人参、黄……暑乃夏月炎暑也,盛热之气者火也,有冒、有伤、有中,三者有轻重之分,虚实之辨。或腹痛水泻者,胃与大肠受之,恶心者,胃口有痰饮也。此二者冒暑也,可用黄连香薷饮、清暑益气汤,盖黄连退暑热,香薷消蓄水。(《丹溪心法》)

吴昆:夏至后,暑热吐利、烦心者,此方冷服。暑,阳邪也。干于脾则吐利,干于心则烦心。香薷之香,入脾清暑而定吐利;黄连之苦,入心却热而治烦心;暑邪结于胸中,非浓朴不散;暑邪陷于脾胃,非扁豆无以和中。然必冷服者,经所谓治温以清,凉而行之是也。是方也,于伏热之时,自觉酷暑蒸炎;若远行而归,自觉伤于暑热,服一二剂,诚为切当。今人坐于高堂广厦之中,身与冰盘水阁相习,口与浮瓜水果相厌,暑邪原浅,每求此药服之,甚者日日饮之,是谓诛伐太过。弱者,寒中之疾作于旦暮;壮者,待时而病,秋季为泻为利矣。慎之!(《医方考》)

程国彭:暑天受湿,呕吐泻利,发为霍乱,此停食伏饮所致,宜分寒热治之。热者,口必渴,黄连香薷饮主之。寒者,口不渴,藿香正气散主之。(《医学心悟》)

五、五物香薷饮

【五物香薷饮】香薷(一钱)　茯苓(一钱)　白扁豆(一钱)　浓朴(一钱)　炙甘草(一钱)

【方解】本方即香薷散加茯苓、甘草而成。祛暑化湿和中。治暑湿,症见脾胃不和,呕吐泄泻者。

《景岳全书》相关条文

一切暑毒腹痛,霍乱吐泻,或头痛昏愦等证。本方加黄连,即名黄连香薷饮。

医家经典论述及临床应用

汪昂:三物香薷饮再加茯苓、甘草名五物香薷饮,驱暑和中,再加木瓜,名六味香薷饮。治中暑湿盛。热盛则加黄连以泻心火,湿盛则加茯苓、木瓜以去脾湿。(《医方集解》)

六、十味香薷饮

【十味香薷饮】香薷(一两,用穗)　人参(去芦)　陈皮　黄芪(炙)　白术(炒)　白扁豆　甘草(炒)　白茯苓　木瓜(各半两)(后世该方中有厚朴)

【方解】方中香薷辛温发汗,化湿和中;厚朴、陈皮、木瓜、白扁豆祛湿和胃;人参、白术、茯苓、黄芪、甘草能益气健脾。诸药配伍,可祛暑和中,益气健脾。治夏令外感暑湿,脾胃不和之症。

《医方考》相关条文

伏暑,身体倦怠,神昏,头重,吐利者,此方主之。

⚍ 医家经典论述及临床应用 ⚍

张景岳:若夏月胃热,阳暑伤胃者,必烦热大渴,吐泻并作,宜五味香薷饮,或十味香薷饮,或竹茹汤,或橘皮竹茹汤。若内热之甚者,宜益元散、玉泉散主之。(《景岳全书》)

汪昂:六味香薷饮再加人参、黄芪、白术、陈皮,名十味香薷饮。治暑湿内伤,头重吐利,身倦神昏。加参、芪者,所以补肺益气;加苓、术、陈、草者,所以助脾调中;木瓜酸温利湿收脱,能于土中泻木,平肝而和脾。此外感而兼内伤之证,故用香薷清湿解表,而以诸药专调中宫也。(《医方集解》)

吴昆:暑能伤气,故身体倦怠,神思昏沉;暑为阳邪,故并于上而头重;暑邪干胃,故既吐且利。火热横流,肺气受病,人参、黄芪,益肺气也。肺为子,脾为母,肺虚者宜补其母,白术、茯苓、扁豆、甘草,皆补母也;火为母,土为子,火实者宜泻其子;厚朴、陈皮,平其敦阜,即泻子也;香薷之香,散暑邪而破湿热;木瓜之酸,收阴气而消脾湿。脾气调则吐利自息,肺气复则倦怠自除。(《医方考》)

第二节　新加香薷饮类方鉴别

方名	组成	主症	舌脉	治法	方源
香薷散	香薷、厚朴、白扁豆	恶寒发热,胸闷身倦	舌苔白腻,脉浮	解表散寒,和中化湿	《太平惠民和剂局方》
新加香薷饮	香薷、金银花、扁豆花、厚朴、连翘	恶寒发热,无汗,头身疼痛困重,胸脘痞闷,心烦口渴	舌苔白腻,脉浮而数	疏表散寒,化湿涤暑	《温病条辨》
四味香薷饮	香薷、扁豆、厚朴、炙甘草	头痛发热,烦心口渴,或呕吐泄泻,发为霍乱,或两足转筋		祛暑解表,化湿和中	《医学心悟》
黄连香薷饮	香薷、厚朴、白扁豆、黄连	霍乱,症见头痛发热,恶寒烦躁,口渴腹满		解表散寒,化湿除烦	《霍乱论》
五物香薷饮	香薷、厚朴、扁豆、茯苓、炙甘草	呕吐泄泻		祛暑化湿和中	《景岳全书》
十味香薷饮	香薷、人参、陈皮、黄芪、白术、白扁豆、甘草、白茯苓、木瓜	伏暑,身体倦怠,神昏,头重,吐利		祛暑和中,益气健脾	《医方考》

第三节 新加香薷饮类方临床应用

医案一 刘方柏医案

杨某,男,37岁。夏日炎热,赶写材料,挥汗不止,乃以电扇猛吹,集中精力书写,长达三四个小时。当夜感头痛身疼咳嗽,次日以"上感"输液,经治三日不效。来诊时头身痛而恶寒无汗,心中呕恶感,尿短赤,舌质红,苔黄厚而腻,脉数。诊为闭暑证,处以香薷散加味:香薷15g,生扁豆30g,厚朴30g,苍术10g,紫苏12g,桔梗12g,藿香梗12g,滑石30g,生甘草10g。水煎,日1剂,服完2剂来诊。云服药当晚,全身微微汗出,一觉醒来,顿觉头身轻松,次日呕恶消失,溲渐清长。惟大便四日未排,尚咳嗽,痰出不爽,上方加用瓜蒌仁20g、浙贝15g、枇杷叶12g。服完3剂,诸症悉除。(《刘方柏临证百方大解密》)

医案二 缪仲丽医案

仲某,男,30岁,农民。1989年7月25日初诊。主诉劳动感暑,又进瓜果生冷不洁食品,于今日凌晨2时突然恶寒发热,随之腹泻稀水如注,无黏液,昼夜已泻10余次,肛门均热,口干渴饮,食纳不思,小便短小。舌红、苔黄稍腻,脉数。查T 38.6℃。大便常规:黏液(-)、白细胞(+)、红细胞(-)。证属暑湿泄泻。治宜祛暑化湿,清热止泻。用新加香薷饮加味。处方:香薷、六一散(布包)、葛根各10g,黄连3g。服药3剂,泄泻减少为每日4~5次,体温降至37.5℃。原方再进2剂,泻止热退。

按 本例初起发热恶寒,旋即暴泻如注,乃暑邪伤及脾胃,清浊不分,下迫大肠而致。故用新加香薷饮加味,祛暑化湿,清热止泻。其中香薷辛香发散以除热;连翘、金银花、葛根、黄连解表清里;扁豆、厚朴健脾化湿而理气;加六一散解暑清热,利湿止泄。药进5剂,热清而泻止。(《新加香薷饮治疗暑病四则》)

第二章　六一散类方临证思辨

第一节　六一散类方

六一散出自刘完素《黄帝素问宣明论方》，本方由滑石、甘草组成。《素问·至真要大论》有"热者寒之"和"湿淫于内……以淡泄之"的治疗原则，故暑热夹湿，当以清暑利湿为基本原则。滑石味甘淡性寒，质重而滑，甘以和胃气，寒以散积热，淡能渗水湿，质重下降，滑能利窍，以通水道。《本草经疏》云其"是为祛暑散热，利水除湿，消积滞，利下窍之要药"，既能清三焦解暑热，又能渗湿邪利小便。甘草味甘缓性平，李东垣称其"生用则气平，补脾胃不足，而大泻心火"，既可清热泻火和中，又可缓滑石之寒滑重坠太过。两者配伍，可清热解暑，利水通淋，使内蕴之湿从下而泄，则热退、渴解、淋通、利止，正如《明医杂著》提到的"治暑之法，清心利小便最好"。此外本方的特点还在于药量的配比，本方用六份质重寒滑的滑石和一份甘缓和中的甘草相配，清热利水，甘寒生津，使清热而不留湿，利水而不伤正。六一散不仅是治病良方，组方的药物也是一个经典药对，在此基础上另加一中药，则可使功效更为广阔，六一散类方还有益元散（辰砂益原散）、碧玉散、鸡苏散。如兼有心烦不安者，可加上朱砂少许调服，名为"益元散"；若兼有目赤咽痛、口舌生疮等症，可加青黛少许，名为"碧玉散"；如兼有轻微的外感（发热、头痛等）的症状，可用鲜薄荷叶煎汤或捣汁少许同服，名为"鸡苏散"，都是夏季治疗暑湿证的良方。

一、六一散

【六一散】滑石六两　甘草一两　上为细末，每服三钱，蜜少许，温水调下，或无蜜亦可，每日三服；或欲冷饮者，新井泉调下亦得；解利伤寒，发汗，煎葱白、豆豉汤下，每服一盏，葱白五寸，豆豉五十粒，煮取七分服。

【方解】方中滑石质重体滑，味甘淡性寒，清热利小便，引暑热水湿从小便而去;生甘草清热和中,合滑石甘寒可生津,使小便利而无伤津液。二药清热与利湿并行,热清湿去,诸症可除。是治疗暑邪夹湿,暑湿下注基础方,适用于症见身热烦渴,小便不利,或泄泻者。本方原名益元散,又名天水散,后世称之为六一散,流传至今。六一者,取"天一生水,地六成之"之义,又含方药用量比例,区别于本方加朱砂之益元散。

⚊⚌ 《黄帝素问宣明论方》相关条文 ⚌⚊

治身热,吐痢泄泻,肠澼下痢赤白,癃闭淋痛,利小便,偏主石淋(久服金石热药,而结为砂石,从小便淋出者也),肠胃中积聚寒热,宣积气,通九窍六腑,生津液,去留结,消蓄水,止渴宽中,除烦热心躁,腹胀痛闷,补益五脏大养胃肾之气(此肾水之脏,非为丰之府也),理内伤阴痿,定魂定魄,补五劳七伤,一切虚损,主痫痓,惊悸健忘,烦满短气,藏伤咳嗽,饮食不下,肌肉疼痛,并口疮牙齿疳蚀,明耳目,壮筋骨,通经脉,和血气,消水谷,保元真,解百药酒食邪毒,耐劳役饥渴,宣热,辟中外诸邪所伤,久服强志,轻肩驻颜延寿,及解中暑伤寒疫疠,饥饱劳损,忧愁思虑,恚怒惊恐传染,并汗后遗热劳复诸疾,并解两感伤寒,令遍身结滞宣通,气和而愈,及妇人下乳催生,产后损益血衰,阴虚热甚,一切热证,兼吹奶乳痈,此神验之仙药也。惟孕妇不宜服,滑胎也。

⚊⚌ 医家经典论述及医家临床应用 ⚌⚊

吴昆:中暑身热烦渴,小便不利者,此方主之。身热口渴,阳明证也;小便不利,膀胱证也;暑为热邪,阳受之则入六腑,故见证若此。滑石性寒而淡,寒则能清六腑,淡则能利膀胱;入甘草者,恐石性太寒,损坏中气,用以和中耳。经曰:治温以清,凉而行之。故用冷水调服。是方也,简易而效捷,暑途用之,诚为至便;但于老弱、阴虚之人,不堪与也。此虚实之辨,明者详之,否则蹈虚虚之戒,恶乎不慎!(《医方考》)

张秉成:六一散……治伤暑感冒,表里俱热,烦躁口渴,小便不通,一切泻痢淋浊等证属于热者。此解肌行水,而为祛暑之剂也。滑石气清能解肌,质重能清降,寒能胜热,滑能通窍,淡能利水,加甘草者,和其中以缓滑石之寒滑,庶滑石之功,得以彻表彻里,使邪去而正不伤,故能治如上诸证耳。(《成方便读》)

汪昂:治伤寒中暑,表里俱热,烦躁口渴,小便不通,泻痢热疟,霍乱吐泻,下乳滑胎,解酒食毒,偏主石淋……此足太阳、手太阴药也。滑石气轻能解肌,质重能清降,寒能泄热,滑能通窍,淡能行水,使肺气降而下通膀胱,(火退则肺气下降,故能生水而利小便。)故能祛暑住泻,止烦渴而行小便也。(小便利

则大便实,而泻自止。)加甘草者,和其中气,又以缓滑石之寒滑也。(《医方集解》)

二、益元散(辰砂益原散)

【益元散】滑石六两　甘草一两　辰砂三钱

【方解】本方即六一散加朱砂而成,朱砂有镇静安神之功效,三药合用,能清暑利湿,镇惊安神。治疗暑湿证兼见心悸怔忡,失眠多梦者。

《奇效良方》相关条文

治伏暑,烦渴引饮,小便不利,心神恍惚。

医家经典论述及医家临床应用

吴昆:里热,小便黄赤,神气不清者。滑石清利六腑,甘草解热调中,辰砂安神去怯。(《医方考》)

汪昂:加辰砂者,以镇心神,而泻丙丁之邪热。(小肠为丙火,心为丁火。)(《医方集解》)

三、碧玉散

【碧玉散】滑石六两　甘草一两　青黛适量　前二味为细末,加青黛至药末呈碧青色。每服三钱,加蜜少许,温水或新汲水调下,每日三次。

【方解】本方即六一散加青黛而成,方中六一散清暑利湿;青黛清肝凉血解毒。因其色浅碧,故名"碧玉散",用于治疗暑湿证兼有肝胆郁热者。

《黄帝素问宣明论方》相关条文

治暑热病兼目赤咽痛,或口舌生疮者方。滑石六两　甘草一两　青黛

前二味为细末,加青黛至药末呈碧青色。每服三钱,加蜜少许,温水或新汲水调下,每日三次。

医家经典论述及医家临床应用

薛雪:湿热证,呕吐清水,或痰多黏腻,湿热内留,木火上逆。宜温胆汤加瓜蒌、碧玉散等味。(《湿热论》)

吴谦:黄水疮如粟米形,起时作痒破时疼,外因风邪内湿热,黄水浸淫更复生。注:此证初如粟米,而痒兼痛,破流黄水,浸淫成片,随处可生。由脾胃湿热,外受风邪,相搏成。宜服升麻消毒饮,热甚外用青蛤散敷之,湿盛碧玉散敷之即效,痂厚用香油润之,忌见水洗。(《医宗金鉴》)

四、鸡苏散

【鸡苏散】滑石_{六两}　甘草_{一两}　薄荷叶_{一分}

【方解】本方即六一散加薄荷而成,方中六一散清暑利湿;薄荷辛凉解表,合用可祛暑疏风。治疗暑湿证兼微恶风寒,头痛头胀,咳嗽不爽者。

━■ 《黄帝素问宣明论方》相关条文 ■━

治伤寒中暑,表里俱热,烦躁口渴,小便不通,泻痢热疟,霍乱吐泻,酒食中毒,石淋;产后乳汁不通。

第二节　六一散类方鉴别

方名	组成	主症	舌脉	辨证要点	治法	方源
六一散	滑石、甘草	暑湿证见身热烦渴,小便不利,或泄泻		暑邪挟湿,暑湿下注	清暑利湿	《黄帝素问宣明论方》
益元散(辰砂益元散)	滑石、甘草、朱砂	暑湿证兼心悸怔忡,失眠多梦		暑湿证兼心经火热	清暑利湿,镇惊安神	《奇效良方》
碧玉散	滑石、甘草、青黛	暑湿证兼目赤咽痛,口舌生疮		暑湿证兼肝胆郁热	祛暑清肝	《黄帝素问宣明论方》
鸡苏散	滑石、甘草、薄荷	暑湿证兼微恶风寒,头痛头胀,咳嗽不爽		暑湿证兼风热表证	祛暑疏风	《黄帝素问宣明论方》

第三节　六一散类方临床应用

医案一 陈子佩医案

陈子佩治一人,八月间,发热谵语,不食又不大便。诸医皆以为伤寒,始而表,继而下,俱不应。延至五十余日,投以人参,热稍减,参少则又复热。于是益疑其虚也,峻补之,然不食不便如故。诊之,六脉平和,绝无死状。谓伤寒无五十日不便不食而不死之理,闻病者夏月治丧,往来奔走,必是中暑无疑。误以伤寒治之,又投以人参补剂,暑得补而愈不解,故至此耳。当以六一散以凉水调服,病者欲之,虽多不妨。服已即睡,睡醒即便,便后思食,数日而愈。

欧阳思按:此案堪称疑难病,前"发热谵语,不食又不大便",本欲观察舌绛否,判断是否热毒逆传心包,拟用清营汤治疗。但从后面"六脉平和"来看,又不太可能。有医"投以人参,热稍减,参少则又复热,于是益疑其虚也",确易怀疑是气虚发热,后也证明不正确。不得已,反复质询,又疑是很久前"夏月治丧,往来奔走"导致的,以六一散祛暑气试之,终于效且速! 此病为"伏暑"无疑了。(《方剂学案例分析》)

医案二 叶天士医案

吴　连朝骤热。必有暑气内侵。头热目瞑。吸短神迷。此正虚邪痹。清补两难。先与益元散三四钱。用嫩竹叶心二钱。煎汤凉用三四小杯。常用绿豆煎汤服。(《临证指南医案》)

第三章　清暑益气汤类方临证思辨

清暑益气汤出自李东垣《脾胃论》，吴鞠通在《温病条辨》中亦记载。本方由黄芪、黄柏、麦冬、青皮、白术、升麻、当归、炙甘草、神曲、人参、泽泻、五味子、陈皮、苍术、葛根、生姜、大枣组成，具有清暑益气、健脾除湿之效。

李东垣"清暑益气汤"药物组成与王士雄（王孟英）"清暑益气汤"不同，但两方均有清暑益气的作用，都治暑病兼气虚之证。但前者兼以健脾燥湿，用治元气本虚，伤于暑湿者。后者除用西洋参、麦冬、石斛、粳米、甘草益气生津外，以黄连、竹叶、西瓜翠衣、荷梗、知母清热祛暑除烦。既可益气生津，又能清热祛暑，适用于暑热耗伤气津而暑热之邪未清者。临床除可见体倦少气外，又见身热、心烦、脉虚数等暑热未清之象。其益气生津之力较生脉散强，又兼有清暑热作用，主用于夏日伤暑气阴两伤者。由于方中具有滋腻养阴之品，对于暑病夹湿者不宜使用。升阳益胃汤在补气同时又有升阳清热除湿之效，适用于脾胃虚弱，清阳不升，湿郁生热之证。清暑益气汤和升阳益胃汤中皆用风药，风药可升阳举陷，借风药轻扬上浮之性，引提脾胃清阳之气，恢复脾胃升清降浊的功能，其目的在于助清阳之气生发升腾，而不是发汗，如李东垣所云："其汗者，非正发汗也，为助阳也。"清暑益气汤中升麻、葛根，升阳益胃汤中防风、羌活、独活等皆有此意。生脉散和清暑益气汤方中药物配伍皆有酸甘化阴之法，虽有益气生津、止咳止汗之效，但无清暑热的作用，适用于暑热耗伤气阴而暑热已去者。临床以口渴、体倦乏力、多汗、脉虚数为主症或肺虚久咳、气阴两伤，症见干咳少痰、短气自汗、口干、脉虚细者。其药少力专，有益气生脉之力，临床上多用于各种休克属气阴两伤者。雷氏清凉涤暑法则除可清凉涤暑外，又有利湿泄热之功，主治暑热夹湿之证。

第一节　清暑益气汤类方

一、清暑益气汤

【清暑益气汤】(辛甘化阳、酸甘化阴复法)　黄芪一钱　黄柏一钱　麦冬二钱　青皮一钱　白术一钱五分　升麻三分　当归七分　炙草一钱　神曲一钱　人参一钱　泽泻一钱　五味子八分　陈皮一钱　苍术一钱五分　葛根三分　生姜二片　大枣二枚　水五杯,煮取二杯,渣再煎一杯,分温三服。虚者得宜,实者禁用;汗不出而但热者禁用。

【方解】方中人参、黄芪益气固表;苍术、白术健脾燥湿;黄柏、麦冬、五味子泻火生津,陈皮、青皮、泽泻理气渗湿;当归养血和阴;升麻、葛根解肌升清;炙甘草和中。诸药配合成方,共奏清暑益气,健脾除湿之功。

⚎《温病条辨》相关条文 ⚎

二三、《金匮》谓太阳中暍,发热恶寒,身重而疼痛,其脉弦细芤迟,小便已,洒然毛耸,手足逆冷,小有劳,身即热,口开前板齿燥。若发其汗,则恶寒甚,加温针,则发热甚。数下,则淋甚,可与东垣清暑益气汤。

张石顽注:谓太阳中暍,发热恶寒身重而疼痛,此因暑而伤风露之邪,手太阳标证也。手太阳小肠属火,上应心包,二经皆能制金烁肺,肺受火刑,所以发热恶寒似足太阳证。其脉或见弦细,或见芤迟,小便已,洒然毛耸,此热伤肺胃之气,阳明本证也(愚按:小便已,洒然毛耸,似乎非阳明证,乃足太阳膀胱证也。盖膀胱主水,火邪太甚而制金,则寒水来为金母复仇也。所谓五行之极,反兼胜己之化)。发汗则恶寒甚者,气虚重夺(当作伤)其津(当作阳)也。温针则发热甚者,重伤经中之液,转助时火肆虐于外也。数下之则淋甚者,劫其在里之阴,热势乘机内陷也。此段经文,本无方治,东垣特立清暑益气汤,足补仲景之未逮。愚按:此言太过。仲景当日,必有不可立方之故,或曾立方,而后世脱简,皆未可知,岂东垣能立而仲景反不能立乎?但细按此证,恰可与清暑益气汤,曰可者,仅可而有所未尽之词,尚望遇是证者,临时斟酌尽善。至沈目南《金匮要略注》,谓当用辛凉甘寒,实于此证不合。盖身重疼痛,证兼寒湿也。即目南自注,谓发热恶寒,身重疼痛,其脉弦细芤迟,内暑而兼阴湿之变也。岂有阴湿而用甘寒柔以济柔之理?既曰阴湿,岂辛凉所能胜任!不待辩而自明。(《温病条辨·上焦篇·暑温》)

🔹 医家经典论述及医家临床应用 🔹

李东垣：时当长夏，湿热大胜，蒸蒸而炽，人感之多四肢困倦，精神短少，懒于动作，胸满气促，肢节沉疼；或气高而喘，身热而烦，心下膨痞，小便黄而数，大便溏而频，或痢出黄如糜，或如泔色；或渴或不渴，不思饮食，自汗体重；或汗少者，血先病而气不病也。其脉中得洪缓，若湿气相搏，必加之以迟，迟病虽互换少瘥，其天暑湿令则一也。宜以清燥之剂治之……《内经》曰：阳气者，卫外而为固也，炅则气泄。今暑邪干卫，故身热自汗，以黄芪甘温补之为君；人参、橘皮、当归、甘草，甘微温，补中益气为臣；苍术、白术、泽泻，渗利而除湿，升麻、葛根，甘苦平，善解肌热，又以风胜湿也。湿胜则食不消而作痞满，故炒曲甘辛，青皮辛温，消食快气，肾恶燥，急食辛以润之，故以黄柏苦辛寒，借甘味泻热补水虚者滋其化源；以人参、五味子、麦门冬，酸甘微寒，救天暑之伤于庚金为佐。名曰清暑益气汤。（《脾胃论》）

赵献可：热则气泄。今暑邪干卫，故身热自汗。以黄芪甘温补之为君。人参、陈皮、当归、甘草微温，补中益气为臣。苍术、白术、泽泻，渗利而除湿；升麻、葛根苦甘平，能解肌热，又以风胜湿也；热则食不消，而作痞满，故以炒曲甘辛、青皮辛温，消食快气；肾恶燥，急食辛以润之，故以黄柏苦寒，借其气味，泻热补水；虚者滋其化源，故以麦冬、五味子酸甘微寒，救天暑之伤庚金，为佐。此病皆由饮食劳倦，伤其元气，乘天暑而发也。元气不虚，暑邪从何处而入哉？（《医贯》）

汪昂：此手足太阴、足阳明药也。热伤气，参、芪益气而固表；湿伤脾，二术燥湿而强脾；火盛则金病而水衰，故用麦冬、五味以保肺而生津。（肺为水之上源，火旺克金，则金不能生水。麦、味合人参生脉生津。）用黄柏以泻热而滋水，青皮平肝而破滞，当归养血而和阴，神曲化食而消积，升、葛解肌热而升清；（清气上升，能生津液，又风能胜湿。）泽泻泻湿热而降浊；陈皮理气；甘草和中。合之以益气强脾，除湿清热也。（《医方集解》）

二、升阳益胃汤

【升阳益胃汤】黄芪二两　半夏洗，此一味脉涩者用　人参去芦　甘草炙，以上各一两　独活　防风以秋旺，故以辛温泻之　白芍何故秋旺用人参、白术、芍药之类反补肺，为脾胃虚则肺最受邪，故因时而补，易为力也。　羌活以上各五钱　橘皮四钱　茯苓小便利不渴者勿用　柴胡　泽泻不淋勿用　白术以上各三钱　黄连一钱　上㕮咀，每服称三钱，水三盏，生姜五片，枣二枚，煎至一盏,去渣,温服,早饭后。或加至五钱。

【方解】方中人参、黄芪、白术、甘草补益脾胃之气;柴胡、防风、羌活、独活升举清阳,祛风除湿;半夏、陈皮、茯苓、泽泻、黄连除湿清热;白芍养血和营。诸药合用,共奏益气升阳、清热除湿之功。

《内外伤辨惑论》相关条文

脾胃虚则怠惰嗜卧,四肢不收,时值秋燥令行,湿热少退,体重节痛,口干舌干,饮食无味,大便不调,小便频数,不欲食,食不消;兼见肺病,洒淅恶寒,惨惨不乐,面色恶而不和,乃阳气不伸故也。当升阳益气,名之曰升阳益胃汤。

服药后如小便罢而病加增剧,是不宜利小便,当少去茯苓、泽泻。若喜食,一二日不可饱食,恐胃再伤,以药力尚少,胃气不得转运升发也,须薄味之食或美食助其药力,益升浮之气而滋其胃气,慎不可淡食以损药力,而助邪气之降沉也。可以小役形体,使胃与药得转运升发;慎勿太劳役,使气复伤,若脾胃得安静尤佳。若胃气稍强,少食果以助谷药之力。《经》云:五谷为养,五果为助者也。

医家经典论述及医家临床应用

吴谦:脾土虚弱不能制湿,故体重节痛;不能运化精微,故口干无味;中气既弱,传化失宜,故大便不调,小便频数也。洒淅恶寒,肺弱表虚也。面色不乐,阳气不伸也。是方半夏,白术能燥湿,茯苓,泽泻渗之,二活,防风,柴胡能升举清阳之气,黄连疗湿热,陈皮平胃气,参,芪,甘草以益胃,白芍酸收用以和营,而协羌活,柴胡辛散之性,盖古人用辛散必用酸收,所以防其竣厉,犹兵家之节制也。(《医宗金鉴》)

王子接:升阳益胃汤,东垣治所生受病肺经之方也。盖脾胃虚衰,肺先受病,金令不能清肃下行,则湿热易攘,阳气不得神,而为诸病。当以羌活、柴胡、防风升举三阳经气,独活、黄连、白芍泻去三阴郁热,佐以六君子调和脾胃。其分两独重于人参、黄芪、半夏、炙草者,轻于健脾,而重于益胃。其升阳之药,铢数少则易升,仍宜久煎以厚其气,用于早饭、午饭之间,藉谷气以助药力,才是升胃中之阳耳。至于茯苓、泽泻,方后注云:小便利、不淋,勿用,是渗泄主降,非升阳法也。(《绛雪园古方选注》)

三、生脉散

【生脉散】(酸甘化阴法)　人参三钱　麦冬(不去心),二钱　五味子一钱　水三杯,煮取八分二杯,分二次服,渣再煎服,脉不敛,再作服,以脉敛为度。

【方解】方中人参甘温,益元气,补肺气,生津液,是为君药。麦冬甘寒养阴清热,润肺生津,用以为臣。人参、麦冬合用,则益气养阴之功益彰。五味子酸温,敛肺止汗,生津止渴,为佐药。三药合用,一补一润一敛,益气养阴,生津止渴,敛阴止汗,使气复津生,汗止阴存,气充脉复,故名"生脉"。

《温病条辨》相关条文

二六、手太阴暑温,或已经发汗,或未发汗,而汗不止,烦渴而喘,脉洪大有力者,白虎汤主之;脉洪大而芤者,白虎加人参汤主之;身重者,湿也,白虎加苍术汤主之;汗多脉散大,喘喝欲脱者,生脉散主之。(《温病条辨·上焦篇·暑温》)

医家经典论述及医家临床应用

吴鞠通:汗多而脉散大,其为阳气发泄太甚,内虚不司留恋可知。生脉散酸甘化阴,守阴所以留阳,阳留,汗自止也。以人参为君,所以补肺中元气也。(《温病条辨》)

吴昆:气极者,正气少,邪气多,多喘少言,此方主之。肺主气,正气少,故少言。邪气多,故多喘。此小人道长,君子道消之象也。人参补肺气,麦冬清肺气,五味敛肺气,一补一清一敛,养气之道毕矣。名曰生脉者,以脉得气则充,失气则弱,故名之。东垣云:夏月服生脉散,加黄芪、甘草,令人气力涌出。若东垣者,可以医气极矣!(《医方考》)

李东恒:圣人立法,夏月宜补者,补天真元气,非补热火也,夏食寒者是也。故以人参之甘补气,麦门冬苦寒泻热,补水之源,五味子之酸,清肃燥金,名曰生脉散。孙真人云:五月常服五味子,以补五脏之气,亦此意也。(《内外伤辨惑论》)

汪昂:人参甘温,大补肺气为君;麦冬甘寒,润肺滋水,清心泻热为臣,五味酸温,敛肺生津,收耗散之气为佐。盖心主脉,肺朝百脉,补肺清心,则元气充而脉复,故曰生脉也。夏月炎暑,火旺克金,当以保肺为主,清晨服此,能益气而祛暑也。(《医方集解》)

四、王氏清暑益气汤

【**王氏清暑益气汤**】西洋参　石斛　麦冬　黄连　竹叶　荷梗　知母　甘草　粳米　西瓜翠衣

【**方解**】方中西瓜翠衣清热解暑,生津止渴;西洋参益气生津兼清热,共为君药。荷梗助西瓜翠衣以清热解暑;石斛、麦冬助西洋参以养阴清热,共为臣药。黄连、知母、竹叶清心热而除烦;甘草、粳米养胃和中,共为佐使药。诸药配伍,清热益气,养阴生津,使暑热得清,气津得复,则诸症自除。适用于中暑受热,气津两伤之证。

《温热经纬》相关条文

此脉此证,自宜清暑益气汤以为治。但东垣之方,虽有清暑之名,而无清暑之实。观江南仲治孙子华案、程杏轩治汪木工之案可知,故临证时须斟酌去取也……余每治此等证,辄用西洋参、石斛、麦冬、黄连、竹叶、荷杆、知母、甘草、粳米、西瓜翠衣等,以清暑热而益元气,无不应手而效也。

医家经典论述及医家临床应用

张文选:东垣清暑益气汤与王氏清暑益气汤虽然同名,但制方思路截然不同。李杲方是补中益气汤加减而成,王氏方则是由竹叶石膏汤、白虎汤加减拟定。李杲方含保元汤、生脉散、当归补血汤,可大补元气、益气生津,并除湿清热、升阳降浊,用于脾胃素虚之人,感受暑湿、湿热所致的脾胃气虚,湿热内聚,清阳不升,浊阴不降之证。王氏方用西洋参、石斛、麦冬益气生津,并用黄连、竹叶、知母、西瓜翠衣、荷秆清暑泄热,主要用于暑热尚甚,气津损伤之证。两方各有特点,临床当据其证而区别应用之。〔《温病方证与杂病辨治》(增订本)〕

五、雷氏清凉涤暑法

【**雷氏清凉涤暑汤**】滑石三钱,水飞　生甘草八分　青蒿一钱五分　白扁豆一钱　连翘三钱,去心　白茯苓三钱　通草一钱　加西瓜翠衣一片入煎。

【**方解**】方中青蒿、连翘、白扁豆、西瓜翠衣清暑泄热,滑石、生甘草、茯苓、通草清暑利湿,诸药共用,有清凉涤暑、利湿泄热之效。

⚎ 《时病论》相关条文 ⚎

滑石、甘草,即河间之天水散,以涤其暑热也。恐其力之不及,酌加蒿、扁、瓜衣以清暑;又恐其干犯乎心,更佐连翘以清心。夫小暑立节,在乎相火之后,大暑之分,在乎湿土之先,故先贤所谓暑不离湿也,兼用通、苓,意在渗湿耳。

⚎ 医家经典论述及医家临床应用 ⚎

雷丰:城南叶某之子,偶染疟疾,邀丰诊之。脉象迢迢一有力,寒热间日而来,口渴喜凉,热退多汗,此为暑疟。遂用清营捍卫法去木贼,加藿香、草果、柴胡、甘草治之。服下疟势仍来,尤吐鲜血数口。复按其脉,转为弦大而数,必因暑热内炎,逼伤血络所致,思古圣有"治病必求其本"之训,此证暑热是本,吐血是标,可不必见病治病也。即用清凉涤暑法去扁豆,加黄芩、知母治之。连进二帖,疟发渐早,热势减轻、不知不觉而解,血恙亦未复萌。(《时病论》)

第二节　清暑益气汤类方鉴别

方名	组成	主症	舌脉	辨证要点	治法	方源
清暑益气汤	黄芪、黄柏、麦冬、青皮、白术、升麻、当归、炙甘草、神曲、人参、泽泻、五味子、陈皮、苍术、葛根、生姜、大枣	身热头痛,口渴自汗,四肢困倦,不思饮食,胸满身重,小便黄数,大便溏频	苔腻,脉虚	暑热气津两伤证	清暑益气,健脾除湿	《脾胃论》《温病条辨》
升阳益胃汤	黄芪、半夏、人参、甘草、独活、防风、白芍药、羌活、橘皮、茯苓、柴胡、泽泻、白术、黄连、生姜、大枣	饮食无味,食不消化,脘腹胀满,面色㿠白,畏风恶寒,头眩耳鸣,怠惰嗜卧,肢体重痛,大便不调,小便频数,口干舌干		脾胃虚衰兼见肺病	益气升阳,清热除湿	《内外伤辨惑论》
生脉散	人参、麦冬、五味子	肢体倦怠,气短声低,汗多懒言,或干咳少痰,口干舌燥	舌干红少苔,脉微细弱或虚大而数	温热、暑热,耗气伤阴证或久咳伤肺,气阴两虚证	益气养阴,敛汗生脉	《温病条辨》

方名	组成	主症	舌脉	辨证要点	治法	方源
王氏清暑益气汤	西洋参、石斛、麦冬、黄连、竹叶、荷梗、知母、甘草、粳米、西瓜翠衣	身热汗多,口渴心烦,小便短赤,体倦少气,精神不振	脉虚数	中暑受热,气津两伤证	清暑益气,养阴生津	《温热经纬》
雷氏清凉涤暑法	滑石、生甘草青蒿、白扁豆、连翘、白茯苓、通草、西瓜翠衣	暑夏发热、纳呆、泄泻	苔腻	暑温,暑热,暑泻,秋暑	清凉涤暑,利湿泄热	《时病论》

第三节　清暑益气汤类方临床应用

医案一 **叶天士医案**

1. 用于治疗暑湿伤气之烦倦不嗜食

徐,十四,长夏湿热令行,肢起脓窠,烦倦不嗜食,此体质本怯,而湿与热邪,皆伤气分,当以注夏同参,用清暑益气法。人参、白术、广皮、五味、麦冬、川连、黄柏、升麻、葛根、神曲、麦芽、谷芽。干荷叶汁泛丸。(《临证指南医案·暑》)

方证解释:因湿热蕴结,肢起脓窠,故用东垣清暑益气汤减黄芪、甘草、当归、苍术等甘补温燥药,加黄连合黄柏清热泻火解毒;因烦倦不嗜食,故加麦芽、谷芽合神曲消食开胃。

2. 用于治疗暑湿损伤气津之肢痿麻木

卜,二八,春夏必吞酸,肢痿麻木,此体虚不耐阳气升泄,乃热伤气分为病。宗东垣清暑益气之议。人参、黄芪、白术、甘草、麦冬、五味、青皮、陈皮、泽泻、葛根、升麻、黄柏、归身、神曲。(《临证指南医案·暑》)

方证解释:此为典型的暑湿损伤元气证,故遵李杲原法用方。

3. 用于治疗高年湿热损伤脾胃之下痢

鲍,舌心黄,边白,渴饮,水浆停胃脘,干呕微微冷呃,自痢稀水,小便不利,诊脉坚劲不和。八旬又二,暑湿热邪内着,必脾胃气醒,始可磨耐。以高年不敢过清过消,用清暑益气法。川连、黄芩、石莲子、煨干葛、青皮、人参、茯苓、厚朴、猪苓、泽泻。(《临证指南医案·痢》)

方证解释:本案自痢稀水,小便不利,故加川连,合黄芩、葛根为葛根芩连汤法治疗暑湿痢;湿甚,故加茯苓、猪苓、厚朴,合泽泻、青皮为胃苓汤法渗利湿热;痢甚,故佐石莲子收涩。湿热蕴盛,故去黄芪、麦冬、白术、五味子等甘补。

综上所述,东垣清暑益气汤不局限于治疗暑伤元气证,可以广泛用于内生火、湿,损伤脾胃元气所致的各种病证。〔《温病方证与杂病辨治》(增订本)〕

医案二 **张文选医案**

我在临床上体会到,一些慢性病患者,在夏暑湿盛之季,多会出现疲倦不堪,四肢倦怠,头晕目昏,食欲减退,或不思饮食,心烦等症,遇此,用东垣清暑益气汤有理想的疗效。另外,本方用治低血压症,慢性疲劳综合征有良好的疗效。此介绍有关治验如下。

头痛:张某,男,28岁。1989年9月10日初诊。患者因准备研究生入学考试,持续紧张地复习功课,劳心伤神而发为头痛,疼痛部位以两侧与头顶为主,甚至全头胀痛,读书则头痛加剧,眩晕,终日头脑昏沉,记忆力减弱,疲倦无力,四肢沉重,大便干燥,每周一行,心烦,失眠。据所述症状初步考虑用治郁火头痛经验方加味逍遥散,但视舌胖大而淡,苔白。诊脉沉缓无力,两寸尤弱。遂辨为劳伤元气,湿火内生,清阳不升则头痛,浊气不降则便秘。用清暑益气汤加味,处方:黄芪30g,当归15g,党参10g,炙甘草6g,麦冬10g,五味子6g,青皮6g,陈皮6g,神曲10g,黄柏10g,葛根10g,苍术6g,白术10g,升麻6g,泽泻15g,生姜5g,大枣7枚,枳实10g,柴胡10g,白芍10g。此方3剂头痛止,大便通畅,心烦除。继续服药3剂以巩固疗效,头痛再未发作,大便也由此通畅。

眩晕:刘某,男,27岁。2004年10月9日初诊。近1个月来眩晕不堪,如坐舟车,自觉头额部发紧,颈部拘紧不舒,头脑昏沉胀闷,疲乏无力,午后尤甚,四肢沉重,易出汗,大便易溏,喝啤酒、冷饮则泄泻,脉沉软,寸弱,舌淡苔白略腻。此脾胃阳气受伤,清阳不升则便溏,阴浊上逆则眩晕头额发紧。用清暑益气汤加减,处方:黄芪30g,当归6g,党参10g,炙甘草6g,麦冬10g,五味子6g,青、陈皮各10g,神曲10g,黄柏10g,葛根10g,苍、白术各10g,升麻6g,泽泻15g,生姜5g,大枣7枚,荷叶10g,干姜8g,黄连6g,羌活6g,防风6g。此方6剂,眩晕与头额、颈部发紧止,便溏愈,疲劳减,继用原方6剂,诸症痊愈。〔《温病方证与杂病辨治》(增订本)〕

医案三 **彭静山医案**

王某,男,13岁。初诊:1978年9月20日。主诉及病史(其母代诉):40天前,在学校操场,同学戏以拳击其脑,突然惊吓,从此不食。已经过几个医院的中西医各种方法治疗,仍然粒米不进。40天来靠喝糖水维持生命。

[诊查]瞑目卧床,形容消瘦,体温甚低,四末寒彻,不能说话。脉来沉细,

右关尤为明显。腹诊视其腹部下陷,腹皮无反射,直肠亦无燥粪。其母拿出许多医院的理化检查资料,均无异常。

[辨证] 四末寒彻,形容消瘦,病在脾胃阳虚。右关脉沉细,是其证候。腹部下陷,胃肠功能消减,乃胃阳虚证。

[治法] 挽救后天之源,升其胃阳之用。投以李垣升阳益胃汤。

[处方] 党参15g,白术15g,生黄芪15g,黄连5g,半夏10g,炙甘草15g,陈皮10g,茯苓10g,泽泻9g,防风5g,羌活5g,独活5g,柴胡9g,白芍12g,生姜3片,大枣7枚水煎服,一日应服多次,每隔四小时服半茶杯。

二诊:四肢渐温,眼球能动。脉右关渐较有神。服药4剂时即能喝稀粥,逐渐可慢慢走路,精神逐渐充沛。服药4剂痊愈,且较病前食量增加,身体健壮。

按语 《黄帝内经》云:"脾胃者,仓廪之官,五味出焉。"胃主纳谷,脾主消谷,为周身营养的根源。故金元四大家之李东垣注重脾胃。胃阳虚则不思饮食,面色无华,形容消瘦,左关沉细,四末寒彻。盖胃主纳谷,阳虚则失其功能,营养不足而成拒食症。中医的精髓在于辨证施治,升阳益胃所以奏效也。(《中国现代名中医医案精粹》)

医案四　张璐医案

张路玉治内阁文湛持,夏月热淋。医用香薷饮、益元散,五日不应,淋涩转甚,反加心烦不寐。诊之,见其唇赤齿燥,多汗喘促,不时引饮,脉见左手虚数。知为热伤元气之候。与生脉散,频进代茶,至夜稍安。明日复苦溲便涩数,然其脉已和,仍用前方,不时煎服,调理五日而瘥。(《张氏医通》)

第四章　三仁汤类方临证思辨

第一节　三仁汤类方

　　三仁汤出自吴鞠通《温病条辨》，由杏仁、薏苡仁、白蔻仁、滑石、通草、竹叶、半夏、厚朴组成，具宣畅气机、清利湿热之功效，主治湿温初起及暑温夹湿之湿重于热证。其配伍特点是宣上、畅中、渗下，从三焦分消湿热病邪，气畅湿行，暑解热清，三焦通畅，则诸症自除。正如叶天士言："开上郁，佐中运，利肠间，亦是宣通三焦也。"后世医家在本方的基础上加减化裁出三仁汤类方。从组成和功效来看，大部分有杏仁、白蔻仁、薏苡仁、滑石、通草之类，功效以清热利湿为主。其中三仁汤、藿朴夏苓汤、黄芩滑石汤三方均能治疗湿温，但三仁汤证是湿重于热，用药偏重宣畅三焦，化湿之力不及藿朴夏苓汤，却优于黄芩滑石汤；清热之力不及黄芩滑石汤，却优于藿朴夏苓汤。藿朴夏苓汤清热之力不及另二方，偏重芳香化湿和解表，适用于湿温初起，湿重热微，表证明显者。黄芩滑石汤组方有苦辛寒法，清热之力强于另二方，清热利湿并用，适用于湿热并重者。甘露消毒丹清热利湿之中而长于解毒散结消肿，适用于湿温时疫，湿热并重者。卫分宣湿饮芳香辛散，清泄湿热。杏仁汤苦辛寒法宣肺气，清肺热兼以利湿，治伏暑肺疟者。上焦宣痹汤苦辛通法以宣肺利湿清上焦郁热以利湿。薏苡竹叶散辛凉以清热，淡渗以利湿，治湿温，湿郁经脉者。芩连二陈汤虽组成与其他类方不同，但是亦可分消湿热，宣通气机。故归类于三仁汤类方。

一、三仁汤

　　【三仁汤】杏仁五钱　飞滑石六钱　白通草二钱　白蔻仁二钱　竹叶二钱　厚朴二钱　生薏仁六钱　半夏五钱　甘澜水八碗，煮取三碗，每服一碗，日三服。

　　【方解】方中杏仁宣利上焦肺气，气行则湿化；白蔻仁芳香化湿，行气宽中，畅中焦之脾气；薏苡仁甘淡性寒，渗湿利水而健脾，使湿热从下焦而去。三仁合用,三焦分消。滑石、通草、竹叶甘寒淡渗,增强利湿清热之功。半夏、厚朴行气化湿,散结除满。全方体现了宣上、畅中、渗下,三焦分消的配伍特点,气畅湿行,暑解热清,三焦通畅,诸症自除。主治湿温初起及暑温夹湿之湿重于热证。症见头痛恶寒,身重疼痛,肢体倦怠,面色淡黄,胸闷不饥,午后身热,苔白不渴,脉弦细而濡。

《温病条辨》相关条文

四三、头痛恶寒,身重疼痛,舌白不渴,脉弦细而濡,面色淡黄,胸闷不饥,午后身热,状若阴虚,病难速已,名曰湿温。汗之则神昏耳聋,甚则目瞑不欲言,下之则洞泄,润之则病深不解,长夏深秋冬日同法,三仁汤主之。(《温病条辨·上焦篇·湿温》)

医家经典论述及医家临床应用

赵绍琴等:三仁汤中杏仁入上焦降肺气以通调水道,是方中君药;蔻仁辛温芳香以醒胃消滞燥湿。生薏仁甘淡微寒健脾利湿清热。三仁配伍,通治上、中、下三焦弥漫之湿。配入半夏、厚朴辛开苦降,开郁燥湿行气。滑石、通草、竹叶淡渗利湿清热。竹叶又兼轻清宣透,达热出表。诸药配伍,开上、畅中、渗下共奏宣化湿热之功。(《温病纵横》)

方药中:头痛恶寒……胸闷不饥头痛恶寒,身重疼痛,舌白不渴,脉弦细而濡等症状,与太阳伤寒表证相似。但伤寒脉紧,中风脉缓;今脉弦细而濡,濡为湿之脉,这是湿温的主脉,与伤寒的脉象不同。所以吴注“有似伤寒,脉弦濡,则非伤寒矣”。上述症状的病机,主要是“湿”。湿蔽于表则寒,湿滞于里则化热,湿着于肌腠则身重而疼,湿结于中焦则胸脘痞闷不饥。湿阻清阳,脾湿不化,而症见舌白、口不渴、面黄、胸闷而不知饥等。(《温病条辨讲解》)

张文选:三仁汤方用杏仁开宣肺气,合白蔻仁芳香以宣化上焦之湿;厚朴、半夏苦辛温以燥中焦之湿;薏苡仁、通草甘淡以渗利下焦之湿。即通过芳化、苦燥、淡渗分消三焦以治湿;另用竹叶甘淡寒,清热除烦以治热。组方要点有二:其一,以化湿为主,清热为辅,主要用于湿重热微之证;其二,方中杏仁用至五钱,重在宣肺,即偏于治上焦之湿。本方体现了分消三焦湿热的基本组方原则:即根据湿与热的孰轻孰重,确定祛湿药与清热药的孰少孰多;根据湿在上、中、下三焦的偏轻偏重,确定芳化、苦燥、淡渗分消三法的偏少偏多。这一法则,不仅适用于外感湿热,内伤湿热也须遵循三焦分消、湿与热分解的这一组方原则。(《温病方证与杂病辨治》)

二、甘露消毒丹

【甘露消毒丹】飞滑石_{十五两} 绵茵陈_{十一两} 淡黄芩_{十两} 石菖蒲_{六两} 川贝母 木通_{各五两} 藿香 射干 连翘 薄荷 白豆蔻_{各四两} 各药晒干,生研细末,见火则药性变热。每服三钱,开水调服,日二次。或以神曲糊丸,如弹子大,开水化服亦可。

【方解】方中重用滑石、茵陈、黄芩,滑石利水渗湿,清热解暑;茵陈清利湿热而退黄;黄芩清热燥湿,泻火解毒;石菖蒲、藿香、白豆蔻行气化湿,悦脾和中,令气畅湿行;木通清热利湿通淋,导湿热从小便而去,以益其清热利湿之力;连翘、射干、贝母、薄荷,合以清热解毒,散结消肿而利咽止痛。诸药合用利湿化浊,清热解毒。治疗湿温时疫,湿热并重之证,为夏令暑湿季节常用方,临床应用以身热肢酸,口渴尿赤,或咽痛身黄,舌苔白腻或微黄为辨证要点。

《温热经纬》相关条文

此治湿温时疫之主方也……温湿蒸腾,更加烈日之暑,烁石流金,人在气交之中,口鼻吸受其气,留而不去,乃成湿温疫疠之病,而为发热倦怠,胸闷腹胀,肢酸咽肿,斑疹身黄,颐肿口渴,溺赤便闭,吐泻疟痢,淋浊疮疡等证。但看病人舌苔淡白,或厚腻,或干黄者,是暑湿热疫之邪尚在气分,悉以此丹治之立效,并主水土不服诸病。

医家经典论述及医家临床应用

叶天士:时毒疠气,必应司天。癸丑太阴湿土气化运行,后天太阳寒水,湿寒合德,挟中运之火,流行气交,阳光不治,疫气乃行。故凡人之脾胃虚者,乃应其厉气,邪从口鼻皮毛而入。病从湿化者,发热目黄,胸满,丹疹,泄泻。当察其舌色,或淡白,或舌心干焦者,湿邪犹在气分,用甘露消毒丹治之。(《医效秘传》)

赵绍琴:方中黄芩清热燥湿。连翘、射干清热解毒。茵陈、滑石、木通清利湿热。藿香、石菖蒲、白豆蔻、茵陈,皆芳香之品,有化湿辟秽之功。湿热蕴蒸,易生痰浊,故用川贝母以清化热痰。薄荷配连翘,轻清宣透,疏通气机,透达热邪。诸药配伍,芳香化湿辟秽,淡渗分利湿热,寒凉清热解毒,感受湿热秽浊之邪,用之多可获效。(《温病纵横》)

三、藿朴夏苓汤

【藿朴夏苓汤】藿香二钱　半夏一钱半　赤苓三钱　杏仁三钱　生薏仁四钱　蔻仁六分　猪苓钱半　泽泻钱半　淡豆豉三钱　厚朴一钱

【方解】方中淡豆豉、藿香芳化宣透以疏表湿,使阳不内郁;藿香、白蔻仁、厚朴芳香化湿;厚朴、半夏燥湿运脾,使脾能运化水湿,不为湿邪所困;杏仁开泄肺气于上,使肺气宣降,则水道自调;茯苓、猪苓、泽泻、薏苡仁淡渗利湿于下,使水道畅通,则湿有去路。全方用药考虑到了上、中、下三焦,以燥湿芳化为主,开宣肺气,淡渗利湿为辅,能宣通气机,燥湿利水,主治湿热病邪在气分而湿偏重者,与三仁汤结构略同,而利湿作用更强。

《医原》相关条文

治湿温初起,恶寒无汗,身热不扬,肢体困倦,肌肉烦疼,面色垢腻,口不渴或渴不欲饮,胸次痞闷,大便溏而不爽,舌苔白滑或腻,脉濡缓或沉细似伏。

医家经典论述及医家临床应用

赵绍琴:藿朴夏苓汤中藿香辛温芳香,解表化湿。豆豉解表宣郁,助藿香以祛除表邪。杏仁入上焦以降肺气,使肺气降,则水道通。生薏仁配茯苓,健脾利湿。猪苓配泽泻,清利湿热。半夏降逆和胃止呕。蔻仁醒胃消滞。半夏、蔻仁配厚朴,辛开苦降,开郁燥湿行气。方中诸药配伍,辛温芳香、辛开苦降、淡渗并用,共奏宣化之功,使表里上下弥漫之邪,内外齐解,上下分消,湿祛则热亦随之而除,是表里同治之法……藿朴夏苓汤与三仁汤二方,组方原则相近,都有开上、畅中、渗下之品,均为宣化湿热之方,皆可用于湿热邪气侵袭上焦,弥漫上下,郁阻表里之证。但藿朴夏苓汤中用藿香、豆豉,其解表之力胜于三仁汤。而三仁汤中用滑石、竹叶,其清热之力又较藿朴夏苓汤稍强。(《温病纵横》)

四、卫分宣湿饮

【卫分宣湿饮】香薷　青蒿　滑石　茯苓　通草　杏仁　荷叶　冬瓜皮　竹叶

【方解】全方用香薷、青蒿、荷叶三味药,用芳香辛散之力疏解在表的暑湿;杏仁苦温,具有宣降肺气的作用,肺气畅则湿易行,气行则湿化;竹叶与滑石的搭配,清暑利湿的作用比较强,再加上茯苓、通草、冬瓜皮淡渗利湿,给邪气以出路,可以使湿气从小便而去,而暑热也随之外解。这九味药搭配在一起,就能起到芳香辛散、清泻湿热的妙用。

《暑病证治要略》相关条文

西香薷一钱　全青蒿钱半　滑石四钱　浙茯苓三钱　通草一钱　苦杏仁钱半　淡竹叶三十片　鲜冬瓜皮一两　鲜荷叶一角　水煎服。

医家经典论述及医家临床应用

曹炳章:夫暑为天之气,湿为地之气,暑得湿则郁遏不宣,故愈炽,湿得暑则蒸腾而上熏,故愈甚。湿暑两分,其病轻而缓;湿暑两合,其病重而速。(《暑病证治要略》)

叶天士:但不比风寒之邪一汗而解。温热之气。投凉即安。夫暑与湿。为熏蒸黏腻之邪也。最难骤愈。(《临证指南医案》)

五、杏仁汤

【杏仁汤】(苦辛寒法)　杏仁三钱　黄芩一钱五分　连翘一钱五分　滑石三钱　桑叶一钱五分　茯苓块三钱　白蔻皮八分　梨皮二钱　水三杯,煮取二杯,日再服。

【方解】方中以杏仁、桑叶轻宣肺气;以黄芩、连翘、梨皮清肺热;以茯苓、滑石、豆蔻利湿化湿。本方为轻清之剂,治肺疟,咳嗽频仍,寒从背起,舌白渴饮,伏暑所致。

《温病条辨》相关条文

五二、舌白渴饮,咳嗽频仍,寒从背起,伏暑所致,名曰肺疟,杏仁汤主之。

肺疟,疟之至浅者。肺疟虽云易解,稍缓则深,最忌用治疟印板俗例之小柴胡汤,盖肺去少阳半表半里之界尚远,不得引邪深入也,故以杏仁汤轻宣肺气,无使邪聚则愈。(《温病条辨·上焦篇·温疟》)

医家经典论述及医家临床应用

方药中:病发作时,证见舌苔白,口欲饮水,时时咳嗽,发冷先从背部开始,是暑邪伏肺,暑湿在表,邪较浅,故称为肺疟。用杏仁汤轻宣肺气、清暑化湿。(《温病条辨讲解》)

六、上焦宣痹汤

【**宣痹汤**】(苦辛通法)　枇杷叶二钱　郁金一钱五分　射干一钱　白通草一钱
香豆豉一钱五分　水五杯,煮取二杯,分二次服。

【**方解**】《温病条辨·上焦篇》中有"宣痹汤",《温病条辨·中焦篇》中亦
有"宣痹汤",后世医家为了区别,将《温病条辨·上焦篇》中 "宣痹汤"称为
"上焦宣痹汤"。方中郁金芳香气窜,舒气透湿,专开上焦郁滞;枇杷叶清凉甘
淡,清热而不碍湿,肃降肺气以助调通水道;射干性寒味苦,散水消湿,化痰利
咽;通草淡渗通经,导湿下行;淡豆豉清香,解郁开胃以利运湿。诸药合用,共
达宣透上焦湿痹、清解上焦郁热之功。

❄❄ 《温病条辨》相关条文 ❄❄

四六、太阴湿温,气分痹郁而哕者(俗名为呃),宣痹汤主之。

上焦清阳膹郁,亦能致哕,治法故以轻宣肺痹为主。(《温病条辨·上焦
篇·湿温》)

❄❄ 医家经典论述及医家临床应用 ❄❄

方药中:宣痹汤为宣肺祛痰清热利湿剂,所以可用于治疗湿温合并咽喉不
利,干呕或呃逆者。(《温病条辨讲解》)

张文选:从临床经验看,本方可用于治疗湿热郁闭肺络而引起的咳喘;湿
热郁阻咽喉而引起的咽喉疼痛、梅核气;湿热阻痹上焦,肺胃失于清降而引起
的呃逆等证。辨方证要点:"咽中不爽""面冷频呃"。(《温病方证与杂病辨治》)

刘方柏:本方以苦辛之枇杷叶、郁金行气解郁,和胃降逆;以苦寒之射干宣
散胸中热气;以辛甘之豆豉开表透达;配入一味甘淡之通草引热下行,该药能
升能降,可入肺清热,也能上行而通胃,在大队辛通中独起淡渗作用。这样的
配伍可使郁滞之邪气在辛通流动中得到宣散,其病理产物湿邪则可在气机宣
达的运转过程中得以蠲除。(《刘方柏临证百方大解密》)

七、黄芩滑石汤

【**黄芩滑石汤**】(苦辛寒法)　黄芩三钱　滑石三钱　茯苓皮三钱　大腹皮二钱
白蔻仁一钱　通草一钱　猪苓三钱　水六杯,煮取二杯,渣再煮一杯,分温三服。

【**方解**】本方以黄芩苦寒清热燥湿;滑石、茯苓皮、通草、猪苓清利湿热;

豆蔻、大腹皮化湿利水,兼以畅气,使气化则湿化。诸药合用,则湿祛热清,诸症自解。本方与三仁汤均用豆蔻、通草、滑石以清热祛湿,治疗湿温。但本方配黄芩、猪苓、茯苓、大腹皮清热化湿并施,其清热作用强于三仁汤,适用于邪滞中焦,湿热并重,胶着不解者。症见身疼痛,口不渴,或渴不多饮,汗出热解,继而复热,舌苔淡黄而滑,脉缓者。

《温病条辨》相关条文

六三、脉缓身痛,舌淡黄而滑,渴不多饮,或竟不渴,汗出热解,继而复热,内不能运水谷之湿,外复感时令之湿,发表攻里,两不可施,误认伤寒,必转坏证,徒清热则湿不退,徒祛湿则热愈炽,黄芩滑石汤主之。

医家经典论述及医家临床应用

吴鞠通:脉缓身痛,有似中风,但不浮,舌滑不渴饮,则非中风矣。若系中风,汗出则身痛解而热不作矣;今继而复热者,乃湿热相蒸之汗,湿属阴邪,其气留连,不能因汗而退,故继而复热。内不能运水谷之湿,脾胃困于湿也;外复受时令之湿,经络亦困于湿矣。倘以伤寒发表攻里之法施之,发表则诛伐无过之表,阳伤而成痉;攻里则脾胃之阳伤,而成洞泄寒中,故必转坏证也。湿热两伤,不可偏治,故以黄芩、滑石、茯苓皮清湿中之热,蔻仁、猪苓宣湿邪之正,再加腹皮、通草,共成宣气利小便之功,气化则湿化,小便利则火腑通而热自清矣。(《温病条辨·中焦篇·湿温》)

叶天士:某,脉缓,身痛,汗出热解,继而复热。此水谷之气不运,湿复阻气,郁而成病。仍议宣通气分,热自湿中而来,徒进清热不应。黄芩、滑石、茯苓皮、大腹皮、白蔻仁、通草、猪苓。(《临证指南医案》)

方药中:本条阐述中焦湿温、湿热表里同病发热的证治。①脉缓身痛……继而复热缓脉主湿,身痛为湿热邪气干犯经络所致。舌淡黄而滑主湿热。湿邪困脾,津液不能上承,故口渴。里湿停聚中焦,故渴不多饮或不欲饮。由于湿热表里两停,随汗出可使在表之湿热得到部分宣泄而热暂解,但是体内湿热留连,所以又会"继而复热"。②内不能运水谷之湿……徒祛湿则热愈炽,这是分析上述证候的病因病机和治法。"内不能运水谷之湿",说明湿热在里,"湿困脾胃""外复感时令之湿",为湿热在表,阻于经络。综上所述,本证属湿温内外合邪,表里俱病。在治疗方面分析了四种治法:如果认为太阳中风而误用辛温解表,"汗之则神昏",汗出过多伤阳耗津,还会转为痉病;如认为是里实证误用寒凉攻下,进一步损伤脾胃阳气就会发生"下之则洞泄"的坏病;这两种情况均为辨证失误。如果见热只清热,过用寒凉,反而会使湿邪冰伏不解;如果见湿只利湿,过用温燥,反而会助热化燥伤阴,这两种情况属于辨证不全面。此外,如果认为渴欲引水而误用柔润之药,必致湿邪黏滞不化而久延不解。对湿热合邪,要详细辨证,不可偏治,在临证时对湿温表里俱病、湿热两停的治疗必须既清热又宣气利小便以化湿。③黄芩滑石汤主之,黄芩滑石汤以苦寒的黄芩清热燥湿,以辛温的白蔻、大腹皮宣气、行气化湿,用甘寒甘淡的滑石、通草、茯苓、猪苓渗湿利小便并健脾。黄芩滑石汤适用于中焦湿热两停热象偏重的证候。如辨证准确,用之退热甚捷。(《温病条辨讲解》)

赵绍琴等:方中黄芩清热燥湿,滑石清热利湿,茯苓皮、通草、猪苓淡渗利湿。大腹皮燥湿行气,使气行则湿易祛。白蔻仁辛温芳香,有醒脾胃,开湿郁之功。诸药相配,化湿清热,宣通气机,气机通畅,则胶着之邪可分消而解。本方用药,以滑石、茯苓皮、通草、猪苓淡渗通利;以大腹皮、白蔻仁行气。其组方立意,旨在畅气机,通三焦,利小便,使湿热胶着之邪,从小便而祛。正如吴鞠通所说:"共成宣气利小便之功,气化则湿化,小便利则火腑通而热自清矣"。《温病纵横》

张文选:黄芩滑石汤与三仁汤相类似,但前者清热药有苦寒泻火解毒药之黄芩,后者清热药仅仅只有甘寒的竹叶。前者没有宣开肺气的杏仁,却多了渗利湿浊的茯苓皮、猪苓。因此,黄芩滑石汤偏于治疗热重于湿,并以渗利下焦之湿为尤;三仁汤偏于治疗湿重于热,并以宣化上焦之湿为长。黄芩滑石汤与甘露消毒丹均有黄芩、白仁、滑石、通草。但甘露消毒丹中有薄荷、连翘、贝母、射干,善于清化上焦肺与咽喉的热结;黄芩滑石汤中有大腹皮、茯苓、猪苓,善于理气消胀,渗利下焦。因此,黄芩滑石汤以治疗湿热小便不利、便溏等下焦之证为长;甘露消毒丹以治疗湿热咽喉肿痛、咳嗽、哮喘等上焦之证为胜……另外,我常用本方治疗湿热阻滞三焦所致的便秘,其证便秘而舌不赤,苔不燥,用大黄剂不仅无效,且腹胀益甚。处方用黄芩滑石汤加杏仁、瓜蒌皮、枳实,可每获捷效。《温病方证与杂病辨治》

八、薏苡竹叶散

【薏苡竹叶散】(辛凉淡法,亦轻以去实法) 薏苡仁五钱 竹叶三钱 飞滑石五钱 白蔻仁一钱五分 连翘三钱 茯苓块五钱 白通草一钱五分 共为细末,每服五钱,日三服。

【方解】本方以连翘、竹叶辛凉走表;薏苡仁除湿宣痹,三药宣通膜腠湿热;豆蔻芳化湿浊;茯苓、滑石、通草甘淡渗湿,使湿从小便而去。诸药合用可辛凉解表,淡渗利湿。治湿温,湿郁经脉,症见身热疼痛,汗多自利,胸腹白疹。

▄ 《温病条辨》相关条文 ▄

六六、湿郁经脉,身热身痛,汗多自利,胸腹白疹,内外合邪,纯辛走表,纯苦清热,皆在所忌,辛凉淡法,薏苡竹叶散主之。

上条但痹在经脉,此则脏腑亦有邪矣,故又立一法。汗多则表阳开,身痛则表邪郁,表阳开而不解表邪,其为风湿无疑,盖汗之解者寒邪也,风为阳邪,尚不能以汗解,况湿为重浊之阴邪,故虽有汗不解也。学者于有汗不解之证,当识其非风则湿,或为风湿相搏也。自利者小便必短,白疹者,风湿郁于孙络毛窍。此湿停热郁之证,故主以辛凉解肌表之热,辛淡渗在里之湿,俾表邪从气化而散。里邪从小便而驱,双解表里之妙法也,与下条互斟自明。(《温病条辨·中焦篇·湿温》)

▄ 医家经典论述及医家临床应用 ▄

赵绍琴:本方即三仁汤去杏仁、半夏、厚朴、加茯苓、连翘而成。因证属中焦湿热郁蒸,外达肌表之候,故去杏仁、半夏、厚朴之温燥,防其助热。加茯苓以健脾利湿,加连翘以宣泄湿热,透邪外达。二方相较,薏苡竹叶散性偏清凉,且有宣透之长。若湿热郁蒸,外发白痦之证,而以湿盛为主者,用三仁汤治之亦可。(《温病纵横》)

方药中:对白疹的治疗宜透热化湿;对枯痦的治疗,要急顾气阴。对上证的治疗,需表里兼治,湿热两解。在表宜辛凉透疹,不宜辛温发汗;在里宜甘淡化湿利湿,不宜苦寒凉遏,方用薏苡竹叶散。该方以竹叶、连翘辛凉透热出表,以白蔻、薏苡仁、茯苓、滑石,通草化湿利湿。药物似乎平淡,但用于内外合邪湿停热郁之证,常获良效。(《温病条辨讲解》)

张文选:我在临床上常用薏苡竹叶散治疗各种原因所致的过敏性皮疹,其证疹色如正常皮肤,不红不紫,或痒或痛,苔腻滑,属于风湿热郁蒸肌肤者。也用此方治疗粉刺痤疮,其证皮损不红,苔腻,脉濡,属湿热郁结气分,而非热毒壅结血分,不得用大黄、黄连泻火解毒者。另外,也用此方治疗湿热郁结上焦所致的咽痛、咳嗽等证。(《温病方证与杂病辨治》)

九、芩连二陈汤

【芩连二陈汤】青子芩二钱　仙半夏钱半　淡竹茹二钱　赤茯苓三钱　小川

连八分　新会皮钱半　小枳实钱半　碧玉散三钱(包煎)　生姜汁二滴　淡竹沥两瓢(和匀同冲)

【方解】本方即温胆汤加减化裁而成,方中黄芩、黄连清热燥湿,清上、中焦湿热之邪;竹茹、竹沥助黄芩、黄连清湿热之力;半夏、陈皮行气开郁,燥湿和胃止呕,祛中焦郁滞之湿浊;生姜汁助半夏和胃止呕;碧玉散清利下焦湿热,引湿热由小便而出;茯苓健脾利湿;枳实行气破滞,宣畅三焦之气,则湿热易除。诸药配伍,清热化湿并行,宣畅气机而通调三焦水道,使湿热郁阻之邪,有分消走泄之机,为和解三焦之法。适用于湿热郁阻,三焦气滞证,症见寒热交作,头目眩晕,脘痞腹胀,时作呕恶,小便不利,舌苔黄腻,脉濡滑。

《重订通俗伤寒论》相关条文

肝阳犯胃,症多火动痰升,或吐黏涎,或呕酸汁,或吐苦水,或饥不欲食,食即胃满不舒,甚则胀痛,或嘈杂心烦。故以芩、连、橘、半,苦降辛通,调和肝胃为君;臣以竹茹、枳实,通络降气;佐以赤苓、碧玉,使胃中积聚之浊饮从小便而泄;使以姜、沥二汁,辛润涤痰,以复其条畅之性。此为清肝和胃,蠲痰泄饮之良方。

医家经典论述及医家临床应用

赵绍琴:芩连二陈汤证,是湿热郁阻,三焦气滞之证,主要表现为寒热交作,头目眩晕,脘痞腹胀,时作呕恶,小便不利。故治以分消湿热,宣展气机之法,使三焦郁阻之邪,分消走泄而祛。(《温病纵横》)

第二节　三仁汤类方鉴别

方名	组成	主症	舌脉	辨证要点	治法	方源
三仁汤	杏仁、半夏、滑石、薏苡仁、通草、豆蔻、竹叶、厚朴、甘澜水	头痛恶寒,身重疼痛,肢体倦怠,面色淡黄,胸闷不饥,午后身热,苔白不渴,脉弦细而濡	苔白,脉弦细而濡	湿温初起及暑温夹湿湿重于热证	宣畅气机,清利湿热	《温病条辨》
甘露消毒丹	滑石、黄芩、茵陈、石菖蒲、川贝母、木通、藿香、连翘、白豆蔻、薄荷、射干	发热倦怠,胸闷腹胀,肢酸咽肿,斑疹身黄,颐肿口渴,溺赤便闭,吐泻疟痢,淋浊疮疡等	舌苔淡白,或厚腻,或干黄	湿温时疫,湿热并重之证	利湿化浊,清热解毒	《温病经纬》

续表

方名	组成	主症	舌脉	辨证要点	治法	方源
藿朴夏苓汤	藿香、厚朴、半夏、赤茯苓、杏仁、生薏苡仁、白豆蔻、猪苓、泽泻、淡豆豉	湿温初起,恶寒无汗,身热不扬,肢体困倦,肌肉烦疼,面色垢腻,口不渴或渴不欲饮,胸次痞闷,大便溏而不爽	舌苔白滑或腻,脉濡缓或沉细似伏	湿热病邪在气分而湿偏重者	宣通气机,燥湿利水	《医原》
卫分宣湿饮	香薷、青蒿、滑石、茯苓、通草、杏仁、荷叶、冬瓜皮、竹叶	发热微恶风寒,头痛胀重,身重肢节酸楚,无汗或微汗,口不渴	舌尖红,苔白腻或微黄腻,脉浮滑数或濡数		透邪达表,涤暑化湿	《暑病证治要略》
杏仁汤	杏仁、黄芩、连翘、滑石、桑叶、茯苓、豆蔻、梨皮	肺疟,咳嗽频仍,寒从背起,舌白渴饮	舌白	暑邪伏肺,暑湿在表	轻宣肺气,清暑化湿	《温病条辨》
上焦宣痹汤	枇杷叶、郁金、射干、通草、淡豆豉	湿温合并咽喉不利,干呕或呃逆		太阴湿温,气分痹郁而哕者	宣透上焦湿痹、清解上焦郁热	《温病条辨》
黄芩滑石汤	黄芩、滑石、茯苓皮、猪苓、大腹皮、豆蔻、通草	身疼痛,口不渴,或渴不多饮,汗出热解,继而复热	舌苔淡而滑,脉缓	邪滞中焦,湿热并重,胶着不解者	清热利湿	《温病条辨》
薏苡竹叶散	薏苡仁、竹叶、滑石、豆蔻、连翘、茯苓、通草	身热疼痛,汗多自利,胸腹白疹		湿温,湿郁经脉	辛凉解表,淡渗利湿	《温病条辨》
芩连二陈汤	青子芩、仙半夏、淡竹茹、赤茯苓、小川黄连、新会陈皮、小枳实、碧玉散、生姜汁、淡竹沥	寒热交作,头目眩晕,脘痞腹胀,时作呕恶,小便不利	舌苔黄腻,脉濡滑	湿热郁阻,三焦气滞证	清热化湿,宣展气机,和解三焦	《重订通俗伤寒论》

第三节　三仁汤类方临床应用

医案一　蒲辅周医案

李某,女,3岁,因发烧4天,嗜睡2天,于1964年8月26日住院。

住院检查摘要:神志尚清,微烦,转侧不安似有头痛。体温38.7℃,呼吸

26 次 /min,脉搏 126 次 /min,发育营养中等,心肺(−),腹软无压痛。神经系统检查:瞳孔对光反射存在,腹壁反射可引出,颈部微有抵抗,巴氏征(+),克氏征(−)。脑脊液检查:潘迪氏试验(+),糖 1~5 管(+),细胞总数 1 038/mm³,白细胞 114/mm³,氯化物 628mg%,糖 62mg%,蛋白 110mg%。血化验:白细胞 18 600/mm³,中性 87%,淋巴 12%。临床诊断:流行性乙型脑炎(极重型)。

病程与治疗:患者于 8 月 23 日开始精神不振,呕吐,第二日下午体温达 39℃,呕吐五六次,予退热剂,体温不减。第三日即见嗜睡,第四日入院。入院后,先予黄连、香薷冲服紫雪散。第二日体温升高至 40℃,加服牛黄抱龙丸,注射安乃近,第三日体温仍持续在 40℃ 左右,但汗出较多,呼吸发憋,频率 5 次 /min,脉搏 130 次 /min,呈现半昏迷状态,瞳孔对光反应迟钝。腹壁、膝腱反射消失,前方加至宝丹二分,分两次冲服,病情继续恶化。

8 月 28 日请蒲老会诊:神志出现昏迷,不能吞咽,汗出不彻,两目上吊,双臂抖动,腹微满,大便 1 日 2 次,足微凉,脉右浮数,左弦数,舌质淡红,苔白腻微黄,属暑湿内闭,营卫失和,清窍蒙蔽,治宜通阳开闭。处方:薏苡仁 12g,杏仁 6g,白蔻仁 3g,法半夏 6g,厚朴 7.5g,滑石(布包煎)12g,白通草 4.5g,淡竹叶 4.5g,鲜藿香 3g,香木瓜 3g,局方至宝丹半丸(分冲),水煎服 250ml,每服 50ml,3 小时服 1 次。

8 月 29 日复诊:药后汗出较彻,次日体温下降至 37.6℃,目珠转动灵活,上吊消失,吞咽动作恢复,神志渐清,可自呼小便等。原方去藿香、竹叶、加酒黄芩 2.4g、茵陈 9g、陈皮 4.5g、生谷芽 12g。药后 3 天,全身潮汗未断,头身布满痱疹,双睑微肿,神志完全清醒,但仍嗜睡,舌苔渐化,二便正常,体温正常,神经反射亦正常,继以清热和胃,调理善后,痊愈出院。

按语 本例湿重于热,故初起用黄连、香薷、紫雪丹等方,清热祛暑,病不退而反进。旋用三仁汤加味,从湿温治,病由重转轻。可见乙型脑炎不仅偏热,亦有偏湿。偏热黄连、香薷自是正治,偏湿则非芳香淡渗不效。(《蒲辅周医案》)

医案二 **赵绍琴医案**

牛某,男,20 岁,1960 年 9 月 20 日入院。患者于 9 月 15 日开始发热,已五日未退,体温逐渐上升至 39℃ 以上,精神萎靡,食欲不振,其他无异常变化。查体:体温 39℃,脉搏 76 次 /min,白细胞 5 400/mm³,营养发育中等,意识尚清,表情呆滞,反应迟钝,食欲减退,胸前见大小不等的 3~4 个玫瑰色红疹,压之退色,咽充血,扁桃体 Ⅱ° 肿大,余无异常改变。诊断:肠伤寒。于 9 月 22 日请中医会诊:发热,头晕,微汗,腰部酸痛,前胸布红疹 5~6 粒,其中一粒呈疱疹,白痦透露于颈下及胸部,数量不多,状如水晶,脉濡缓,舌苔薄腻。湿热郁蒸气分,治以清化湿热,清气透痦法加减。杏苡仁各三钱,淡竹叶一钱五分,连翘三钱,大豆卷四钱,六一散(包)三钱,通草一钱,云茯苓二钱,荷叶一角,芦根四钱,佩兰叶二钱,西秦艽二钱,二付。复诊:药后体温已趋正常,诸症均除,惟白痦继续外布,精神较好,舌苔前半腻已退,湿化热清,上方获效,当以原方进退。生苡仁三钱,淡竹叶一钱五分,光杏仁三钱藿佩兰各三钱,滑石(包)三钱,通草一钱,豆卷四钱,荷叶一角,云茯苓三钱,神曲三钱,三剂后痊愈出院。

按语 湿热病,尤其是湿温病,湿热郁阻肌肤经络,故胸腹部透发白痦,此为湿热蕴郁的情况,也是湿热病外透邪气的又一种表现,故用清化湿热,清气透痦方法,以缩短病程。(《赵绍琴临证验案精选》)

医案三 刘方柏医案

温某,男,70岁。偏瘫20天,呃逆7天。来诊时已以因脑梗死、高血压住院多日,不见好转。在出现呃逆后,经用西药完全无效,更为不安。右侧偏瘫,语言謇涩,呃逆频频,昼夜不止,伴口干、大便干结。脉弦滑而数,舌苔黄腻。诊为中风气分郁痹证。处以上焦宣痹汤合丁香柿蒂汤加味:郁金12g,通草10g,淡豆豉10g,栀子10g,柿蒂10g,丁香10g,枇杷叶15g,射干20g,大黄10g,草豆蔻10g。水煎,日1剂。服完2剂复诊,不仅呃逆大减,仅断续稀疏发作,右侧肢体也较前有力,大便通畅。郁滞已通,气机已调畅,击鼓再进。上方加代赭石10g,再给2剂。服完后呃逆全止,转以补阳还五汤加减治其肢废。(《刘方柏临证百方大解密》)

医案四 张文选医案

赵某,男,8岁。2005年11月26日初诊。据患者父母所述,患儿长期口臭,有时口秽喷人。大便偏干,手指尖掌侧脱皮、干裂、疼痛。舌红赤,苔黄白相兼、厚腻而滑,脉滑数。曾请中医诊治,服泻黄散、凉膈散等方口臭依然。从舌辨为湿热郁蕴三焦的黄芩滑石汤证。处方:黄芩10g,滑石30g,白豆蔻6g,通草6g,大腹皮10g,猪苓10g,茯苓15g,石菖蒲10g,黄连6g,法半夏10g,枳实10g。6剂。2005年12月3日二诊:口臭消失,手指掌侧脱皮、干裂减轻,大便通畅。脉沉细滑,舌偏红,舌前部厚腻苔退净,转为薄白略滑苔,根部黄白相间略腻。上方去枳实,加生栀子10g,防风6g。6剂。2005年12月10日三诊:再未出现口臭,手指、掌不再脱皮,新生皮肤因薄嫩而不适。上方去半夏、栀子,加玄参10g,赤芍10g。6剂。手指掌脱皮干裂痊愈。(《温病方证与杂病辨治》)

医案五　沈会医案

王某,男,48岁。初诊日期:2021年5月19日。

[主诉]反复周身瘙痒伴红色风团样疹7年,加重3天。

[现病史]7年前无明显诱因出现片状风团,大小不等,以肘膝、颈部为甚,色红,无丘疹、水疱,无腹痛、腹泻,局部皮肤瘙痒,搔抓后部分皮损连接成片,口服扑尔敏(马来酸氯苯那敏)、维生素C等抗过敏药物后,皮疹消退,不留痕迹。此后每因饮食不当致使上症反复发作。3天前饮酒后风团再起,局部皮肤干燥、红肿,皮温正常,瘙痒难耐,影响日常生活。今为求中医治疗,就诊于我院门诊,现症见:周身散在红色斑疹,自觉瘙痒,倦怠乏力,下肢酸重,寐差易醒。大便黏,小便调。舌边尖红苔白腻,舌中裂纹,舌下络脉青紫,脉弦细。

[中医诊断]瘾疹(湿毒壅盛)。

[西医诊断]荨麻疹。

[治法]利湿化浊,清热解毒。

[方药]甘露消毒丹加减。

[处方]滑石(包)20g,黄芩10g,茵陈20g,石菖蒲5g,小通草5g,广藿香5g,连翘15g,草豆蔻10g,钩藤(后下)10g,白鲜皮20g,地骨皮20g,桑白皮20g,地肤子20g,益母草20g,盐杜仲20g,仙鹤草30g。7剂,水煎服。

二诊:2021年5月26日。荨麻疹好转,便黏好转。舌淡苔白腻,脉弦细。上方加生地黄20g,盐泽泻10g。7剂,水煎服。

三诊:2021年6月2日。手掌红热,下肢酸重好转。舌淡苔薄白,脉弦细。二诊方去草豆蔻。7剂,水煎服。

四诊:2021年6月16日。荨麻疹反复,舌边尖红苔黄腻,脉细滑。三诊方广藿香增至10g,连翘减至10g,去生地黄、泽泻,加秦艽20g,忍冬藤20g。7剂,水煎服。

四诊方继服2周后,下肢酸重感明显好转,周身斑疹、瘙痒较前改善。随诊。

【按语】患者以"反复周身瘙痒伴红色风团样疹7年,加重3天"为主症,中医诊断为"瘾疹",兼见局部皮肤红肿干燥,倦怠乏力、下肢酸重、便黏等湿热之象,结合舌脉,可辨证为"湿毒壅盛"。初诊以利湿化浊、清热解毒之甘露消毒丹为主方加减治疗。患者患病7年余,平时嗜食肥甘、饮酒,湿热胶着难去,日久化热生风,郁于肌肤则见身痒;湿热下注,见下肢酸重。

甘露消毒丹首载于《续名医类案》,王士雄《湿热经纬》载:"此治湿温时疫之主方也……湿温蒸腾,更加烈日之暑,烁石流金,人在气交之中,口鼻吸受其气,留而不去,乃成湿温疫疠之病。而为发热倦怠,胸闷腹胀,肢酸咽肿,斑疹身黄,颐肿口渴,溺赤便闭,吐泻疟痢,淋浊疮疡等症。但看病人舌苔淡白,或厚腻或干黄者,是暑湿热疫之邪,尚在气分,悉以此丹治之立效。"方中滑石性寒,既可清热解毒,又可渗利湿热,使湿热疫毒从小便而出;茵陈善清肝胆脾胃之湿热,黄芩清热燥湿解毒。三药相合,清热祛湿。通草清利湿热,钩藤平肝清热,连翘轻疏上焦,清热解毒。石菖蒲、藿香、草豆蔻芳香化浊,行气化湿,醒脾和中,可使气畅则湿去。白鲜皮、地骨皮、桑白皮、地肤子利水祛湿止痒,仙鹤草清热祛风,收敛止血,杜仲祛风湿,强筋骨,益母草利尿消肿,清热解毒。诸药合用,湿去热清,散结解毒。

二诊患者诉斑疹较前消退,因湿热蕴久伤阴,故加以生地黄滋养肝阴,涵养肝木;泽泻具有利水不伤阴,攻邪不伤正的作用,可利水渗湿、泄热。三诊患者诉手掌红热,下肢酸重较前减轻,因草豆蔻温燥,易助热伤阴,故减去。四诊患者诉斑疹瘙痒较前有所反复,虑其湿热在中焦,去生地、泽泻;加重醒脾清热除湿之力,并加以秦艽取祛风湿通经络、利尿退黄之效,忍冬藤清热解毒,疏风通络。

医案六 沈会医案

于某,女,37岁。初诊日期2020年11月19日。

[主诉]腹胀1个月余,加重3天。

[现病史]1个月前无明显诱因出现上腹部胀满,位于剑突下,连及胁肋部,食后腹胀加重,无烧心反酸,无腹痛腹泻,未予重视,未系统诊治。近3天因进食不当上症加重。今为求进一步诊治,就诊于我院门诊,现症见:上腹部胀闷不适,连及两肋,偶有疼痛,胃内嘈杂,随情绪起伏明显,不伴恶心呕吐、腹泻黑便等症;自觉乏力,畏寒怕冷,口苦口干,寐可,小便可,大便黏。舌淡胖,苔白腻,脉濡缓。

[中医诊断]胃痞(脾虚湿盛)。

[西医诊断]慢性胃炎。

[治法]健脾除湿,燥湿利水。

[方宗]藿朴夏苓汤加减。

[处方]广藿香5g,厚朴10g,姜半夏10g,泽泻10g,土茯苓30g,薏苡仁50g,连翘15g,苏梗(后下)15g,菊花5g,黄芩10g,生地黄20g,木香5g,砂仁(后下)5g,益母草15g,桑寄生15g,海螵蛸20g,蒲公英30g,太子参15g,荆芥

15g,生姜5g。10剂,水煎服。

二诊:2020年12月10日。患者上腹胀闷改善,畏寒、口苦减轻,新发面部痤疮。予藿朴夏苓汤合桑菊饮加减。上方去黄芩、荆芥,厚朴、泽泻增至15g,太子参改为北沙参15g,加桑叶15g,金银花20g,佩兰5g,炒麦芽15g。10剂,水煎服。

按语 患者以"腹胀1个月余,加重3天"为主症,中医诊断为"痞满"。《素问·至真要大论》云:"太阳之复……心胃生寒,胸膈不利,则心痛痞满。"该患者发病于寒冬,大连是海滨城市,冬季寒湿之邪旺盛,湿为阴邪,其性重浊,湿蕴卫表则见怕冷肢倦;湿邪易犯脾胃,困阻气机,导致脾胃运化失职,中焦气机阻滞,故见腹胀,结合患者舌脉,可辨证为"脾虚湿盛"。患者平素情绪起伏明显,肝气郁滞,则胆汁疏泄失常,则见口苦、两胁胀满等症。气滞则津液输布不利,不能上承于口,故见口干。初诊以健脾除湿,燥湿利水的藿朴夏苓汤为基础方。

藿朴夏苓汤具有宣通气机、渗湿利水的作用。方中藿香芳化宣透以疏表湿,且现代药理研究发现,藿香可以调节胃肠道功能和肠黏膜免疫。厚朴合半夏可燥湿运脾,行气除满,使脾不为湿邪所困。薏苡仁、土茯苓、泽泻三药淡渗利湿,使湿邪从小便而去。加用木香、砂仁醒脾化湿行气和中,可增强祛湿之效。湿蕴日久而化热,黄芩具有清热燥湿泻火解毒的功效;蒲公英、菊花清热解毒;荆芥祛风除湿;益母草利水解毒;生地黄合泽泻可清热利湿,滋阴养胃。陶弘景《名医别录》载紫苏"主下气,除寒中"。紫苏梗性偏温,归肺经,具有行气和中的作用,其行气醒脾之力比紫苏叶更强。连翘味苦,性微寒,可清热泻火。"木受金制而不横,土得木疏而不壅",紫苏梗合连翘,既具有"佐金平木"之意,还可以通调水道散脾湿,助脾胃运化。《神农本草经》载桑寄生"味苦平,主腰痛",其具有补肝肾、强筋骨的作用,可治疗腰酸腰痛。太子参可补气健脾,生津润肺,具有补虚不烈、生津不助湿的特点。海螵蛸保护胃黏膜。诸药合用,共奏宣畅气机、利湿涤浊之功效。

二诊患者诉上腹胀闷改善、口苦减轻,加用佩兰入脾胃经,可加强化湿和中之力。炒麦芽性甘温,可运行三焦,通而不滞。桑叶合菊花,取方"桑菊饮",意在增强轻清升浮之力,助宣通肺气、调畅气机、运化水湿。厚朴、泽泻加量增强利水,北沙参养阴清肺,金银花清热解毒。

第五章　温胆汤类方临证思辨

第一节　温胆汤类方

温胆汤首载于孙思邈《备急千金要方》，由半夏、竹茹、枳实、橘皮、生姜、甘草组成。而后世常用的温胆汤则出自陈无择《三因极一病证方论》，是在原方中加入茯苓、大枣而成，具有理气化痰、清胆和胃的功效，主治胆胃不和，痰热内扰证。足少阳胆经为半表半里之经，能通达人体全身阴阳之气。《素问·六节藏象论》云："凡十一脏，取决于胆也。"《黄帝内经素问集注》云："胆主甲子，为五运六气之首，胆气升则十一脏腑之气皆升。"李东垣云："胆者，少阳春升之气，春气生则万化安。"少阳主少火，司春升之气，《素问·阴阳应象大论》谓"少火生气"，胆气温和，始能条达，故方名温胆。肝胆互为表里，皆司气机之升发疏达，肝司疏泄，胃主降浊。肝气失疏，气郁生涎；胃失和降，聚湿生痰。故本方以调畅气机为主，其治痰乃治因郁滞而生者，如《三因极一病证方论》云："气郁生涎，涎与气搏，变生诸证。"其治痰之要亦多赖于调气之功，而非治痰专剂。柴胡枳桔汤和解少阳，调畅气机而化痰；蒿芩清胆汤和解胆经，调畅气机而化痰湿；香附旋覆花汤理气调肝而化痰。四方皆可疏达肝胆气机，复具化痰之功。正如《丹溪心法》曰："善治痰者不治痰而治气，气顺则一身之津液随气而顺矣。"

一、温胆汤

【温胆汤】半夏汤洗七次　竹茹　枳实麸炒,去瓤,各二两　陈皮三两　甘草一两,炙　茯苓一两半　上为锉散。每服四大钱，水一盏半，姜五片，枣一枚，煎七分，去滓，食前服。

【方解】方中半夏燥湿化痰，和胃止呕，为君药。臣以竹茹清热化痰，除烦止呕；陈皮理气行滞，燥湿化痰；枳实降气导滞，消痰除痞。佐以茯苓健脾渗湿,以除生痰之源;生姜、大枣调和脾胃,生姜兼制半夏毒性。甘草为使,调和诸药。主治胆郁痰扰证,症见胆怯易惊,头眩心悸,心烦不眠,夜多异梦或呕恶呃逆,眩晕,癫痫,苔白腻,脉弦滑者。

《三因极一病证方论》相关条文

治大病后虚烦不得眠,此胆寒故也,此药主之。又治惊悸。

治心胆虚怯,触事易惊,或梦寐不祥,或异象惑,遂致心惊胆慑,气郁生涎,涎与气搏,变生诸证,或短气悸乏,或复自汗,四肢浮肿,饮食无味,心虚烦闷,坐卧不安。

医家经典论述

汪昂:此足少阳、阳明药也。橘、半、生姜之辛温,以之导痰止呕,即以之温胆;枳实破滞;茯苓渗湿;甘草和中;竹茹开胃土之郁,清肺金之燥,凉肺金即所以平肝木也。如是则不寒不燥而胆常温矣。(《医方集解》)

王子接:温胆汤,隔腑求治之方也。热入足少阳之本,胆气横逆,移于胃而为呕,苦不眠,乃治手少阳三焦,欲其旁通胆气,退热为温,而成不寒不燥之体,非以胆寒而温之也。用二陈专和中焦胃气,复以竹茹清上焦之热,枳实泄下焦之热。治三焦而不及于胆者,以胆为生气所从出,不得以苦寒直伤之也。命之曰温,无过泄之戒辞。(《绛雪园古方选注》)

王士雄:此方去姜、枣加黄连,治湿热挟痰而化疟者甚妙,古人所未知也。(《温热经纬》)

陈修园:二陈汤为安胃祛痰之剂,加竹茹以清膈上之虚热,枳实以除三焦之痰壅,热除痰清而胆自宁和,即温也。温之者,实凉之也。若胆家真寒而怯,宜用龙牡桂枝汤加附子之类。(《时方歌括》)

医家临床应用

孙思邈:治大病后虚烦不得眠,此胆寒故也。(《备急千金要方》)

张景岳:温胆汤治气郁生涎,梦寐不宁,怔忡惊悸,心虚胆怯,变生诸症。(《景岳全书》)

张璐:胆之不温,由于胃之不清,停蓄痰涎,沃于清净之府,所以阳气不能条畅而失温和之性。故用二陈之辛温以温胆涤涎,涎聚则脾郁,故加枳实、竹茹以化胃热也。《张氏医通》

徐大椿:气郁生涎,涎痰内沃,而心胆不宁,故怔忡惊悸不已焉。半夏化涎涤饮,橘红利气除涎,茯神安神渗湿,竹茹清热解郁,枳实破泄气以降下,生草缓中州以和胃,生姜散郁豁涎也。水煎温服,使郁解气行,则涎饮自化,而心胆得宁,惊悸怔忡无不平矣。此解郁化涎之剂,为气郁涎饮、惊悸怔忡之专方。(《医略六书》)

唐容川:二陈汤为安胃祛痰之剂,竹茹清膈上之火,加枳壳以利膈上之气,总求痰气顺利,而胆自宁,温之实清之也,用治痰气呕逆为宜。(《血证论》)

二、柴胡枳桔汤

【柴胡枳桔汤】川柴胡_{一钱至钱半} 枳壳_{钱半} 姜半夏_{钱半} 鲜生姜_{一钱} 青子芩_{一钱至钱半} 桔梗_{一钱} 新会皮_{钱半} 雨前茶_{一钱}

【方解】方中柴胡透表泄热,黄芩清泄相火,两者合用和解少阳为君;枳壳、桔梗、陈皮、姜半夏理气化痰,开达上、中二焦之壅滞为臣;生姜助柴胡疏达为佐;绿茶助黄芩清泄为使。本方为和解表里之轻剂,适用于外邪初传少阳之轻症。症见寒热往来,胸胁痞满,或痛、或呕、或哕者。

《重订通俗伤寒论》相关原文

寒热往来,两头角痛,耳聋目眩,胸胁满疼,舌苔白滑,或舌尖苔白,或单边白,或两边白,脉右弦滑,左弦而浮大。此邪郁腠理,逆于上焦少阳经病偏于半表证也。法当和解兼表,柴胡枳桔汤主之。

医家经典论述及医家临床应用

俞根初:柴胡疏达腠理,黄芩清泄相火,为和解少阳之主药,专治寒热往来,故以之为君。凡外感之邪,初传少阳三焦,势必逆于胸胁,痞满不通,而或痛或呕或哕,故必臣以宣气药,如枳、桔、橘、半之类,开达其上中二焦之壅塞。佐以生姜,以助柴胡之疏达。使以绿茶,以助黄芩之清泄。往往一剂知,二剂已。惟感邪未入少阳,或无寒但热,或无热但寒,或寒热无定候者,则柴胡原为禁药。若既见少阳症,虽因于风温暑湿,亦有何碍,然此尚为和解表里之轻剂,学者可放胆用之。(《重订通俗伤寒论》)

三、蒿芩清胆汤

【蒿芩清胆汤】青蒿脑_{钱半至二钱} 淡竹茹_{三钱} 仙半夏_{钱半} 赤茯苓_{三钱}

青子芩钱半至三钱　生枳壳钱半　陈广皮钱半　碧玉散包,三钱

【方解】方中青蒿清暑热以透邪,黄芩化湿热以利胆,共为君药;竹茹、陈皮、半夏、枳壳理气降逆,和胃化痰,为臣药;赤茯苓、碧玉散淡渗利湿,并导胆热下行,为佐、使药。诸药合用,为清胆热、化痰湿、畅气机要方。本方既有小柴胡汤和解少阳之意,又有温胆汤清胆化痰和胃之法,并有分利三焦湿热之用,主治少阳湿热痰浊证。症见寒热如疟,寒轻热重,口苦膈闷,吐酸苦水或呕黄涎而粘,胸胁胀痛,舌红苔白腻,脉濡数者。

《重订通俗伤寒论》相关原文

足少阳胆与手少阳三焦合为一经,其气化一寄于胆中以化水谷,一发于三焦以行腠理。若受湿遏热郁,则三焦之气机不畅,胆中之相火乃炽,故以蒿、芩、竹茹为君,以清泄胆火;胆火炽,必犯胃而液郁为痰,故臣以枳壳、二陈和胃化痰;然必下焦之气机通畅,斯胆中之相火清和,故又佐以碧玉,引相火下泄;使以赤苓,俾湿热下出,均从膀胱而去。此为和解胆经之良方,凡胸痞作呕,寒热如疟者,投无不效。

寒轻热重,口苦膈闷,吐酸苦水,或呕黄涎而粘。甚则干呕呃逆,胸胁胀疼,舌红苔白,间现杂色,或尖白中红,或边白中红,或尖红中白,或尖白根灰,或根黄中带黑,脉右弦滑,左弦数,此相火上逆。少阳腑病偏于半里证也,法当和解兼清,蒿芩清胆汤主之。

青蒿脑清芬透络,从少阳胆经领邪外出。虽较疏达腠理之柴胡力缓,而辟秽宣络之功比柴胡尤胜。故近世喜用青蒿而畏柴胡也。

医家经典论述

朱良春:青蒿性味苦寒,专去肝、胆伏热,领邪外出,配合黄芩、竹茹,尤擅清泄胆热,解除热重寒轻之症;半夏、陈皮、枳壳不但能化痰浊、消痞闷,配合黄芩、竹茹,更能止呕逆、除心烦;赤茯苓、碧玉散利小便,清湿热,协同青蒿、黄芩可治黄疸。本方配伍周到,是和解胆经,清利湿热,从而解除寒热如疟和湿热发黄的一张良方。(《汤头歌诀详解》)

医家临床应用

胡秋伟等:唐祖宣认为本方是治疗少阳胆经和三焦湿热或痰湿中阻之证的有效方剂。以寒轻热重,口苦膈闷,吐酸苦水或呕黄涎而黏为辨证要点。若化裁得当,亦可广泛用于五脏之湿热证或痰湿为患之证。如肝胃不和、胃浊上

逆作呕者,可加降逆的代赭石,增强清热降逆之功效。如急性黄疸,也可用本方加郁金、茵陈、栀子、大黄等增强利胆退黄作用。又如夜汗一症,虽以阴虚型多见,但肝胆湿热扰于阴分,以致前阴及下体汗出者亦不鲜见。可用本方加牡丹皮凉血、牡蛎敛汗常可收效,且不可为"夜汗皆属阴虚盗汗之说"所误。(《唐祖宣温病类方解析》)

四、香附旋覆花汤

【香附旋覆花汤】(苦辛淡合芳香开络法) 生香附三钱 旋覆花(绢包),三钱 苏子霜三钱 广皮二钱 半夏五钱 茯苓块三钱 薏仁五钱 水八杯,煮取三杯,分三次温服。腹满者,加厚朴。痛甚者,加降香末。

【方解】方中香附和旋覆花配伍理气通络,善通肝络而逐胁下之饮,主治胁肋疼痛、寒热邪结;苏子降肺气,化停饮,所谓"建金以平木",三药合用,理肝气通肝络而调肝。半夏、陈皮和胃化痰;茯苓、薏苡仁健脾利湿,四药配伍,化痰饮利湿浊以调胃脾。适用于肝气郁结,肝络瘀滞,脾胃浊湿,水饮聚结胸胁之证,症见胸胁痛,胁下胀满,苔腻者。

《温病条辨》相关条文

四十一、伏暑、湿温胁痛,或咳,或不咳,无寒,但潮热,或竟寒热如疟状,不可误认柴胡证,香附旋覆花汤主之;久不解者,间用控涎丹。

医家经典论述

吴鞠通:按伏暑、湿温,积留支饮,悬于胁下,而成胁痛之证甚多,即《金匮》水在肝而用十枣之证。彼因里水久积,非峻攻不可;此因时令之邪,与里水新搏,其根不固,不必用十枣之太峻。只以香附、旋覆,善通肝络而逐胁下之饮,苏子、杏仁,降肺气而化饮,所谓建金以平木;广皮、半夏消痰饮之正;茯苓、薏仁开太阳而阖阳明,所谓治水者必实土,中流涨者开支河之法也。用之得当,不过三、五日自愈。其或前医不识病因,不合治法,致使水无出路,久居胁下,恐成悬饮内痛之证,为患非轻,虽不必用十枣之峻,然不能出其范围,故改用陈无择之控涎丹,缓攻其饮。(《温病条辨·下焦篇·暑温伏暑》)

方药中:治疗蓄水轻浅阶段时,提出:"中流涨者,开支河之法",选香附、旋覆花汤作治疗,这一点,临证意义更是十分重大。中医书中所谓的"悬饮",多数属于现代所谓的渗出性胸膜炎或其他疾病合并胸水者,对于这类疾病,过去多用十枣汤一类峻攻剂。十枣汤对于悬饮虽有一定治疗效果,但副作用很大,四十一条所提出的香附旋覆花汤治疗悬饮也有一定治疗效果,但无副作用。十分安全。本方不但可治疗悬饮轻症,对悬饮重症,也有一定的治疗作用。(《温病条辨讲解》)

▅▆ 医家临床应用 ▆▅

张文选:先师孟澍江先生对香附旋覆花汤有深刻的研究,他认为:在内科杂病中疏利肝胆气机的常用方一般人主张用四逆散,而《温病条辨》香附旋覆花汤在疏利肝胆方面有其独特的长处。四逆散偏于升发,香附旋覆花汤则疏中有降;四逆散仅可理无形之气,香附旋覆花汤则兼祛肝胆痰湿。因而对肝胆之气升发太过而夹痰湿者,用香附旋覆花汤为佳。在临床上具体应用时,他擅长于随证加减:如胸胁疼痛较著者加郁金、炒延胡索等;肝气上逆犯肺而咳者可加杏仁、瓜蒌皮、枇杷叶、海蛤壳等;肝气横逆犯胃而致胃痛胀满者加木香、沉香、川朴等。(《温病方证与杂病辨治》)

第二节　温胆汤类方鉴别

方名	组成	主症	舌脉	辨证要点	治法	方源
温胆汤	半夏、竹茹、枳实、陈皮、甘草、茯苓、生姜、大枣	胆怯易惊,头眩心悸,心烦不眠,夜多异梦或呕恶呃逆,眩晕、癫痫	苔白腻,脉弦滑	胆郁痰扰证	化痰和胃,养心安神	《三因极一病证方论》
柴胡枳桔汤	柴胡、枳壳、姜半夏、生姜、黄芩、桔梗、陈皮、绿茶	寒热往来,两头角痛,耳聋目眩,胸胁满疼	舌苔白滑,脉右弦滑,左弦而浮大	外邪初传少阳之轻症	和解表里	《重订通俗伤寒论》
蒿芩清胆汤	青蒿、淡竹茹、仙半夏、赤茯苓、黄芩、生枳壳、陈皮、碧玉散	寒热如疟,寒轻热重,口苦膈闷,吐酸苦水或呕黄涎而粘,胸胁胀痛	舌红苔黄腻,脉弦滑数	少阳湿热痰浊证	和解少阳,清胆利湿,和胃化痰	《重订通俗伤寒论》
香附旋覆花汤	香附、旋覆花、苏子、陈皮、半夏、茯苓、薏苡仁	胸胁痛,胁下胀满	苔腻	肝气郁结,肝络瘀滞,脾胃浊湿,水饮聚结胸胁之证	调肝胆脾胃,通肝络,散结滞,逐胁下水饮	《温病条辨·下焦篇·暑温伏暑》

第三节 温胆汤类方临床应用

医案一 岳美中医案

范某,男性,56岁。

[主诉]因被重物压伤,多处骨折,休克住院。继而小便短少,几近无尿(日夜百余毫升)尿中且有少量蛋白及红白细胞,非蛋白氮 54.5 毫克 %。前医曾投以八正散加味,小便虽有增加,但一日仍约 1 000 毫升。

[诊查]询其病情,有时微感恶心,尿黄,便稀如水,口干舌苔稍黄,脉数。

[治疗]给予温胆汤加减,药用陈皮、清半夏、赤苓、竹茹、枇杷叶、生姜、太子参、麦冬、五味子、丹参、制乳没等。药后翌日小便激增达 1 880 毫升,乃续进前方药,小便日达 2 000~3 800 毫升,小便及非蛋白氮化验亦渐趋正常。(《中国现代名中医医案精华》)

医案二 唐祖宣医案

王某,女,7 岁,1982 年 8 月 5 日诊治。

患儿 3 日前因病毒性脑膜炎在我院传染科西医对症治疗,T 38.6℃,P 110 次 /min,R 30 次 /min,症见往来寒热,热重寒轻,头痛,全身不适,呕吐,口干口苦,舌质红,苔厚细腻,脉细数。于今日上午邀唐祖宣前去会诊。辨证为暑湿蕴蒸、少阳阻滞,治宜清暑利湿,和胃化痰,方选蒿芩清胆汤加减。药用:青蒿(后下)6g,黄芩 4g,竹茹 5g,半夏 4g,云苓 6g,枳壳 4g,陈皮 4g,金银花 6g,蒲公英 6g,生甘草 3g,滑石 5g,水煎,频服,每日 1 剂。

二诊:1982 年 8 月 8 日,患儿呕吐止,精神状态较前几日好转,仍有寒热往来,头痛轻,余无特殊变,嘱其照初诊时所开处方继服。

三诊:1982 年 8 月 13 日,患儿热退身凉,饮食尚可,口干口苦,小便发黄,余症稳定,守原方加鲜茅根 9g 继服。

四诊:1982 年 8 月 17 日,患儿体温正常,饮食及二便正常,面色红润有泽,病已痊愈,建议患儿出院。

唐祖宣治疗经验:蒿芩清胆汤源自《重订通俗伤寒论·六经方药》。原按:足少阳胆与手少阳三合为一经。其气化一寄于胆中以化水谷,一发于三焦以行腠理。若受湿遏热郁,则三焦之气机不畅,胆中之相火乃炽。故以青蒿、黄芩、竹茹为君,以清泻胆火;胆火炽,必犯胃而液郁为痰,故臣以枳壳、二陈和胃化痰;然必下焦之气机通畅,斯胆中之相火清和,故又佐以碧玉,引相火下焦;使以赤茯苓,俾湿热下出,均从膀胱而去。此为和解胆经之良方。凡胸痞作呕、寒热如疟者,投无不效。(《唐祖宣温病类方解析》)

医案三 孟澍江医案

陈某,男,34岁。患胸胁疼痛2个月余,不能转侧,咳时尤剧,伴胸闷脘痞,嗳气,口淡不渴,脉细弦,苔薄白而滑。证属肝胆气机失调,夹痰湿阻于经络,治当疏理肝胆气机,兼以祛痰化湿。

[**处方**]旋覆花(包)8g,制香附8g,全瓜蒌10g,苏子8g,陈皮6g,法半夏9g,茯苓10g,薏苡仁15g,炒延胡索8g,白芥子8g,姜汁少许。5剂。服2剂疼痛大减,5剂后疼痛消失,后未再发作。

[**方证解释**]本例曾用疏肝理气、清化湿热、通络化瘀等法而取效不著。孟老诊后认为,该例确属肝胆气机失调,非郁滞而是升发太过,故用四逆、逍遥之类不能奏效;其兼夹有形之邪,但非瘀血而是痰湿,故用血府逐瘀汤罔效;因未见有化热之象,故用清化之法不能对证。治疗主以香附旋覆花汤,疏利肝胆而抑其过度升发,并祛湿化痰,加白芥子为增强化痰通络之功,加姜汁以宣通气机。(《孟澍江治疗内科杂病的经验》)

第六章 橘皮竹茹汤类方临证思辨

第一节 橘皮竹茹汤类方

橘皮竹茹汤出自张仲景《金匮要略》,由橘皮、竹茹、大枣、生姜、甘草、人参组成,具理气降逆、益胃清热之功效,主治久病体弱或吐下后胃虚有热,气逆不降,呃逆或呕吐。吴鞠通在《温病条辨》中去人参、甘草、大枣,改生姜为姜汁,加柿蒂而成新制橘皮竹茹汤。两方皆可治疗呕吐或呃逆,但是前方适宜于由脾虚胃弱夹有虚热而气上逆所致的哕,后方适用于湿热壅遏胃气所致的实哕。

一、橘皮竹茹汤

【橘皮竹茹汤】橘皮二升　竹茹二升　大枣三十枚　生姜半斤　甘草五两　人参一两　上六味,以水一斗,煮取三升,温服一升,日三服。

【方解】方中橘皮理气和胃;竹茹清泄胃热止呕;生姜降逆和胃止呕;人参益气补虚;大枣调和脾胃;甘草调和诸药。治久病体弱或吐下后胃虚有热,气逆不降,症见呃逆或呕吐,舌嫩红,脉虚数者。

❧ 《金匮要略》相关条文 ❧

哕逆者,橘皮竹茹汤主之。(《金匮要略·呕吐哕下利病脉证治》)

❧ 医家经典论述及医家临床应用 ❧

吴昆:大病后,呃逆不已,脉来虚大者,此方主之。呃逆者,由下达上,气逆作声之名也。大病后则中气皆虚,余邪乘虚入里,邪正相搏,气必上腾,故令呃逆。脉来虚大,虚者正气弱,大者邪热在也。是方也,橘皮平其气,竹茹清其热,甘草和其逆,人参补其虚,生姜正其胃,大枣益其脾。(《医方考》)

二、新制橘皮竹茹汤

【新制橘皮竹茹汤】(苦辛通降法)　橘皮三钱　竹茹三钱　柿蒂七枚　姜汁三茶匙(冲)　水五杯,煮取二杯,分二次温服;不知,再作服。有痰火者,加竹沥、瓜蒌霜。有瘀血者,加桃仁。

【方解】方中陈皮理气和中;竹茹清热安胃;柿蒂苦平,为止呃逆之要药;姜汁温胃止呕;本证因非胃气所致,故去人参、甘草。本方具有理气和胃、降逆止呕的功效,主治阳明湿温,气壅为哕者。

《温病条辨》相关条文

五七、阳明湿温,气壅为哕者,新制橘皮竹茹汤主之。

医家经典论述及医家临床应用

吴鞠通:按《金匮》橘皮竹茹汤,乃胃虚受邪之治,今治湿热壅遏胃气致哕,不宜用参甘峻补,故改用柿蒂。按柿成于秋,得阳明燥金之主气,且其形多方,他果未之有也,故治肺胃之病有独胜(肺之脏象属金,胃之气运属金)。柿蒂乃柿之归束处,凡花皆散,凡子皆降,凡降先收,从生而散而收而降,皆一蒂为之也,治逆呃之能事毕矣(再按:草木一身,芦与蒂皆升降之门户,载生气上升者芦也,受阴精归藏者蒂也,格物者不可不于此会心焉)。(《温病条辨·中焦篇·湿温》)

胡希恕:新制橘皮竹茹汤即金匮橘皮竹茹汤去大枣加柿蒂之变制,用治气逆为哕甚之。(《胡希恕温病条辨讲义》)

方药中:湿热壅阻中焦,胃气不得通降而上逆为哕,所以要用清化湿热、通降胃气的方法来治疗。橘皮竹茹汤为《金匮要略》方。《金匮要略·呕吐哕下利病脉证治》谓:"哕逆者,橘皮竹茹汤主之。"原方由橘皮、竹茹、生姜、人参、甘草、大枣六味药组成,适宜于由脾虚胃弱挟有虚热而气上逆所致的哕。本条所述的哕为湿热壅遏胃气所致的实哕,因此原方去参、草、枣。加柿蒂者,柿蒂,苦涩微温,入胃经,善降胃气,为止呃要药,与橘皮、生姜同用,辛苦通降,再加竹茹以清胃热。湿热壅遏胃气所致的哕,应有舌苔滑腻及其他湿热壅气的见证,并注意与上焦湿热壅肺气所致的哕(《温病条辨·上焦篇》第四十六条),与中焦阳明腑实所致的哕(《温病条辨·中焦篇》第八条)加以区别。(《温病条辨讲解》)

第二节　橘皮竹茹汤类方鉴别

方名	组成	主症	舌脉	辨证要点	治法	方源
橘皮竹茹汤	陈皮、竹茹、大枣、生姜、甘草、人参	呃逆或呕吐	舌嫩红，脉虚数	久病体弱或吐下后胃虚有热，气逆不降	益气清热，降逆止呃	《金匮要略·呕吐哕下利病脉证治》
新制橘皮竹茹汤	橘皮、竹茹、柿蒂、姜汁	哕		阳明湿温，气壅为哕	理气和胃，降逆止呕	《温病条辨·中焦篇·湿温》

第三节　橘皮竹茹汤类方临床应用

医案一　吴少怀医案

高某,女,32 岁,干部。

初诊:1965 年 3 月 26 日。怀孕 3 个月,恶心呕吐,吞酸嘈杂,脘部作痛,食欲不振,夜眠尚可,大便正常,小便微黄。舌苔白厚,脉沉弦滑。证属冲任上壅,胃热气郁。治拟清热降逆,和胃安胎。橘皮竹茹汤加减。

姜竹茹 9g,陈皮 4.5g,沙参 9g,姜半夏 4.5g,炒黄连 3g,白术 9g,炒黄芩 3g,姜杷叶 9g,炒砂仁 3g,炒谷芽 4.5g,生姜 0.9g。水煎服。服药 3 剂,痊愈。(《近代国医名家经典案例》)

医案二　沈会医案

王某,女,53 岁。初诊:2022 年 10 月 5 日。

[主诉]反酸、嗳气 10 个月余,加重 1 周。

[病史]10 个月前无明显诱因出现反酸嗳气,无头晕、头痛等症状。于某医院检查结果显示:慢性胃炎,反流性食管炎,幽门螺杆菌(Hp)(+)。服奥美拉唑、雷贝拉唑等四联后 Hp 转阴后反酸好转。1 周前,患者生气后上述症状加重,自服疏肝和胃丸,无明显改善。今为求中医治疗来我院就诊。现症见:反酸、嗳气,餐后无腹胀,便溏,偶有寐差早醒,时有醒后汗出,烦躁。舌边尖红,舌质暗,苔白腻,脉弦细。

[**中医诊断**] 呃逆(脾胃湿热证)。

[**西医诊断**] 慢性胃炎,反流性食管炎。

[**治法**] 泄热利湿,通降和胃。

[**方宗**] 新制橘皮竹茹汤合苏叶黄连汤加减。

[**处方**] 陈皮 10g,竹茹 20g,柿蒂 10g,苏梗 10g,黄连 3g,茯苓 15g,党参 30g,郁金 15g,木香 5g,草豆蔻 5g,炒麦芽 20g,生姜 10g,大枣 5 枚。7 剂,每日 1 剂,每日 2 次,水煎服。

接语 本案患者以"反酸、嗳气 10 个月余,加重 1 周"为主诉,中医诊断为"呃逆"。患者脾胃虚弱,脾不化湿,出现便溏;日久化湿蕴热,湿热停聚胃中,使胃气不降,出现反酸嗳气等症;胃热扰心,出现烦躁、寐差;蒸腾营阴,出现醒后汗出。新制橘皮竹茹汤出自《温病条辨》,中焦篇第 57 条"阳明湿温,气壅为哕者,新制橘皮竹茹汤主之"。湿热之邪壅滞中焦,气机升降失调,胃气上逆致哕。湿热之邪壅滞阳明胃腑,应顺其特性而治,吴鞠通提出"治中焦如衡(非平不安)",以苦辛通降之新制橘皮竹茹汤,分消壅遏之湿热。方中陈皮健脾理气,和胃泻浊,降逆疗呕哕;竹茹清胃热、化痰降逆;柿蒂降逆止呃,尤能使肺胃之气得降;生姜调中止呃。共为降浊行滞之用,诸药相合,轻可去实,凉能去热,苦能降下,辛能行散,共奏泄热利湿、通降和胃之功。苏叶黄连汤原名薛氏止呕方,始见于薛雪《湿热论》,方中黄连性寒,善泻中焦之火,为治疗胃热呕吐之要药。味苦一者能泄,清热泻火,泻心脾,消胃热,清三焦,解热毒,导大肠之热;两者能燥,燥湿开郁,化脾胃之湿,利大肠之浊;三者能坚,坚厚肠胃,保阴护液。苏叶易苏梗,能够行气宽中,宽胸利膈。茯苓健脾渗湿安神;党参补中益气;共治脾虚之本。木香行气止痛;草豆蔻温中行气燥湿,治湿停之标。热扰心神,加郁金行气,凉血清心。麦芽消食和中;大枣补中益气。

第七章　龙胆泻肝汤类方临证思辨

龙胆泻肝汤出自汪昂《医方集解》,由龙胆草、黄芩、栀子、泽泻、木通、车前子、当归、生地黄、柴胡、甘草组成,可清肝胆实火,泄下焦湿热,主治肝胆经实火湿热之证。与胃苓汤、萆薢渗湿汤皆为除湿利湿之剂,组方配伍皆有引湿邪外出之意,因此,我们将胃苓汤、萆薢渗湿汤皆归在除湿利湿之龙胆泻肝汤类方。

第一节　龙胆泻肝汤类方

一、龙胆泻肝汤

【龙胆泻肝汤】龙胆草酒炒　黄芩炒　栀子酒炒　泽泻　木通　车前子当归酒洗　生地黄酒炒　柴胡　甘草生用

【方解】方中龙胆草善泻肝胆之实火,并能清下焦之湿热为君;黄芩、栀子、柴胡苦寒泻火,车前子、木通、泽泻清利湿热,使湿热从小便而解,均为臣药;肝为藏血之脏,肝经有热则易伤阴血,故佐以生地黄、当归养血益阴;甘草调和诸药为使。配合成方,共奏清肝胆实火、泄下焦湿热之功。主治肝胆实火上扰,症见头痛目赤,胁痛口苦,耳聋、耳肿,或湿热下注,症见阴肿阴痒,筋痿阴汗,小便淋浊,妇女湿热带下等。

《医方集解》相关条文

肝胆经实火湿热,胁痛耳聋,胆溢口苦,筋痿阴汗,阴肿阴痛,白浊溲血。

医家经典论述及医家临床应用

汪昂:此足厥阴、少阳药也。龙胆泻厥阴之热,柴胡平少阳之热,黄芩、栀子清肺与三焦之热以佐之,泽泻泻肾经之湿,木通、车前泻小肠、膀胱之湿以佐

之,然皆苦寒下泻之药,故用归、地以养血而补肝,用甘草以缓中而不伤肠胃,为臣使也。(《医方集解》)

吴谦:胁痛口苦,耳聋耳肿,乃胆经之为病也。筋痿阴湿,热痒阴肿,白浊溲血,乃肝经之为病也。故用龙胆草泻肝胆之火,以柴胡为肝使,以甘草缓肝急,佐以芩、栀、通、泽、车前辈大利前阴,使诸湿热有所出也。然皆泻肝之品,若使病尽去,恐肝亦伤矣,故又加当归、生地补血以养肝。盖肝为藏血之脏,补血即所以补肝也。而妙在泻肝之剂,反作补肝之药,寓有战胜抚绥之义矣。(《医宗金鉴》)

俞根初:肝为风木之脏,内寄胆府相火,凡肝气有余,发生胆火者,症多口苦胁痛,耳聋耳肿,阴湿阴痒,尿血赤淋,甚则筋痿阴痛。故以胆、通、栀、芩纯苦泻肝为君;然火旺者阴必虚,故又臣以鲜地、生甘,甘凉润燥,救肝阴以缓肝急;妙在佐以柴胡轻清疏气,归须辛润舒络;使以泽泻、车前咸润达下,引肝胆实火从小便而去。此为凉肝泻火,导赤救阴之良方。然惟肝胆实火炽盛,阴液未涸,脉弦数,舌紫赤,苔黄腻者,始为恰合。(《重订通俗伤寒论》)

二、胃苓汤

【胃苓汤】苍术　厚朴　白术　陈皮　茯苓　官桂　泽泻　猪苓　甘草　上锉,每服五钱,水煎,姜五片,枣二枚。

【方解】本方以平胃散燥湿运脾,合五苓散利水渗湿,标本兼顾。主治寒湿内阻,症见腹痛泄泻,小便不利,舌苔白,脉濡。苍术燥湿运脾;厚朴行气化湿,消胀除满;陈皮行气化滞;泽泻以其甘淡,直达肾与膀胱,利水渗湿;茯苓、猪苓淡渗,增强其利水渗湿之力;白术、茯苓相须,佐以白术健脾以运化水湿;官桂助脾气升发;炙甘草健脾和中,调和诸药。

《丹溪心法》相关条文

治夏秋之间,脾胃伤冷,水谷不分,泄泻不止。

医家经典论述及医家临床应用

吴谦:脾胃湿盛成水泻,懒食溏泻色多黄,清浊不分溺短涩,胃苓升阳除湿汤。水泻者,皆因脾胃湿盛,以致清浊不分,变成水泻之证。其候小便短涩,懒食溏泻色黄,宜用胃苓汤以除湿,若泻久不止,则用升阳除湿汤治之,其证自愈。(《医宗金鉴》)

尤怡:和脾胃,去湿消胀。(《金匮翼》)

三、萆薢渗湿汤

【萆薢渗湿汤】萆薢　薏苡仁　黄柏　赤苓　丹皮　泽泻　滑石　通草
【方解】方中萆薢、薏苡仁、黄柏、赤茯苓清热利湿;泽泻、滑石、通草利水清热,以引湿热之邪外出;牡丹皮清热凉血活血。适用于湿热下注所致下肢丹毒、湿疹等。

《疡科心得集》相关条文

主湿热下注之臁疮。

医家经典论述及医家临床应用

高秉钧:未漏蹄疯之发也,其源有二:一由醇酒炙煿,肝肾阴亏,络道空虚,湿热下注而生;一由于贫苦乡人,劳力伤营,气血失和而发。其疡起于足底皮浓处,初则皮坚肿突,隐隐作痛,时痛时止,或一月或二月后渐渐穿破,但有溏水而无脓血,久则皮烂,其口如钱大,其肉凹进,色如鸡肝,艰于任地。用珍珠散掺之,以白玉膏盖贴,服萆薢渗湿汤,兼服知柏八味丸。须饮食安养,必拖延岁月,方可收功。其或成脓者为驴眼疽,属阴亏血热,湿热注络不化,较漏蹄稍为易于收敛。然亦要加谨调治,外以升膏盖贴,服药如前。(《疡科心得集》)

第二节　龙胆泻肝汤类方鉴别

方名	组成	主症	舌脉	辨证要点	治法	方源
龙胆泻肝汤	龙胆草、黄芩、栀子、泽泻、木通、车前子、当归、生地黄、柴胡、甘草	胁痛耳聋,胆溢口苦,筋痿阴汗,阴肿阴痛,白浊溲血		肝胆经实火湿热	泻肝胆实火,清肝经湿热	《医方集解》
胃苓汤	苍术、厚朴、白术、陈皮、茯苓、官桂、泽泻、猪苓、甘草、姜、枣	水谷不分,泄泻不止		夏秋之间,脾胃伤冷,寒湿内阻	祛湿和胃,利水止泻	《丹溪心法》
萆薢渗湿汤	萆薢、薏苡仁、黄柏、赤茯苓、牡丹皮、泽泻、滑石、通草	臁疮		湿热下注	清热利湿	《疡科心得集》

第三节　龙胆泻肝汤类方临床应用

医案一 **刘渡舟医案**

白某,女,18岁。1994年2月28日初诊。

患者右眼前有蓝光闪动,目瞬动蓝光随之亦动,并见头晕目胀,情志不畅,总疑心遭人诽谤。两胁胀满,心烦少寐,大便发干。眼科检查:右眼视力1.0,诊为"右眼玻璃体病变"。舌边红,苔腻,脉弦。证属肝经湿热夹肝火上扰,治以清泄肝火,利其湿热。

柴胡10g,黄芩10g,牡丹皮10g,龙胆草10g,竹茹12g,栀子10g,木通10g,泽泻20g,车前子12g,连翘10g,当归12g,赤芍15g,藿香10g,草决明12g,蒺藜10g,佩兰10g,半夏12g,夏枯草16g,服七剂,头晕目胀减轻,右眼前蓝光有时出现,精神状况较前好转。原方加菊花10g,坤草15g。又服10剂,眼前蓝光消失,头不晕,睡眠正常。两眼仍微有胀感,上方再进3剂,诸症皆安。

按 患者长期情怀不遂,肝气郁结不行,郁久化火,乘克脾土,土虚不运,则湿邪内生,此为火动生湿之变化。湿与热合,随肝火上注于目,发为本证。眼见蓝光闪动,为火动浮游之象;头晕目胀,为肝火上攻之证。若肝火上扰心神,则心烦少寐。舌脉所见,皆为肝火与湿热为患。治应泻肝胆之火,清肝经湿热。本方以龙胆泻肝汤清利肝经湿热;牡丹皮、夏枯草、草决明、蒺藜、连翘清肝火,潜肝阳;佐以藿香、佩兰、半夏、竹茹,化湿涤痰。全方清泄疏利并用,服之可使火气降,湿热除,目无邪扰,则目疾自愈。(《刘渡舟临证验案精选》)

医案二 **刘渡舟医案**

丁某,女,39岁。1993年4月28日初诊。

患颈部关节疼痛数年,现颈项后背酸痛重着,不可回顾,上臂屈伸不利,腰部酸困,手脚冰凉。每遇阴天下雨,症状加重,痛不可忍。带下量多,色白,黏腻。口不渴,时有恶心,厌油腻,小便短黄,大便溏薄。曾服用芬必得(布洛芬缓释胶囊)等药物,当时痛减,过后疼痛如故。舌苔白厚而腻,脉沉。证属风湿相搏,郁于太阳经。治当祛风胜湿,以通太阳之气,用羌活胜湿汤加味。炙甘草3g,蔓荆子10g,藁本6g,羌活10g,独活10g,川芎10g,防风10g,桂枝6g,生姜6g。

服5剂,项背之痛即止,带下减少,仍舌苔白腻,小便短黄。转方用胃苓汤:

苍术 6g,厚朴 10g,陈皮 10g,生姜 10g,茯苓 30g,猪苓 20g,桂枝 10g,白术 10g,泽泻 15g。

药服 3 剂,诸症皆愈。

按 本案为风湿侵犯于太阳经输,经气不利之证。太阳经包括足太阳膀胱经和手太阳小肠经。膀胱经"其直者,从巅入络脑,还出别下项,循肩膊内,挟脊抵腰,入循膂,络肾属膀胱"。湿伤太阳,经气不利,故见颈项疼痛,连及腰背。湿邪循经入府,气化不行,则见小便短涩。湿性重着黏腻,故疼痛伴有酸沉困重感,以及带下黏腻,舌苔厚腻等症。治应祛除太阳经之风湿,方用羌活胜湿汤加桂枝、生姜,以通太阳之经气,并能止痛降逆。服后当微发其汗,可使风湿尽去,如发汗太多则恐风去湿留而痛不能止。(《刘渡舟临证验案精选》)

医案三 **彭显光医案**

张某,男,40 岁。

主诉及病史:患者平素嗜好烟酒,于 5 年前开始出现肛门周围皮肤阵发性发痒,每次发作约 2~3 分钟,未进行治疗。近 1 年来痒痛逐渐加剧,痒比痛重,常用手搔抓止痒,经西药外用无效。伴见胸闷不适,纳谷不香,坐卧不安。

[诊查] 口苦,舌质淡,苔黄腻,脉弦数。肛门周围皮肤粗糙变厚,苔藓样变,有抓痕,皲裂,分泌物多色黄而腥臭。

[辨证] 肛门瘙痒症,脾虚湿热下注型。

[治法] 健脾,杀虫止痒,清热渗湿。外用熏洗汤熏洗,继用银粉膏外敷。内服萆薢渗湿汤加味。

[处方] 萆薢 12g,薏苡仁 18g,黄柏 15g,茯苓 15g,牡丹皮 12g,泽泻 12g,通草 9g,滑石 12g,苍术 12g,吴茱萸 12g,白鲜皮 15g,鹤虱 15g,苦参 15g,防风 9g,蝉蜕 15g,外用和内服药共治疗 25 天,肛门瘙痒痊愈。

按语 患者因平素嗜好酒食,而致脾胃虚弱,湿热内生。肝经郁热,则肛门瘙痒,痒痛难忍,坐卧不安;湿热下注,则分泌物多,色黄而臭;湿热内蕴,停于中焦,则口苦而腻,舌质淡,苔黄腻,胸闷不适,纳谷不香,脉弦数。故治疗以健脾、清热渗湿、杀虫止痒为大法。方中薏苡仁、苍术健脾化湿,黄柏清下焦湿热,牡丹皮清热凉血,泽泻、通草、茯苓、滑石、萆薢、苦参清热利湿,鹤虱、吴茱萸、白鲜皮杀虫止痒,防风、蝉蜕祛风止痒。(《中国现代名中医医案精粹》)

第八章 藿香正气散类方临证思辨

第一节 藿香正气散类方

藿香正气散原出自宋代《太平惠民和剂局方》，是治疗感受四时不正之气、辟秽化浊的方剂。原方由藿香、陈皮、茯苓、厚朴、大腹皮、紫苏、白芷、桔梗、甘草、白术、半夏曲组成，属苦辛甘温之剂。吴瑭整理叶氏医案，在《温病条辨》中制定五个加减正气散和滑石藿香汤方证。这一类方治法可称为"苦辛淡祛湿治利法"，此法以藿香梗、厚朴、陈皮、茯苓四味药为基本用药，根据湿热轻重及兼证不同，加味成为一至五加减正气散，具有芳化渗湿、升清降浊、开畅中焦气机的作用，是治疗湿温病升降中焦的系列方剂。以藿香芳香化湿；陈皮、厚朴苦温燥湿，茯苓淡渗利湿，从而分消三焦之湿。其中一加减正气散证见脘连腹胀，大便不爽，以湿阻气机为重，故用杏仁、大腹皮宣通肺与大肠之气机；神曲、麦芽导滞；茵陈利湿清热。二加减正气散证兼见身痛，为湿滞经络所致，故加防己、薏苡仁、通草、大豆黄卷以宣利经络湿热，这是叶氏加减木防己法治疗湿热痹的常用组药。三加减正气散证以舌苔黄为特点，湿已化热，故加杏仁宣展肺气以化湿，加滑石清利湿中之热。四加减正气散证见舌白滑，脉右缓，以寒湿阻滞中焦为特点，故加辛香温燥，以胜太阴之湿见长的草果开达脾湿；加炒山楂肉、炒神曲开胃导滞。五加减正气散证见脘闷便溏，为寒湿阻遏，中阳不转，故加苍术，即合入平胃散以燥湿运脾，加谷芽以升发胃气。故一加减调升降；二加减宣经络；三加减利湿热；四加减运脾阳；五加减和脾胃。加减正气散五方从不同角度反映了叶氏变通应用藿香正气散治疗湿病之法，正如吴瑭自注所云"历观前五法，均用正气散，而加法各有不同，亦可知用药非丝丝入扣，不能中病"；"以同为加减正气散法，欲观者知化裁古方之妙"。除五个加减正气散外，吴瑭还根据叶氏应用藿香正气散医案，制定出滑石藿香汤方证。此外，雷氏芳香化浊法、五叶芦根汤、不换金正气散组成及功效亦相似，因其证候又有所不同，故药味之加减也有所别，故亦皆归于藿香正气散类方。

一、藿香正气散

【藿香正气散】大腹皮　白芷　紫苏　茯苓去皮,各一两　半夏曲　白术　陈皮去白　厚朴去粗皮,姜汁炙　苦梗各二两　藿香去土,三两　甘草炙,二两半　上为细末。每服二钱,水一盏,姜钱三片,枣一枚,同煎至七分,热服。如欲出汗,衣被盖,再煎并服。

【方解】方中藿香芳香化温,和中止呕,并能发散风寒;紫苏、白芷辛香发散,助藿香外散风寒,兼可芳香化浊;厚朴、陈皮、半夏曲行气燥湿,和中消滞;白术、茯苓健脾去湿;大腹皮行气利湿;桔梗宣肺利膈;生姜、大枣、甘草调和脾胃,且和药性。诸药合用,可解表化湿,理气和中。主治外感风寒,内伤湿滞证。症见恶寒发热,头痛,胸膈满闷,脘腹疼痛,恶心呕吐,肠鸣泄泻,舌苔白腻,以及山岚瘴疟等。

《太平惠民和剂局方》相关条文

伤寒头疼,憎寒壮热,上喘咳嗽,五劳七伤,八般风痰,五般膈气,心腹冷痛,反胃呕恶,气泻霍乱,脏腑虚鸣,山岚瘴疟,遍身虚肿;妇人产前、产后,血气刺痛;小儿疳伤,并宜治之。

医家经典论述及医家临床应用

汪昂:此手太阴、足阳明药也。藿香辛温,理气和中,辟恶止呕,兼治表里为君。苏、芷、桔梗,散寒利膈,佐之以发表邪;厚朴、大腹,行水消满,橘皮、半夏,散逆除痰,佐之以疏里滞。苓、术、甘草,益脾去湿,以辅正气为臣使也。正气通畅,则邪逆自除矣。(《医方集解》)

吴谦:治外受四时不正之气,内停饮食,头痛寒热,或霍乱吐泄,或作疟疾。(《医宗金鉴》)

二、一加减正气散

【一加减正气散】藿香梗二钱　厚朴二钱　杏仁二钱　茯苓皮二钱　广皮一钱　神曲一钱五分　麦芽一钱五分　绵茵陈二钱　大腹皮一钱　水五杯,煮二杯,再服。

【方解】方中以藿香芳香化浊、理气和中为君。厚朴、陈皮燥湿理气;神曲、麦芽健脾和胃、化积除胀为臣。气机之升降除依靠脾胃之斡旋,亦有赖于肺气之肃降,故佐以杏仁肃降肺气;茵陈、茯苓皮、大腹皮以清热利湿,四药俱为佐药。本方以恢复脾胃气机为法。诸药配伍芳香化湿,理气和中,治三焦湿郁,升降失司,症见脘腹胀满,大便溏垢不爽。

《温病条辨》相关条文

五八、三焦湿郁,升降失司,脘连腹胀,大便不爽,一加减正气散主之。

再按此条与上第五十六条同为三焦受邪,彼以分消开窍为急务,此以升降中焦为定法,各因见证之不同也。(《温病条辨·中焦篇·湿温》)

医家经典论述及医家临床应用

叶天士:某,五十,秽湿邪吸受,由募原分布三焦,升降失司,脘腹胀闷,大便不爽。当用正气散法。藿香梗、厚朴、杏仁、广皮白、茯苓皮、神曲、麦芽、绵茵陈。(《临证指南医案》)

方药中:本条主要表现为脘腹胀满、大便不爽,用一加减正气散。本方在原方藿梗、陈皮、厚朴、苓皮、大腹皮的基础上,加杏仁以宣通肺气,加茵陈宣散湿热,加神曲、麦芽消食和胃。全方成为一首宣清湿热、行气除满、利湿和胃、苦辛微寒的方剂。(《温病条辨讲解》)

三、二加减正气散

【二加减正气散】(苦辛淡法)　藿香梗三钱　广皮二钱　厚朴二钱　茯苓皮三钱　木防己三钱　大豆黄卷二钱　川通草一钱五分　薏苡仁三钱　水八杯,煮三杯,三次服

【方解】方中以藿香芳香化湿、醒脾和胃为君。薏苡仁味甘淡性凉,利湿健脾,舒筋除痹,清热排脓;大豆黄卷清解表邪、分利湿热,兼除湿痹,《神农本草经》谓其"主湿痹,筋挛,膝痛",防己祛风除湿、通经活络,共为臣药。佐以陈皮、厚朴燥湿除满;茯苓皮渗湿健脾;合通草清热利尿,"利小便以实大便"。本方以祛经络之湿为主,所选诸药长于淡渗利湿兼能除痹,标本兼治,两擅其长,为本方特点。

《温病条辨》相关条文

五九、湿郁三焦,脘闷,便溏,身痛,舌白,脉象模糊,二加减正气散主之。

上条中焦病重,故以升降中焦为要。此条脘闷便溏,中焦证也,身痛舌白,脉象模糊,则经络证矣,故加防己急走经络中湿郁;以便溏不比大便不爽,故加

通草、薏仁,利小便所以实大便也;大豆黄卷从湿热蒸变而成,能化蕴酿之湿热,而蒸变脾胃之气。(《温病条辨·中焦篇·湿温》)

⚎ 医家经典论述及医家临床应用 ⚎

叶天士:某,十四,脘闷,便溏,身痛,脉象模糊,此属湿蕴三焦。厚朴、广皮、藿香梗、茯苓皮、大豆黄卷、木防己、川通草、苡仁。(《临证指南医案》)

方药中:本条述三焦湿郁、湿滞经络的证治。本条与上条均属三焦湿郁、脾胃升降失常,如脘腹胀闷、便溏等,不同之处在于本条湿郁经脉,故"脉象模糊""身痛"、舌白、便溏说明湿郁较重无明显热象。治用二加减正气散。该方在藿梗、陈皮、厚朴、苓皮四味药通降中焦利湿的基础上,加木防己、苡仁、通草,淡渗以利经络中湿,加大豆黄卷以化蕴酿之湿热。本条因湿邪偏重,用淡渗药物较多,所以属于"苦辛淡法"。(《温病条辨讲解》)

四、三加减正气散

【**三加减正气散**】(苦辛寒法) 藿香(连梗叶)三钱 茯苓皮三钱 厚朴二钱 广皮一钱五分 杏仁三钱 滑石五钱 水五杯,煮二杯,再服。

【**方解**】方中以藿香醒脾和胃、芳香化湿为君;杏仁利肺气,开水之上源,气化则湿热俱化,滑石味辛淡性凉,归胃、膀胱经,善清湿中之热,助膀胱气化,合茯苓皮健脾利湿,兼能泄热为臣;佐以陈皮、厚朴调理中焦气机。本方与三仁汤均有宣畅三焦气机、清热利湿之功,区别在于三仁汤用于湿温初起,邪在上焦,而本方用于湿温日久,邪入中焦,郁而化热,湿重热轻,治疗重点在于畅中渗下以分解湿热。

⚎ 《温病条辨》相关条文 ⚎

六十、秽湿着里,舌黄脘闷,气机不宣,久则酿热,三加减正气散主之。

前两法,一以升降为主,一以急宣经隧为主;此则以舌黄之故,预知其内已伏热,久必化热,而身亦热矣,故加杏仁利肺气,气化则湿热俱化。滑石辛淡而凉,清湿中之热。合藿香所以宣气机之不宣也。(《温病条辨·中焦篇·湿温》)

⚎ 医家经典论述及医家临床应用 ⚎

叶天士:汪,三三,舌黄脘闷,秽湿内着,气机不宣,如久酿蒸,必化热气,即有身热之累。杏仁、藿香、茯苓皮、滑石、厚朴、广皮白。(《临证指南医案》)

方药中:本条述湿郁化热的证治。"秽湿着里",说明湿浊之气不在表而留着在里,郁久化热,所以"舌黄",湿阻气机,所以"脘闷",用三加减正气散治疗。该方在取原方藿香、陈皮、厚朴、茯苓皮四味药的基础上,加杏仁以配藿香宣气化浊,以滑石清利湿热从小便出。本方重用甘寒的滑石清利湿热并与苦辛通降合用,故称"苦辛寒法"。(《温病条辨讲解》)

五、四加减正气散

【四加减正气散】(苦辛温法)　藿香梗三钱　厚朴二钱　茯苓三钱　广皮一钱五分　草果一钱　楂肉(炒)五钱　神曲二钱　水五杯,煮二杯,渣再煮一杯,三次服。

【方解】方中以藿香芳香化湿、醒脾和胃;草果辛温燥烈,燥湿温中、祛痰截疟消食,善除寒湿而温燥中宫,为脾胃寒湿要药;山楂、神曲消食和胃;陈皮、茯苓、厚朴理气健脾利湿。

《温病条辨》相关条文

六一、秽湿着里,邪阻气分,舌白滑,脉右缓,四加减正气散主之。

以右脉见缓之故,知气分之湿阻,故加草果、楂肉、神曲,急运坤阳,使足太阴之地气不上蒸手太阴之天气也。(《温病条辨·中焦篇·湿温》)

医家经典论述及医家临床应用

叶天士:张,脉右缓,湿着阻气。厚朴、广皮、煨草果、炒楂肉、藿香梗、炒神曲。(《临证指南医案》)

方药中:本条述湿困脾阳的证治。本证湿邪为重困扰脾阳阻于气分而无热象。故见舌白而滑。"脉右缓",缓脉为怠缓之脉,说明湿阻气机,脉道受阻,亦示湿重。湿为阴邪,非温不化,所以本证应予温振脾阳,方用四加减正气散。该方仍在原方藿梗、厚朴、茯苓、陈皮苦辛通降的基础上加上辛温燥烈的草果以温阳燥湿,加楂肉、神曲以消食导滞。该方是在苦辛药的基础上加用了辛温药,所以属于"苦辛温法"。(《温病条辨讲解》)

六、五加减正气散

【五加减正气散】(苦辛温法)　藿香梗二钱　广皮一钱五分　茯苓块三钱　厚朴二钱　大腹皮一钱五分　谷芽一钱　苍术二钱　水五杯,煮二杯,日再服。

【方解】 方中以藿香化湿和胃为君。苍术辛苦而温,燥湿健脾,祛风散寒;陈皮理气健脾,燥湿化痰,共为臣药。佐以厚朴行气除满,燥湿消痰;大腹皮下气宽中行水;茯苓利湿健脾;谷芽健脾开胃,和中消食。本方着力于调和脾胃,恢复其升清降浊之职,如此则无内外合邪之虞,辅以祛湿则诸症自愈。

《温病条辨》相关条文

秽湿着里,脘闷便泄,五加减正气散主之。

秽湿而致脘闷,故用正气散之香开;便泄而知脾胃俱伤,故加大腹运脾气,谷芽升胃气也。以上二条,应入前寒湿类中,以同为加减正气散法,欲观者知化裁古方之妙,故列于此。(《温病条辨·中焦篇·湿温》)

医家经典论述及医家临床应用

叶天士:某,二二,不耐烦劳是本虚,脘闷便泄属湿邪。先治湿,后治本。藿香梗、广皮、茯苓、大腹皮、厚朴、谷芽。(《临证指南医案》)

方药中:本条述湿伤脾胃的证治。本条与前两条均属湿浊留着于里而不去。湿阻胃气,则"脘闷",湿伤脾阳则"便泄"。用五加减正气散治疗。本方仍在藿梗、陈皮、厚朴、茯苓四味药的基础上,以大腹皮行气燥湿除满,加苍术燥湿健脾以止泄,加谷芽消导和胃。(《温病条辨讲解》)

七、滑石藿香汤

【滑石藿香汤】(辛淡合芳香法) 飞滑石三钱 白通草一钱 猪苓二钱 茯苓皮三钱 藿香梗二钱 厚朴二钱 白蔻仁一钱 广皮一钱 水五杯,煮取二杯,分二次服。

【方解】 本方亦属于藿香正气散的加减方,方中以滑石为君,清热利水通淋,以止泄泻,利小便。藿香化湿解暑,和中止呕;通草清热利水;茯苓皮健脾利水渗湿,共为臣药。佐以猪苓利水渗湿;白豆蔻、陈皮理气调中,化湿和胃;厚朴行气化湿,消痞除满。诸药合用,清利芳化,理气通滞,使气行湿化,热清湿去而泻止。主治湿热内蕴,或暑湿内侵,困阻脾胃,气机不利,升降失常者。

《温病条辨》相关条文

九十一、滞下红白,舌色灰黄,渴不多饮,小溲不利,滑石藿香汤主之。

此暑湿内伏,三焦气机阻窒,故不肯见积治积,乃以辛淡渗湿宣气,芳香利

窍,治所以致积之因,庶积滞不期愈而自愈矣。(《温病条辨·中焦篇·湿温》)

❧ 医家经典论述及医家临床应用 ❧

叶天士:某女,舌色灰黄,渴不多饮,不饥恶心,下利红白积滞,小溲不利,此暑湿内伏,三焦气机不主宣达。宜用分理气血,不必见积而攻涤下药。飞滑石、川通草、猪苓、茯苓皮、藿香梗、厚朴、白蔻仁、新会皮。(《临证指南医案》)

方药中:本条述痢疾三焦气阻的证治。暑湿郁遏于里,熏蒸于上则舌色灰黄;热邪伤津则渴,湿阻中焦脾不运化,津不上承,故口渴欲饮,而又不能多饮;湿热阻于三焦,气机阻滞,膀胱气化失司,故小溲不利,本证为湿热蕴阻三焦气机,应以宣通三焦为治,方用滑石藿香汤,方中以藿香芳香宣气开上,以厚朴、蔻仁、陈皮宣通中焦,以茯苓、猪苓、滑石、通草健脾利湿,淡渗通阳利小便以通下焦。本方仍属藿香正气散的加减方。(《温病条辨讲解》)

八、雷氏芳香化浊法

【雷氏芳香化浊法】藿香叶一钱　佩兰叶一钱　陈广皮一钱五分　制半夏一钱五分　大腹皮一钱(酒洗)　厚朴八分(姜汁炒)　加鲜荷叶三钱为引。

【方解】本方是藿香正气散化裁而来,组成皆有藿香、陈皮、半夏、厚朴、大腹皮。方中藿香芳香温煦,散表邪,化里湿,醒脾开胃,和中止呕;佩兰气香味辛性平,芳香醒脾,化湿解暑。两者相伍为用,清热化湿解暑、和胃醒脾功效更著,治疗湿阻脾胃证候。半夏能胜脾胃之湿,与陈皮同用,其味辛,辛能散滞气、利水谷;大腹皮行气导滞,是宽中利气之效药,与厚朴同用行气燥湿以运中焦脾气;荷叶清热解暑升发脾阳,升清降浊以轻开上焦肺气,肺主一身之气,气化则湿自化,亦有启上闸,开支河之意,清升则浊自降,导湿浊下行以为出路。主治五月霉湿并治秽浊之气。

❧ 《时病论》相关条文 ❧

霉湿之为病,在乎五月也。芒种之后,逢丙入霉,霉与梅通,其时梅熟黄落,乍雨乍晴,天之日下逼,地之湿上蒸,万物感其气则霉,人感其气则病。以其气从口鼻而入,即犯上中二焦,以致胸痞腹闷,身热有汗,时欲恶心,右脉极钝之象,舌苔白滑。以上皆霉湿之浊气,壅遏上中气分之证,非香燥之剂,不能破也。拟以芳香化浊法,俾其气机开畅,则上中之邪,不散而自解也。(《时病论》)

▆ 医家经典论述及医家临床应用 ▆

雷丰：此法因秽浊霉湿而立也。君藿、兰之芳香，以化其浊；臣陈、夏之温燥以化其湿；佐腹皮宽其胸腹，厚朴畅其脾胃，上中气机，一得宽畅，则湿浊不克凝留；使荷叶之升清，清升则浊自降。(《时病论》)

张文选：雷氏芳香化浊法方用藿香叶、佩兰叶、鲜荷叶"三叶"清轻芳香宣化上焦湿浊；陈广皮、制半夏、大腹皮、姜汁炒厚朴苦温燥中焦浊湿，兼以疏畅气机，宽中消胀。本方中无清热药，故只适用于治疗寒湿；方中没有淡渗利湿药，故适用中上焦寒湿郁闭之证；方中有大腹皮、姜汁炒厚朴，故消胀除满作用较强。我在临床上常用本方治疗杂病过程出现的寒湿、湿浊困阻脾胃证，或者霉湿证，凡是见到舌苔白厚腻，脘腹胀满，但又不属于厚朴草果汤证者，辄用此方化裁治疗。并常在此方中加入白蔻仁、茯苓等，以增强芳香化湿、渗利湿浊的作用。(《温病方证与杂病辨治》)

九、五叶芦根汤

【五叶芦根汤】藿香叶二钱　薄荷叶六分　鲜荷叶一钱　冬瓜子五钱　佩兰叶一钱五分　枇杷叶五钱,去毛筋、炒黄　活水芦根一两

【方解】方中五叶香散轻扬，宣上焦以疏中气；佐以芦根、冬瓜子轻清甘淡，肃清肺胃。肺胃清降，邪自不容。是为暑湿轻症之良方。治疗湿温病后期纳差等余邪未清之症。

▆ 《湿热病篇》相关条文 ▆

湿热证，数日后脘中微闷，知饥不食，湿邪蒙绕三焦。宜藿香叶、薄荷叶、鲜荷叶、枇杷叶、佩兰叶、芦尖、冬瓜仁等味。

▆ 医家经典论述及医家临床应用 ▆

薛雪：此湿热已解，余邪蒙蔽清阳，胃气不舒。宜用极轻清之品，以宣上焦阳气，若投味重之剂，则与病情不相涉矣。(《湿热病篇》)

十、不换金正气散

【不换金正气散】厚朴去皮,姜汁制　藿香去枝、土　甘草熘　半夏煮　苍术米

泄浸 陈皮去白 上等分,为锉散。每服三钱,水一盏半,生姜三片,枣子二枚,煎至八分,去滓,食前稍热服。忌生冷、油腻、毒物。若四方人不伏水土,宜服之。常服能辟岚气,调和脾胃,美饮食。

【方解】本方亦是藿香正气散加减方,即平胃散加藿香、半夏而成,祛湿和胃之力更强。方中以平胃散燥湿健脾,行气和胃;另加藿香辟秽和中,升清降浊;半夏燥湿化痰,降逆止呕。主治湿浊中阻所致霍乱吐泻或瘴疫时气等。

《太平惠民和剂局方》相关条文

四时伤寒,瘴疫时气,头疼壮热,腰背拘急;五劳七伤、山岚瘴气,寒热往来,五膈气噎,咳嗽痰涎,行步喘乏,或霍乱吐泻,脏腑虚寒,下痢赤白,并宜服之。

医家经典论述及医家临床应用

张介宾:余寓岭南既久,愈知瘴疾不易用药。若病人身热而复寒,谓之冷瘴,不换金正气散主之……治疮疡脾气虚弱,寒邪相搏,痰停胸膈,致发寒热。服此以正脾气,则痰气自消,寒热不作。(《景岳全书》)

汪昂:此足太阴、阳明药也。苍术辛烈,燥湿而强脾;厚朴苦温,除湿而散满;(苦降能泻实满,辛温能散湿满)陈皮辛温,利气而行痰;甘草,中州主药,能补能和,蜜炙为使。泄中有补,务令湿土底于和平也。本方加藿香、半夏,名"藿香平胃散",又名"不换金正气散",(《局方》)治胃寒腹痛呕吐,及瘴疫湿疟。再加人参、茯苓、草果、生姜、乌梅,名"人参养胃汤",治外感风寒,内伤生冷,夹食停痰,岚瘴瘟疫,或饮食伤脾,发为痎疟。(《医方集解》)

第二节 藿香正气散类方鉴别

方名	组成	主症	舌脉	辨证要点	治法	方源
藿香正气散	大腹皮、白芷、紫苏、茯苓、半夏曲、白术、陈皮、厚朴、苦桔梗、藿香、甘草、生姜、大枣	恶寒发热,头痛胸膈满闷,脘腹疼痛,恶心呕吐,肠鸣泄泻,以及山岚瘴疟等	舌苔白腻	外感风寒,内伤湿滞证	解表化湿理气和中	《太平惠民和剂局方》

方名	组成	主症	舌脉	辨证要点	治法	方源
一加减正气散	藿香梗、厚朴、杏仁、茯苓皮、广陈皮、神曲、麦芽、绵茵陈、大腹皮	脘连腹胀,大便不爽		三焦湿郁、升降失司	苦辛微寒法,理气燥湿除滞	《温病条辨》
二加减正气散	藿香梗、广陈皮、厚朴、茯苓皮、木防己、大豆黄卷、川通草、薏苡仁	脘闷,便溏,身痛	舌白,脉象模糊	三焦湿郁、湿滞经络、湿邪偏重	苦辛淡法,燥湿利水,宣通表里	《温病条辨》
三加减正气散	藿香、茯苓皮、厚朴、广陈皮、杏仁、滑石	脘闷	舌黄	三焦湿郁、湿郁化热	苦辛寒法,祛湿泄热	《温病条辨》
四加减正气散	藿香梗、厚朴、茯苓、广陈皮、草果、山楂肉、炒神曲	脘闷食少	舌白滑,脉右缓	湿困脾阳	苦辛温法,温脾化湿消滞	《温病条辨》
五加减正气散	藿香梗、广陈皮、茯苓块、厚朴、大腹皮、谷芽、苍术	脘闷便泄		湿伤脾胃	苦辛温法,燥湿利水	《温病条辨》
滑石藿香汤	飞滑石、茯苓皮、白通草、白蔻仁、广陈皮、猪苓、藿香梗、厚朴	滞下红白,渴不多饮,小溲不利	舌色灰黄	暑湿内伏、三焦气机阻滞	宣通三焦,消暑化湿	《温病条辨》
雷氏芳香化浊法	藿香叶、佩兰叶、陈皮、半夏、大腹皮、厚朴、鲜荷叶	胸痞腹闷,身热有汗,时欲恶心	右脉极钝之象,舌苔白滑	五月霉湿并治秽浊之气	燥湿化浊,宣通气机	《时病论》
五叶芦根汤	藿香叶、薄荷叶、鲜荷叶、佩兰叶、枇杷叶、冬瓜子、活水芦根	胃气不舒,脘中微闷,知饥不食	舌苔黄白相兼、薄而粘腻	湿热症数日后,湿热已解,余邪蒙蔽清阳	轻清芳化,清利余邪,健脾和胃	《湿热病篇》
不换金正气散	厚朴、藿香、甘草、半夏、苍术、陈皮	头疼壮热,腰背拘急;寒热往来,五膈气噎,咳嗽痰涎,行步喘乏,或霍乱吐泻,脏腑虚寒,下痢赤白		湿浊中阻所致霍乱吐泻或瘴疫时气	行气化湿,和胃止呕	《太平惠民和剂局方》

第三节 藿香正气散类方临床应用

医案一 蒲辅周医案

罗某,男,62岁,干部,1960年9月1日初诊。

素体中虚脾弱,长夏宿营于海滨,至秋后白露前数日,稍感精神不佳,体重减轻,脉搏稍快,微有低温,服用抗生素数日,高热转增达40℃,随后出现呕吐,胸腹胀满,大便溏泄,每日六七次,手足凉,额复热,微汗出,小便频数,便时茎痛,四肢关节酸痛。脉两寸微浮数,右关沉数,左关弦数,两尺沉濡,舌质红,苔白腻。证为伏暑挟湿、热郁三焦。治以清暑利湿、苦辛淡渗法。

[处方] 藿香二钱,杏仁一钱五分,香薷一钱,连皮茯苓三钱,黄芩一钱五分,滑石三钱,薏苡仁五钱,防己一钱五分,猪苓一钱五分,竹叶一钱五分,通草一钱五分,荷叶二钱。服2剂。

复诊:热减吐止,解小便时茎痛消失,关节酸痛见轻,大便每日减至四五次。身倦乏力,食纳尚差,脉寸沉细,关沉滑,尺沉迟。病势虽减,但湿热未尽,胃气未复,宜和胃气并清湿热。

[处方] 山茵陈二钱,藿香梗二钱,新会皮一钱五分,连皮茯苓三钱,川厚朴一钱,豆卷三钱,白蔻仁八分,滑石块三钱,扁豆皮三钱,猪苓一钱五分,薏苡仁四钱,炒稻芽二钱,通草一钱,荷叶三钱,服2剂。

再诊:热再退,周身漐漐汗出,小便正常,大便一日2次,食纳仍差,食后腹微胀,昨日一度出冷汗,六脉沉细微数,舌转正红苔退。湿热已尽,胃气尚差,宜益胃养阴为治。

[处方] 玉竹二钱,麦冬二钱,茯神三钱,石斛四钱,桑寄生三钱,炒稻芽二钱,新会皮二钱,莲子肉四钱,扁豆皮三钱,荷叶三钱,连服三剂,诸症悉平,饮食、二便俱正常,停药以饮食调养月余而康复。(《温病条辨讲解(蒲辅周医案)》)

医案二 张文选医案

徐某,男,37岁。2005年4月5日初诊。大便稀溏,黏滞不爽,每日2~3次,肛门下坠,腹隐隐作痛。胃堵纳差,心情烦闷。舌红赤,苔黄白相兼而腻,脉弦细滑略数。据舌苔、大便特点辨为一加减正气散证。处方:藿香梗10g,厚朴15g,陈皮10g,茯苓20g,神曲10g,麦芽10g,茵陈10g,柴胡12g,白芍12g,枳实12g,炙甘草12g。7剂。2005年4月12日复诊:服药后大便成形,心情舒畅。

上方加防风 6g。7 剂。便溏、腹痛痊愈。

另外,我常用此方治疗饮食不洁或水土不服引起的腹泻。特别是夏暑季节天气酷热,人们懒于做饭,在卫生条件较差的小餐馆吃饭,或买熟食进餐,多有胃肠不适,如腹泻、腹痛等,对此,用加减正气散法有很好的疗效。(《温病方证与杂病辨治》)

医案三 **张文选医案**

陈某,女,26 岁。2005 年 11 月 29 日初诊。

患者两天前在一小餐馆进餐后,当天腹中不适,随后腹泻,每日 4~5 次,恶心,呕吐 1 次。自服西药诺氟沙星,腹泻次数减少,但仍溏稀,腹中隐隐作痛,恶心欲吐,口黏,无食欲。脉滑略数,舌偏红,苔白腻。此由不洁食物内生湿热,阻滞中焦,胃脾升降功能失司,为滑石藿香汤证。

[处方]滑石 30g,藿香 12g,白豆蔻 6g,厚朴 10g,陈皮 10g,茯苓 30g,猪苓 15g,通草 6g,清半夏 15g,生姜 10g,黄连 6g。4 剂。大便成形,恶心止,胃口渐开而愈。(《温病方证与杂病辨治》)

医案四 **沈会医案**

刘某,女,57 岁。初诊日期:2022 年 7 月 27 日。

[主诉]胃脘部胀满不适 1 个月余。

[病史]1 个月余前无明显诱因下出现胃脘部胀满不适,餐后及气候潮湿时加重,无疼痛,时有嗳气,无反酸烧心,无恶心呕吐,自觉咽部有痰,不易咳出,未予以重视。后上述症状持续出现,自觉影响正常生活,遂来我院中医科就诊。现症见:胃脘部胀满不适,无疼痛,餐后及气候潮湿时加重,伴咽部异物感,无明显痰咳出,平素疲劳乏力,畏寒明显,肩部疼痛,腰背部酸胀不适,下肢发凉。病来纳差,寐差易醒,醒时汗出,大便不畅,2~3 日一行,量少质黏。既往有腰椎结核、痔、子宫脱垂、高血压病史。望面色萎黄,目眶色黑,舌淡苔薄白根腻,舌下青筋。脉细滑。

[中医诊断]胃痞(脾虚湿蕴)。

[西医诊断]功能消化不良。

[治法]燥湿化痰,理气和中。

[方宗]不换金正气散加减。

[处方]广藿香 10g,厚朴 10g,姜半夏 10g,麸炒苍术 10g,焦六神曲 20g,焦麦芽 20g,净山楂 20g,桂枝 10g,炒苦杏仁 10g,茯苓 15g,麸炒薏苡仁 40g,

麸炒枳壳 10g,生白术 30g,虎杖 20g。7 剂,每日 2 次,水煎服。

　　二诊:2022 年 08 月 10 日。胃脘部胀满不适较前减轻,寐差早醒好转,肩部疼痛缓解,大便正常,舌淡苔薄白,舌下青筋,脉细滑。上方去茯苓、麸炒薏苡仁,改炒鸡内金 20g,焦麦芽易生麦芽 10g,牛膝 10g。

按语　本案患者以"胃脘部胀满不适 1 个月余"为主诉,伴咽部异物感,无明显痰咳出,纳差,寐差易醒,醒时汗出,大便不畅,量少质黏,疲劳乏力,畏寒明显,肩部疼痛,腰背部酸胀不适,下肢发凉等症状,中医诊断为胃痞,属脾虚湿蕴。《证治汇补·痞满》曰:"大抵心下痞闷,必是脾胃受亏,浊气挟痰,不能运化为患。"由上所言,患者脾胃素虚,运化无力,实邪由生,故可见胃脘部胀满不适,痰浊阻于咽部,则见咽部异物感,湿邪困于下,则大便不畅,质黏腻。脾生气血运精微,脾失健运,则无以充养心神,可见寐差;无以充养周身,则肩背不适。患者畏寒,阳气不足,则不温四肢。故当治以燥湿化痰,理气和中,方以不换金正气散加减治疗。

　　不换金正气散出自《太平惠民和剂局方》,其中藿香芳香化湿,升清降浊;苍术与厚朴相配,起燥湿运脾,下气除满之功;半夏燥湿化痰。以上方为基础,再用焦神曲、焦麦芽健运脾胃,生山楂亦有此效,大量使用更有针对大便不畅之功。一味杏仁,宣肺而开肠中之便结。枳壳理气宽中,生白术健脾通便。茯苓、薏苡仁合用,健脾除湿,更专体内水湿之邪。虎杖亦有利湿之用。桂枝辛温走四肢,温其四末。二诊患者胀满减轻,大便正常,故去健脾化湿之茯苓、薏苡仁,改炒鸡内金,固其根本,更加健运脾胃之功。加用牛膝,引药下行,使温运之力达下肢。

第九章　半夏泻心汤类方临证思辨

第一节　半夏泻心汤类方

半夏泻心汤出自张仲景《伤寒论·辨太阳病脉证并治》,本方由半夏、黄芩、人参、甘草、黄连、干姜、大枣组成,具有调和肝脾、寒热平调、消痞散结之功效,主治寒热错杂之痞证。半夏泻心汤有两个配伍特点:一是寒热并用,苦辛开泄。黄芩、黄连苦寒降泄除其热,干姜、半夏辛温开结散其寒。二是补气和中,健脾益胃。人参、甘草、大枣甘温益气补虚,扶正以复气机升降之序。"苦辛开泄"又称辛开苦降,简称开泄,指辛味药与苦味药配合具有开散泄降的作用。"苦辛开泄"首见于《黄帝内经》,是"辛以散之,苦以泄之"相互配伍运用的复法。半夏泻心汤是苦辛开泄、寒热并用、补泻兼施、升降有序的代表方。叶天士在《临证指南医案》中将仲景的"苦辛开泄"治脘之湿热证进一步发挥,言:"再人之体,脘在腹上,其地位处于中,按之痛,或自痛,或痞胀,当用苦泄,以其入腹近也。必验之于舌,或黄或浊,可与小陷胸汤或泻心汤,随症治之。"吴鞠通《温病条辨》传承仲景及叶天士"苦辛开泄法",用半夏泻心汤加减方治疗暑湿、湿热证之痞证。半夏泻心汤的同类方有半夏泻心汤去人参干姜大枣甘草加枳实杏仁方、人参泻心汤(半夏泻心汤去甘草大枣半夏加枳实白芍方)、半夏泻心汤去人参干姜大枣甘草加枳实生姜方、泻心汤(半夏泻心汤去大枣甘草加枳实方)、加减人参泻心汤、黄连白芍汤、泻心汤(半夏泻心汤去大枣甘草加枳实生姜汁方)、加减泻心汤。半夏泻心汤临床应用广泛,可治疗胃痛、腹泻、呃逆、呕吐、口腔溃疡、失眠、精神性疾病以及妇科疾病等。

一、半夏泻心汤

【半夏泻心汤】半夏半升,洗　黄芩、干姜、人参、甘草炙,各三两　黄连一两　大枣十二枚,擘　上七味,以水一斗,煮取六升,去滓,再煎服三升,温服一升,日三服。须大陷胸汤者,方用前第二法。一方用半夏一升。

【方解】 半夏、干姜辛能散结,温阳建中,逐饮止呕;黄芩、黄连苦能燥湿,解热止利。饮留邪聚均由于胃气不振,人参、甘草、大枣,补益脾胃,使脾胃健运。诸药合用有辛开苦降的作用,痞硬自除。半夏泻心汤主治上热下寒、中焦胃虚证,证见呕而肠鸣、心下痞硬、或下利者。

《伤寒论》相关条文

伤寒五六日,呕而发热者,柴胡汤证具,而以他药下之,柴胡证仍在者,复与柴胡汤。此虽已下之,不为逆,必蒸蒸而振,却发热汗出而解。若心下满而硬痛者,此为结胸也,大陷胸汤主之;但满而不痛者,此为痞,柴胡不中与之,宜半夏泻心汤。(149)(《伤寒论》)

医家经典论述及医家临床应用

尤在泾:痞者,满而不实之谓,夫客邪内陷,即不可从汗泄,而满而不实,又不可从下夺,故唯半夏,干姜之辛,能散其结,黄连,黄芩之苦,能泄其满。(《伤寒贯珠集》)

陈慎吾:(各家医案)半夏泻心汤主治老少下利,水谷不消,腹中雷鸣,心下痞,干呕,并治霍乱。休息利,本方加大黄。时水泻或便脓血,止则腹胀,泻则爽,时腹痛,恶心吞酸。又,饮食入腹即辘辘有声而转泻者,可选用本方及甘草干姜二泻心汤。疝瘕积聚,痛侵心胸,心下痞,恶心呕吐,肠鸣不利,若便秘可兼用大黄剂。本方若支饮、辟饮之痞,不效。(《陈慎吾伤寒论讲义》)

二、半夏泻心汤去人参干姜大枣甘草加枳实杏仁方

【半夏泻心汤去人参干姜大枣甘草加枳实杏仁方】(苦辛寒法) 半夏一两 黄连二钱 黄芩三钱 枳实二钱 杏仁三钱 水八杯,煮取三杯,分三次服,虚者复纳人参二钱,大枣三枚。

【方解】 运用辛开苦降的半夏泻心汤,清邪热化痰湿,但减甘温的人参、甘草、大枣及辛温的干姜,加枳实行气开痞,杏仁理肺降气。诸药合用燥湿清热、化痰行气、开痞散结。半夏泻心汤去人参干姜大枣甘草加枳实杏仁方主治暑热兼夹痰湿阻于中焦气分,气机郁结、浊痰凝聚心下成痞证,发热,口干不欲饮,心下痞满,按之濡软不痛,纳呆不饥,时作呕恶,大便不通。

☷☰ 《温病条辨》相关条文 ☰☷

三九、阳明暑温,脉滑数,不食不饥不便,浊痰凝聚,心下痞满者,半夏泻心汤去人参、干姜、大枣、甘草加枳实、杏仁主之。

不饥不便,而有浊痰,心下痞满,湿热互结,而阻中焦气分。故以半夏、枳实开气分之湿结,黄连、黄芩开气分之热结;杏仁开肺与大肠之气痹;暑中热甚,故去干姜;非伤寒误下之虚痞,故去人参、甘草、大枣,且畏其助湿作满也。(《温病条辨·中焦篇·暑湿 伏暑》)

☷☰ 医家经典论述及临床应用 ☰☷

叶天士:胡,不饥、不食、不便,此属胃病,乃暑热伤气所致。味变酸浊,热痰聚脘。苦辛自能降泄,非无据也。半夏泻心汤去甘草、干姜,加杏仁、枳实。(《临证指南医案》)

张文选:半夏泻心汤去甘草之壅滞,干姜之辛热;加杏仁宣达上焦肺气,枳实开中焦痞结。(《温病方证与杂病辨治》)

三、人参泻心汤(半夏泻心汤去甘草大枣半夏加枳实白芍方)

【人参泻心汤】(苦辛寒兼甘法) 人参二钱　干姜二钱　黄连一钱五分　黄芩一钱五分　枳实一钱　生白芍二钱　水五杯,煮取二杯,分二次服,渣再煮一杯服。

【方解】人参护里阳,白芍护真阴;干姜、枳实之辛通;黄芩、黄连之苦降。诸药合用辛开苦降,补中温里,清热导滞,使内陷之湿热得除。人参泻心汤主治湿热本在上焦,因素体正气不足,或因误治而伤中,使湿热之邪内传结于中焦脾胃所致神识障碍。

☷☰ 《温病条辨》相关条文 ☰☷

五四、湿热上焦未清,里虚内陷,神识如蒙,舌滑脉缓,人参泻心汤加白芍主之。

湿在上焦,若中阳不虚者,必始终在上焦,断不内陷。或因中阳本虚,或因误伤于药,其势必致内陷。湿之中人也,首如裹,目如蒙。热能令人昏,故神识如蒙。此与热邪直入包络,谵语神昏,有间里虚。故用人参以护里阳,白芍以护真阴,湿陷于里,故用干姜、枳实之辛通。湿中兼热,故用黄芩、黄连之苦降。此邪已内陷,其势不能还表,法用通降,从里治也。(《温病条辨·中焦篇·湿温》)

医家经典论述及临床应用

叶天士：蔡　阳虚夹湿，邪热内陷，所以神识如蒙，议用泻心法_{湿热内陷}。人参、生干姜、黄芩、川连、枳实、生白芍。（《临证指南医案》）

方药中：湿热在上焦不治而陷入中焦脾胃，即"里虚内陷"。"神识如蒙"指精神蒙眬，似清非清。此系湿热郁蒸。苔滑脉缓为湿温常见的舌苔和脉象。对于脾虚内陷、湿热郁蒸所致的神识障碍，应以补脾化湿治疗，方用人参泻心汤。（《温病条辨讲解》）

刘景源：这个方剂是寒温并用，温不助热，寒不伤阳，燥不伤阴，可以说其性持平，祛湿与清热并重。在临床使用本方时可以加入厚朴、白蔻仁、生薏苡仁以增强辛开苦降，渗利湿浊的作用。（《温病条辨通俗讲话》）

四、半夏泻心汤去人参干姜大枣甘草加枳实生姜方

【半夏泻心汤去人参干姜大枣甘草加枳实生姜方】半夏_{六钱}黄连_{二钱}　黄芩_{三钱}　枳实_{三钱}　生姜_{三钱}　水八杯，煮取三杯，分三次服，虚者复纳人参大枣。

【方解】运用辛开苦降的半夏泻心汤，清邪热化痰湿，但减甘温的人参、甘草、大枣及辛温的干姜，加枳实、生姜，通降胃气，宣散水饮。诸药合用辛开苦降，燥湿清热，行气除满，消痞止呕。半夏泻心汤去人参干姜大枣甘草加枳实生姜方主治邪热内陷，湿热与饮邪交阻于中，胃失和降所致呕甚而痞者。

《温病条辨》相关条文

六四、阳明湿温，呕而不渴者，小半夏加茯苓汤主之；呕甚而痞者，半夏泻心汤去人参、干姜、大枣、甘草，加枳实生姜主之。

呕而不渴者，饮多热少也，故主以小半夏加茯苓，逐其饮而呕自止。呕而兼痞，热邪内陷，与饮相搏，有固结不通之患，故以半夏泻心去参、姜、甘、枣之补中，加枳实、生姜之宣胃也。（《温病条辨·中焦篇·湿温》）

医家经典论述及临床应用

叶天士：某，舌赤，浊呕，不寐不饥，阳热上扰。治以苦辛，进泻心法。淡黄芩、川连、炒半夏、枳实、姜汁。（《临证指南医案》）

张文选：本方反映了叶氏变通半夏泻心汤的最基本的手法；湿浊痞结较甚

者,去半夏泻心汤中第三组人参大枣甘草;不下利,或热甚者,去干姜,呕吐甚者,加生姜;另外,必加枳实以开痞结;热轻者,减黄芩;下利甚,不呕,或中阳虚甚者,去半夏,仅用干姜。(《温病方证与杂病辨治》)

五、泻心汤(半夏泻心汤去大枣甘草加枳实方)

【泻心汤】 川连　淡黄芩　干姜　半夏　人参　枳实

【方解】 运用辛开苦降的半夏泻心汤,清邪热化痰湿,但减甘温之甘草、大枣,加枳实通降胃气。诸药合用辛开苦降,行气消痞。泻心汤主治湿热疟邪结于中焦,气机不通而致痞。

《温病条辨》相关条文

七四、湿甚为热,疟邪痞结心下,舌白口渴,烦躁自利,初身痛,继则心下亦痛,泻心汤主之。此疟邪结心下气分之方也。(《温病条辨·中焦篇·湿温》)

医家经典论述及临床应用

叶天士:曹,又心下触手而痛,自利,舌白烦躁,都是湿热阻气分,议开内闭,用泻心汤。川连、淡黄芩、干姜、半夏、人参、枳实。(《临证指南医案》)

张文选:泻心法以芩、连苦泻厥阴,姜、夏辛通阳明,加枳实开痞结。(《温病方证与杂病辨治》)

刘景源:"疟邪"就是指湿热邪气,从条文中"湿甚为热"可以看出,本证是湿热郁蒸,湿热并重的证候。"湿甚"则气机阻滞,气郁则化热,湿越甚则气越滞,气越滞则热越郁,从而就出现了因湿而生热,湿与热并重的态势。湿热郁蒸,黏滞胶着,阻滞于中焦,脾胃升降失司,就导致湿热疟邪痞结于"心下"胃脘部。(《温病条辨通俗讲话》)

六、加减人参泻心汤

【加减人参泻心汤】(苦辛温复咸寒法)　人参二钱　黄连一钱五分　枳实一钱　干姜一钱五分　生姜二钱　牡蛎二钱　水五杯,煮取二杯,分二次温服。按:大辛大温,与大苦大寒合方,乃厥阴证之定例。盖别脏之与腑,皆分为二,或上下,或左右,不过经络贯通,膜膜相连耳。惟肝之与胆,合而为一,胆即居于肝之内,肝动则胆亦动,胆动而肝即随。肝宜温,胆宜凉,仲景乌梅丸、泻心汤,立万世法程矣,于小柴胡先露其端。此证疟邪扰胃,致令胃气上逆,而亦用此辛温寒苦合法者何? 盖胃之为腑,体阳而用阴,本系下降,无上升之理。其呕吐哕痞,有时上逆,升者胃气,所以使胃气上升者,非胃气也,肝与胆也,故古人以呕为肝病,今人则以为胃病已耳。

【方解】人参泻心汤去黄芩,仅留黄连苦寒泄热;去白芍,加牡蛎平肝制木;加生姜辛通,合干姜、人参通补胃阳;人参、枳实、干姜、生姜健脾温胃以复胃阳,黄连和牡蛎清热存阴,以护胃阴。诸药合用通补胃阳、补益胃气为主,泻厥阴、平肝护阴为辅。加减人参泻心汤主治中焦阴阳两虚,阳虚较重,湿热疟邪结于中焦,以不饥不饱,不食不便,渴不欲饮,味变酸浊者。

❚❙ 《温病条辨》相关条文 ❙❚

七七、疟伤胃阳,气逆不降,热劫胃液,不饥不饱,不食不便,渴不欲饮,味变酸浊,加减人参泻心汤主之。

此虽阳气受伤,阴汁被劫,恰偏于阳伤为多。故救阳立胃基之药四,存阴泻邪热之药二,喻氏所谓变胃而不受胃变之法也。(《温病条辨·中焦篇·湿温》)

❚❙ 医家经典论述及临床应用 ❙❚

叶天士:杨 高年疟,热劫胃汁,遂不饥不饱,不食不便,渴不嗜饮,味变酸浊,药能变味方苏。胃逆不降。人参、川连、枳实、牡蛎、淡干姜、生姜。(《临证指南医案》)

张文选:所谓“救阳立胃基之药”四是指人参、干姜、生姜、枳实四味药;“存阴泻邪热之药二”是指川连、牡蛎二味。(《温病方证与杂病辨治》)

刘景源:加减人参泻心汤是以温振胃阳为主,又兼清泄余邪而保津液的方剂,但是毕竟没有生津复阴的药物,临床应用时可以酌情加入天花粉、芦根之类甘寒生津药物。(《温病条辨通俗讲话》)

七、黄连白芍汤方

【黄连白芍汤方】(苦辛寒法) 黄连二钱 黄芩二钱 半夏三钱 枳实一钱五分 白芍三钱 姜汁五匙(冲) 水八杯,煮取三杯,分三次温服。

【方解】黄芩、黄连之苦清胃清肝;半夏、枳实、生姜辛宣化湿,和胃止呕;白芍敛脾之阴。诸药合用泄热泄肝,通胃开湿。黄连白芍汤方主治太阴湿疟,寒起四末,不渴多呕,热聚心胸,烦热者。

〓 《温病条辨》相关条文 〓

七九、太阴脾疟,寒起四末,不渴多呕,热聚心胸,黄连白芍汤主之,烦躁甚者,可另服牛黄丸一丸。

脾主四肢,寒起四末而不渴,故知其为脾疟也。热聚心胸而多呕,中土病而肝木来乘,故方以两和肝胃为主。此偏于热甚,故清凉之品重,而以芍药收脾阴也。(《温病条辨·中焦篇·湿温》)

〓 医家经典论述及临床应用 〓

叶天士:柳　暑湿都伤气分,不渴多呕,寒起四肢,热聚心胸,乃太阴疟也,仍宜苦辛,或佐宣解里热之郁。脾疟川连、黄芩、姜半夏、枳实、白芍、姜汁。烦躁甚,另用牛黄丸一丸。(《临证指南医案》)

方药中:脾主四肢,寒起四末而不渴,故知其为脾疟也。热聚心胸而多呕,中土病而肝木来乘,故方以两和肝胃为主。此偏于热甚,故清热之品重,而以芍药收脾阴也。(《温病条辨讲解》)

张文选:由半夏泻心汤去人参甘草大枣干姜加枳实姜汁方再加白芍而成,用芩连苦寒泄热;姜汁、半夏通胃降逆;枳实开痞结;白芍敛肝阴,并合芩连酸苦泄厥阴。(《温病条辨讲解》)

八、泻心汤(半夏泻心汤去大枣甘草加枳实生姜汁方)

【泻心汤】炒半夏　人参　枳实　川连　干姜　黄芩　姜汁

【方解】半夏泻心汤去甘草、大枣,加枳实、姜汁。半夏、姜汁、干姜辛开湿结,合人参通补胃阳;黄连清热燥湿;枳实开痞结。湿热壅阻中焦,气机不通而致痞。诸药合用开痞结、清湿热、健脾胃。泻心汤主治湿热痞结心下,胃脘触手而痛,自利,舌白,口渴,烦躁者。

〓 《温病条辨》相关条文 〓

九十、滞下湿热内蕴,中焦痞结,神识昏乱,泻心汤主之。

滞下由于湿热内蕴,以致中痞。但以泻心治痞结之所由来,而滞自止矣。(《温病条辨·中焦篇·湿温》)

医家经典论述及临床应用

叶天士:陆　湿热内蕴,中焦痞结,阳气素虚体质,湿注自利不爽,神识昏乱,将变柔痉,炒半夏、人参、枳实、川连、干姜、黄芩、姜汁。(《临证指南医案·痢》)

方药中:为湿热下注大肠所致,若郁阻其他部位,就会产生兼证,如湿邪郁阻于中焦脾胃,则脘闷痞结;湿热郁蒸蒙蔽心包则神志不清。治疗就需要泻心汤开痞结、清湿热、健脾胃。(《温病条辨讲解》)

朱进忠:之三焦证俱见者,多从中焦,因湿热之郁结较重,非升降中焦之气不可,故以泻心汤。(《朱进忠老中医感悟经典:温病条辨》)

九、加减泻心汤

【加减泻心汤】(苦辛寒法)　川连　黄芩　干姜　银花　楂炭　白芍　木香汁

【方解】半夏泻心汤去人参、甘草、大枣、半夏,加金银花、山楂炭、白芍、木香。黄芩、黄连苦寒泄热;干姜辛热开结;白芍、木香合黄芩、黄连为芍药汤法,止腹痛,治痢疾;金银花败毒,山楂炭活血,以治热痢。诸药合用辛开苦泄,行气导滞,活血止痢。加减泻心汤主治中焦湿热与积滞相合,肝木乘脾,湿热下流大肠,气滞血瘀之呕吐、痞满、泄利后重等症。

《温病条辨》相关条文

七十五、噤口痢,左脉细数,右手脉弦,干呕腹痛,里急后重,积下不爽,加减泻心汤主之。

此亦噤口痢之实证,而偏于湿热太重者也。脉细数,湿热著里之象。右手弦者,木入土中之象也。故以泻心去守中之品,而补以运之,辛以开之,苦以降之;加银花之败热毒,楂炭之克血积,木香之通气积,白芍以收阴气,更能于土中拔木也。(《温病条辨·下焦篇·湿温》)

医家经典论述及临床应用

叶天士:脉细数,右弦,干呕不能纳谷,腹痛里急后重,痢积不爽,此暑湿深入著腑,势属噤口痢疾,症非轻渺。议用苦寒清解热毒,必痛缓胃开,方免昏厥之变。川连、黄芩、干姜、银花、炒山楂、白芍、木香汁。(《临证指南医案》)

刘景源:分析其病机,是湿热并重,壅滞胃肠,气机闭阻,以致升降失常。

湿热壅盛,所以身热而舌苔黄腻。湿热阻滞气机,胃失和降,浊气上泛,所以干呕而饮食不进。湿热壅滞大肠,腑气不通,就导致腹痛,里急后重,积下不爽。湿热腐败血肉,则见痢下赤白脓血。脉右弦,主湿热阻滞气机,肝气不疏,土壅木郁。脉左细数,主热邪深入,耗损肝阴,是热盛而阴伤之象。湿热壅滞胃肠,治疗应以辛开苦降为法,方用加减泻心汤。本方是采用半夏泻心汤苦寒与辛温并用的组方原则,取方中的黄连、黄芩、干姜,加金银花、山楂炭、白芍、木香组成的加减方。方中以黄芩、黄连之苦寒,配干姜之辛温,辛开苦降,燥湿清热,宜通胃肠气机。金银花轻凉透热,芳香化湿。山楂炭消积滞,行血滞。木香醒脾胃,宣气机,升清气。白芍敛阴柔肝以护阴。方中诸药配伍,气血兼顾,祛湿与清热并重,但原文中未定剂量,可在临床中根据病情灵活掌握。(《温病条辨通俗讲话》)

第二节　半夏泻心汤类方鉴别

方名	组成	主症	舌脉	辨证要点	治法	方源
半夏泻心汤	半夏、黄芩、人参、甘草、黄连、大枣	心下满不痛,痞。呕,肠鸣,心下痞。		上热下寒因见呕而肠鸣,心下痞硬者	辛开苦降甘调,补泻兼寒温并用,除胃虚气逆之痞	《伤寒论》
半夏泻心汤去人参干姜大枣甘草加枳实杏仁方	半夏、黄芩、枳实、杏仁,虚者复纳人参、大枣	心下痞满,不食不饥不便	脉滑数	暑热兼挟痰湿阻于中焦气分,气机郁结、浊痰凝聚下成痞	清暑热、化湿温、苦辛通降、开结除痞	《温病条辨》
人参泻心汤(半夏泻心汤去甘草大枣半夏加枳实白芍方)	人参、干姜、黄连、黄芩、枳实、生白芍	神识如蒙	舌滑脉缓	湿热之邪内传结于中焦脾胃所致神识障碍	辛开苦降,补中温里,清热导滞,使内陷之湿热得除	《温病条辨》
半夏泻心汤去人参干姜大枣甘草加枳实生姜方	半夏、黄连、黄芩、枳实、生姜,虚者复纳人参、大枣	呕甚而痞		邪热内陷,湿热与饮邪交阻于中,胃失和降所致呕甚而痞	行气除满,消痞止呕	《温病条辨》
泻心汤(半夏泻心汤去大枣甘草加枳实方)	川黄连、淡黄芩、干姜、半夏、人参、枳实	口渴,烦躁自利,初身痛,继则心下亦痛	舌白	湿热疟邪结于中焦,气机不通而致痞	行气消痞	《温病条辨》

续表

方名	组成	主症	舌脉	辨证要点	治法	方源
加减人参泻心汤	人参、黄连、枳实、干姜、生姜、牡蛎	不饥不饱，不食不便，渴不欲饮，味变酸浊		中焦阴阳两虚，阳虚较重，湿热疟邪结于中焦，以不饥不饱，不食不便，渴不欲饮，味变酸浊者	通补胃阳，补益胃气为主，泻厥阴、平肝护阴为辅	《温病条辨》
黄连白芍汤方	黄连、黄芩、半夏、枳实、白芍、姜汁	不渴多呕，热聚心胸		太阴湿疟，寒起四末，不渴多呕，热聚心胸，烦热者	泄热泄肝，通胃开湿	《温病条辨》
泻心汤(半夏泻心汤去大枣甘草加枳实生姜汁方)	炒半夏、人参、枳实、川黄连、干姜、黄芩、姜汁	滞下湿热内蕴，中焦痞结，神识昏乱		湿热痞结心下，胃脘触手而痛，自利，舌白，口渴，烦躁者	开痞结、清湿热、健脾胃	《温病条辨》
加减泻心汤	川黄连、黄芩、干姜、金银花、山楂炭、白芍、木香汁	噤口痢，干呕腹痛，里急后重，积下不爽	左脉细数，右手脉弦，	中焦湿热与积滞相合，肝木乘脾，湿热下流大肠，气滞血瘀之呕吐、痞满、泄利后重等症	辛开苦泄，行气导滞，活血止痢	《温病条辨》

第三节　半夏泻心汤类方临床应用

医案一 *李吉彦医案*

马某，女，60岁。初诊日期：2018年10月16日。

[主诉]上腹胀满6个月，加重1周。

[病史]6个月前饮食不当后出现上腹部胀满，遂至当地医院胃镜提示：胃角黏膜变薄，慢性萎缩性胃炎，HP(+)，予多潘立酮口服后好转。之后上述症状时有反复，口服保和丸、多潘立酮时有好转。1周前受凉后，上腹部胀满再次发作，遂来诊。刻下：上腹胀满，食欲欠佳，食后嗳气，甚则呕吐，反酸、烧心，晨起口苦，寐欠安，眠浅易醒，善太息，大便每日一行，排便不畅，质略黏，矢气臭秽，小便可，手足怕凉，情绪急躁。舌红，苔薄黄，舌下络脉正常，脉弦滑。

[辨病辨证]胃痞(寒热错杂)。

[治法] 寒热平调,消痞散结。

[方宗] 半夏泻心汤加减。

[处方] 姜半夏10g,黄芩15g,黄连5g,炙鸡内金15g,海螵蛸20g,苏梗(后下)15g,连翘15g,生炒麦芽各15g,青皮15g,陈皮15g,蒲公英25g,木香10g,郁金15g,土茯苓25g,厚朴15g,神曲10g,香橼10g,佛手15g,合欢皮15g,生姜10g,大枣5g。10剂,水煎服。

二诊:2018年10月28日。仍上腹堵胀、嗳气,反酸、食欲较前改善,矢气臭秽,排便不畅,烦躁感改善。舌红,苔薄黄,舌根腻,舌下络脉正常,脉弦滑。上方加煅瓦楞子(先煎)25g,郁金增量至20g。14剂,水煎服。

三诊:2018年11月12日。上腹堵胀减轻,仍反酸、嗳气,甚则食入即吐,大便不畅,寐可,胃不舒则烦,食欲可,矢气臭秽改善,略乏力。舌淡红,苔滑而薄白,舌下络脉正常,脉弦滑。二诊方加吴茱萸5g,炒杏仁15g,党参15g,蒲公英增量至30g,木香减量至5g,去炒麦芽。14剂,水煎服。

四诊:2018年12月3日。嗳气缓解,食后略上腹胀,反酸、烧心改善,无呕吐,大便质粘改善,饱食复质黏,寐可,食欲可,矢气臭秽改善。舌淡红,苔薄白,舌下络脉正常,脉弦滑。三诊方加茯苓15g,延胡索15g。14剂,水煎服。

按语 该患者腹胀满伴纳差、嗳气、呕吐、反酸、烧心、口苦、大便黏腻等,提示该患脾气不升,胃气不降,气机不利,升降失常,中焦痞塞不通之痞证。方中姜半夏、生姜味辛性温,行走散通,可助脾气上升,开泄湿浊,畅通气机。黄芩、黄连苦寒沉降,下气燥湿,同时遏制辛燥之药化热,清泄湿热内蕴中焦之证。《伤寒贯珠集》云:"痞者,满而不实之谓,夫客邪内陷,即不可从汗泄,而满而不实,又不可从下夺,故唯半夏,干姜之辛,能散其结,黄连,黄芩之苦,能泄其满。"鸡内金、海螵蛸、生炒麦芽和胃制酸消食;苏梗、连翘、郁金、合欢皮疏肝下气清热;青皮、陈皮、厚朴、木香、土茯苓理气消滞化湿;蒲公英清热制酸;香橼、佛手行气除胀;大枣补中和胃健脾;神曲促进食欲。二诊仍反酸,加瓦楞子继续和胃制酸。三诊胀缓,仍反酸,加吴茱萸与黄连配为左金丸,继续泻火疏肝;炒杏仁润肠通便,党参益气健脾,食欲改善减炒麦芽。四诊诸证见消,余食后略胀,考虑仍有脾虚,予茯苓加强健脾之力,延胡索行气。综观全方,辛开苦降甘调,泄不伤正,补不留滞,通畅气机,升降复司其职,清浊各归其位。同时对嘈杂、反酸一证认识,既有胃热上逆之因,又有肝郁化热之情,应全面分析、辨证。

医案二 **沈会医案**

张某,女,42岁。初诊:2020年10月20日。

[主诉] 肩背部疼痛反复发作 10 年。

[病史] 10 年前遇冷后自觉肩胛骨部疼痛不适,疼痛部位位于两肩胛正中,如掌大,经当地医院针灸、理疗治疗后症状反复,每因受凉后发作,1 个月前无明显诱因上述症状加重,就诊于我处。刻下:面色发黄,肢体困重,汗出热不解,肩胛骨中心疼痛,伴上腹部胀满不适,嗳气,心悸,恶心欲呕,便溏、每日 2~3 次,无便前腹痛,食欲可,睡眠可,尿短黄,口渴欲饮。末次月经 2020 年 10 月 5 日,经行前 2 日疼痛。舌边尖红苔黄腻,脉细滑。

[辨病辨证] 痹病(肝脾湿热,浊痰凝聚)。

[治法] 清热利湿,化瘀祛浊。

[方宗] 半夏泻心汤去人参干姜大枣甘草加枳实杏仁方加减。

[处方] 姜半夏 10g,黄连 3g,黄芩 10g,枳实 10g,杏仁 10g,柴胡 10g,桂枝 10g,赤芍 10g,茯苓 30g,粉葛根 20g。7 剂,水煎服。

二诊:肩胛骨部疼痛不适明显好转,腹部胀满好转,余症缓解,伴疲乏无力。舌淡苔薄白齿痕,脉细滑。处方减黄连、枳实,另加甘草 5g,党参 10g,陈皮 10g,麸炒枳壳 10g,麸炒白术 10g,鸡血藤 30g。7 剂,水煎服。

继服半个月后,上述症状明显好转。

按语 该患者湿热痰浊阻滞中焦气分,以致脾胃失司,运化失调,浊痰凝聚,肝失疏泄,发而为病;外受风邪,引动在内痰浊,经络不通,发而为病。治以清热利湿,祛风通络。用半夏泻心汤去人参干姜大枣甘草加枳实杏仁以清邪热化痰湿。《温病条辨·中焦篇·暑温 伏暑》:"阳明暑温,脉滑数,不食不饥不便,浊痰凝聚,心下痞满者,半夏泻心汤去人参、干姜、大枣、甘草加枳实杏仁主之。"半夏泻心汤去人参干姜大枣甘草加枳实杏仁方中半夏燥湿化痰,降逆止呕,消痞散结;黄连、黄芩清肝脾之湿热;加柴胡、桂枝共奏疏利少阳之功;因湿热重,另减甘温的人参、甘草、大枣及辛温的干姜,加枳实行气开痞,杏仁理肺降气;柴胡、赤芍法取四逆散,疏肝健脾,行气解郁,兼能凉血散瘀;患者有心悸,另加茯苓利水渗湿,健脾宁心。二诊肩胛部疼痛及腹满明显好转,疲劳虚象出现,故减黄连、枳实;另加甘草、党参、陈皮、枳壳、炒白术理气健脾燥湿;鸡血藤养血活血利血,祛风通络。

第十章 小陷胸汤类方临证思辨

第一节 小陷胸汤类方

小陷胸汤出自张仲景《伤寒论》，由黄连、半夏、瓜蒌组成，具有清热化痰、宽胸散结之功效，主治痰热互结之结胸证。吴鞠通于《温病条辨》中另加枳实而成小陷胸加枳实汤，增强了开结、消痞、逐水的作用，可清热化痰，开结降气，主治阳明暑温，水结在胸证。此外二方皆取辛开苦降之法以宽胸散结，可应用于胃痛、脘痞、呕吐、呃逆、胸痛等病证。

一、小陷胸汤

【小陷胸汤】黄连_{一两} 半夏_{半升,洗} 瓜蒌实_{大者,一枚} 上三味，以水六升，先煮瓜蒌，取三升，去滓，内诸药，煮取二升，去滓，分温三服。

【方解】方中瓜蒌甘寒，清热涤痰，宽胸散结，用时先煮，意在"以缓治上"，而通胸膈之痹；黄连苦寒泄热除痞，半夏辛温化痰散结，两者合用，一苦一辛，取辛开苦降之法。用于治疗痰热互结证。症见胸脘痞闷，按之则痛，或心胸闷痛，或咳痰黄稠，舌红苔黄腻，脉浮滑。

《伤寒论》相关条文

小结胸病，正在心下，按之则痛，脉浮滑者，小陷胸汤主之。(138)(《伤寒论》)

医家经典论述及医家临床应用

成无己：心下硬痛，手不可近者，结胸也。正在心下，按之则痛，是热气犹浅，谓之小结胸。结胸脉沉紧，或寸浮关沉，今脉浮滑，知热未深结，与小陷胸汤，以除胸膈上结热也。苦以泄之，辛以散之，黄连、栝蒌实之苦寒以泄热，半夏之辛以散结。(《注解伤寒论》)

尤怡:胸中结邪,视结胸较轻者,为小结胸。其证正在心下,按之则痛,不似结胸之心下至少腹硬满而痛不可近也。其脉浮滑,不似结胸之脉沉而紧也。是以黄连之下热,轻于大黄、半夏之破饮,缓于甘遂、栝蒌之润利,和于芒硝,而其蠲除胸中结邪之意,则又无不同也。故日小陷胸汤。(《伤寒贯珠集》)

柯琴:热入有浅深,结胸分大小。心腹硬痛,或连小腹不可按者,为大结胸,此土燥水坚,故脉亦应其象而沉紧。止在心下,按之知痛不甚硬者,为小结胸。是水与热结,凝滞成痰,留于膈上,故脉亦应其象而浮滑也。秽物据清阳之位,法当泻心而涤痰。用黄连除心下之痞实,半夏消心下之痰结,寒温并用,温热之结自平。瓜蒌实色赤形圆,中含津液,法象于心,用以为君,助黄连之苦,且以滋半夏之燥,洵为除烦涤痰开结宽胸之剂。虽同名陷胸,而与攻利水谷之方悬殊矣。(《伤寒附翼》)

二、小陷胸加枳实汤

【小陷胸加枳实汤】(苦辛寒法)　黄连二钱　瓜蒌三钱　枳实二钱　半夏五钱　急流水五杯,煮取二杯,分二次服。

【方解】本方即小陷胸汤加枳实而成,黄连苦寒,清热燥湿;半夏辛苦温,化痰散结,和胃降逆止呕;瓜蒌甘寒,宽胸化痰;枳实味苦,降气开结。本方辛苦合用,辛开苦降,以清泄痰热,开散痞结,宣畅气机,使痰热消除,则结胸可愈。主治阳明暑湿,水结在胸,症见面赤身热,头晕目眩,不恶寒但恶热,渴欲凉饮,饮不解渴,得水则呕,按之胸下痛,小便短,大便闭,苔黄滑,脉洪滑。

┳┳《温病条辨》相关条文 ┳┳

三八、脉洪滑,面赤身热,头晕,不恶寒,但恶热,舌上黄滑苔,渴欲凉饮,饮不解渴,得水则呕,按之胸下痛,小便短,大便闭者,阳明暑温,水结在胸也,小陷胸汤加枳实主之。

脉洪面赤,不恶寒,病已不在上焦矣。暑兼温热,热甚则渴,引水求救。湿郁中焦,水不下行,反来上逆,则呕。胃气不降,则大便闭。故以黄连、瓜蒌清在里之热痰,半夏除水痰而强胃,加枳实者,取其苦辛通降,开幽门而引水下行也。(《温病条辨·中焦篇·暑温 伏暑》)

┳┳ 医家经典论述及医家临床应用 ┳┳

方药中:小陷胸加枳实汤,从药物性味分析,属于苦辛寒合用,即辛温药和苦寒药合用,如半夏配黄连、干姜配黄连、黄连配厚朴等等。辛温药可宣气化湿,苦寒药可以清热燥湿,辛可开,苦可降。凡湿热阻于中焦,如暑温、湿温等,吴氏均大量使用了苦辛寒法。小陷胸加枳实汤虽为阳明暑温而设,但是临床运用此方并不限于暑温,只要符合舌黄滑、脉洪滑、身热、按之胸下痛,辨证水结在胸或湿热停聚者,都可运用此方。(《温病条辨讲解》)

张文选:小陷胸加枳实汤比小陷胸汤虽仅多枳实一味药,却大大加强了开结、消痞、逐水的作用。基于此,该方可广泛应用于杂病胃痛、脘痞、呕吐、呃逆、胸痛等病证,是一首经方变通方中的良方。关于小陷胸汤的临床研究,最有心得者当首推王士雄,《王孟英医案》用小陷胸汤化裁治疗大病重证者不胜枚举,特别是用此方合温胆汤、加旋覆花、薤白等手法,颇能开发人之心思,值得进一步研究。(《温病方证与杂病辨治》)

第二节　小陷胸汤类方鉴别

方名	组成	主症	舌脉	辨证要点	治法	方源
小陷胸汤	黄连、半夏、瓜蒌	胸脘痞闷,按之则痛,或心胸闷痛,或咳痰黄稠	舌红苔黄腻,脉浮滑	痰热互结证	清热化痰,宽胸散结	《伤寒论》
小陷胸加枳实汤	黄连、半夏、瓜蒌、枳实	面赤身热,头晕目眩,不恶寒恶热,渴欲凉饮,饮不解渴,得水则呕,按之胸下痛,小便短,大便闭	苔黄滑,脉洪滑	阳明暑湿,水结在胸	清热化痰,开结降气	《温病条辨》

第三节　小陷胸汤类方临床应用

医案一 **孟澍江医案**

杨某,男,31岁。胃脘疼痛胀满,呕吐频频,口苦而干,欲饮水而得水即吐。脉弦滑,苔薄黄腻。证属痰热阻于中焦,胆火上逆,胃失和降。治以清化痰热,清胆和胃,降逆止呕。

以小陷胸加枳实汤加味处方:全瓜蒌 12g,姜半夏 9g,川黄连 3g,枳实 8g,苏叶 5g,陈皮 5g,淡吴茱萸 2g,姜竹茹 10g,姜汁少许。上方服用 1 剂,即胃痛除、吐止而告愈。

方证解释:胃脘胀痛,得水则吐,苔薄黄腻,为典型的小陷胸加枳实汤证,故以该方为基础组方;其呕吐之势频剧,口苦,脉弦,为胆火上逆之象,故加姜竹茹、陈皮、姜汁,与黄连、半夏、瓜蒌、枳实相合,有黄连温胆汤之意;川黄连与吴茱萸并用,为左金丸意,与苏叶相佐,为薛雪黄连苏叶汤法。全方以小陷胸加枳实汤为主,取多方复而合用之,配伍严谨,方与证合,故投之奏效甚捷。孟老尝谓:此方对凡属热性之呕吐均可适用,并认为吴瑭所述小陷胸加枳实汤治"渴欲凉饮,饮不解渴,得水则呕"与"按之胸下痛"是从临床体验中得出的,不能轻易否定。(《温病方证与杂病辨治》)

医案二 沈会医案

王某,女,50 岁。初诊日期:2023 年 1 月 24 日。

[**主诉**] 右胸胁疼痛反复发作 1 个月,加重 2 天。

[**病史**] 1 个月前无明显诱因出现右胸胁疼痛,咳嗽痰多黄腻,无高热,无头晕头痛。后每因情绪紧张出现右胸胁疼痛,休息后症状缓解。未系统治疗。2 天前劳累后出现右胸胁疼痛加重,伴呼吸烧灼感,咳嗽痰多黄腻,无高热,无头晕头痛,为求进一步诊治,遂就诊于我科。现症见:右胸胁疼痛,伴呼吸烧灼感,心悸气短,咳嗽痰多黄腻,口干口苦,脘痞胀闷,纳食减少,大便干结,寐宁。既往支气管扩张病史。舌质暗红苔黄腻,脉弦数。

[**中医诊断**] 结胸证(痰热互结)。

[**西医诊断**] 支气管扩张症。

[**治法**] 清热化痰,宽胸开膈。

[**方宗**] 小陷胸加枳实汤加减。

[**处方**] 黄连 3g,瓜蒌 20g,枳实 10g,姜半夏 10g,北柴胡 10g,黄芩 10g,党参 10g,厚朴 10g,生麦芽 20g,丹参 30g,甘草 5g,郁金 15g。7 剂,每日 1 剂,每日 2 次,水煎服。

二诊:2023 年 1 月 30 日。右胸胁疼痛及咳嗽咳痰较前好转,偶有心悸气短,仍有脘痞胀闷,饮食正常,大便干结缓解,上方减去生麦芽,加草豆蔻 10g。14 剂,每日 1 剂,每日 2 次,水煎服。

服药后诸症缓解。

按语 患者以"右胸胁疼痛反复发作 1 个月,加重 2 天"为主诉,患者右胸胁疼痛,中医诊断"结胸证"。痰热互结于胸,故见右胸胁疼痛,伴呼吸烧灼感;痰热郁结,肺气不宣,故咳嗽痰多黄腻;日久气滞血瘀,故心悸气短;痰热郁于少阳,故口干口苦;痰热内结,气郁不通,故脘痞胀闷,大便干结,舌质暗红苔黄腻,脉弦数,故中医辨证"痰热互结证"。治以"清热化痰,宽胸开膈",选用小陷胸加枳实汤加减治疗。小陷胸加枳实汤出自《温病条辨》,方中黄连苦寒,泄热降火,除心下之痞;半夏辛苦温,燥湿化痰,散结消痞,与黄连合用,辛开苦降,除心下之结;瓜蒌清热化痰,通胸胁之痹;枳实味苦,降气开结。如《温病条辨·中焦篇·暑温 伏暑》言:"以黄连、瓜蒌清在里之热痰,半夏除水痰而强胃。加枳实者,取其苦辛通降,开幽门而引水下行也。"柴胡和解少阳;黄芩苦寒,善清少阳相火,与柴胡配伍,一散一清,共解胁痛,口干口苦等少阳之邪;厚朴行气消积,化痰除痞;丹参、郁金行气活血祛瘀,以除胸胁痞痛之症;生麦芽消食和中;党参、甘草益胃气,生津液,兼顾正气。综观全方,辛苦合用,辛开苦降,以清泄痰热,开散痞结,宣畅气机,使痰热消除,则结胸可愈。二诊患者诸症明显缓解,饮食正常,故减去生麦芽,仍有脘痞胀闷,故加草豆蔻以助燥湿行气除痞之力。二诊服药后诸症缓解。

第十一章 黄芩汤类方临证思辨

第一节 黄芩汤类方

黄芩汤出自张仲景《伤寒论·辨太阳病脉证并治》，本方由黄芩、芍药、炙甘草、大枣组成，具有清热止利、和中缓痛之功效，主治里热下利证见发热，腹泻，腹挛痛急迫者，汪昂称其"万世治痢之祖"。若又见恶心、呕吐者加半夏、生姜成黄芩加半夏生姜汤。其同类方黄芩汤加豆豉玄参方、四苓合芩芍汤、芍药汤、加减芩芍汤组成皆有黄芩、白芍，皆可治疗下利腹痛。理阴煎、加减理阴煎、参芍汤、大香连丸组成虽无相似，但都可治疗泄痢，或兼呕恶等症，故亦归于同一类方。临床应用于各种下痢而兼不同症者。

一、黄芩汤、黄芩加半夏生姜汤

【**黄芩汤**】黄芩三两　芍药二两　甘草(炙)二两　大枣(擘)十二枚　上四味，以水一斗，煮取三升，去滓，温服一升，日再夜一服。

【**黄芩加半夏生姜汤**】黄芩三两　芍药二两　甘草(炙)二两　大枣(擘)十二枚　半夏(洗)半升　生姜(切)一两半(一方三两)　上六味，以水一斗，煮取三升，去滓，温服一升，日再夜一服。

【**方解**】方中黄芩苦寒，能清三焦之火以止利；芍药苦平，泄热而敛阴；甘草、大枣健脾固津而和中。故本方治里热下利、腹挛痛而急迫者。若呕者再加生姜、半夏，即黄芩汤与小半夏汤合方，和胃降逆以止呕，故治二方的合并症。

⚒ 《伤寒论》相关条文 ⚒

太阳与少阳合病，自下利者，与黄芩汤；若呕者，黄芩加半夏生姜汤主之。(172)(《伤寒论》)

《金匮要略》相关条文

干呕而利者,黄芩加半夏生姜汤主之。(11)(《金匮要略·呕吐哕下利病脉证治》)

医家经典论述及医家临床应用

成无己:"太阳少阳合病,自下利为在半表半里……非汗下所宜,故与黄芩汤以和半表半里之邪。呕者,胃气逆也,故加生姜半夏以散逆气。"(《注解伤寒论》)

徐大椿:下利即专于治利,不杂于风寒表药,此亦急当救里之义。若呕亦即兼以止呕之药。总之,见症施治,服药后而本痊愈,复见他症,则仍见症施治,可推而知矣。(《伤寒论类方》)

汪昂:此方亦单治下利,机要用之治热痢腹痛,更名黄芩芍药汤。洁占因之加木香、槟榔、大黄、黄连、归尾、官桂,更名芍药汤治下痢。仲景此方遂为万世治痢之祖矣。本方加半夏、生姜,名黄芩加半夏生姜汤,治前证兼呕者,亦治胆腑发咳,呕苦水如胆汁。本方除大枣,名黄芩芍药汤,治火升鼻衄及热痢。(《医方集解》)

李宇航:可用于治疗多种感染性疾病,急性胃肠炎、细菌性痢疾、阿米巴痢疾、小儿秋季腹泻、肺炎、咽炎、会厌炎、结膜炎等病机相符者。本方加半夏、生姜即黄芩加半夏生姜汤,兼有和胃降逆之功。(《伤寒论研读》)

二、黄芩汤加豆豉玄参方

【**黄芩汤加豆豉玄参方**】黄芩　芍药　甘草(炙)　大枣　豆豉　玄参
【**方解**】本方黄芩汤加淡豆豉、玄参而成,苦寒清热,宣郁透邪,治疗热郁胆腑,胆热犯胃之症。

《温热逢源》相关原文

前人治温病之法:如《千金》用阳旦汤,则偏于太阳;陆九芝用葛根芩连汤,则偏于阳明;张石顽用小柴胡汤,则偏于少阳;至喻嘉言之麻附细辛,则过于猛悍矣,叶香岩之辛凉清解,则失之肤浅矣。愚意不若用黄芩汤加豆豉、元参,为至当不易之法。

ᴛ 医家经典论述及医家临床应用 ᴛ

柳宝诒:盖黄芩汤为清泄里热之专剂。加以豆豉为黑豆所造,本入肾经;又蒸罨而成,与伏邪之蒸郁而发相同;且性味和平,无逼汗耗阴之弊,故豆豉为宣发少阴伏邪的对之药。再加元参以补肾阴。一面泄热,一面透邪,凡温邪初起,邪热未离少阴者,其治法不外是矣。至兼挟别项外感,或兼内伤,或邪虽未脱少阴,而已兼有三阳见证者,均宜临证参酌施治,固非可刻舟以求剑矣。(《温热逢源》)

三、四苓合芩芍汤

【四苓合芩芍汤】(苦辛寒法) 苍术二钱 猪苓二钱 茯苓二钱 泽泻二钱 白芍二钱 黄芩二钱 广皮一钱五分 厚朴二钱 木香一钱 水五杯,煮取二杯,分二次温服,久痢不在用之。

【方解】方中茯苓、猪苓、泽泻淡渗利湿,利小便以实大便;黄芩清热燥湿;白芍养血柔肝、缓急止腹痛;木香行气化滞止痛;苍术、厚朴、陈皮为平胃散法,燥湿畅中,理气行滞。治湿热痢疾,下利不爽,腹中拘急,小便短者。现用于急性胃肠炎、痢疾及泌尿系感染属湿热下注者。

ᴛ 《温病条辨》相关条文 ᴛ

八七、自利不爽,欲作滞下,腹中拘急,小便短者,四苓合芩芍汤主之。

既自利(俗谓泄泻)矣,理当快利,而又不爽者何? 盖湿中藏热,气为湿热郁伤,而不得畅遂其本性,故滞。脏腑之中,全赖此一气之转输,气既滞矣,焉有不欲作滞下之理乎! 曰欲作,作而未遂也;拘急,不爽之象,积滞之情状也;小便短者,湿注大肠,阑门(小肠之末,大肠之始)不分水,膀胱不渗湿也。故以四苓散分阑门,通膀胱,开支河,使邪不直注大肠;合芩芍法宣气分,清积滞,预夺其滞下之路也。此乃初起之方,久痢阴伤,不可分利,故方后云:久利不在用之。(《温病条辨·中焦篇·湿温》)

ᴛ 医家经典论述及医家临床应用 ᴛ

叶天士:陈,脉缓大,腹痛泄泻,小溲不利。此水谷内因之湿,郁蒸肠胃,致清浊不分,若不清理分消,延为积聚粘腻滞下。议用芩芍汤。淡黄芩、生白芍、广皮、厚朴、藿香、茯苓、猪苓、泽泻。(《临证指南医案》)

张文选:本方的特点既有胃苓汤意可以治泄,又有芩、芍、木香即芍药汤意可以治痢。因此,能够治疗类似于痢疾滞下的腹泻。(《温病方证与杂病辨治》)

四、芍药汤

【芍药汤】芍药一两　当归　黄连各半两　槟榔二钱　木香二钱　甘草二钱,炙　大黄三钱　黄芩半两　官桂一钱半　上㕮咀,每服半两,水二盏,煎至一盏,食后温清服,如血痢则渐加大黄,如汗后脏毒,加黄柏半两,依前服。

【方解】方中重用芍药,配伍当归、肉桂活血和营;木香、槟榔导滞行气;大黄、黄连、黄芩清热化湿;甘草调和诸药。诸药合用,共奏清热燥湿、调气和血之效。治疗湿热痢疾,症见腹痛,便脓血,赤白相兼,里急后重,肛门灼热,小便短赤,舌苔黄腻,脉弦数者。

《素问病机气宜保命集》相关条文

芍药汤:下血调气。《经》曰:溲而便脓血,气行而血止。行血则便脓自愈,调气则后重自除。

医家经典论述及医家临床应用

张秉成:夫痢之为病,固有寒热之分,然热者多而寒者少,总不离邪滞蕴结,以致肠胃之气不宣,酿为脓血稠黏之属。虽有赤白之分,寒热之别,而初起治法,皆可通因通用。故刘河间有云:行血则便脓自愈,调气则后重自除。二语足为治痢之大法。此方用大黄之荡涤邪滞,木香、槟榔之理气,当归、肉桂之行血。病多因湿热而起,故用芩、连之苦寒,以燥湿清热。用芍药、甘草者,缓其急而和其脾。(《成方便读》)

五、加减芩芍汤

【加减芩芍汤】(苦辛寒法)　白芍三钱　黄芩二钱　黄连一钱五分　厚朴二钱　木香一钱煨　广皮二钱　水八杯,煮取三杯,分三次温服。忌油腻生冷。

【加减法】肛坠者,加槟榔二钱。腹痛甚欲便,便后痛减,再痛再便者,白滞加附子一钱五分,酒炒大黄三钱;红滞加肉桂一钱五分,酒炒大黄三钱,通爽后即止,不可频下。如积未净,当减其制,红积加归尾一钱五分,红花一钱,桃仁二钱。舌浊脉实有食积者,加楂肉一钱五分,神曲二钱,枳壳一钱五分。湿重者,目黄舌白不渴,加茵陈三钱,白通草一钱,滑石一钱。

【方解】方中白芍善调和气血,止下痢腹痛后重;黄连、黄芩清热燥湿;厚朴、陈皮、木香行气化滞,除胀止痛。诸药合用,共成清热燥湿、行气化滞之剂。肛门坠胀者,加槟榔导滞行气;腹痛欲便,便后痛减,下痢色白,为病在气分,加附子、大黄以通阳泻下;下痢色红,为病在血分,加肉桂、大黄和血通利;下痢而用泻下之剂,为通因通用,祛邪之法。痢疾日久不愈加当归尾、桃仁、红花活血行滞;食积加山楂、神曲、枳壳消食化气;兼黄疸加茵陈、通草、滑石利湿退黄。

《温病条辨》相关条文

八九、滞下已成,腹胀痛,加减芩芍汤主之。

此滞下初成之实证,一以疏利肠间湿热为主。(《温病条辨·中焦篇·湿温》)

医家经典论述及医家临床应用

方药中:本条述初痢实证的治疗。"滞下已成",指已经出现下利脓血的痢疾证候。"腹胀痛",为湿热郁阻、气滞血瘀所致,用加减芩芍汤治疗。方中以芩、连清热燥湿,以厚朴、木香、陈皮行气导滞。白芍一味,苦酸微寒,入肝、脾二经,具有缓肝柔肝止痛之功,为治疗肝脾不和,泻痢,腹中挛急作痛之要药。本方还对痢疾的常见症状提出了方药加减。"肛坠者",属气滞。临床上常与腹痛并见,腹痛欲便,便则下利不多而下坠,称为"里急后重"加槟榔行气导滞即所谓"调气则后重自除"。"白滞",指大便中脓多血少,色白、黏液多,湿重为患。多加用化湿利湿药物。红滞,指大便中血多而脓液少,为热重血瘀所致,多加活血祛瘀药。痛欲便,便则痛减属瘀滞未尽,宜加大黄通下瘀滞。兼食积者,常加消导药物。"白滞""红滞",是指赤白痢而言。(《温病条辨讲解》)

六、理阴煎

【理阴煎】熟地三五七钱或一二两　当归二三钱或五七钱　炙甘草一二钱　干姜炒黄色,一二三钱　或加肉桂一二钱　水二盅,煎七八分,热服。

【方解】方中熟地黄、当归滋阴活血补血;干姜、肉桂温阳散寒;炙甘草调和诸药。全方可益肾健脾,活血调经。治真阴虚弱,痰饮内停,症见胀满呕哕,恶心吐泻,腹中疼痛,妇人经迟血滞者。

《景岳全书》相关条文

此理中汤之变方也。凡脾肾中虚等证,宜刚燥者,当用理中、六君之类;宜温润者,当用理阴、大营之类。欲知调补,当先察此。此方通治真阴虚弱,胀满呕哕,痰饮恶心,吐泻腹痛,妇人经迟血滞等证。又凡真阴不足,或素多劳倦之辈,因而忽感寒邪,不能解散,或发热,或头身疼痛,或面赤舌焦,或虽渴而不喜冷冻饮料,或背心肢体畏寒,但脉见无力者,悉是假热之证。若用寒凉攻之必死,宜速用此汤,照后加减以温补阴分,托散表邪,连进数服,使阴气渐充,则汗从阴达,而寒邪不攻自散,此最切于时用者也,神效不可尽述。

医家经典论述及医家临床应用

张介宾:疟疾久不能愈者,必其脾肾俱虚,元气不复而然。但察其脉证,尚有微邪不解者,当专以补中益气汤为主。若邪气已尽而疟有不止者,则当专补元气,以八珍汤、十全大补汤,或大补元煎之类主之;若肾阴不足而精不化气者,宜理阴煎最效。(《景岳全书》)

七、加减理阴煎

【加减理阴煎】(辛淡为阳酸甘化阴复法。凡复法,皆久病未可以一法了事者。) 熟地 白芍 附子 五味 炮姜 茯苓

【方解】方中附子、炮姜温阳散寒;熟地黄、白芍、五味子滋阴敛阴;茯苓利水渗湿。主治久痢,小便不通,厌食欲呕者。

《温病条辨》相关条文

六十五、久痢小便不通,厌食欲呕,加减理阴煎主之。

此由阳而伤及阴也。小便不通,阴液涸矣;厌食欲呕,脾胃两阳败矣。故以熟地、白芍、五味收三阴之阴,附子通肾阳,炮姜理脾阳,茯苓理胃阳也。按原方通守兼施,刚柔互用,而名理阴煎者,意在偏护阴也。熟地守下焦血分,甘草守中焦气分,当归通下焦血分,炮姜通中焦气分,盖气能统血,由气分之通,及血分之守,此其所以为理。此方去甘草、当归,加白芍、五味、附子、茯苓者,为其厌食欲呕也。若久痢阳不见伤,无食少欲呕之象,但阴伤甚者,又可以去刚增柔矣。用成方总以活泼流动,对症审药为要。(《温病条辨·下焦篇·湿温》)

☖ 医家经典论述及医家临床应用 ☖

　　方药中:本条是讲久痢脾肾两伤的治疗方法。久痢小便不通是肾阳虚衰的表现,久痢厌食欲呕,是脾阳虚衰的表现,久痢患者如出现小便不通再加上呕吐厌食,属于危候,即原注中所谓的"小便不通,阴液涸矣;厌食欲呕,脾胃两阳败矣"。因此在治疗上必须温阳救急。选方加减理阴煎,重剂温补脾肾,以求维持,否则祸不旋踵。(《温病条辨讲解》)

八、参芍汤

　　【参芍汤】(辛甘为阳、酸甘化阴复法)　人参　白芍　附子　茯苓　炙甘草　五味子

　　【方解】方中人参、茯苓、炙甘草补脾益气;白芍、五味子滋阴敛阴;附子补火助阳。诸药合用阴阳双补,治疗休息痢日久所致下焦阴阳虚衰。

☖ 《温病条辨》相关条文 ☖

　　七十三、休息痢经年不愈,下焦阴阳皆虚,不能收摄,少腹气结,有似症症痕,参芍汤主之。

　　休息痢者,或作或止,止而复作,故名休息,古称难治。所以然者,正气尚旺之人,即受暑、湿、水、谷、血、食之邪太重,必日数十行,而为胀、为痛、为里急后重等证,必不或作或辍也。其成休息证者,大抵有二,皆以正虚之故。一则正虚留邪在络,至其年月日时复发,而见积滞腹痛之实证者,可遵仲景凡病至其年月日时复发者当下之例,而用少少温下法,兼通络脉,以去其隐伏之邪;或丸药缓攻,俟积尽而即补之;或攻补兼施,中下并治,此虚中之实证也。一则纯然虚证,以痢久滑泄太过,下焦阴阳两伤,气结似乎症痕,而实非症痕,舍温补其何从! 故以参、苓、炙草守补中焦,参、附固下焦之阳,白芍、五味收三阴之阴,而以少阴为主,盖肾司二便也。汤名参芍者,取阴阳兼固之义也。(《温病条辨·下焦篇·湿温》)

☖ 医家经典论述及医家临床应用 ☖

　　方药中:本条是讲休息痢的治疗。"休息痢"指痢疾症状时作时止,或止而复作,故称"休息"。本条系指痢久年不愈而滑泄太过,下焦阴阳两虚,肾虚气化收摄无权,故有滑泄不禁,少腹气结不散而似块状之证,治以温补阳气、收摄

阴气,用参芍汤。(《温病条辨讲解》)

九、大香连丸

【**大香连丸**】黄连_{去芦、须,二十两,用茱萸十两同炒令赤,去茱萸不用} 木香_{四两八钱八分} 上件为细末,醋糊为丸,如梧桐子大。每服二十丸,饭饮吞下。

【**方解**】方中黄连清热燥湿;木香行气调中。两者配伍可清肠燥湿,行气止痢。主治肠胃冷热不调,泄泻烦渴,米谷不化,腹胀肠鸣,胸膈痞闷,胁肋胀满;或下痢脓血,里急后重,不思饮食;或小便不利,肢体怠惰,渐即消瘦。

⊏⊐ 《太平惠民和剂局方》相关条文 ⊏⊐

治丈夫、妇人肠胃虚弱,冷热不调,泄泻烦渴,米谷不化,腹胀肠鸣,胸膈胀满,或下痢脓血,里急后重,夜起频并,不思饮食,或小便不利,肢体怠惰,渐即溲弱。

⊏⊐ 医家经典论述及医家临床应用 ⊏⊐

陈修园:香连丸,取黄连之苦以除湿,寒以除热,且藉其苦以坚大便之滑;况又得木香之行气止痛,温脾和胃,以为佐乎? 故久痢之偏热者,可以统治也。(《时方歌括》)

第二节 黄芩汤类方鉴别

方名	组成	主症	舌脉	辨证要点	治法	方源
黄芩汤	黄芩、芍药、炙甘草、大枣	下利		里热下利、腹痛而急迫者	清热燥湿止利	《伤寒论》
黄芩加半夏生姜汤	黄芩、芍药、炙甘草、大枣、生姜、半夏	下利、呕		里热下利、腹痛而急迫者兼呕者	清热止利,降逆止呕	《伤寒论》
黄芩汤加豆豉玄参方	黄芩、芍药、炙甘草、大枣、豆豉、玄参	下利		温邪初起,邪热未离少阴	苦寒清热,宣郁透邪	《温热逢源》

续表

方名	组成	主症	舌脉	辨证要点	治法	方源
四苓合芩芍汤	苍术、猪苓、茯苓、泽泻、白芍、黄芩、广陈皮、厚朴、木香	下利不爽,腹中拘急,小便短者		湿热痢疾	清热燥湿,理气行滞,利湿止利	《温病条辨》
芍药汤	芍药、当归、黄连、槟榔、木香、甘草、大黄、黄芩、肉桂	腹痛,便脓血,赤白相兼,里急后重,肛门灼热,小便短赤	舌苔黄腻,脉弦数	湿热痢疾兼见脓血,里急后重	清热燥湿,调气和血	《素问病机气宜保命集》
加减芩芍汤	白芍、黄芩、黄连、厚朴、木香、广陈皮	滞下已成,腹胀痛		滞下初成之实证	清热燥湿,行气化滞	《温病条辨》
理阴煎	熟地、当归、炙甘草、干姜、或加肉桂	胀满呕哕,痰饮恶心,吐泻腹痛,妇人经迟血滞等,或素多劳倦之辈,因而忽感寒邪,不能解散,或发热,或头身疼痛,或面赤舌焦,或虽渴而不喜冷冻饮料,或背心肢体畏寒	脉见无力	真阴虚弱	益肾健脾,活血调经	《景岳全书》
加减理阴煎	熟地黄、白芍、附子、五味、炮姜、茯苓	久痢小便不通,厌食欲呕		脾肾阴阳两虚	温补脾肾	《温病条辨》
参芍汤	人参、白芍、附子、茯苓、炙甘草、五味子	下利,少腹气结,有似癥瘕		休息痢日久所致下焦阴阳虚衰	温补阳气、收摄阴气	《温病条辨》
大香连丸	黄连、木香	泄泻烦渴,米谷不化,腹胀肠鸣,胸膈胀满,或下痢脓血,里急后重,夜起频并,不思饮食,或小便不利,肢体怠惰,渐即溲弱		肠胃虚弱,冷热不调	清肠燥湿,行气止痢	《太平惠民和剂局方》

第三节　黄芩汤类方临床应用

医案一　**张文选医案**

孙某,女,25岁。2006年4月22日初诊。患者长期大便溏稀,每日2次,大便中带有黏液,大便时下腹痛、肛门下坠,平时肚脐右侧与右下腹痛,胀气多。曾先后找两位名中医诊治,所用处方有葛根芩连汤、生姜泻心汤、吴茱萸汤、理中汤、白头翁汤等,无一有效。自觉口中黏腻不爽,口干不渴。舌正红,有瘀点,苔黄白相兼厚腻,脉沉滑。

辨为湿热阻滞中焦的四苓合芩芍汤证。

[处方]苍术10g,猪苓10g,茯苓15g,泽泻10g,生白芍15g,黄芩10g,黄连6g,陈皮6g,厚朴12g,藿香10g,木香6g。6剂。

2006年4月29日二诊:便溏明显改善,每日1次,下坠、腹痛、肛坠等症消失。仍口中黏腻,自觉舌苔厚腻不爽。诊舌正红,苔黄白相兼略厚腻,脉沉滑。上方加佩兰10g。6剂。

患者服后诸症痊愈。

综上所述,四苓合芩芍汤是藿香正气散合四苓汤,再合芍药汤法,主治腹泻而泻下黏腻不爽,欲作滞下,腹痛,似痢非痢之证。(《温病方证与杂病辨治》)

医案二　**刘渡舟医案**

王某,男,28岁。初夏迎风取爽受凉后,病头痛而身热,经治表证已解,但出现大便下痢,肛门灼热,每日四五次,伴腹中疼痛,里急后重及口苦、恶心等证。脉弦数而滑,舌苔黄白相杂。此属少阳经热内注于胃肠,以致腑气不和。

[处方]黄芩10g,白芍10g,大枣7枚,炙甘草6g,半夏10g,生姜10g。

患者服药3剂而愈。

解说:黄芩汤证,《伤寒论》虽然说是属于"太阳与少阳合病",但仍然以邪热郁于少阳为主。少阳有邪,则胆气郁而不疏,最易横犯胃肠,上逆于胃则呕吐,下迫于肠则下利。又因为少阳疏泄不利,气机不畅,所以下利往往兼有大便不爽,下重难通,肛门灼热等证。黄芩苦寒,善清少阳郁热,芍药苦酸,能益阴柔肝,以制少阳木气之横逆。二药相合,是治疗热性下利的主药。现代临床上多用黄芩汤来治疗热利,后世治疗痢疾的著名方剂"芍药汤"即从黄芩汤演化而来,所以,汪昂的《医方集解》称黄芩汤为"万世治利之祖方"。(《临床

心得选集》)

医案三　张介宾医案

来宅女人，年近三旬，因患虚损，更兼喉癣疼痛，多医罔效。余诊其脉，则数而无力。察其证，则大便溏泄。问其治，则皆退热清火之剂。然愈清火而喉愈痛。察之既确，知其本非实火，而且多用寒凉，以致肚腹不实，总亦格阳之类也。遂专用理阴煎及大补元煎之类出入间用，不半月而喉痛减，不半年而病全愈。(《景岳全书》)

第十二章　中焦宣痹汤类方临证思辨

中焦宣痹汤出自吴鞠通《温病条辨·中焦篇·湿温》,是治疗湿聚热蒸,蕴于经络导致湿热痹的方剂,由防己、杏仁、滑石、连翘、山栀子、薏苡仁、半夏、晚蚕沙、赤小豆皮组成。《温病条辨·上焦篇》中有"宣痹汤",中焦宣痹汤在《温病条辨·中焦篇》中原名"宣痹汤",后世医家为了区别,将《温病条辨·上焦篇》中"宣痹汤"称为"上焦宣痹汤",《温病条辨·中焦篇》中"宣痹汤"改称为"中焦宣痹汤"。叶天士以《金匮要略》木防己汤变通化裁治疗湿热痹证,吴鞠通根据叶氏治疗湿热痹的医案,在《温病条辨》中制定出了中焦宣痹汤、加减木防己汤方证。改变了前人依据《素问·痹论》"风寒湿三气杂至"为痹,治疗通用辛热温燥之药祛风胜湿的认识,开辟了清化湿热、宣通经络治痹的新思路。此类方剂的治法可谓苦辛温淡宣利湿热通痹法。此法用防己、薏苡仁、杏仁、通草、桂枝、石膏、滑石等药组方,具有清利湿热、宣通经络、通痹止痛的作用,可治疗湿热之邪,蕴结中焦,弥漫上下,流注经络、筋肉、关节所形成湿热痹证。代表方有中焦宣痹汤、加减木防己汤。杏仁薏苡汤虽无清化湿热之功,但是其组成亦有防己、薏苡、杏仁、桂枝、半夏之类,以苦辛温法宣化利湿除痹;二妙散、三妙丸、四妙丸虽与前方组成不同,但是同以清热祛湿通络之法治疗湿热下注之痿证。而薛氏地龙二藤汤和薛氏加减三甲散是薛生白在《湿热病篇》两个颇具特点的方剂,前者治疗湿热侵入经络脉隧中所引起的口噤,四肢牵引拘急,甚则角弓反张;后者治疗湿热深入厥阴,络脉凝瘀所引起的默默不语,神识昏迷等症。其证前者病在经,后者病在络;前者重在宣通经脉,后者重在破滞通络。二方亦是应用清利湿热,宣通经络之法。又因薛氏加减三甲散是仿吴又可三甲散而成,三甲散扶正活血通络治疗病久致身体羸弱而出现身及肢体疼痛,故亦归于中焦宣痹汤类方。

第一节　中焦宣痹汤类方

一、中焦宣痹汤

【宣痹汤】（苦辛通法）　防己五钱　杏仁五钱　滑石五钱　连翘三钱　山栀三钱　薏苡五钱　半夏醋炒三钱　晚蚕沙三钱　赤小豆皮三钱（赤小豆乃五谷中之赤小豆，味酸肉赤，凉水浸取皮用，非药肆中之赤小豆，药肆中之赤豆乃广野豆，赤皮蒂黑肉黄，不入药者也）水八杯，煮取三杯，分温三服。痛甚加片子姜黄二钱海桐皮三钱

【方解】方中防己苦辛而寒，祛湿清热，通利关节，宣痹止痛。杏仁入上焦降肺气，通调水道；滑石入下焦清利湿热。二药配伍，上下相应，畅达三焦之气，使水道通调，湿热有外泄之路。栀子泄热而通利三焦，导湿热从小便而泄。薏苡仁健脾而清利经络中湿热；赤小豆皮利经络之湿。二药相配，有清利骨节经络之湿而通痹之功。半夏、晚蚕沙相伍，开郁化湿；连翘轻清宣泄，透邪外达。诸药共用，清化湿热，通利骨节，宣痹止痛。若骨节痛甚者，加片子姜黄行气活血止痛；海桐皮增祛湿宣痹之力。

《温病条辨》相关条文

六五、湿聚热蒸，蕴于经络，寒战热炽，骨骱烦疼，舌色灰滞，面目痿黄，病名湿痹，宣痹汤主之。

《经》谓：风寒湿三者合而为痹。《金匮》谓：经热则痹。盖《金匮》诚补《内经》之不足。痹之因于寒者固多，痹之兼乎热者，亦复不少，合参二经原文，细验于临证之时，自有权衡。本论因载湿温而类及热痹，见湿温门中，原有痹证，不及备载痹证之全，学者欲求全豹，当于《内经》《金匮》、喻氏、叶氏，以及宋、元诸名家，合而参之自得。大抵不越寒热两条，虚实异治。寒痹势重而治反易，热痹势缓，而治反难。实者单病躯壳易治，虚者兼病脏腑夹痰饮腹满等证，则难治矣，犹之伤寒两感也。此条以舌灰目黄，知其为湿中生热，寒战热炽，知其在经络；骨骱疼痛，知其为痹证。若泛用治湿之药，而不知循经入络，则罔效矣。故以防己急走经络之湿，杏仁开肺气之先，连翘清气分之湿热，赤豆清血分之湿热，滑石利窍而清热中之湿，山栀肃肺而泻湿中之热，薏苡淡渗而主挛痹，半夏辛平而主寒热，蚕沙化浊道中清气，痛甚加片子姜黄、海桐皮者，所以宣络而止痛也。（《温病条辨·中焦篇·湿温》）

医家经典论述及医家临床应用

叶天士：徐　温疟初愈，骤进浊腻食物，湿聚热蒸，蕴于经络，寒战热炽，骨骱烦疼，舌起灰滞之形，面目萎黄色。显然湿热为痹。仲景谓湿家忌投发汗者，恐阳伤变病。盖湿邪重着，汗之不却，是苦味辛通为要耳。湿热入经络为痹。防己、杏仁、滑石、醋炒半夏、连翘、山栀、苡仁、野赤豆皮。《临证指南医案》)

赵绍琴：本证乃湿热之邪郁阻骨节经络之间，而成湿热痹痛之候。高热寒战，乃湿热郁阻，正气奋起驱邪，正邪激战而致。高热而面色不红，反见萎黄，是因热蕴湿中，热蒸湿动，湿热上熏之故。湿热郁阻，气血痰滞，故面色晦暗不华。湿热痹阻骨节经络之间，气血瘀滞，乃致骨节肿痛。舌苔灰腻或黄腻，脉濡数，皆为湿热内蕴之征。(《温病纵横》)

张文选：全方组成有三个特点：一是开泄中焦，分消三焦湿热，可治疗湿热蕴结三焦如"寒战热炽"等证；二是防己配薏苡仁等宣通经络之湿以治关节肌肉痹痛；三是赤小豆皮合连翘、杏仁宣泄血分瘀热，凉血以治疗皮肤黏膜红斑等。正因为这三个特点，本方可广泛应用于早期以发热、关节肌肉疼痛、皮肤红斑等为特征的风湿性疾病，如结节性红斑、系统性红斑狼疮……中焦宣痹汤与加减木防己汤同出一辙而略有不同：后者的关键是石膏配桂枝，再加防己、逐水饮，通经络，可治疗饮热郁结经络之关节肿胀疼痛。前者没有桂枝，有山栀配半夏苦辛开泄湿热；并有赤小豆、连翘，能入血分而清热解毒。主要用于湿热郁结气、血分之间，关节肌肉疼痛而脘痞、发热、皮肤斑疹等全身症状较显著者。(《温病方证与杂病辨治》)

二、杏仁薏苡汤

【杏仁薏苡汤】(苦辛温法) 杏仁三钱　薏苡三钱　桂枝五分　生姜七分 厚朴一钱　半夏一钱五分　防己一钱五分　白蒺藜二钱　水五杯，煮三杯，渣再煮一杯，分温三服。

【方解】方中以杏仁、桂枝、白蒺藜辛宣疏散在表之风暑寒湿之邪；以生姜、半夏、厚朴之苦辛温化寒湿；薏苡仁、防己利湿除痹。

《温病条辨》相关条文

六七、风暑寒湿，杂感混淆，气不主宣，咳嗽头胀，不饥舌白，肢体若废，杏仁薏苡汤主之。

杂感混淆,病非一端,乃以气不主宣四字为扼要。故以宣气之药为君。既兼雨湿中寒邪,自当变辛凉为辛温。此条应入寒湿类中,列于此者,以其为上条之对待也。(《温病条辨·中焦篇·湿温》)

🔱 医家经典论述及医家临床应用 🔱

方药中:本条述湿痹气不主宣、肢体若废的证治。"风暑寒湿,杂感混淆,气不主宣",系外感风暑寒湿错杂之气,但以湿邪为主。湿阻气机不得宣畅,在上则"咳嗽、头胀";在中则"不饥舌白";在经络则"肢体若废",即肢体无力,活动不便。由于湿邪偏重,又无热象,所以应用苦辛温以宣化温通表里之寒湿,方用杏仁薏苡汤。(《温病条辨讲解》)

三、加减木防己汤

【加减木防己汤】(辛温辛凉复法) 防己六钱 桂枝三钱 石膏六钱 杏仁四钱 滑石四钱 白通草二钱 薏仁三钱 水八杯,煮取三杯,分温三服。见小效不即退者,加重服,日三夜一。

【方解】方中防己苦辛寒,善于逐饮利水,《本草求真》载:"防己,辛苦大寒,性险而健,善走下行,长于除湿、通窍、利道,能泻下焦血分湿热。"薏苡仁味甘微寒,《神农本草经》谓其"主筋急拘挛,不可屈伸,风湿痹,下气。久服轻身,益气"。两药合用宣通经络关节之湿热、水饮,可治疗关节肿胀。桂枝辛甘温,可通阳化饮,石膏辛甘寒,可清泄经络关节之郁热,两者配伍,是仲景治疗停饮郁热之法,治疗关节红肿热痛。杏仁、滑石、通草三药合用,可分消上下,宣利湿热,治疗暑湿、湿热蕴郁三焦证。全方清热利湿,宣通经脉,是一首治疗湿热痹的首选方。吴瑭推崇此为"治痹之祖方"。

🔱《温病条辨》相关条文 🔱

六八、暑湿痹者,加减木防己汤主之。

此治痹之祖方也。风胜则引,引者(吊痛掣痛之类,或上或下,四肢游走作痛,经谓行痹是也)加桂枝、桑叶。湿胜则肿,肿者(土曰敦阜)加滑石、草薢、苍术。寒胜则痛,痛者加防己、桂枝、姜黄、海桐皮。面赤口涎自出者(《灵枢》谓:胃热则廉泉开。)重加石膏、知母。绝无汗者,加羌活、苍术,汗多者加黄芪、炙甘草。兼痰饮者,加半夏、厚朴、广皮。因不能备载全文,故以祖方加减如此,聊示门径而已。(《温病条辨·中焦篇·湿温》)

医家经典论述及医家临床应用

叶天士：毛氏，风湿相搏，一身肿痛，周行之气血为邪阻蔽。仿仲景木防己汤法。木防己、石膏、杏仁、川桂枝、威灵仙、羌活。（《临证指南医案》）

张文选：加减木防己汤组方的关键是在用防己逐饮利水、除湿通络的同时，重用石膏配桂枝以宣泄经络关节之郁热，主治风湿性疾病的湿热痹证或水饮郁热阻滞关节经络肌肉所致的热痹之证。（《温病方证与杂病辨治》）

四、二妙散、三妙丸、四妙丸

【二妙散】黄柏_炒　苍术_{米泔浸,炒}　上二味为末，沸汤，入姜汁调服。二物皆有雄壮之气，表实气实者，加酒少许佐之。若痰带热者，先以舟车丸，或导水丸、神芎丸下伐，后以趁痛散服之。

【三妙丸】黄柏_{酒拌,四两}　苍术_{米泔水浸,焙干,六两}　川牛膝_{去芦,二两}　为末，面糊为丸，如梧桐子大，每服五七十丸，空心姜、盐汤下。

【四妙丸】川黄柏　薏苡米_{各八两}　苍术　怀牛膝_{各四两}　水泛小丸，温开水送下。

【方解】方中黄柏为君，取其苦为燥湿，寒以清热，其性沉降，长于清下焦湿热；苍术为臣，辛散苦燥，健脾燥湿。二药相合，清热燥湿，标本并治。入姜汁调服，取其辛散以助药力，增强通络止痛之功。方中苍术经米泔水浸炒，温燥之性有减；黄柏经炒，其寒性稍减，更得苍术温燥运脾，则清热祛湿而不伤中。是治疗湿热下注之基础方。三妙丸即二妙散加牛膝补肝肾、强筋骨，引药下行，主治下肢湿热之两脚麻木、痿软无力。四妙丸即三妙丸加薏仁清利湿热、健脾舒筋，主治下肢湿热之两足麻痿肿痛等。三妙丸兼补肝肾，四妙丸利湿清热之功更著。

《丹溪心法》相关条文

筋骨疼痛因湿热者，有气加气药，血虚者加补药，痛甚者加生姜汁，热辣服之。

医家经典论述及医家临床应用

吴昆：湿热腰膝疼痛者，此方主之。湿热作痛，不拘上下，此方用之每良。湿性润下，病则下体受之，故腰膝痛。然湿未尝痛，积久而热，湿热相搏，然后痛。此方用苍术以燥湿,黄柏以去热,又黄柏有从治之妙,苍术有健脾之功,一正一从,奇正之道也。苍术妙于燥湿,黄柏妙于去热,二物皆有雄壮之性,亦简易之方也。(《医方考》)

虞抟:三妙丸,治湿热下流,两脚麻木,或如火烙之热。《医学正传》

张秉成:二妙丸苍术黄柏,治湿热盛于下焦,而成痿证者。夫痿者,萎也,有软弱不振之象。其病筋脉弛长,足不任地,步履歪斜,此皆湿热不攘,蕴留经络之中所致。然湿热之邪,虽盛于下,其始未尚不从脾胃而起,故治病者必求其本。清流者必洁其源。方中苍术,辛苦而温,芳香而燥,直达中州,为燥湿强脾之主药。但病既传于下焦,又非治中可愈,故以黄柏苦寒下降之品,入肝肾直清下焦之湿热,标本并治,中下两宣。如邪气盛而正不虚者,即可用之。本方加牛膝为三妙丸。以邪之所凑,其气必虚,若肝肾不虚,湿热决不流入筋骨。牛膝补肝肾强筋骨,领苍术黄柏,入下焦而祛湿热也。再加苡仁,为四妙丸。因《内经》有云,治痿独取阳明。阳明者主润宗筋,宗筋主束筋骨,而利机关也。苡仁独入阳明,祛湿热而利筋络,故四味合用之,为治痿之妙药也。(《成方便读》)

五、薛氏地龙二藤汤

【**薛氏地龙二藤汤**】地龙　秦艽　威灵仙　滑石　苍耳子　丝瓜藤　海风藤　黄连

【**方解**】方中秦艽、威灵仙清热,祛湿祛风,入阳明经,提湿热于外;苍耳子辛苦温,燥湿升督脉阳气;此三药开宣上焦。黄连苦寒燥湿;地龙、丝瓜藤、海风藤祛湿化痰通络,畅通中焦;湿热阻塞经络,用滑利的滑石通利三焦膜腠,导湿热从小便而出。全方可清热祛湿,通络息风,治湿热侵入阳明所主肌肉的经络脉隧中,湿热动风,见口噤(口眼㖞斜),四肢牵引拘急,甚则角弓反张,舌红苔黄腻,脉濡滑。

《湿热病篇》相关条文

湿热证,三四日即口噤,四肢牵引拘急,甚则角弓反张,此湿热侵入经络脉隧中,宜鲜地龙、秦艽、威灵仙、滑石、苍耳子、丝瓜藤,海风藤、酒炒黄连等味。

医家经典论述及医家临床应用

薛雪:此条乃湿热夹风之证。风为木之气,风动则木张,乘入阳明之络则口噤,走窜太阴之经则拘挛,故药不独胜湿,重用息风,一则风药能胜湿,一则风药能疏肝也。选用地龙、诸藤者,欲其通脉络耳。(《湿热病篇》)

赵绍琴等:本证乃湿热蕴蓄中焦,壅滞筋脉经络而成动风之候。欲熄其风,必先祛湿热。湿热内蕴,热在湿中,湿不祛则热不清,故治当以祛湿为主。湿热内蕴,肝失疏泄,乃致肝经郁热,欲疏肝郁,亦当先祛其湿,祛湿乃治本之法,湿祛热清,则脉络通达,其风自熄。方中秦艽、威灵仙、苍耳子、海风藤四药,皆属散风之品,既有除湿之功,又有疏肝之效。更用黄连清热燥湿,滑石利湿清热,则祛除湿热之力更强。威灵仙、海风藤、丝瓜藤、地龙四味,皆为通络之药,使经络疏通,气血畅达,筋脉得养,则抽搐自止。诸药配伍,祛湿清热,疏肝通络,而平息风动。若肝经郁热较盛者,可于方中加羚羊角粉五分(冲服)。(《温病纵横》)

张文选:本方用地龙领秦艽、威灵仙、苍耳子祛风止痉,兼以胜湿;丝瓜藤、海风藤舒筋通络;黄连燥湿泻火,滑石清利湿热。全方湿热并治,重在祛风通络止痉,是治疗风湿热邪侵入经脉的有效方剂。本方的特点一是用虫类药地龙为君,清热息风,通利经脉,利水消肿;二是用藤类药丝瓜藤、海风藤通经活络,通痹止痛。这两类药合以黄连、滑石清热利湿,秦艽、威灵仙、苍耳子祛风胜湿,故可治疗湿热痹证,或湿热痉证。(《温病方证与杂病辨治》)

六、薛氏加减三甲散

【薛氏加减三甲散】土鳖虫　鳖甲　穿山甲　僵蚕　柴胡　桃仁

【方解】本方是三甲散加减而成,方中鳖甲、穿山甲、土鳖虫、僵蚕、桃仁活血通络,搜剔络脉瘀滞;柴胡疏发少阳之气,透邪从厥阴外出。本方立意,薛氏言:"破滞通瘀,斯络脉通而邪得解矣。"

➤═《湿热病篇》相关条文═➤

湿热证,七八日,口不渴,声不出,与饮食亦不却,默默不语,神识昏迷,进辛开凉泄,芳香逐秽,俱不效,此邪入厥阴,主客浑受,宜仿吴又可三甲散,醉地鳖虫、醋炒鳖甲、土炒穿山甲、生僵蚕、柴胡、桃仁泥等味。

➤═ 医家经典论述及医家临床应用 ═➤

薛雪:暑湿先伤阳分,然病久不解,必及于阴。阴阳两困,气钝血滞而暑湿不得外泄,遂深入厥阴,络脉凝瘀,使一阳不能萌动,生气有降无升,心主阻遏,

灵气不通,所以神不清而昏迷默默也。(《湿热病篇》)

　　张文选:我也常用此方治疗中风后遗证,火证明显者,合入黄连解毒汤或三黄泻心汤;血分瘀热者,合入清热地黄汤(原犀角地黄汤)或清宫汤;气虚明显者,合入补阳还五汤;肾阳不足者,合入地黄饮子或与其交替使用。治验较多,此不具体介绍……综上所述,薛氏加减三甲散具有"破滞通瘀"的作用,主治湿热邪入厥阴络脉,络脉凝瘀所致的默默不语,神识昏迷,久痹疼痛,肢体不遂,肿块硬痛等病证。(《温病方证与杂病辨治》)

七、三甲散

　　【三甲散】鳖甲　龟甲并用酥炙黄为末,各一钱,如无酥,各以醋炙代之　穿山甲土炒黄为末,五分　蝉蜕洗净,炙干,五分　僵蚕白硬者,切,生用,五分　牡蛎煅为末,五分　䗪虫三个,干者擘碎,鲜者捣烂和酒少许,取汁入汤药同服,其渣入诸药同煎　白芍药酒炒,七分　当归五分　甘草三分　水二钟煎八分,沥渣温服。

　　【方解】方中以鳖甲、龟甲、穿山甲三甲为主,扶正不恋邪,达邪不伤正;蝉蜕、僵蚕祛邪息风;䗪虫入血脉,搜剔血中之邪;牡蛎平肝,当归、白芍和血,甘草和中。治素患久疟或内伤,身体羸弱,复感疫气,饮食暴减,胸膈痞闷,身疼发热,彻夜不寐,经治热减得睡,饮食稍增,但仍肢体时疼,胸胁锥痛,脉数、身热不去,过期不愈者。

❖《温疫论》相关条文 ❖

　　盖但知其伏邪已溃,表里分传,里证虽除,不知正气衰微,不能托出表邪,留而不去,因与血脉合而为一,结为痼疾也。肢体时疼者,邪与营气搏也;脉数身热不去者,邪火并郁也;胁下锥痛者,火邪结于膜膈也;过期不愈者,凡疫邪交卸,近在一七,远在二七,甚至三七,过此不愈者,因非其治,不为坏证,即为痼疾也。夫痼疾者,所谓客邪胶固于血脉,主客交浑,最难得解,且愈久益固,治法当乘其大肉未消、真元未败,急用三甲散,多有得生者。更附加减法,随其素而调之。若素有老疟或瘅疟者,加牛膝一钱,何首乌一钱;胃弱欲作泻者,宜九蒸九晒;若素有郁痰者,加贝母一钱;有老痰者,加瓜蒌霜五分,善呕者勿用;若咽干作痒者,加花粉、知母各五分;若素有燥咳者,加杏仁捣烂一钱五分;若素有内伤瘀血者,倍䗪虫,如无䗪虫,以干漆炒烟尽为度,研末五分,及桃仁捣烂一钱代之,服后病减六七,余勿服,当尽调理法。

▬◀ 医家经典论述及医家临床应用 ▶▬

张文选：吴有性三甲散以扶正不恋邪，达邪不伤正的鳖甲、龟甲、穿山甲三甲为主，合蝉蜕、僵蚕、䗪虫，以 6 味虫类药入阴血分，养阴助正，活血通络，软坚散结，搜剔血中伏邪；另用当归、白芍养肝和血，牡蛎平肝，甘草和中缓急。全方立意新颖，用药独特，方后加减法更切临床实用。（《温病方证与杂病辨治》）

第二节　中焦宣痹汤类方鉴别

方名	组成	主症	舌脉	辨证要点	治法	方源
中焦宣痹汤	防己、杏仁、滑石、连翘、山栀子、薏苡仁、半夏、晚蚕沙、赤小豆皮	寒战热炽，骨骱烦疼，面目痿黄	舌色灰滞	湿聚热蒸，蕴于经络之湿热痹	清化湿热，宣痹止痛	《温病条辨》
杏仁薏苡汤	杏仁、薏苡仁、桂枝、生姜、厚朴、半夏、防己、白蒺藜	咳嗽头胀，不饥，肢体若废	舌白	风暑寒湿杂感混淆，气不主宣	宣化温通表里	《温病条辨》
加减木防己汤	防己、桂枝、石膏、杏仁、滑石、白通草、薏苡仁	肢体关节疼痛，肿胀	舌红，苔黄腻	暑湿痹，湿热痹	清热利湿，宣通经脉	《温病条辨》
二妙散、三妙丸、四妙丸	黄柏、苍术、川牛膝、薏苡仁	下肢湿热之两足麻痿肿痛等		湿热下注	清热利湿	《丹溪心法》《医学正传》《成方便读》
薛氏地龙二藤汤	地龙、秦艽、威灵仙、滑石、苍耳子、丝瓜藤、海风藤、黄连	口噤，四肢牵引拘急，甚则角弓反张	舌红苔黄腻，脉濡滑	湿热侵入阳明所主肌肉的经络脉遂中，湿热动风	清热祛湿，通络息风	《湿热病篇》
薛氏加减三甲散	土鳖虫、鳖甲、穿山甲、僵蚕、柴胡、桃仁	口不渴，声不出，与饮食也不却，默默不语，神识昏迷		湿热之邪入厥阴络脉，络脉凝瘀	破滞通瘀	《湿热病篇》

方名	组成	主症	舌脉	辨证要点	治法	方源
三甲散	鳖甲、龟甲、穿山甲、蝉蜕、僵蚕、牡蛎、䗪虫、白芍药、当归、甘草	饮食暴减,胸膈痞闷,身疼发热,彻夜不寐,经治热减得睡,饮食稍增,但仍肢体时疼,胸胁锥痛,身热不去,过期不愈者	脉数	素患久疟或内伤,身体羸弱,复感疫气	扶正养肝和血,活血通络	《温疫论》

第三节　中焦宣痹汤类方临床应用

医案一　刘渡舟医案

朱某,男,31岁。1999年5月6日初诊。患结节性红斑,起初两手指端红肿,与两脚趾红肿交替出现。继后膝周围出现红斑,肿胀疼痛。伴有关节疼痛,时发低热,服西药芬必得不能止痛,小便黄,口渴,舌红苔白,脉弦滑数。

从湿热痹考虑,用中焦宣痹汤加减,处方:防己15g,生石膏30g,杏仁10g,生薏苡仁30g,晚蚕沙10g,滑石16g,通草10g,忍冬藤20g,连翘20g,蒲公英10g,紫花地丁10g,牡丹皮10g,石见穿10g。7剂。

1999年5月15日二诊:服药后关节疼痛明显减轻,低热消退。业已见效,继续用上方加紫草10g。7剂。随后守上方加减,坚持治疗2个多月,红斑消失,关节肿痛得到控制。

方证解释:本案口渴为石膏证,故用石膏配防己法,清泄阳明,宣通经络;红斑为病入血分,故用凉血散瘀作用更强的牡丹皮、紫草代替赤小豆皮清散血分瘀热;局部红肿热痛,为热毒之象,故用连翘配忍冬藤、蒲公英、紫花地丁清热解毒。(《温病方证与杂病辨治》)

医案二　王华明医案

徐某,女,22岁,工人。入院日期:1984年9月7日。

[主症]壮热6天,伴脸部、四肢红斑及关节疼痛。患者6天前开始发热,体温38℃以上,时感畏寒,得衣则减。并感头晕、心悸、少量脱发,经常鼻衄,二便自调。查体发现脸部蝶形红斑以及两上肢、颈部、前上胸、手足掌指(趾)

部均可见到散在性的小如赤豆,大如蚕虫的结节,阳光暴露部位尤为明显,两小指指端关节呈水肿样红斑,无溃疡。口无气味,语声低微,全身皮肤干燥、灼热、无汗,体温逐日上升,高达39.6℃。关节疼痛日渐加重,尤以两肘关节、膝关节、小指关节为重,活动受限。其他未见异常。舌苔黄腻,舌尖红,脉细滑数。

[理化检验]从略。

[中医诊断]①发斑(阳证);②痹证(热痹)。

[西医诊断]系统性红斑狼疮。

[治疗经过]根据患者入院时症状,考虑为热痹湿阻,湿热内蕴,热重于湿。身发红斑主要是脸部、颈及两上肢,并见皮下结节,为湿热蕴结于肌肤。由于痹证多由风寒湿三气合而成之,虽已化热,但寒湿未必尽除,故采用清热除痹,祛风解表,通络散寒的治疗方案。

方选白虎汤、宣痹汤合麻杏苡甘汤加减。处方:生石膏30g,肥知母9g,甘草9g,青防风9g,光杏仁9g,生薏苡仁30g,焦山栀子9g,块滑石30g,赤小豆30g,晚蚕沙(包煎)9g,连翘壳9g,制半夏15g,川羌活9g,川独活9g,净麻黄9g,木防己9g,川桂枝9g。每日1剂,水煎服。服药3剂,体温下降到37.4℃,再以原方增损进3剂,热退到正常,全身红斑色素逐渐变浅,鼻衄好转。原方去白虎汤及麻黄、桂枝,继加入益气补血之品合清热祛风以资调理。但1周后关节疼痛又加剧,低温逐起,缠绵不退,持续时间达1个月余。复于方中加麻黄、桂枝以助祛风通络散寒。全方以清为主,寒热并用。服药2剂,低温即除,药已中病,故继以原方调治近1个月,低温未发,红斑未起,诸症皆安。患者虽大病已去,然尚遗有腰酸,下肢软,偶有眩晕等症,虑其肾气已衰,正气未复,故又于方中加入补肾益气凉血之品。处方:生薏苡仁30g,青防风9g,木防己9g,光杏仁9g,焦山栀9g,块滑石15g,连翘壳9g,制半夏10g,晚蚕沙(包煎)9g,锁阳30g,白花蛇舌草30g,虎杖根9g,红藤15g,生黄芪30g,花生衣9g。每日1剂,水煎服。药进6剂,症无加重,病情日趋稳定。

在中医治疗过程中未用任何西药,但为了明确现代医学对本病的诊断,曾先后3次请外院皮科专家会诊,皆诊断为系统性红斑狼疮(SLE)。理化检查,除血沉复查尚有反复,其余各项检查均有不同程度的好转。纳谷增进,体重由入院时46kg增加到59kg,精神转佳,于1984年12月29日好转出院。

患者出院4个月余随访,高热红斑未发,无自觉不适症状,舌苔正常,脉缓和。实验室检查指标均较前明显好转。(《壮热、发斑、痹痛案》)

医案三　许家松医案

加减木防己汤合宣痹汤治疗湿热痹案

陈某,男,56 岁,锅炉工。初诊时间:1984 年 4 月 20 日。主诉:两膝关节、左手指关节肿大疼痛半月余。

目前情况:无汗、无发热恶寒,两膝及两手指关节明显肿大疼痛,活动下蹲受限,纳差,不思饮食,全身困重乏力。舌质稍红,苔淡黄滑腻,脉滑稍大。查抗链球菌溶血素 O 试验 1∶600,血沉 9mm/h。

[辨证]湿热痹,证属湿热蕴阻经络。

[治法]宣气化湿,清热通络。

[方药]木防己汤合宣痹汤加减。

杏仁 10g,木防己 15g,桂枝 12g,生石膏 20g,薏苡仁 30g,晚蚕沙 10g,连翘 15g,滑石 30g,茯苓 30g,怀牛膝 15g,忍冬藤 30g。水煎服,每日 1 剂。

二诊:1984 年 5 月 7 日。

上方服 2 剂后,微汗续出。自第 3 剂开始,关节肿胀开始消退。共服 8 剂后,关节肿大明显减轻,但纳差乏力。舌淡黄稍滑腻,脉象濡缓。于上方内加入黄芪 30g、苍术 10g、白豆蔻 10g,以益气、健脾、化湿。

三诊:1984 年 5 月 14 日。

上方服 4 剂后,膝、指关节肿大消失,下蹲自如,纳食转佳,全身有力,但下蹲及手指活动多时,仍有疼痛。舌苔微黄稍腻,脉沉缓。仍宗上法加减治之:

杏仁 10g,木防己 15g,桂枝 10g,生石膏 15g,晚蚕沙 10g,薏苡仁 15g,片姜黄 10g,海桐皮 10g,苍术 10g,白豆蔻 10g,忍冬藤 15g,鸡血藤 30g。水煎服,每日 1 剂。

四诊:1984 年 5 月 19 日。

诸症消失,活动自如,纳佳便调,全身有力。脉稍沉缓,苔滑微黄,嘱上方继服 4 剂,停药观察。(《〈温病条辨〉研读与临证心悟九讲》)

医案四　刘渡舟医案

王某,男,15 岁。患右踝右膝关节红肿疼痛已半年之久,严重影响活动。伴右脚底抽掣,右肩关节疼痛。大便素来干结,小便黄赤,口干喜饮。舌质红,苔黄腻,脉滑数。血沉 50mm/h。处方:木防己 15g,桂枝 10g,杏仁 10g,滑石 15g,通草 10g,苍术 10g,蚕沙 10g,生石膏 30g,薏苡仁 30g,海桐皮 12g。上方加减服 30 余剂后,关节疼痛明显减轻,血沉测定:25mm/h。上方又加赤小豆、金银花各 12g,再服 60 余剂,疼痛消失,活动自如,血沉测定 3mm/h,从此病愈。

索某,男,50 岁。患两膝关节红肿热痛已多年,屡用驱寒散风等方治疗无效。其人小便黄赤,大便不爽,舌红苔腻,脉滑数。处方:木防己 18g,生石膏 30g,薏苡仁 12g,滑石 12g,杏仁 10g,通草 10g,桂枝 10g,片姜黄 10g,海桐皮 10g。服 2 剂则效,4 剂肿消,6 剂后疼痛消失。

曹某,男,55 岁。患坐骨神经痛,右臀下至大腿后与委中穴处剧痛拘急,不能步履,注射杜冷丁及普鲁卡因穴位封闭法皆不得效。舌绛苔腻,脉弦大。视其白睛带黄,询知小便黄短。辨为湿热痹。先服芍药甘草汤缓解筋脉拘急,后用:木防己 12g,海桐皮 12g,生石膏 30g,薏苡仁 30g,桂枝 10g,杏仁 10g,滑石 18g,木瓜 10g,通草 10g,片姜黄 10g,龙胆草 10g。服 6 剂痛减其半,改用苍术、黄柏、木瓜、龙胆草、木通、柴胡、黄芩、知母、槟榔、当归、白芍、防己、车前子、泽泻各 10g,6 剂而痛止。(《经方临证指南》)

方证解释:刘渡舟先生曾强调说:本方石膏必须重用,热甚者,取白虎加桂枝汤意加知母,或者再加金银花等,首先要清热。关节疼痛甚者,遵吴瑭加减法,加片姜黄、海桐皮宣通经络。如热伤营血,见皮下瘀斑者,加紫草、牡丹皮、生地黄等凉血清营。湿热下注,以下肢疼痛为主者,取加味苍柏散意,加苍术、黄柏、木瓜、木通、龙胆草等。久痛属于血络瘀滞者,加桃仁、红花、当归、乳香、没药等活血化瘀通络。如肌肉经脉疼痛拘急、挛急者,用芍药甘草汤重用芍药缓解筋脉拘急。这些均是刘老用加减木防己汤治疗湿热痹的心法。(《温病方证与杂病辨治》)

医案五 **刘渡舟医案**

用于湿热阻滞经络的动风证:于某,男,32 岁。时值盛夏,水田作业,突感口噤不能开,继则四肢牵引拘急,汗出粘衣,胸闷脘痞,纳差泛恶。延医竟用芳香辟秽诸法,旬日未见少减。余诊见舌苔黄腻,脉濡,诊为湿热侵犯经络脉隧,肝风内动,投薛氏胜湿息风方加减:鲜地龙 15g,薏苡仁 30g,秦艽 12g,威灵仙 10g,滑石 18g,苍耳子 3g,丝瓜络 15g,海风藤 10g,酒炒黄连 9g,晚蚕沙 12g。药服 3 剂,四肢拘急减轻,守方续服 6 剂,苔腻渐化,口噤诸症悉除,转手调理脾胃以巩固。

用于治疗痛风:罗某,男,66 岁。1999 年 5 月 20 日来诊。患痛风半年,右手大拇指与腕关节结合处红肿疼痛,大便不爽,每日 1 次,小便黄,舌红偏绛,脉沉细。辨证属湿热夹风阻滞阳明经。用薛氏地龙二藤汤加减,处方:秦艽 10g,地龙 10g,鸡血藤 15g,桑枝 10g,海风藤 10g,钩藤 15g,防己 10g,大黄 1.5g,

黄芩 4g,黄连 4g,生地黄 10g,当归 10g,藏红花 1g。7 剂。1999 年 5 月 27 日二诊:服药后红肿疼痛明显减轻,继用上方 7 剂。此后,以上方与《金匮要略》治疗溢饮的大青龙汤交替使用,坚持治疗月余,肿痛消失。

　　用于治疗三叉神经痛:芦某,女,42 岁。1999 年 7 月 8 日来诊。患者右侧鼻根与上唇交界处阵发性刺痛,疼时向右耳部放射,以至牵扯右半侧面部疼痛,吞咽唾沫则引发疼痛,且颈部不舒,大便干燥,每 2 日 1 次,舌红苔黄。用薛氏地龙二藤汤加减,处方:秦艽 10g,海风藤 10g,丝瓜络 10g,地龙 10g,忍冬藤 16g,黄连 6g,大黄 4g,黄芩 10g,栀子 10g,牡丹皮 10g,当归 15g,白芍 20g,炙甘草 4g,羚羊角粉(分冲)1.8g,柴胡 12g,葛根 15g,白芷 5g,生石膏 30g,龙胆草 10g,钩藤 15g,羌活 3g。7 剂。服药后疼痛缓解,再加漏芦 10g,继服 7 剂,疼痛得到控制。(《温病方证与杂病辨治》)

医案六　张文选医案

　　赵某,女,35 岁。2005 年 11 月 15 日初诊。患者经北京协和医院确诊为强直性脊柱炎,双侧髋关节疼痛,从髋关节向上至腰部强硬疼痛,背部、颈肩强痛不灵活,腰部活动受限,久坐则起身困难。舌质偏红,苔白薄,脉弦滑。辨为葛根汤与桂枝芍药知母汤证,处方:葛根 20g,炙麻黄 8g,桂枝 10g,生白芍 10g,知母 12g,生姜 8g,生白术 15g,防风 10g,炮附子 8g,炙甘草 6g。6 剂。

　　2005 年 11 月 22 日二诊:疼痛稍减,晨起腰背强硬。舌暗红,苔薄白,脉弦滑。用薛氏加减三甲散化裁,处方:土鳖虫 8g,鳖甲(先煎)10g,炮穿山甲(先煎)10g,僵蚕 10g,柴胡 15g,桃仁 12g,当归 15g,皂角刺 10g,乌梢蛇 10g,海桐皮 10g,片姜黄 10g,忍冬藤 20g,青风藤 15g。6 剂。

　　2005 年 11 月 29 日三诊:腰、髋、背、颈疼痛明显减轻,口略干,舌偏红略暗,苔薄白,脉弦滑。上方加生薏苡仁 30g,生白芍 15g,炙甘草 6g。7 剂。

　　2005 年 12 月 6 日四诊:腰髋背颈痛止,活动较前灵活。改用当归拈痛汤继续调治。(《温病方证与杂病辨治》)

第十三章　茵陈蒿汤类方临证思辨

第一节　茵陈蒿汤类方

茵陈蒿汤出自张仲景《伤寒论》《金匮要略》,吴鞠通《温病条辨》也有记载。本方由茵陈、栀子、大黄组成,具有清热、利湿、退黄之功效,是治疗湿热黄疸的常用方。《伤寒论》用其治疗瘀热发黄,《金匮要略》以其治疗谷疸。《温病条辨》用其治疗阳明温病发黄。其同类方茵陈五苓散、二金汤、杏仁石膏汤、连翘赤豆饮煎送保和丸皆为清热利湿退黄之剂,但偏重各有不同。茵陈五苓散治疗兼小便不利者;二金汤治兼肿胀者;杏仁石膏汤治湿热蕴结三焦者;连翘赤豆饮煎送保和丸治表里同病者。临床常用于治疗急性黄疸性肝炎、胆囊炎、胆石症等所引起的黄疸,证属湿热内蕴者。

一、茵陈蒿汤

【茵陈蒿汤】茵陈蒿六钱　栀子三钱　生大黄三钱　水八杯,先煮茵陈减水之半,再入二味,煮成三杯,分三次服,以小便利为度。

【方解】方中茵陈清热利湿,利胆退黄,是治疗黄疸之要药;栀子清泄三焦湿热,亦可退黄;大黄清下里热,通利大便。三药相配,使湿热之邪从二便泄出,湿去热除,则发黄自退,是治疗黄疸的代表方剂。

◥◣《伤寒论》相关条文 ◢◤

阳明病,发热汗出者,此为热越,不能发黄也。但头汗出,身无汗,剂颈而还,小便不利,渴引水浆者,此为瘀热在里,身必发黄,茵陈蒿汤主之。(236)(《伤寒论》)

伤寒七八日,身黄如橘子色,小便不利,腹微满者,茵陈蒿汤主之。(260)(《伤寒论》)

❧《温病条辨》相关条文 ❧

二八、阳明温病,无汗,或但头汗出,身无汗,渴欲饮水,腹满,舌燥黄,小便不利者,必发黄,茵陈蒿汤主之。

此与上条异者,在口渴腹满耳。上条口不甚渴,腹不满,胃不甚实,故不可下;此则胃家已实而黄不得退,热不得越,无出表之理,故从事于下趋大小便也。《温病条辨·中焦篇·湿温》

❧ 医家经典论述及医家临床应用 ❧

赵绍琴:方中茵陈苦寒清利,芳香轻扬,有清热利湿,宣透气机,消除黄疸之功,为方中君药。栀子通利三焦,导湿热从小便而泄。大黄清热燥湿,荡涤脏腑,泄浊除满。三药皆属苦寒之品,相互配伍,使湿热外泄,则黄疸可除。(《温病纵横》)

李宇航:现广泛用于治疗病毒性肝炎,如急性黄疸性肝炎、淤胆型肝炎、胆石症、胆石症术后、胆道感染、肝脓肿等病证。(《伤寒论研读》)

二、茵陈五苓散

【茵陈五苓散】(五苓散方见前,五苓散系苦辛温法,今茵陈倍五苓,乃苦辛微寒法) 茵陈末+分　五苓散五分　共为细末,和匀,每服三钱,日三服。

【方解】方中茵陈清热利湿退黄,五苓散解表散邪,利水渗湿。全方可清热利水退黄。主治湿热黄疸,湿重于热,小便不利者。

❧《温病条辨》相关条文 ❧

七一、诸黄疸小便短者,茵陈五苓散主之。

沈氏目南云:此黄疸气分实证通治之方也。胃为水谷之海,营卫之源,风入胃家气分,风湿相蒸,是为阳黄;湿热流于膀胱,气郁不化,则小便不利,当用五苓散宣通表里之邪,茵陈开郁而清湿热。(《温病条辨·中焦篇·湿温》)

❧ 医家经典论述及医家临床应用 ❧

方药中:本条述黄疸利小便之治。前已述及,湿热内蕴,小便不利,才发黄。因此,治黄疸当利小便,使湿热从小便而出。茵陈五苓散为《金匮要略》方。五苓散既能解肌达表,又可开膀胱之气而利小便,为表里双解之剂,但其性偏

温,所以倍用芳香苦微寒的茵陈以清宣湿热而消黄疸。吴氏指出,本方为黄疸尿少属实证的通治之方。(《温病条辨讲解》)

三、二金汤

【二金汤】(苦辛淡法) 鸡内金五钱 海金沙五钱 厚朴三钱 大腹皮三钱 猪苓三钱 白通草二钱 水八杯,煮取三杯,分三次温服。

【方解】方中海金沙可清热利湿通淋,鸡内金可消食化积以助水谷之运化,厚朴、大腹皮苦辛通降、宣通气机以化湿,猪苓、通草淡渗利湿。主治湿热黄疸,失治而为肿胀者。

◖◗《温病条辨》相关条文 ◖◗

七十、夏秋疸病,湿热气蒸,外干时令,内蕴水谷,必以宣通气分为要,失治则为肿胀。由黄疸而肿胀者,苦辛淡法,二金汤主之。

此揭疸病之由,与治疸之法,失治之变,又因变制方之法也。(《温病条辨·中焦篇·湿温》)

◖◗ 医家经典论述及医家临床应用 ◖◗

叶天士:蒋,由黄疸变为肿胀,湿热何疑?法亦不为谬,据述些少小丸,谅非河间、子和方法,温下仅攻冷积,不能驱除湿热。仍议苦辛渗利,每三日兼进浚川丸六七十粒。疸变肿胀鸡肫皮、海金沙、厚朴、大腹皮、猪苓、通草。(《临证指南医案》)

方药中:本条阐述黄疸病失治后的变证治疗。本条指出,黄疸的发生与季节气候密切相关。人与天地相应。夏秋季节,炎热多雨,天暑下迫,地湿蒸腾。人居于这样的气候环境之中,外感时令之湿热邪气,内有饮食水谷不能及时运化,湿热蕴结于里则可发为黄疸。湿热之邪,最易阻塞气机,所以治疗湿热黄疸,吴氏强调宣通气机。对湿温一病的治疗,吴氏一再强调宣气化湿,在这里又一次重申此意。同时吴氏还进一步指出,黄疸失治,可以发展为肿胀,仍用苦辛通降、淡渗利湿的方法治疗,方用二金汤……治疗湿热为病,一定要注意宣气化湿这一原则。从前面治疗湿热证的一些方剂来看,三仁汤之用杏仁、厚朴;加减正气散之用藿香梗、陈皮、厚朴、大腹皮;杏仁滑石汤之用杏仁、厚朴、大腹皮;黄芩滑石汤之用大腹皮;二金汤之用厚朴、大腹皮等无不贯穿宣气化湿之意。这一点可谓治湿热病证之要旨所在……临床所见,重症肝炎出现腹水,辨证为湿热者,用二金汤治疗后具有较好的消退腹水的作用。不仅如此,对泌尿系结石辨证为湿热者,用本方加减也收到了较好的疗效。(《温病条辨讲解》)

四、杏仁石膏汤

【杏仁石膏汤】(苦辛寒法) 杏仁五钱 石膏八钱 半夏五钱 山栀三钱 黄柏三钱 枳实汁每次三茶匙,冲 姜汁每次三茶匙,冲 水八杯,煮取三杯,分三次服。

【方解】方中杏仁、石膏开上清上,以半夏、姜汁、枳实辛开苦降,开中焦达下焦以除痞满,以黄柏清下,栀子清三焦热郁,导热下行,从小便而出。气机宣畅,湿化热清则黄疸自退。

《温病条辨》相关条文

七二、黄疸脉沉,中痞恶心,便结溺赤,病属三焦里证,杏仁石膏汤主之。

前条两解表里,此条统治三焦,有一纵一横之义。杏仁、石膏开上焦,姜、半开中焦,枳实则由中驱下矣,山栀通行三焦,黄柏直清下焦。凡通宣三焦之方,皆扼重上焦,以上焦为病之始入,且为气化之先,虽统宣三焦之方,而汤则名杏仁石膏也。(《温病条辨·中焦篇·湿温》)

医家经典论述及医家临床应用

叶天士:张,脉沉,湿热在里,郁蒸发黄,中痞恶心,便结溺赤,三焦病也,苦辛寒主之。杏仁、石膏、半夏、姜汁、山栀、黄柏、枳实汁。(《临证指南医案》)

张文选:杏仁石膏汤方以杏仁开宣上焦肺气,半夏、生姜汁开畅中焦,枳实由中驱下,合而宣通三焦气机以化湿;另用石膏清上、黄柏清下、栀子清泄三焦,合而清热泻火以治热。本方看似平淡无奇,仅是一首三焦并治而偏重上焦,化湿清热而偏重清热的常方。但方中以下三组配伍寓意深刻,构成了本方的特点:其一,石膏配姜汁,辛寒宣泄郁热,可治疗口渴、汗出、心烦等石膏证;石膏、生姜汁、杏仁配伍,有麻杏石甘汤意,能够治疗汗出、喘咳、烦热等麻杏石甘汤证。其二,栀子、黄柏、生姜汁配伍,清泄郁火,寓栀子豉汤法,可治疗心烦懊侬等栀子豉汤证。其三,半夏、姜汁与栀子、枳实相配,寓辛开苦泄半夏泻心汤意,是叶桂、王士雄变通应用半夏泻心汤的常法,能治疗脘痞、恶心等变通半夏泻心汤证。因此,凡杂病过程,湿热蕴结,见石膏证或麻杏石甘汤证如口渴、汗出、心烦、咳喘、咽喉疼痛;栀子豉汤证如心烦懊侬;半夏泻心证如脘痞呕恶者,

即为杏仁石膏汤证,可用本方治之。(《温病方证与杂病辨治》)

五、连翘赤豆饮煎送保和丸

【连翘赤豆饮方】(苦辛微寒法)　连翘二钱　山栀一钱　通草一钱　赤豆二钱　花粉一钱　香豆豉一钱　煎送保和丸三钱

【保和丸方】(苦辛温平法)　山楂　神曲　茯苓　陈皮　萏子　连翘　半夏

【方解】方中连翘、栀子、通草、赤小豆清热利湿;淡豆豉、天花粉解表清热;保和丸消食健脾和胃以除湿。以连翘赤豆饮以解其外,保和丸以和其中,治疗湿热发黄。

《温病条辨》相关条文

七三、素积劳倦,再感湿温,误用发表,身面俱黄,不饥溺赤,连翘赤豆饮煎送保和丸。

前第七十条,由黄而变他病,此则由他病而变黄,亦遥相对待。证系两感,故方用连翘赤豆饮以解其外,保和丸以和其中,俾湿温、劳倦、治逆,一齐解散矣。保和丸苦温而运脾阳,行在里之湿;陈皮、连翘由中达外,其行湿固然矣。兼治劳倦者何? 经云:劳者温之。盖人身之动作行为,皆赖阳气为之主张,积劳伤阳。劳倦者,因劳而倦也,倦者,四肢倦怠也。脾主四肢,脾阳伤,则四肢倦而无力也。再肺属金而主气,气者阳也;脾属土而生金,阳气虽分内外,其实特一气之转输耳。劳虽自外而来,外阳既伤,则中阳不能独运,中阳不运,是人之赖食湿以生者,反为食湿所困。脾既困于食湿,安能不失牝马之贞,而上承乾健乎! 古人善治劳者,前则有仲景,后则有东垣,均从此处得手。奈之何后世医者,但云劳病,辄用补阴,非惑于丹溪一家之说哉! 本论原为外感而设,并不及内伤,兹特因两感而略言之。(《温病条辨·中焦篇·湿温》)

医家经典论述及医家临床应用

叶天士:黄,一身面目发黄,不饥溺赤。积素劳倦,再感湿温之气,误以风寒发散消导,湿甚生热,所以致黄。连翘、山栀、通草、赤小豆、花粉、香豉。煎送保和丸三钱。(《临证指南医案》)

张文选:本方系由栀子豉汤与麻黄连轺赤小豆汤变通而出,治疗湿热发黄而郁热较甚者。分析杏仁石膏汤、二金汤、连翘赤豆汤、加减三石汤四方可知,叶氏治疗黄疸有两个鲜明的特点：一是善用分消三焦湿热法；二是善用栀子豉汤法。这与传统治疗黄疸的方法截然不同，了解此法可以开阔临床辨治黄疸与肝病的视野，有重要的学术价值。(《温病方证与杂病辨治》)

第二节　茵陈蒿汤类方鉴别

方名	组成	主症	舌脉	辨证要点	治法	方源
茵陈蒿汤	茵陈、栀子、生大黄	无汗，或但头汗出，身无汗，渴欲饮水，腹满，小便不利者，必发黄	舌燥黄	阳明温病发黄	清热利湿退黄	《温病条辨》
茵陈五苓散	茵陈、五苓散	黄疸，小便不利		湿热黄疸，湿重于热	清热利水退黄	《温病条辨》
二金汤	鸡内金、海金沙、厚朴、大腹皮、猪苓、白通草	黄疸，肿胀		湿热黄疸失治而为肿胀者	宣通气机，淡渗利湿	《温病条辨》
杏仁石膏汤	杏仁、石膏、半夏、山栀子、黄柏、枳实汁、姜汁	中痞恶心，便结溺赤	脉沉	黄疸病属三焦里证	宣通三焦，清化湿热	《温病条辨》
连翘赤豆饮煎送保和丸	连翘、山栀子、通草、赤小豆、天花粉、淡豆豉、保和丸	身面俱黄，不饥溺赤		素积劳倦再感湿温，误用发表所致发黄	宣化表里，健脾除湿	《温病条辨》

第三节　茵陈蒿汤类方临床应用

医案一　方药中医案

高某，女，44岁，教师。1986年10月31日初诊。

[主诉]发作性右腹痛、尿血1个月。

患者10月1日突然出现右侧腰部及右少腹部剧痛并见肉眼血尿。在某医院超声提示：右肾轻度积水，左肾未见异常。尿常规：尿蛋白(+)，红细胞(++++)，白细胞0~2/HP，诊为右肾结石，服用呋喃咀啶、石淋通等治疗未效。

目前情况：右侧腰部、少腹部疼痛时轻时重，尿黄浊，稍频，口干黏不欲饮水,纳食一般,睡眠、大便尚调。脉濡滑,舌体稍淡苔淡黄滑腻。

[辨证]病在脾肾,证属湿热蕴结下焦,脾肾气虚。

[治法]清热利湿行气,佐以健脾温肾。

[方药]二金汤合五苓散加减。

海金沙 15g,厚朴 10g,猪苓 10g,通草 3g,茯苓 30g,泽泻 12g,白术 10g,肉桂 6g,金钱草 30g,萆薢 15g,乌药 10g,川、怀牛膝各 10g。水煎服,每日 1 剂。每晚加服核桃 4 枚。

二诊:1986 年 11 月 7 日。上方服 6 剂后,未再发作腹部剧痛,尿频减,尿量增多。舌脉同上。患者有气虚之象,故在宣气之中,宜加补气以助温化,上方加黄芪 30g,滑石 30g,继服 4 剂。

三诊:1986 年 11 月 14 日。上药服 2 剂后,出现腹痛,并于 11 月 8 日排出肾形结石一块(0.5cm×0.3cm),色灰白,质坚硬,表面不光滑。目前仍有轻微腰痛,尿中浑浊,舌苔薄白,脉稍沉。超声提示:双肾大小、形态、内部回声均未见异常。尿常规:(-)。予健脾补肾佐以清热利湿方 4 剂,以收全功。(《温病条辨讲解》)

医案二　刘渡舟医案

张某,男,38 岁。患急性黄疸性肝炎,发热 38.8℃,右胁疼痛,口苦,恶心,厌食油腻之物,一身面目尽黄,大便不爽,小便短黄。舌苔黄腻,脉弦滑数。

茵陈 30g,大黄 9g,栀子 9g,柴胡 12g,黄芩 9g,半夏 9g,生姜 9g。3 剂后,大便畅泻,小便通利,黄毒从二便而去,诸症悉退。3 日后,黄疸又作,此乃余邪未净,仍服上方而退。

【解说】茵陈蒿汤是《伤寒论》中治疗湿热发黄的一首名方,临床上用本方治疗各种黄疸特别是治疗肝胆疾患所引起的黄疸,无论急、慢性,多能取效,这一点已被大家所公认。在此只需要补充两点:①常用加味法:若兼胁肋胀满或疼痛者,加柴胡、黄芩;恶心呕吐者,加半夏、生姜;湿毒盛而证形剧者,加土茯苓、草河车、凤尾草;两足发热者,加知母、黄柏。②经验证明,凡治湿热黄疸,其病多缠绵难愈,这与湿邪黏腻难去有关,所以不可操之过急,治疗时务必使湿热邪气尽去方能罢手,否则病情反复,将更加难于治疗。如小便黄赤者,服药后必须以尿色变清为准;大便灰白者,服药后必须以大便转为黄色为准,否则,停药过早,容易复发。另外,有的患者病后周身乏力,疲惫不堪,切勿错认为虚证而妄投补益之品,仍需用清热利湿之法,使湿热尽去,体力即能逐渐恢复。(《临床心得选集》)

医案三 **江尔逊医案**

柴某,男,56岁。专科门诊1834号,1986年5月15日初诊。患迁延性肝炎7年,曾反复两次,常腹胀,近半月来腹胀甚,在其他医院诊治未效而来诊。现症:腹胀甚,频矢气,目睛、皮肤发黄,小便黄,舌红苔黄腻,脉弦滑略数。予二金汤化裁:海金沙(冲服)15g,鸡内金(轧细冲服)10g,厚朴30g,大腹皮15g,通草10g,茯苓15g,茵陈30g,金钱草30g,郁金10g,藿梗15g,佩兰15g,丹参15g。服3剂,腹胀稍缓,腻苔略退,即以上方进退,共服27剂,腹胀除,黄疸退,改予柴芍六君子汤合二金汤化裁,以巩固疗效。

江尔逊先生用此方治慢性肝炎的思路与手法为:主用于慢性肝炎脾虚不显著,湿阻气滞,木郁土壅者。加减手法为:气滞腹胀甚者,重用厚朴,加枳壳、木香、郁金、香附、槟榔等;脾虚寒甚者,加干姜、附子、肉桂等;湿浊甚者,加砂仁、白豆蔻、藿梗、佩兰、茯苓、薏苡仁、车前子等;黄疸明显者,加茵陈、金钱草、虎杖等。〔《温病方证与杂病辨治》(增订本)〕

第十四章　小柴胡汤类方临证思辨

第一节　小柴胡汤类方

　　小柴胡汤出自张仲景《伤寒论》,吴鞠通《温病条辨》亦有应用。本方由柴胡、黄芩、半夏、人参、炙甘草、生姜、大枣组成,具有和解少阳之功。《温病条辨》中用其治疗疟如伤寒少阳证,寒重热轻者。叶天士提出"论药必首推气味""辛以开之,苦以降之""苦降能驱热除湿,辛通能开气宣浊""苦与辛合,能降能通"等苦辛性味相合的用法。吴鞠通继承发展了叶天士苦辛法治疗温病的理论,创立了一系列苦辛温法的方剂,即以苦温药和辛温药相合,苦温可以燥湿,辛温可以温通宣散。此章小柴胡汤、加减小柴胡汤、厚朴草果汤、苍术白虎汤加草果方、草果知母汤皆有苦辛温法之意,又皆可治疟,故归于同类方。

一、小柴胡汤

　　【小柴胡汤】(苦辛甘温法)　柴胡三钱　黄芩一钱五分　半夏二钱　人参一钱　炙甘草一钱五分　生姜三片　大枣(去核),二枚　水五杯,煮取二杯,分二次,温服。加减如《伤寒论》中法。渴甚者去半夏,加瓜蒌根三钱。

　　【小柴胡加干姜陈皮汤】(苦辛温法)　即于小柴胡汤内加干姜二钱、陈皮二钱　水八杯,煮取三杯,分三次温服。

　　【方解】方中柴胡升发助少阳之气达于外;黄芩苦寒使少阳之火清于里;半夏开结气,降逆止呕;邪入少阳,正气不足,加人参扶正;甘草调和药性;姜、枣调营卫。全方能调达上下,宣通内外,和畅气机,枢转少阳,和解半表半里之邪。吴鞠通用其治疗少阳疟如伤寒证者。

⚔ 《伤寒论》相关条文 ⚔

伤寒五六日,中风,往来寒热,胸胁苦满,嘿嘿不欲饮食,心烦喜呕,或胸中烦而不呕,或渴,或腹中痛,或胁下痞硬,或心下悸,小便不利,或不渴,身有微热,或咳者,小柴胡汤主之。(96)(《伤寒论》)

血弱气尽,腠理开,邪气因入,与正气相抟,结于胁下。正邪分争,往来寒热,休作有时,嘿嘿不欲饮食,藏府相连,其痛必下,邪高痛下,故使呕也,小柴胡汤主之。服柴胡汤已,渴者,属阳明;以法治之。(97)(《伤寒论》)

得病六七日,脉迟浮弱、恶风寒、手足温,医二三下之,不能食而胁下满痛,面目及身黄,颈项强,小便难者,与柴胡汤,后必下重。本渴饮水而呕者,柴胡汤不中与也,食谷者哕。(98)(《伤寒论》)

妇人中风,七八日续得寒热,发作有时,经水适断者,此为热入血室,其血必结,故使如疟状,发作有时,小柴胡汤主之。(144)(《伤寒论》)

《温病条辨》相关条文

八四、少阳疟如伤寒证者,小柴胡汤主之。渴甚者去半夏,加瓜蒌根;脉弦迟者,小柴胡加干姜陈皮汤主之。

少阳疟如伤寒少阳证,乃偏于寒重而热轻,故仍从小柴胡法。若内躁渴甚,则去半夏之燥,加瓜蒌根生津止渴。脉弦迟则寒更重矣,《金匮》谓脉弦迟者,当温之,故于小柴胡汤内,加干姜、陈皮温中,且能由中达外,使中阳得伸,逐邪外出也。(《温病条辨·中焦篇·湿温》)

医家经典论述及医家临床应用

方药中:本条述少阳疟寒重热轻的治疗。"少阳疟如伤寒证者",指疟疾证候与《伤寒论》少阳病证候相似,辨证属少阳。因此,治疗少阳病的小柴胡汤也就成为治疗疟疾的代表方剂,所以,少阳疟的治疗用小柴胡汤。寒热往来是疟疾的主证。吴氏把寒热往来进一步区分为寒重热轻和热重寒轻。前者仍用小柴胡汤治疗,后者另立青蒿鳖甲汤。小柴胡汤用微辛、微苦、微寒的柴胡与苦寒的黄芩以和解表里、清泄少阳,用参、草、姜、枣甘温药健脾益气,重在护阳,半夏、生姜调和肝胃。青蒿鳖甲汤仍遵循了小柴胡汤的制方原则,但又根据热象偏重、热入阴分的特点,师其意而变其方用青蒿清透热邪,以鳖甲、花粉甘寒、咸寒之品养阴生津,重在护阴,桑叶、丹皮两清气血。前者偏于甘温扶阳,后者重在甘寒益阴。但是两方在表里两解、正邪兼顾、和解少阳的制方原则上是一致的。津伤则"渴甚",故去掉温燥的半夏,加瓜蒌根,即花粉,滋阴止渴。寒滞中阳则"脉弦迟",故加干姜、陈皮以温中行滞。(《温病条辨讲解》)

二、加减小柴胡汤

【加减小柴胡汤】(苦辛温法) 柴胡三钱 黄芩二钱 人参一钱 丹皮一钱 白芍(炒),二钱 当归(土炒),一钱五分 谷芽一钱五分 山楂(炒),一钱五分 水八杯,煮取三杯,分三次温服。

【方解】方中以柴胡、黄芩和解表里,两清疟痢之邪;以人参补中虚,益胃阳;白芍、当归护阴和血;黄芩、牡丹皮两清气血;谷芽、山楂消导积滞。全方是正邪兼顾、消补并施、表里双解、气血两调的和解之方,治疗疟邪转痢,日久脾胃气衰者。

《温病条辨》相关条文

九十六、疟邪热气,内陷变痢,久延时日,脾胃气衰,面浮腹膨,里急肛坠,中虚伏邪,加减小柴胡汤主之。

疟邪在经者多,较之痢邪在脏腑者浅,痢则深于疟矣。内陷云者,由浅入深也。治之之法,不出喻氏逆流挽舟之议,盖陷而入者,仍提而使之出也。故以柴胡由下而上,入深出浅,合黄芩两和阴阳之邪,以人参合谷芽宣补胃阳,丹皮、归、芍内护三阴,谷芽推气分之滞,山楂推血分之滞。谷芽升气分故推谷滞,山楂降血分故推肉滞也。(《温病条辨·中焦篇·湿温》)

医家经典论述及医家临床应用

方药中:本条述由疟转痢的证治。疟邪先犯经络,痢疾直犯胃肠。由疟转痢,认为是由经络而深入腑脏,病邪由浅入深,因此称为"内陷"。"中焦篇"八十六条曾谓"先滞后疟者易治,先疟后滞者难治",即属此意。"久延时日",指病程迁延日久不愈。"面浮腹膨",属脾胃气虚不能化湿。"里急肛坠",是湿热壅滞大肠,病机为"脾胃气衰","中虚邪伏"。在治疗上既要补虚,又要清邪,用加减小柴胡汤。(《温病条辨讲解》)

三、厚朴草果汤

【厚朴草果汤】(苦辛温法) 厚朴一钱五分 杏仁一钱五分 草果一钱 半夏二钱 茯苓块三钱 广皮一钱 水五杯,煮取二杯,分二次,温服。

【方解】方中厚朴理气宽中,草果温运脾阳,燥湿截疟,二药温化中焦寒湿,又可疏畅气机。杏仁宣利肺气,中焦寒湿而用开宣上焦药物,有气化则湿化之义。陈皮芳香醒脾,为厚朴之辅;半夏燥湿祛痰,为草果之助,二药可增强畅气醒脾化湿之力。配伍茯苓淡渗利湿,导湿下行。诸药合用,令湿去寒消,脾阳振奋,诸证可愈。主治湿疟,湿邪内蕴,脾阳不主宣达,症见舌白脘闷,寒起四末,渴喜热饮者。

《温病条辨》相关条文

八十五、舌白脘闷,寒起四末,渴喜热饮,湿蕴之故,名曰湿疟,厚朴草果汤主之。

此热少湿多之证。舌白脘闷,皆湿为之也;寒起四末,湿郁脾阳,脾主四肢,故寒起于此;渴,热也,当喜凉饮,而反喜热饮者,湿为阴邪,弥漫于中,喜热以开之也。故方法以苦辛通降,纯用温开,而不必苦寒也。(《温病条辨·中焦篇·湿温》)

医家经典论述及医家临床应用

叶天士:某,舌白,脘闷,寒起四末,渴喜热饮,此湿邪内蕴,脾阳不主宣达,而成湿疟。厚朴一钱半、杏仁一钱半、草果仁一钱、半夏一钱半、茯苓三钱、广皮白一钱半。(《临证指南医案》)

方药中:本条述湿疟的证治。"舌白脘闷",说明湿邪阻遏中阳。脾阳被阻不能达于四肢,故见"寒起四末"。湿盛则阳微,所以喜热饮以温散湿邪。人体本身有很强的自我调节能力,并且常常通过饮食的选择和好恶来进行这种自调,如热盛伤津则口渴饮水以"引水自救"当寒盛、湿盛、伤阳、阻阳则喜热饮以温散寒湿,故曰"渴喜热饮"。本条即属湿盛阻阳,所以称"湿疟"。用厚朴草果汤苦辛通降、健脾利湿、温阳化湿。(《温病条辨讲解》)

四、苍术白虎汤加草果方

【苍术白虎汤加草果方】(辛凉复苦温法)　即前白虎汤内加苍术、草果。

【方解】方中以白虎汤清阳明气分之热,草果、苍术温中健脾燥湿,治疗疟家湿疟不宜发散者。

《温病条辨》相关条文

七五、疟家湿疟,忌用发散,苍术白虎汤加草果主之。

《金匮》谓疮家忌汗,发汗则病痉。盖以疮者血脉间病,心主血脉,血脉必虚而热,然后成疮;既成疮以后,疮脓又系血液所化,汗为心液,由血脉而达毛窍,再发汗以伤其心液,不痉何待!故以白虎辛凉重剂,清阳明之热湿,由肺卫而出;加苍术、草果,温散脾中重滞之寒湿,亦由肺卫而出。阳明阳土,清以石膏、知母之辛凉;太阴阴土,温以苍术、草果之苦温,适合其脏腑之宜,矫其一偏之性而已。(《温病条辨·中焦篇·湿温》)

▄▙ 医家经典论述及医家临床应用 ▟▄

叶天士:张,疮家湿疟,忌用表散,苍术白虎汤加草果。(《临证指南医案》)

张文选:本方主要用于白虎加苍术汤证而脾湿内盛,舌苔厚腻如积粉者。(《温病方证与杂病辨治》)

五、草果知母汤

【**草果知母汤**】(苦辛寒兼酸法)　草果一钱五分　知母二钱　半夏三钱　厚朴二钱　黄芩一钱五分　乌梅一钱五分　花粉一钱五分　姜汁五匙,(冲)　水五杯,煮取二杯,分二次温服。

【**方解**】方中草果、厚朴、半夏、姜汁燥太阴之湿,开中焦之痞结;知母、黄芩、天花粉清泄阳明之热;乌梅酸苦泄热。主治中焦热结阳陷之证,症见背寒,胸中痞结,疟来日晏者。

▄▙ 《温病条辨》相关条文 ▟▄

七六、背寒,胸中痞结,疟来日晏,邪渐入阴,草果知母汤主之。

此素积烦劳,未病先虚,故伏邪不肯解散,正阳馁弱,邪热固结。是以草果温太阴独胜之寒,知母泻阳明独胜之热,厚朴佐草果泻中焦之湿蕴,合姜、半而开痞结,花粉佐知母而生津退热;脾胃兼病,最畏木克,乌梅、黄芩清热而和肝;疟来日晏,邪欲入阴,其所以升之使出者,全赖草果(俗以乌梅、五味等酸敛,是知其一,莫知其他也。酸味秉厥阴之气,居五味之首,与辛味合用,开发阳气最速,观小青龙汤自知)。(《温病条辨·中焦篇·湿温》)

▄▙ 医家经典论述及医家临床应用 ▟▄

叶天士:吴,背寒,疟来渐晏,邪有入阴之意,此伏邪不肯解散,都因久积烦劳,未病先虚也。饮水少腹如坠,脘中痞结不舒,中焦屡受邪迫,阳气先已馁弱。

议两和太阴、阳明法。草果、知母、半夏、厚朴、姜汁、乌梅、黄芩、花粉。(《临证指南医案》)

张文选:草果知母汤是叶桂变通达原饮法之一,是达原饮与乌梅丸的合法。取乌梅丸中的乌梅代替达原饮中的白芍,用半夏、姜汁代替槟榔、甘草,加天花粉,构成了此方。本方以草果性温辛烈香燥以燥太阴之湿,厚朴、半夏、姜汁助草果祛湿散结除痞;用知母、花粉、黄芩清泄阳明之热。二组药配合,湿、热并治,也即叶桂所谓"两和太阴、阳明法"。另外,脾胃受病,木易侮土,因此,用乌梅合黄芩酸苦清泄厥阴。本方既湿与热并治,又肝胆与脾胃两调,可用于中焦湿热阻滞、肝胆与脾胃失调所致的杂病,特别是以"发作有时"为特点的内伤杂病。(《温病方证与杂病辨治》)

第二节　小柴胡汤类方鉴别

方名	组成	主症	舌脉	辨证要点	治法	方源
小柴胡汤	柴胡、黄芩、半夏、人参、炙甘草、生姜、大枣	寒热往来		少阳疟如伤寒证	和解少阳	《温病条辨》
加减小柴胡汤	柴胡、黄芩、人参、丹皮、白芍、当归、谷芽、山楂	痢,面浮腹膨,里急肛坠		疟邪转痢,日久脾胃气衰	和解表里,扶正祛邪	《温病条辨》
厚朴草果汤	厚朴、杏仁、草果、半夏、茯苓、广陈皮	脘闷,寒起四末,渴喜热饮	舌白	湿疟,湿邪内蕴,脾阳不主宣达	健脾利湿、温阳化湿	《温病条辨》
苍术白虎汤加草果方	白虎汤、苍术、草果	疮疡,头身困重,胸闷呕逆等		疮家湿疟不宜发散者	清热健脾燥湿	《温病条辨》
草果知母汤	草果、知母、半夏、厚朴、黄芩、乌梅、天花粉、姜汁	背寒,胸中痞结,疟来日晏		中焦热结阳陷之证	温中燥湿,清热开结	《温病条辨》

第三节　小柴胡汤类方临床应用

医案一　吴鞠通医案

伊氏,二十二岁,正月初七日。妊娠七月,每日午后,先寒后热,热至戌时,微汗而解,已近十日,此上年伏暑成疟,由初春升发之气而发,病在少阳,与小柴胡法。

柴胡(五钱),黄芩(三钱,炒),炙甘草(二钱),半夏(四钱),人参(二钱),生姜(三钱),大枣(二枚)

一帖,寒热减。二帖,减大半。第三日用前方三分之一,痊愈。(《吴鞠通医案·疟》)

医案二　张文选医案

王某,男,48岁。2005年4月12日初诊。

患者从春节后至今无食欲,终日不知饥饿,胃脘痞胀不舒,腹胀满,自觉腹部发硬,以左腹为甚,矢气则快,喝牛奶则大便溏,稍一受凉则胃中痞胀加重,平时大便不成形,晨起口干,但不欲饮。脉弦缓滑,舌淡红,苔白厚腻、满布舌面、水滑。

从湿痞考虑,用加减半夏泻心汤法6剂,未效。

2005年4月19日复诊:症状如前,面色苍白。舌苔白厚而腻、遍布舌面、水滑,舌体胖大。

从寒湿考虑,以舌为依据,辨为厚朴草果汤证。

[处方]厚朴15g,杏仁10g,草果5g,清半夏15g,茯苓30g,陈皮10g,苍术10g,藿香梗10g,大腹皮10g,干姜10g。6剂。

2005年4月26日三诊:大便成形,每日1次,脘痞腹胀减轻,腹已变软,食欲增加,白厚腻舌苔减退。上方加炮附子6g。6剂。诸症痊愈。(《温病方证与杂病辨治》)

医案三　张文选医案

张某,女,45岁,1999年5月6日初诊。患者有慢性胆囊炎史,右胁下疼痛,胃脘痞胀不适,口苦,大便黏滞不爽,腹胀,排气多,有时大便后腹部不适,舌红,苔白厚腻,脉弦滑。胁痛、口苦为小柴胡汤证;苔白厚腻、胃脘痞胀、大便黏滞不爽为达原饮、平胃散证,用三方合而处方:草果 4g,槟榔 10g,厚朴 10g,陈皮 10g,苍术 10g,柴胡 16g,黄芩 6g,半夏 10g,生姜 3g,枳实 10g。7 剂。诸症消失而愈。(《温病方证与杂病辨治》)

医案四　张文选医案

李某,女,67 岁。2005 年 1 月 18 日初诊。患者原为某中学教务主任,退休后因突然没有了工作,难以适应,遂心身失调。自觉气在周身走窜:气窜头部,则头胀头痛;气窜胸部,则胸闷难忍;气窜腹部,则打嗝、矢气,但矢气不畅,胀气又难以排出,气堵腹中憋胀不堪;气窜在咽喉,则咽喉堵塞不利。窜气多从胸腹开始,向上向下游窜。开始窜气则不停地打嗝。平时恶心,烦躁易怒。其丈夫每日相伴左右,把一块磁铁用布包裹后,随时在窜气处按摩。用磁铁按摩能临时减轻症状,服无数中药,无一有效。诊脉弦滑大数,舌暗、尖红赤,苔白厚异常、满布舌面、半腻半干而粗糙,口气臭浊。从舌苔特征辨为草果知母汤证,气走窜有似柴胡桂枝汤证。处方:草果 5g,知母 10g,厚朴 15g,法半夏 15g,天花粉 10g,黄芩 10g,乌梅 g,生姜 6g,柴胡 15g,桂枝 10g,白芍 10g,炙甘草 3g。6 剂。2005 年 1 月 25 日复诊:窜气大减,恶心减轻,呃逆次数减少,腹不胀,矢气通畅。白厚舌苔退去大半,脉弦滑大略数。继续用上方加生石膏 30g,6 剂,诸症痊愈。其后因生气肝气窜复发,继续用上法调治也愈。(《温病方证与杂病辨治》)

医案五　李吉彦医案

王某,女,32 岁。初诊日期:2017 年 4 月 28 日。

[主诉]恶心、呕吐时作 1 年余,加重 1 周。

[病史]1 年前因生气后出现恶心、呕吐,大便每日 2~3 次,不成形。后每因情志不畅时上述症状加重反复,口服多潘立酮时有好转。1 周前因生气后上述症状加重,遂就诊。刻下:恶心、呕吐,伴口苦、咽干、反酸,纳可,时心烦,寐欠安,大便每日 2~3 次,便不成形。舌淡红,苔薄白,脉弦细。近期胃镜、肠镜检查未见异常。

[中医诊断]呕吐(肝气犯胃)。

[西医诊断]慢性恶心呕吐综合征。

[治法]疏肝理气,和胃止呕。

[方宗]小柴胡汤加减。

[处方]柴胡 10g,黄芩 15g,姜半夏 10g,北沙参 15g,生龙骨(先煎)35g,生

牡蛎(先煎)35g,紫苏梗(后下)15g,连翘15g,焦栀子10g,茯神15g,炒白术10g,陈皮15g,炙甘草10g,薄荷(后下)15g,五味子5g,首乌藤15g,炙鸡内金20g,海螵蛸15g。7剂,水煎服。

二诊:2017年5月8日。恶心、呕吐、咽干、口苦、反酸均缓解,寐欠安略改善。舌淡红,苔薄白,脉弦细。上方加合欢花15g,减焦栀子为5g。10剂,水煎服。

三诊:2017年5月19日。诸症均缓解。守原方,继服7剂。

按语 以恶心、呕吐时作为主症,故中医诊断为"呕吐"。恶心、呕吐,大便每日2~3次,不成形,上症每因情志不畅时加重,伴口苦、咽干、反酸,时心烦,纳可,寐欠安。舌淡红,苔薄白,脉弦细。中医辨证"肝气犯胃"。患者平素易情志不畅,致肝失条达,横逆犯胃。胃失和降、胃气上逆,则恶心、呕吐、反酸;肝胆气郁化热,则咽干、口苦;肝气乘脾,脾虚水湿不运,则大便每日2~3次,不成形;热扰心神则寐欠安;脉弦细为肝气犯胃之象。方中柴胡、黄芩疏肝利胆清热;姜半夏和胃止呕降逆;北沙参代党参补气清热,合炒白术、茯神、炙甘草益气健脾,扶正才能强壮少阳之气以祛邪;生龙骨、生牡蛎镇静安神、收敛固涩;紫苏梗、连翘疏肝下气,清热散结;炒鸡内金、海螵蛸和胃制酸;五味子收敛固涩,合首乌藤安神;薄荷疏肝解郁利咽;焦栀子泻火除烦,疏达三焦;陈皮行气燥湿健脾。二诊寐欠安缓解不显,加合欢花安神除烦,焦栀子减量防久用苦寒伤胃。

《伤寒论》曰"寒热往来,胸胁苦满,默默不欲饮食,心烦喜呕……小柴胡汤主之",另曰"少阳之为病,口苦、咽干、目眩也"。患者有恶心、呕吐、口苦、咽干、心烦,与小柴胡汤方证对应,故予之化裁。临床诊治疾病,大体有两种方式。一是先辨证,辨证准确后再选合适的方剂化裁,二是有是证用是方(就是方证对应)。胡希恕有言"方证是辨证的尖端",运用得当,看病更加精、准、快,这往往需要我们熟读、背诵经典,有扎实的基本功。

医案六 沈会医案

王某,女,46岁。初诊日期:2021年11月3日。

[主诉]尿频、尿急、尿痛伴尿色粉红2个月余。

[现病史]2个月前无明显诱因出现尿频、尿急、尿痛,尿色粉红,无尿色浑浊或混有膏脂等症状,无诊疗措施,后反复发作,为进一步诊治来我院就诊。现症见尿频、尿急、尿痛仍有,疲乏无力,腰背部疼痛,大便正常。末次月经2021年10月13日。舌淡,苔薄黄根腻,脉弦细数。

[中医诊断]淋病(血淋)。

[**西医诊断**]尿路感染。

[**治法**]和解少阳,清热止血。

[**方宗**]小柴胡汤加减。

[**处方**]柴胡 10g,黄芩 10g,党参 10g,姜半夏 10g,甘草 5g,萹蓄 20g,石韦 20g,萆薢 20g,仙鹤草 20g,杜仲 20g,金银花 10g,淡竹叶 20g,生姜 5g。7 剂,日 2 次,水煎服。

二诊:2021 年 11 月 10 日。患者尿频、尿急、尿色粉红好转,寐差易醒,大便较前好转,小便后尿路灼热不适,近期血压升高。舌淡苔薄黄,脉弦细数。上方去金银花、淡竹叶,加黄柏 10g、首乌藤 20g、鸡血藤 10g、菟丝子 30g、怀牛膝 20g。7 剂,日 2 次,水煎服。

按语 案患者以"尿频、尿急、尿痛伴尿色粉红 2 个月余"为主诉,伴有腰背部疼痛、疲乏无力等症状,中医诊断为淋病,证属血淋。治当以和解少阳,清热利湿,方以小柴胡汤加减治疗。小柴胡汤为张仲景所创,首见于《伤寒论》,具有和解少阳、疏通枢机、调和肝胆之功效。淋证不乏由少阳枢机不利,导致三焦气机失调,决渎失司,统摄无权,水道不通而引发,治宜疏利少阳,通利三焦。本案用柴胡、黄芩清透少阳,和解表里;姜半夏、生姜温胃;党参益气健脾,扶正祛邪,甘草调和诸药。加萹蓄、石韦利尿通淋;萆薢利湿去浊;淡竹叶清热泻火,利尿通淋;金银花清热解毒;仙鹤草收敛止血;因有腰背疼痛故加杜仲补肾。二诊患者尿频、尿急、尿色粉红好转,寐差易醒,大便较前好转,小便后尿路灼热不适,血压升高,故上方去金银花、淡竹叶,加黄柏清下焦之热,泻火解毒;因有睡眠问题,故加首乌藤养血安神;鸡血藤补血活血;菟丝子、怀牛膝来补肝肾,强腰膝。

第十五章　三石汤类方临证思辨

　　三石汤出自吴鞠通《温病条辨·中焦·暑温·伏暑》,由飞滑石、生石膏、寒水石、杏仁、竹茹、白通草、金银花、金汁组成,是泄暑热兼利湿,三焦同治之方,主治暑热夹湿弥漫三焦之证。本方与杏仁滑石汤,属于苦辛寒法的代表方剂,皆治湿热弥漫三焦证。因湿与热轻重程度不同,其处方遣药亦异。本方治疗乃热重于湿,故以寒凉药为主,泄三焦暑热;后方治疗的是湿与热并重,故清热与燥湿并施。此外两方皆有杏仁、滑石、通草以通利三焦水道,清利湿热之邪。吴鞠通治湿热弥漫三焦证候,专取杏仁、滑石、通草三味,上下相应,以通调三焦水道,导湿热由小便而泄,其立意精当,颇堪效法。五苓散加寒水石以性大寒的寒水石治湿热下利,并应用分利小便以止利之法;人参石脂汤虽与前几方不同,但用甘温酸涩的赤石脂涩肠止利,治疗脾胃虚寒所致下利。四方中皆含有石类药物,而且都治下利,故归于同类方。

第一节　三石汤类方

一、三石汤

　　【三石汤】飞滑石三钱　生石膏五钱　寒水石三钱　杏仁三钱　竹茹(炒)二钱银花三钱(花露更妙)　金汁一酒杯(冲)　白通草二钱　水五杯,煮成二杯,分二次温服。

　　【方解】方中生石膏清上、中焦之热且辛寒解肌,达热出表,寒水石清中、下焦之热,二石相配清泄三焦弥漫之暑热邪气。金汁配二石,更增其清热之力;金银花芳香,轻清透泄,宣通气机,使邪热有外达之路,与二石、金汁相伍,内清、外透并施,以泄暑热弥漫之邪。若用银花露,则清凉泄热,芳香化湿,较之金银花更为适宜。杏仁入上焦,降肺气,以通调水道;滑石入下焦,清利湿热;通草淡渗利湿。三药相配,通利水道,宣畅气机,以泄三焦弥漫之湿邪。竹茹清热和胃止呕,兼能通络开郁,涤除暑湿之邪。诸药合用,泄暑热而兼利湿,是三焦同治之方。主治暑湿弥漫三焦，邪在气分，症见身热汗出，面赤耳聋，胸脘痞闷，下利稀水，小便短赤，咳痰带血，不甚渴饮，舌质红，苔黄滑，脉滑数者。

◢▆ 《温病条辨》相关条文 ▆◣

四一、暑温蔓延三焦，舌滑微黄，邪在气分者，三石汤主之；邪气久留，舌绛苔少，热搏血分者，加味清宫汤主之；神识不清，热闭内窍者，先与紫雪丹，再与清宫汤。

蔓延三焦，则邪不在一经一脏矣，故以急清三焦为主。然虽云三焦，以手太阴一经为要领。盖肺主一身之气，气化则暑湿俱化，且肺脏受生于阳明，肺之脏象属金色白，阳明之气运亦属金色白，故肺经之药多兼走阳明，阳明之药多兼走肺也。再肺经通调水道，下达膀胱，肺痹开则膀胱亦开，是虽以肺为要领，而胃与膀胱皆在治中，则三焦俱备矣，是邪在气分而主以三石汤之奥义也。若邪气久羁，必归血络，心主血脉，故以加味清宫汤主之。内窍欲闭，则热邪盛矣，紫雪丹开内窍而清热最速者也。（《温病条辨·中焦篇·暑温·伏暑》）

◢▆ 医家经典论述及医家临床应用 ▆◣

叶天士：杨，二八，暑热必夹湿，吸气而受，先伤于上。故仲景伤寒先分六经，河间温热，须究三焦。大凡暑热伤气，湿著阻气。肺主一身周行之气，位高，为手太阴经。据述病样，面赤足冷，上脘痞塞，其为上焦受病显著。缘平素善饮，胃中湿热久伏。辛温燥烈，不但肺病不合，而胃中湿热，得燥热锢闭。下利稀水，即协热下利，故黄连苦寒，每进必利甚者，苦寒以胜其辛热，药味尚留于胃底也。然与初受之肺邪无当。此石膏辛寒，辛先入肺；知母为味清凉，为肺之母气。然不明肺邪，徒曰生津，焉是至理？昔孙真人未诊先问，最不误事，再据主家说及病起两旬，从无汗泄。《经》云：暑当汗出勿止，气分窒塞日久，热侵入血中，咯痰带血，舌红赤，不甚渴饮，上焦不解，蔓延中下，此皆急清三焦，是第一章旨。故热病之瘀热，留络而为遗毒，注腑肠而为洞利，便为束手无策。再论湿乃重浊之邪，热为熏蒸之气，热处湿中，蒸淫之气上迫清窍，耳为失聪，不与少阳耳聋同例。青蒿减柴胡一等，亦是少阳本药。且大病如大敌，选药若选将，苟非慎重，鲜克有济。议三焦分清治，从河间法。飞滑石、生石膏、寒水石、大杏仁、炒黄竹茹、川通草、莹白金汁、金银花露。又，暮诊。诊脉后，腹胸肌腠发现瘰疹，气分湿热原有暗泄之机，早间所谈余邪遗热必兼解毒者为此。下午进药后，诊脉较大于早晨，神识亦如前，但舌赤，中心甚干燥，身体扪之，热甚于早间，此阴分亦被热气蒸伤。瘦人虑其液涸，然痰咯不清，养阴药无往而非腻滞。

议得早进清膈一剂,而三焦热秽之蓄,当用紫雪丹二三匙,藉其芳香宣窍逐秽,斯锢热可解,浊痰不粘,继此调理之方,清营分、滋胃汁、始可瞻顾。其宿垢欲去,犹在旬日之外。古人谓下不嫌迟,非臆说也。紫雪丹一钱六分。知母、竹叶心、连翘心、炒川贝、竹沥、犀角、元参、金汁、银花露。(《临证指南医案》)

张文选:三石汤是一首颇具特点的方剂,以石膏、寒水石、滑石清之热;金汁、金银花清热解毒,两组药共同清泄暑热。杏仁宣上,通草利下,竹茹畅中,从三焦分利湿浊。全方以辛寒清热为主,宣化浊湿为辅。杂病热重湿轻,湿热郁结肺胃小肠膀胱,表现为口渴、心烦、小便短赤、舌红苔黄,脉弦大洪数等证者,可用本方治疗。(《温病方证与杂病辨治》)

二、杏仁滑石汤

【杏仁滑石汤】(苦辛寒法) 杏仁三钱 滑石三钱 黄芩二钱 橘红一钱五分 黄连一钱 郁金二钱 通草一钱 厚朴二钱 半夏三钱 水八杯,煮取三杯,分三次服。

【方解】方中杏仁入上焦,降肺气以通调水道;郁金配杏仁以宣通气机;黄芩、黄连入上、中焦,清热燥湿;橘红、半夏、厚朴三药相配,辛苦开泄,燥湿行气,以祛中焦之湿;滑石、通草清利湿热,利下窍而通畅三焦。诸药配伍,宣畅气机,清利湿热,可使三焦湿热之邪分消而祛。主治湿热弥漫三焦,症见胸脘痞闷,潮热呕恶,烦渴自利,汗出溺短,舌灰白者。

《温病条辨》相关条文

四二、暑温伏暑,三焦均受,舌灰白,胸痞闷,潮热呕恶,烦渴自利,汗出溺短者,杏仁滑石汤主之。

舌白胸痞,自利呕恶,湿为之也。潮热烦渴,汗出溺短,热为之也。热处湿中,湿蕴生热,湿热交混,非偏寒偏热可治,故以杏仁、滑石、通草,先宣肺气,由肺而达膀胱以利湿。厚朴苦温而泻湿满,芩、连清里而止湿热之利,郁金芳香走窍而开闭结,橘、半强胃而宣湿化痰以止呕恶,俾三焦混处之邪,各得分解矣。(《温病条辨·中焦篇·暑温·伏暑》)

医家经典论述及医家临床应用

叶天士:张,舌白罩灰黑,胸脘痞闷,潮热呕恶,烦渴,汗出,自利。伏暑内发,三焦均受,然清理上中为要。杏仁、滑石、黄芩、半夏、厚朴、橘红、黄连、郁

金、通草。(《临证指南医案》)

　　赵绍琴:证乃湿热并重,以脾胃为中心,弥漫上、中、下三焦之候。湿热交蒸,故见身热。午后阳明经气主令,正气奋起驱邪,因而每于午后热势增高,发为潮热。热蒸湿动,乃致汗出。热扰心神,则心烦。热伤津液,则口渴而小便黄少。胸脘痞闷是湿阻气机所致。呕恶便溏,乃因湿阻中焦,脾胃升降失司。舌苔灰垢,脉濡数,皆主湿热内盛。潮热汗出,心烦口渴,小便黄少,是热邪所致;胸脘痞闷,呕恶便溏,是湿邪所为,故云本证属湿热并重。胸闷,心烦,病在上焦;脘痞,呕恶,便溏,病在中焦;小便黄少是病在下焦,故云本证为湿热弥漫三焦。(《温病纵横》)

　　张文选:吴瑭整理此案,加"溺短",制定出了杏仁滑石汤方证。本方用杏仁开宣上焦肺气;半夏、厚朴、橘红、郁金苦燥芳香开达中焦;滑石、通草淡渗清利下焦。三焦分消,以治湿浊。另用黄芩、黄连,苦寒泄热,以治湿中之热。其中黄芩、黄连与半夏、厚朴配伍,是叶氏变通半夏泻心汤的核心药组。在分消三焦湿热法中合入苦辛开泄的半夏泻心汤法,是本方的突出特点。正是因为这一配伍,本方证中就有"胸脘痞闷""呕恶""自利"等典型的湿热痞证。《温病方证与杂病辨治》

三、五苓散加寒水石

　　【五苓散加寒水石】(辛温淡复寒法)　即于五苓散内加寒水石三钱,如服五苓散法,久痢不在用之。

　　【方解】方中五苓散温阳化气,利水渗湿,利小便以实大便;加寒水石以清热。

《温病条辨》相关条文

　　湿温下利,脱肛,五苓散加寒水石主之。

　　此急开支河,俾湿去而利自止。(《温病条辨·中焦篇·湿温》)

医家经典论述及医家临床应用

　　方药中:本条述湿温下利脱肛的治疗。湿温下利并见脱肛,乃为湿热壅盛,下迫大肠所致,虽下利但因湿热过盛仍不能泻尽其邪,因此需要从小便加以分利,用五苓散加寒水石治疗。五苓散(见《中焦篇》第四十五条)健脾温阳而利小便,其药物偏温,所以加寒水石以清热。本条脱肛为湿热壅盛,属实,如属久痢气虚脱肛,则不能用此方。本条与上条比较,上条小便不利故利小便,本条无小便不利而利小便者,吴注云"急开支河",予以分利,使湿热有出路也。(《温病条辨讲解》)

四、人参石脂汤

【人参石脂汤】(辛甘温合涩法,即桃花汤之变法也) 人参三钱 赤石脂细末,三钱 炮姜二钱 白粳米炒,一合 水五杯,先煮人参、白米、炮姜令浓,得二杯,后调石脂细末和匀,分二次服。

【方解】方中人参、炮姜、粳米补气温中益脾;赤石脂涩肠止泻。治疗久痢脾胃虚寒所致下利者。

《温病条辨》相关条文

九三、久痢阳明不阖,人参石脂汤主之。

九窍不和,皆属胃病,久痢胃虚,虚则寒,胃气下溜,故以堵截阳明为法。(《温病条辨·中焦篇·湿温》)

医家经典论述及医家临床应用

方药中:本条述久痢不止属胃气虚寒的治疗。"久痢",指痢疾发病时间较长,或缠绵不愈,或时愈时作反复不已的慢性痢疾。阳明不阖,指下利脓血久不止而言,证属胃气虚寒,下窍只开不合所致。所谓"九窍不和,皆属胃病","九窍",指目、耳、鼻孔、口、前后二阴。九窍内连五脏,是五脏在体表的孔窍。五脏之中以脾胃为生化之源,以养五脏。脾胃虚,五脏失养,则九窍不和,所以要从脾胃入手来治疗。在《内经》中多次提到九窍与脾胃的关系,李东垣更有"脾胃虚则九窍不通"之论,均在于强调脾胃为生化之源,后天之本。久痢不止,下窍不合,为脾胃虚寒所致,治疗一方面用人参、炮姜、粳米温补脾胃;另一方面用甘温酸涩的赤石脂涩肠止泻,补虚兼以固涩。此方是在《伤寒论》桃花汤的基础上加人参而成……人参石脂汤补涩兼用,适用于久痢邪少虚多的治疗。对痢疾的辨证,从发病时间长短分为初痢和久痢,两者在证治上有很大区别。初痢由于病机为湿热、食滞、气血失调,所以以清利湿热、消食导滞、调气行血为主要治疗法则,意在祛邪,忌温补,又忌固涩,认为如用补、涩,反使邪固不解。久痢脾胃阳气受损,治疗重在温补脾胃,泻下不止,正气难复,因此在补虚的同时常常辅以固涩,标本同治,这是治疗久痢的常用方法。当然在临证运用时,还要结合患者体质的强弱、正气的盛衰,区别对待。如属脾虚体质,初痢亦在祛邪之中兼以补虚;久痢邪盛正不虚者,仍可以祛邪为主。(《温病条辨讲解》)

第二节　三石汤类方鉴别

方名	组成	主症	舌脉	辨证要点	治法	方源
三石汤	飞滑石、生石膏、寒水石、杏仁、竹茹、白通草、金银花、金汁	身热汗出,面赤耳聋,胸脘痞闷,下利稀水,小便短赤,咳嗽带血,不甚渴饮	舌质红,苔黄滑,脉滑数	暑湿蔓延三焦,邪在气分者	泄暑热兼利湿,宣通三焦	《温病条辨》
杏仁滑石汤	杏仁、滑石、黄芩、橘红、黄连、郁金、通草、厚朴、半夏	胸痞闷,潮热呕恶,烦渴自利,汗出溺短	舌灰白	湿热并重,弥漫三焦	宣畅气机,清利湿热	《温病条辨》
五苓散加寒水石	五苓散、寒水石	下利,脱肛		湿热壅盛,下迫大肠	清热利湿止利	《温病条辨》
人参石脂汤	人参、赤石脂、炮姜、白粳米	久痢		脾胃虚寒所致下利	温中益脾,涩肠止泻	《温病条辨》

第三节　三石汤类方临床应用

医案一　张文选医案

刘某,男,37岁。2005年6月4日初诊。

素患"乙肝","小三阳",胆囊息肉,极易疲劳,时呃逆,腹胀满,心烦,口渴,口气浊臭,面色灰暗,小便黄,大便偏溏。舌尖红赤,苔厚腻、满布舌面、中根部黄腻。辨为三石汤证。

[处方]飞滑石30g,生石膏30g,寒水石15g,杏仁10g,竹茹10g,金银花10g,通草6g,茵陈15g,白豆蔻10g,厚朴10g,青蒿12g。6剂。

2005年6月11日二诊：腻苔见退，口渴、腹胀减轻，大便成形。脉弦滑而大，舌尖红，苔黄白相兼、薄腻。上方减金银花，加清半夏12g。6剂。厚腻舌苔消退，口渴、腹胀等症消失，仅易疲劳。改用清肝解毒、利湿通络法继续调治。(《温病方证与杂病辨治》)

医案二　张文选医案

张某，男，49岁。2005年11月5日初诊。

因工作应酬，在酒店吃喝频繁，口腔黏膜、舌边、牙龈多处溃疡，牙龈肿胀，疼痛难以进食，心烦，急躁，大便偏溏，食欲减少，脘腹胀，口气浊，小便黄。脉弦滑略数，舌红赤，苔黄白相兼而厚腻。

此属典型的湿热蕴结三焦证，因以口腔溃疡为主症，故辨为三石汤证。

[处方]飞滑石30g，生石膏30g，寒水石15g，杏仁10g，竹茹10g，金银花10g，通草6g，黄连6g，清半夏12g，枳实12g，厚朴10g。6剂而愈。(《温病方证与杂病辨治》)

第十六章　宣清导浊汤类方临证思辨

宣清导浊汤出自吴鞠通《温病条辨·下焦篇·湿温》，由猪苓、茯苓、寒水石、晚蚕沙、皂荚子组成。具有导浊通滞功效，主治湿热郁结三焦，下焦阻闭不通之证。枳实导滞汤也可清化湿热，导滞通下，同是三焦并治之方；王氏连朴饮与苏叶黄连汤皆可清热化湿而止呕，治湿热证之呕恶；菖蒲郁金汤化湿清热，芳香开窍，治湿热酿痰，蒙蔽心包之证；葛根芩连汤清热燥湿而止利，治热迫大肠之下利。此类方中皆可清化湿热，兼或导滞通下或止呕或止利或开窍，故归于同类方。

第一节　宣清导浊汤类方

一、宣清导浊汤

【宣清导浊汤】(苦辛淡法)　猪苓五钱　茯苓六钱　寒水石六钱　晚蚕砂四钱　皂荚子(去皮)三钱　水五杯，煮成两杯，分二次服，以大便通快为度。

【方解】方中蚕沙甘辛温，入大肠经，化湿浊而宣清气；皂荚子辛温，性走窜，可燥湿开郁，宣畅气机，通利关窍。二药相配，化湿浊，宣清气，畅气机，使腑气通，则大便畅，而浊气自下，故方名"宣清导浊汤"。茯苓健脾利湿；猪苓淡渗利湿。二药相配，利湿浊从小便而泄，使大肠湿浊分消而解。寒水石清下焦之热。诸药配伍，共成宣清导浊，行滞通腑，分利湿热之方。

⊏ 《温病条辨》相关条文 ⊐

五十五、湿温久羁，三焦弥漫，神昏窍阻，少腹硬满，大便不下，宣清导浊汤主之。

此湿久郁结于下焦气分，闭塞不通之象，故用能升、能降、苦泄滞、淡渗湿之猪苓，合甘少淡多之茯苓，以渗湿利气；寒水石色白性寒，由肺直达肛门，宣湿清热,盖膀胱主气化,肺开气化之源,肺藏魄,肛门曰魄门,肺与大肠相表里之义也;晚蚕砂化浊中清气,大凡肉体未有死而不腐者,蚕则僵而不腐,得清气之纯粹者也,故其粪不臭不变色,得蚕之纯清,虽走浊道而清气独全,既能下走少腹之浊部,又能化浊湿而使之归清,以己之正,正人之不正也,用晚者,本年再生之蚕,取其生化最速也;皂荚辛咸性燥,入肺与大肠,金能退暑,燥能除湿,辛能通上下关窍,子更直达下焦,通大便之虚闭,合之前药,俾郁结之湿邪,由大便而一齐解散矣。二苓、寒石,化无形之气;蚕砂、皂子,逐有形之湿也。(《温病条辨·下焦篇·湿温》)

医家经典论述及医家临床应用

叶天士:蔡,仲景云:小便不利者,为无血也;小便利者,血证谛也。此症是暑湿气蒸,三焦弥漫,以致神昏,乃诸窍阻塞之兆。至小腹硬满,大便不下,全是湿郁气结。彼夯医犹然以滋味呆钝滞药,与气分结邪相反极矣。议用甘露饮法。猪苓、浙茯苓、寒水石、晚蚕砂、皂荚子去皮。(《临证指南医案》)

赵绍琴:本证乃湿重于热,阻滞下焦大肠,并弥漫于中、上焦之候。湿热阻滞大肠,气机闭塞,腑气不通,故少腹胀满而硬,大便不通。然本证乃湿重于热,大便并不燥结,故虽少腹硬满,但按之不痛,亦无日晡潮热,口渴饮冷,舌苔焦燥,脉沉实等见证,是与温热病热结便秘者不同。湿热上蒸,蒙蔽清窍,则头晕胀如裹。湿热蒙蔽心包,则神识昏蒙。湿热中阻,脾胃升降失司,可致脘痞呕恶。舌苔垢腻,脉濡,皆为湿浊内蕴之征……本证之大便不通,属湿阻气滞,故治用化湿行气,导浊通滞之法,而忌用苦寒攻下之品,以防其损伤脾阳,反致洞泄之变。(《温病纵横》)

张文选:本方取刘完素桂苓甘露饮法,以猪苓、茯苓淡渗利湿,寒水石辛咸大寒,清热泻火。寒水石与猪苓、茯苓配合,重在清热利湿。另用晚蚕砂祛湿化浊,皂荚子祛痰通窍,这两药合用,可逐湿化浊,开窍通闭。本方的特点是在二苓、寒水石清利湿热之中,用皂荚、晚蚕砂化浊利窍,从而可治湿热浊秽阻闭下焦,二便不通之证……宣清导浊汤系吴瑭根据叶氏应用刘完素桂苓甘露饮的经验整理而成。该方以宣化清利湿热,开通下焦浊窍之闭为长,用于治疗湿热郁结三焦,下焦阻闭不通的大便秘结、小便不利,或上窍也闭,神昏者。(《温病方证与杂病辨治》)

二、枳实导滞汤

【枳实导滞汤】小枳实二钱　生锦纹钱半酒洗　净楂肉三钱　尖槟榔钱半

薄川朴_{钱半}　小川连_{六分}　六和曲_{三钱}　青连翘_{钱半}　老紫草_{三钱}　细木通_{八分}　生甘草_{五分}

【方解】方中大黄、枳实、厚朴三药相配成小承气汤,加入槟榔,四药共成苦辛通降之剂,泄热通下,行气导滞。山楂、神曲为消导之品,祛胃肠食滞。黄连清热燥湿;连翘轻清宣泄,透热外达。二药与紫草相配,泄热解毒。木通清利三焦,导湿热从小便而泄。生甘草调和诸药,兼以泄热。诸药配伍,是导滞通下,祛除湿热积滞之方。

《重订通俗伤寒论》相关条文

凡治温病热症,往往急于清火,而忽于里滞。不知胃主肌肉,胃不宣化,肌肉无自而松,即极力凉解,反成冰伏。此方用小承气合连、槟为君,苦降辛通,善导里滞。臣以楂、曲疏中;翘、紫宣上;木通导下。佐以甘草和药。开者开,降者降,不透发而自透发。每见大便下后,而疹斑齐发者以此。此为消积下滞,三焦并治之良方。

医家经典论述及医家临床应用

赵绍琴:湿热挟食滞黏滞胃肠,与大肠燥结之证不同,非一下可祛,故本方可连续服用,直至大便不溏,湿热尽除为止,但剂量宜轻,以防苦寒过重,反致损伤脾阳。正如叶天士所说:"湿邪内搏,下之宜轻。伤寒大便溏为邪已尽,不可再下;湿温病大便溏为邪未尽,必大便硬,慎不可再攻也,以粪燥为无湿矣。"(《温病纵横》)

张文选:我常用枳实导滞汤治疗湿热郁结大肠,阳明血热所致的痤疮、过敏性皮肤发疹等,有很好的疗效。(《温病方证与杂病辨治》)

三、王氏连朴饮

【王氏连朴饮】制厚朴_{二钱}　川连_{姜汁炒}　石菖蒲　制半夏_{各一钱}　香豉_炒　焦栀_{各三钱}　芦根_{二两}　水煎温服。

【方解】方中黄连清热燥湿,厚朴行气化湿;石菖蒲芳香化湿而悦脾,半夏燥湿降逆而和胃,增强化湿和胃止呕之力;焦栀子、淡豆豉清宣胸脘郁热;芦根性甘寒质轻,清热生津和胃,除烦止呕。诸药相合,清热祛湿,理气和中,清升浊降,则湿热去,脾胃和则吐泻止。主治湿热霍乱,症见上吐下泻,胸脘痞闷,心烦躁扰,小便短赤,舌苔黄腻,脉滑数。

《随息居重订霍乱论》相关条文

治湿热蕴伏而成霍乱,兼能行食涤痰。

医家经典论述及医家临床应用

赵绍琴等:本证属湿热并重,治疗宜清热与燥湿并行。方中黄连、栀子苦寒,清热泻火燥湿;厚朴、半夏、石菖蒲三药相配,苦温与辛温并用,辛苦开泄,燥湿化浊;半夏又有和胃降逆止呕之功;豆豉宣郁透热;芦根清热生津。诸药配伍,为燥湿清热之良方。(《温病纵横》)

四、苏叶黄连汤

【苏叶黄连汤】苏叶二三分 黄连三四分 两味煎汤。

【方解】方中黄连苦寒清化湿热,可降上冲之胃火;苏叶通降顺气,性温又可散黄连之苦寒。二药配伍清热化湿,和胃止呕。治湿热证,呕恶不止;亦治妊娠恶阻。

《湿热病篇》相关条文

湿热证,呕恶不止,昼夜不差,欲死者,肺胃不和,胃热移肺,肺不受邪也,宜用川连三四分,苏叶二三分,两味煎汤,呷下即止。

医家经典论述及医家临床应用

王士雄:肺胃不和,最易致呕,盖胃热移肺,肺不受邪,还归于胃,必用川连以清湿热,苏叶以通肺胃。投之立愈者,以肺胃之气非苏叶不能通也。分数轻者,以轻剂恰治上焦病耳……此方药止二味,分不及钱,不但治上焦宜小剂,而轻药竟可以愈重病,所谓轻可去实也……盖气贵流通,而邪气挠之,则周行窒滞,失其清虚灵动之机,反觉实矣。惟剂以轻清,则正气宣布,邪气潜消,而窒滞者自通,设投重药,不但已过病所,病不能去,而无病之地,反先遭其克伐……川连不但治湿热,乃苦以降胃火之上冲。苏叶味甘辛而气芳香,通降顺气,独擅其长,然性温散,故虽与黄连并驾,尚减用分许而节制之,可谓方成知约约矣。(《温热经纬》)

五、菖蒲郁金汤

【菖蒲郁金汤】石菖蒲三钱　炒栀子三钱　鲜竹叶三钱　牡丹皮三钱　郁金二钱　连翘二钱　灯心二钱　木通一钱半　淡竹沥(冲)五钱　紫金片(冲)五分　水煎服。

【方解】方中以石菖蒲、郁金、紫金片(玉枢丹)开窍辟秽;牡丹皮清热凉血,清血分之热;连翘、栀子、灯心、竹叶清气分之热,又有透营转气之功;木通利尿,助邪气透发;竹沥清热化痰,以助菖蒲、郁金化痰开窍。

《温病全书》相关条文

主伏邪风温,辛凉发汗后,表邪虽解,暂时热退身凉,而胸腹之热不除,继则灼热自汗,烦躁不寐,神识时昏时清,夜多谵语,脉数舌绛,四肢厥而脉陷,症情较轻者。

医家经典论述及医家临床应用

程门雪:痰浊蒙闭心包,仍属气分,所谓气分,指以气分为主,并非与营分无涉。不过主次之分而已。辨证关键,在舌苔黄垢腻和身热不扬。治宜涤痰开窍,用菖蒲郁金汤加减。菖蒲配郁金,芳香开窍,竹沥、姜汁豁痰开窍,力嫌单薄,应增入胆星,竺黄,以增药力,银花,连翘清温解毒;竹叶、滑石渗利湿热;山栀、丹皮泻火凉营。方中菊花、牛蒡子似与病情无涉,可去。玉枢丹泄化痰水,芳香通神,却邪解毒,如用之不应,热重者易至宝丹,湿重者易白金丹。(《书种室歌诀二种》)

六、葛根芩连汤

【葛根黄芩黄连汤】葛根半斤　甘草二两,炙　黄芩三两(一本二两)　黄连三两(一本二两)　上四味,以水八升,先煮葛根,减二升,内诸药,煮取二升,去滓,分温再服。

【方解】方中葛根解肌清热,生津止渴,升清气而止泻利;黄芩、黄连清热止利;甘草甘缓和中,调和诸药。治疗热迫大肠,津液下渗之证。

《伤寒论》相关条文

太阳病,桂枝证,医反下之,利遂不止,脉促者,表未解也;喘而汗出者,葛根黄芩黄连汤主之。(34)(《伤寒论》)

<h2 style="text-align:center">医家经典论述</h2>

成无己：桂枝证者，邪在表也，而反下之，虚其肠胃，为热所乘，遂利不止。邪在表则见阳脉，邪在里则见阴脉。下利脉微迟，邪在里也。促为阳盛，虽下利而脉促者，知表未解也。病有汗出而喘者，为自汗出而喘也，即邪气外甚所致。喘而汗出者，为因喘而汗出也，即里热气逆所致，与葛根黄芩黄连汤，散表邪、除里热。（《注解伤寒论》）

张璐：泻出腥臭秽滞者，肠胃热也，葛根黄芩黄连汤。（《张氏医通》）

<h2 style="text-align:center">医家临床应用</h2>

尾台榕堂：项背强急，心下痞塞，胸中宛热，眼目牙齿疼痛，或口舌肿痛腐烂者，加大黄则其效速。（《类聚方广义》）

胡希恕：常用于急性胃肠型感冒或痢疾初期，而见身热、汗出、不恶寒、下利者。（《经方传真》）

李经纬：外感表证未解，热邪入里，症见身热，下利不止，心下痞，胸脘烦热，喘而汗出，口干而渴，舌红苔黄，脉数；痢疾、泄泻属于里热所致者，不论有无表证，均可应用。（《中医大辞典》）

赵绍琴等：本方原为治疗伤寒表证未解，误用下法，邪热内陷，而成协热下利之剂。温病热迫大肠，泻利频繁，用之疗效亦佳。（《温病纵横》）

<h1 style="text-align:center">第二节　宣清导浊汤类方鉴别</h1>

方名	组成	主症	舌脉	辨证要点	治法	方源
宣清导浊汤	猪苓、茯苓、寒水石、晚蚕沙、皂荚子	少腹硬满，大便不下，神昏窍阻	苔腻，脉濡	湿热郁结三焦，下焦阻闭不通	导浊通滞	《温病条辨》
枳实导滞汤	小枳实、生锦纹、净山楂肉、尖槟榔、薄川厚朴、小川黄连、六和曲、青连翘、老紫草、细木通、生甘草	身热呕恶，脘痞腹胀，大便溏臭不爽，色如黄酱	舌苔黄腻，脉濡数	湿热郁结大肠	导滞通下，清化湿热	《重订通俗伤寒论》

续表

方名	组成	主症	舌脉	辨证要点	治法	方源
王氏连朴饮	制厚朴、川黄连、石菖蒲、制半夏、淡豆豉、焦栀子、芦根	胸脘痞闷,身热心烦,恶心呕吐,大便溏泄,色黄味臭	苔黄腻,脉濡数	湿热并重,郁阻中焦,脾胃升降失司	燥湿清热	《随息居重订霍乱论》
苏叶黄连汤	苏叶、黄连	呕恶不止或妊娠恶阻		湿热证	清热化湿	《湿热病篇》
菖蒲郁金汤	石菖蒲、炒栀子、鲜竹叶、牡丹皮、郁金、连翘、灯心草、木通、淡竹沥、紫金片	热退身凉,而胸腹之热不除,继则灼热自汗,烦躁不寐,神识时昏时清,夜多谵语,四肢厥	舌绛脉数	湿热酿痰,蒙蔽心包	化湿清热,芳香开窍	《温病全书》
葛根芩连汤	葛根、甘草、黄芩、黄连	协热下利,喘而汗出	脉促	热迫大肠,津液下渗	清热止利	《伤寒论》

第三节　宣清导浊汤类方临床应用

医案一　**刘渡舟医案**

孙某,女,45岁。1998年4月15日初诊。素有高血压病,体型肥胖,浮肿20余年,以下肢浮肿为重,大便秘结,腹胀。舌暗红,脉沉滑。从火郁水气不行论治,用大黄黄连泻心汤、黄连解毒汤合宣肺利水法处方:黄连10g,黄芩10g,栀子10g,黄柏10g,大黄5g,车前子16g,白术12g,紫菀10g,枳壳10g,杏仁10g。7剂。1998年4月22日二诊:服药后,浮肿有所减轻,但仍然周身浮肿,大便仍干结不通,汗出较多,口渴心烦,舌胖大暗红,苔厚腻,脉沉滑。从湿热郁阻下焦,窍闭不通考虑,改用宣清导浊汤加减,处方:茯苓30g,猪苓20g,泽泻20g,白术12g,滑石16g,寒水石10g,蚕沙(包煎)10g,大黄6g,生石膏12g,炒皂角子10g。7剂。1998年4月29日三诊:服药后浮肿大减,小便通利,大便通畅,每2日1次。腑气已通,改用桂苓甘露饮化裁善后,处方:猪苓20g,茯苓30g,泽泻20g,桂枝10g,白术10g,寒水石10g,滑石16g,生石膏18g。14剂。

方证解释:从本案可以看出,刘老不仅熟悉宣清导浊汤,而且清楚地知道宣清导浊汤是叶桂变通应用刘完素桂苓甘露饮的手法之一。因此,当发现一诊用他善用的治疗火证的方法效果不明显时,旋即改为宣清导浊汤法治疗。7

剂药小便通利,大便通畅,浮肿大减,说明下焦二窍已经疏通,不必再用蚕沙、皂角子通浊窍,遂又用桂苓甘露饮原方泄热利水,继续治疗水肿。(《温病方证与杂病辨治》)

医案二 刘渡舟医案

张某,女,28岁。1997年9月3日初诊。患者大便秘结,历时7~8年之久,腹胀。舌红,苔白腻,脉沉弦。曾遍服各类通便泻下方,如大、小承气汤、滋阴通便方等,未见有效。根据舌脉,从湿热阻闭三焦下窍不通考虑,以宣清导浊汤加减,处方:炒皂角子10g,蚕沙(包煎)10g,茯苓20g,泽泻20g,杏仁10g,薏苡仁15g,白豆蔻10g,滑石16g,寒水石10g,石膏10g,枳壳10g,桔梗10g,苍术10g。7剂。1997年9月10日二诊:服药后大便通畅,每日1次,白腻之苔变薄。用上方减苍术。7剂。腹胀、大便秘结告愈。(《温病方证与杂病辨治》)

医案三 印会河医案

原北京中医药大学教授、全国名医印会河先生曾用宣清导浊汤治疗重症湿温,其案颇能开发人之心思,特介绍如下:高某,男,41岁,湿温20天,热减能食,但大便仍溏滞不爽,头胀如蒙。续因不善口腹,误食荤腥,致大便由不爽而不行,二三日来,神昏转甚,妄行独语,不饥不食,脘腹胀满,按之脐旁有痛处,腹濡软,舌质淡,苔黄腻,脉濡。当诊断为下焦湿热,湿滞大肠,投以宣清导浊汤。方用:晚蚕沙(包煎)30g,酥炙皂角子(打碎包煎)12g,茯苓、猪苓各15g,薏苡仁30g,泽泻9g,佩兰30g,青蒿15g。服3剂,大便通畅,腹胀神昏均退,大便亦逐渐恢复正常。(《中医内科新论》)

医案四 赵绍琴医案

方某,男,4岁,1937年4月15日初诊。

麻疹透见4日,昨日大便作泄,日行5~6次,便中带有脓血,身热较甚,体温38.4℃,神志欠佳,腹中作痛,大便气坠不畅,家属焦急特甚,故夜间来寓求医。

望之遍体麻疹透发甚佳,体温38.5℃,两手指纹色紫至气关,两手脉象滑数有力,尺部滑实,舌苔黄厚。小便短少,观其大便色深黄黏稠,似带脓血,腹中微痛,仍时咳嗽,夜间不能安静睡眠,手足心灼热特甚。此温热卫营合邪,疹毒特重,病中饮食失当,胃肠积滞蕴郁化痢,属麻疹合并痢疾之证。治须外以宣透其疹,内以泄化其滞,切不可再饮食,必须慎食忌口,否则因循增重,而导致本不胜病。嘱病儿之母,一定只吃素稀粥,俟烧退痢愈始可逐渐增些饮食,否则仍变坏证,莫谓言之不喻也。

荆芥穗炭 3g,葛根 1.5g,黄芩 4.5g,黄连 3g,生甘草 3g,焦山楂 6g。2 剂。

二诊:1937 年 4 月 17 日。

身热渐退,体温 37.8℃,神志甚佳,麻疹似将透齐,昨日大便三次,后坠沉重已减,大便仍黏色深,腹痛亦有好转,两手指纹紫色较淡,已降至风关,两手脉象滑数,咳嗽较前大减。麻疹透齐已还,胃肠积滞渐化,舌苔黄厚渐轻,再以疏调胃肠,兼以导滞。

荆芥穗炭 3g,葛根 1.5g,黄连 3g,赤芍 6g,黄芩 3g,炙甘草 3g,焦山楂 6g。2 剂。

三诊:1937 年 4 月 20 日。

身热已退净,体温 36.5℃,麻疹已愈,腹泻未作,昨日大便已正常,仅一次,夜间睡眠甚佳,指纹已降至风关,脉象濡滑。疹邪已愈,胃肠滞热亦轻,再以调理胃肠,以善其后,饮食寒暖千万小心,忌生冷荤腥之物。

蝉衣 3g,僵蚕 3g,黄连 3g,焦麦芽 6g,炙甘草 3 克。2 剂。

四诊:1937 年 4 月 23 日。

诸恙皆愈,眠食如常,体温 36.6℃,指纹脉象皆如常。停药慎食二周,避风凉,慎起居,以清淡饮食为消息。

按 疹痢并病,皆属滞热,治之必以祛热导滞为主,俟滞热祛,蕴热轻,疹必透,切不可用辛宣透发,也不可急于猛攻,否则影响疗效,迟延愈期。(《温病纵横》)

医案五　沈会医案

鞠某,男,29 岁。初诊:2022 年 8 月 3 日。

[主诉]腹泻时作 1 个月,伴恶心、呕吐发作 1 周。

[病史]1 个月前无明显诱因而发腹泻,近 1 周出现恶心、干呕反复发作,为求系统治疗遂来我院中医科就诊。现症见:腹泻明显,每日 3 次,不伴腹痛,大便不成形,餐后及情绪波动后恶心、干呕明显加重。平素胃脘部胀满不适,小便调,纳少,寐差。既往鼻炎病史,焦虑症病史 2 年。舌边尖红苔黄腻,脉细滑。

[中医诊断]泄泻(肝郁脾虚证)。

[西医诊断]腹泻。

[治法]疏肝解郁,健脾补虚。

[方宗]小柴胡汤合苏叶黄连汤加减。

[处方] 北柴胡 10g,党参片 10g,黄芩片 10g,甘草片 5g,姜半夏 10g,干姜 3g,紫苏叶 10g,黄连片 3g,生麦芽 10g,茯苓 15g,焦六神曲 10g,鸡血藤 20g,石菖蒲 5g,炒酸枣仁 10g。7 剂,每日 1 剂,每日 2 次,水煎服。

二诊:2022 年 8 月 10 日。腹泻偶有,恶心、干呕明显好转,脘腹胀满略好转,鼻咽部流涕,寐差,夜间醒来心慌,头皮痒。上方去生麦芽、焦六神曲,加炒白术 10g,陈皮 10g,炒蒺藜 20g,白鲜皮 20g,远志 5g,首乌藤 30g。7 剂,每日 1 剂,日 2 次,水煎服。

按语 本案患者以"腹泻时作 1 个月,伴恶心、呕吐发作 1 周"为主诉,无明显诱因而发腹泻,每日 3 次,大便不成形,中医诊断为"泄泻"。脾虚湿盛,脾失健运,水湿不化,故见泄泻;肝失条达,肝气郁结,横逆克脾,故见餐后及情绪波动后恶心、干呕发作尤甚,舌脉亦见少阳郁热之象,证属"肝郁脾虚",治以疏肝解郁,健脾补虚,方以"小柴胡汤合苏叶黄连汤"加减治疗。张仲景《伤寒论·辨少阳病脉证并治》曰:"阳明病,发潮热,大便溏,小便自可,胸胁满不去者,与小柴胡汤。"小柴胡汤中以柴胡为君,疏肝解郁,行气升阳解热,除胸胁胀满;黄芩为臣,辅佐柴胡清泄胸腹之少阳郁热;半夏降逆止呕化饮,兼清寒热;党参替代原方人参补中益气,祛邪外出;甘草护胃补中益气之功,疗中气虚,亦可缓和药证之急;干姜替代生姜助半夏和胃散寒,治疗呕吐泄泻。"黄连苏叶汤"出自清代王士雄的《湿热经纬·薛生白湿热病篇》言:"湿热证,呕恶不止……宜用川连三四分、苏叶二三分,两味煎汤,呷下即止"。川黄连苦能燥湿,寒能清热,善除中焦之湿热,又以其味苦,降胃火之上冲;苏叶味甘辛而气芳香,通降顺气,化浊辟秽,醒脾止呕逆,尤其辛通肺胃之气郁。王士雄评价"此方药止二味,分不及钱,不但治上焦宜小剂,而轻药竟可以愈重病,所谓轻可去实也"。加生麦芽健脾和胃,疏肝行气;焦六神曲消食健胃,除胃脘胀满;茯苓健脾祛湿,宁心安神,治疗脾虚食少,便溏泄泻;鸡血藤养血安神,补益肝血;酸枣仁性甘味酸,养心安神,宁心补肝,养心阴入肝血;石菖蒲化湿和胃,开窍安神,疗失眠寐差。二诊腹泻程度减轻,脘腹胀满略好转,去生麦芽、焦六神曲,加白术味甘以健脾补气,味苦以燥湿利水,疗脾虚食少,腹满泄泻;陈皮味苦燥湿理气健脾,治疗湿阻之脘腹胀满、食少吐泻;加蒺藜平肝解郁,祛肝郁气滞,疗胸胁胀痛;头皮痒,加白鲜皮苦寒燥湿,祛风清热;寐差易醒,醒来心慌,加远志安神益智,疗失眠寐差;加首乌藤味微苦涩,养血安神,祛风通络。

医案六 沈会医案

张某,女,50 岁。初诊日期:2020 年 12 月 16 日。

[**主诉**]腹痛腹泻反复发作1年。

[**现病史**]1年前因进食寒凉后出现上腹部疼痛伴有腹泻,自行服用香连片后症状缓解,此后每因饮食不慎而反复发作。1周前上述症状加重,遂来我院就诊。现症见:腹痛腹泻,腹泻1天1次或隔天1次,便质稀黏,头晕,偶有头痛,自觉发热,口苦,无恶心,嗳气,反酸,疲乏无力,全身窜痛,纳可,寐可。既往史:乳腺纤维瘤病史,曾于我院行乳腺微创手术。舌淡苔薄白根腻,脉细滑。

[**中医诊断**]泄泻(胆热脾寒)。

[**治法**]清利胆热,温脾助运。

[**方宗**]柴胡桂枝干姜汤合葛根芩连汤加减。

[**处方**]北柴胡10g,桂枝10g,干姜片5g,黄芩10g,天花粉20g,煅牡蛎(先煎)20g,甘草片5g,炮姜5g,党参片10g,黄连片3g,粉葛根20g。7剂,水煎服。

二诊:2021年3月2日。患者腹痛腹泻明显好转,自觉胸骨后疼痛不适,仍有烦躁,疲劳乏力,头痛,颈部不适等症状。舌淡苔薄黄腻,脉细滑。上方干姜片减至3g,炮姜减至3g,加木香5g,郁金10g,羌活10g,蔓荆子10g,炒白芍10g。7剂,水煎服。

按语　该患者以腹痛腹泻反复发作为主症,中医诊断为"泄泻",证属胆热脾寒,以柴胡桂枝干姜汤合葛根芩连汤加减治疗,本患者因食凉损伤脾阳,运化失司,寒邪内生,导致腹泻,但患者又有口苦、头晕、发热等少阳胆热上攻的症状,病机当属寒热错杂,胆热脾寒。故以柴胡桂枝干姜汤为主方加减,治以清利胆热,温脾助运。《伤寒论》太阳病第147条:"伤寒五六日,已发汗而复下之,胸胁满,微结,小便不利,渴而不呕,但头汗出,往来寒热,心烦者,此为未解也,柴胡桂枝干姜汤主之。"方中柴胡入足少阳胆经,升达胆气;桂枝甘辛温,入肝胆而散遏抑。两者与黄芩相伍,一升胆气,一清胆热,使气达热清,凡有结气郁热,皆能散也。干姜辛热散寒,炙甘草味甘入脾,两者相伍温运脾阳。佐咸寒之牡蛎,降胆气而消痞。气郁化热,久之津液必有所伤,以天花粉生津补虚。方中粉葛根、黄连、黄芩法取葛根芩连汤,和解表里,清热止利;另加炮姜温中止痛,党参补气养血生津。二诊腹痛腹泻明显好转,仍有烦躁,头痛、胸骨后疼痛不适,颈部不适。上方加木香、郁金方取颠倒木金散,具有行气散瘀、疏肝止痛之功。另加羌活祛风胜湿止痛;蔓荆子疏散风热;炒白芍养血敛阴,柔肝止痛。

第十七章　白头翁汤类方临证思辨

　　白头翁汤出自张仲景《伤寒论》《金匮要略》,吴鞠通《温病条辨》亦有记载。由白头翁、黄连、黄柏、秦皮组成,具有清热解毒、凉血止痢的功效,是治疗热毒痢或噤口痢常用方。同类方加味白头翁汤、白头翁加甘草阿胶汤、茵陈白芷汤皆治下利但各有偏重。加味白头翁汤治疗热毒血痢兼腹痛较甚者;白头翁加甘草阿胶汤治痢疾兼气血不足者;茵陈白芷汤治久痢湿邪较重者。又因痢疾湿热非苦寒不除,故各方药物组成皆以苦寒药为主以治热。临床常用于治疗痢疾证属湿热内蕴者。

第一节　白头翁汤类方

一、白头翁汤

　　【白头翁汤】白头翁二两　黄连　黄柏　秦皮各三两　上四味,以水七升,煮取二升,去滓,温服一升;不愈,更服一升。

　　【方解】方中苦寒而入血分的白头翁为君,清热解毒,凉血止痢。黄连苦寒,泻火解毒,燥湿厚肠,为治痢要药;黄柏清下焦湿热。两药共助君药清热解毒燥湿止痢,共为臣药。秦皮苦涩而寒,清热解毒,收涩止痢,为佐使药。四药合用,共奏清热解毒,凉血止痢之功。主治热毒痢疾或噤口痢,症见腹痛、里急后重,肛门灼热,下痢脓血,赤多白少,渴欲饮水或下痢不能进食,或呕不能食者。

《伤寒论》相关条文

　　热利下重者,白头翁汤主之。(371)(《伤寒论》)

《温病条辨》相关条文

　　七十四、噤口痢,热气上冲,肠中逆阻似闭,腹痛在下尤甚者,白头翁汤主之。

此噤口痢之实证,而偏于热重之方也。(《温病条辨·下焦篇·湿温》)

医家经典论述及医家临床应用

孙思邈:治赤滞下血连月不瘥方。(《备急千金要方》)

叶天士:陈氏,温邪经旬不解,发热自利,神识有时不清,此邪伏厥阴,恐致变痉,治宜白头翁、黄连、黄芩、北秦皮、黄柏、生芍药。(《临证指南医案》)

李宇航:本方重在苦寒直清里热,坚阴厚肠,凉肝解毒,多用于细菌性痢疾、阿米巴痢疾、急性肠炎和慢性非特异性结肠炎等病机相符合者。(《伤寒论研读》)

二、加味白头翁汤

【加味白头翁汤】(苦寒法)　白头翁三钱　秦皮二钱　黄连二钱　黄柏二钱　白芍二钱　黄芩三钱　水八杯,煮取三杯,分三次服。

【方解】方中白头翁苦寒,清热解毒,凉血止痢;黄芩、黄连、黄柏三药合用,清热燥湿,祛上、中、下三焦之邪;配伍秦皮,更增清热燥湿止痢之功;白芍养血缓急止痛。诸药配伍,为清热燥湿,凉血止痢之良方。本方由白头翁汤加味而成,而其清热解毒凉血之力更强,且能养血和里,邪正兼顾。

《温病条辨》相关条文

九十九、内虚下陷,热利下重,腹痛,脉左小右大,加味白头翁汤主之。

此内虚湿热下陷,将成滞下之方。仲景厥阴篇,谓热利下重者,白头翁汤主之。按热注下焦,设不差,必圊脓血;脉右大者,邪从上中而来;左小者,下焦受邪,坚结不散之象。故以白头翁无风而摇者,禀甲乙之气,透发下陷之邪,使之上出;又能有风而静,禀庚辛之气,清能除热,燥能除湿,湿热之积滞去而腹痛自止。秦皮得水木相生之气,色碧而气味苦寒,所以能清肝热。黄连得少阴水精,能清肠澼之热,黄柏得水土之精,渗湿而清热。加黄芩、白芍者,内陷之证,由上而中而下,且右手脉大,上中尚有余邪,故以黄芩清肠胃之热,兼清肌表之热;黄连、黄柏但走中下,黄芩则走中上,盖黄芩手足阳明、手太阴药也;白芍去恶血,生新血,且能调血中之气也。按仲景太阳篇,有表证未罢,误下而成协热下利之证,心下痞硬之寒证,则用桂枝人参汤;脉促之热证,则用葛根黄连黄芩汤,与此不同。(《温病条辨·中焦篇·湿温》)

✂ 医家经典论述及医家临床应用 ✂

方药中：本条述热利下重的证治。如果泄泻出现腹痛、"里急后重"的痢疾证候，为湿热下注伤及气血，将转为痢疾。从脉象看，右主气，右寸关以候肺脾，"右大"者，说明上中焦气分热邪未解。左寸脉以候心肝肾，"左小"者，说明下焦有邪结而不散。上中焦热邪不解而入下焦，故曰"内虚下陷"，治疗当用加味白头翁汤。白头翁汤为《伤寒论》治疗热利下重的代表方剂，本方在原方基础上加黄芩、白芍。加黄芩者，以清上中焦之热，加白芍者，以柔肝缓急止痛。(《温病条辨讲解》)

赵绍琴等：本条论述湿热痢疾之证治。"内虚下陷"，是指素体虚弱之人，感受湿热之邪，陷入下焦。"脉左小右大"一句吴氏在分注中云："脉右大者，邪从上中而来；左小者，下焦受邪，坚结不散之象。"吴氏认为，痢疾系由中焦传来，故将其列入中焦篇内，然其病位在大肠，当以下焦为是。因而，我们将其列为下焦湿热证候。吴氏治湿热痢疾，用白头翁汤加黄芩、白芍，实际上是合白头翁汤与黄芩汤二方减甘草、大枣而成，其疗效较之单用白头翁汤尤佳。《温病纵横》

三、白头翁加甘草阿胶汤

【白头翁加甘草阿胶汤】 白头翁二两　黄连　柏皮　秦皮各三两　甘草二两　阿胶二两　上六味，以水七升，煮取二升半，内胶，令消尽，分温三服。

【方解】 本方即白头翁汤加甘草、阿胶而成，可清热止痢，益气养血。治产后痢疾，腹痛里急后重，便下脓血，气血不足者。

✂ 《金匮要略》相关条文 ✂

产后下利虚极，白头翁加甘草阿胶汤主之。(《金匮要略·妇人产后病脉证治第二十一》)

✂ 医家经典论述及医家临床应用 ✂

徐彬：虚极不可无补，但非他味参、术所宜，恶其壅而燥也。亦非芩，泽淡渗可治，恐伤液也。唯甘草之甘凉，清中即所以补中；阿胶之滞润，去风即所以和血。以此治病即以此为大补，方知凡痢者湿热非苦寒不除，故类聚四味之苦寒不为过。若和血安中，只一味甘草及阿胶而有余。治痢好用参、术者，政由

未悉此理耳。(《金匮要略论注》)

周扬俊:伤寒厥阴证下利重者,白头翁汤,四味尽苦寒以治热,苦以坚肠胃。此产后气血两虚,因加阿胶补气血而止利,甘草缓中通血脉。然下利,血沸也,夫人之血行则利自止,甘草尤为要药,此方岂独治产后哉。(《金匮玉函经二注》)

四、茵陈白芷汤

【**茵陈白芷汤**】(苦辛淡法)　绵茵陈　白芷　北秦皮　茯苓皮　黄柏藿香

【**方解**】方中白芷阳明经风药,能胜湿而升脾阳;黄柏、秦皮入肠而清热燥湿;藿香芳香化湿,开胃悦脾;茵陈清热利湿;茯苓皮淡渗利湿。诸药合用,共成清湿热,升清阳之剂。使湿热清除,脾阳上升,则下痢自止。

《温病条辨》相关条文

六三、酒客久痢,饮食不减,茵陈白芷汤主之。

久痢无他证,而且能饮食如故,知其病之未伤脏真胃土,而在肠中也;痢久不止者,酒客湿热下注,故以风药之辛,佐以苦味入肠,芳香凉淡也。盖辛能胜湿而升脾阳,苦能渗湿清热,芳香悦脾而燥湿,凉能清热,淡能渗湿也,俾湿热去而脾阳升,痢自止矣。(《温病条辨·下焦篇·湿温》)

医家经典论述及医家临床应用

方药中:茵陈白芷汤,为清热利湿方剂,由于一般痢疾均属湿热,因此也均可使用本方,不专主"酒客久痢"。但应该指出者,即"酒客久痢"也并不是完全与脾胃本身无关,因为酒能生热,热能生湿,长期饮酒,湿热困脾,引起脾胃气虚者,亦不少见。如果临床上出现脾胃不足,食少纳减等症状者,即使是酒客久痢,也不宜使用本方。"初痢忌涩,久痢忌攻,挟表宜散,正虚宜补",这是治痢十六字诀,久痢多属虚证,因此在治疗上应予注意。(《温病条辨讲解》)

第二节　白头翁汤类方鉴别

方名	组成	主症	舌脉	辨证要点	治法	方源
白头翁汤	白头翁、秦皮、黄连、黄柏	腹痛,里急后重,肛门灼热,下痢脓血,赤多白少,渴欲饮水或下痢不能进食,或呕不能食者		热毒痢疾或噤口痢	清热解毒,凉血止痢	《温病条辨》《伤寒论》
加味白头翁汤	白头翁、秦皮、黄连、黄柏、白芍、黄芩	热利下重,腹痛	脉左小右大	湿热邪毒内盛,下注大肠而成热毒血痢者	清热燥湿,凉血止痢	《温病条辨》
白头翁加甘草阿胶汤	白头翁、黄连、黄柏皮、秦皮、甘草、阿胶	腹痛,里急后重,便下脓血		产后痢疾,气血不足者	清热止痢,益气养血	《金匮要略》
茵陈白芷汤	茵陈、白芷、秦皮、茯苓皮、黄柏、藿香	下利		酒客久痢,饮食不减	清热祛湿、运脾升阳	《温病条辨》

第三节　白头翁汤类方临床应用

医案一　刘渡舟医案

姜某,男,17岁。入夏以来腹痛下利,每日六七次,下利虽急但排泄不爽,用力努责,仅有少许脓血黏液。伴见口渴思饮。六脉弦滑而数,舌苔厚腻。此属厥阴湿热下利,即唐容川所说"金木相渗,湿热相煎"之证。白头翁12g,黄连9g,黄柏9g,秦皮9g,滑石18g,白芍12g,枳实6g,桔梗6g,服2剂后,大便次数减少,后重下坠已除。又服2剂,脓血黏液止。但腹中有时作痛,转用芍药汤2剂而愈。(《临床心得选集》)

医案二　沈会医案

栾某,男,44岁。初诊日期:2023年2月14日。

[主诉] 大便次数增多伴里急后重1周,加重2日。

[病史] 1周前无明显诱因出现大便次数增多,每日3~4次,无黏液脓血便,

无便血,伴里急后重,倦怠乏力,胁痛腹胀,自服茵陈栀子口服液,上述症状略缓解。2日前饮酒后上述症状加重,大便次数增多,每日5~6次,伴里急后重,现为求进一步诊治,遂就诊于我科,现症见:大便次数增多,每日5~6次,无黏液脓血便,无便血,伴里急后重,面色萎黄,腹部胀闷,胁痛,口渴引饮,足膝红肿,纳可,小便短赤,寐宁。既往痛风病史。舌质红苔黄腻,脉弦数。查肝功能示:肝酶增高(具体不详)。腹部彩超示:肝硬化,脾大。

[中医诊断]泄泻(湿热郁结证)。

[西医诊断]肝硬化。

[治法]清热利湿,升阳止泻。

[方宗]茵陈白芷汤加减。

[处方]白芷15g,秦皮10g,黄柏15g,藿香10g,茵陈20g,茯苓皮15g,金钱草20g,栀子10g,北柴胡10g,牛膝10g,麸炒苍术10g,麸炒薏苡仁40g。7剂,每日1剂,每日2次,水煎服。

二诊:2023年2月20日。大便次数较前明显减少,里急后重感减轻,余症状均明显缓解,偶有头身困重。上方减去金钱草、秦皮,加石菖蒲10g。14剂,日1剂,日2次,水煎服。

服药后诸症缓解。

按语 患者以"大便次数增多伴里急后重1周,加重2日"为主诉,中医诊断"泄泻"。湿热蕴结,阻滞肠腑,腑气不通,大肠传导失司,故大便次数增多,伴里急后重;肝胆疏泄失常,胆汁泛溢,郁蒸肌肤,故见面色萎黄;湿郁不行,故见腹部胀闷,口渴,小便短赤;湿热郁于少阳,故胁痛;湿热下注,故足膝红肿,舌质红苔黄腻,脉弦数,故中医辨证"湿热郁结证"。治以"清热利湿,升阳止泻",选用茵陈白芷汤加减治疗。茵陈白芷汤出自《温病条辨》之下焦篇,白芷为阳明经风药,能胜湿而升脾阳;黄柏、秦皮入肠而清热燥湿;藿香芳香化湿,开胃悦脾;茵陈清利湿热;茯苓皮利水渗湿,助湿邪得出;该患之便溏伴里急后重乃湿热下注所致,故按《温病条辨·下焦篇·湿温》所言:"以风药之辛,佐以苦味入肠,芳香凉淡也。盖辛能胜湿而升脾阳,苦能渗湿清热,芳香悦脾而燥湿,凉能清热,淡能渗湿也,俾湿热去而脾阳升,痢自止矣。"金钱草可清肝胆湿热;栀子通利三焦,导湿热下行,引湿热自小便出;柴胡以和解少阳,治少阳诸症;而牛膝、黄柏、苍术、薏苡仁即四妙丸,对于湿热下注之足膝肿痛有清热利湿之效。二诊:诸症明显缓解,身目发黄较前减轻,里急后重感减轻,偶有头身困重,故减去金钱草、秦皮,加石菖蒲以开窍宁神,化湿和胃。二诊服药后诸症缓解。

第十八章　茯苓皮汤类方临证思辨

茯苓皮汤出自吴鞠通《温病条辨·中焦篇·湿温》，由茯苓皮、薏苡仁、猪苓、大腹皮、通草、淡竹叶组成，具有利湿清热、宣畅气机的功效。八正散虽然与其组成不同，但两方皆可治疗小便不利之症，前者主治湿热郁困三焦所致小便不利；后者主治湿热蕴于下焦膀胱所致淋证而出现的小便不利。

第一节　茯苓皮汤类方

一、茯苓皮汤

【**茯苓皮汤**】(淡渗兼微辛微凉法)　茯苓皮五钱　生薏仁五钱　猪苓三钱
大腹皮三钱　白通草三钱　淡竹叶二钱　水八杯，煮取二杯，分三次服。

【**方解**】方中茯苓皮、猪苓淡渗利湿；生薏苡仁、通草、淡竹叶利湿兼以泄热，导湿热从小便而出；生薏苡仁还有健脾之功，大腹皮理气燥湿而宣畅气机，使水湿易祛。诸药配伍，共奏利湿清热、宣畅气机之功，使气机宣畅，水道通调，则小便自然通利。主治湿温，用芳香通神利窍之安宫牛黄丸后，湿浊内阻小便不通者。

▃▅《温病条辨》相关条文▅▃

五六、吸受秽湿，三焦分布，热蒸头胀，身痛呕逆，小便不通，神识昏迷，舌白，渴不多饮，先宜芳香通神利窍，安宫牛黄丸；续用淡渗分消浊湿，茯苓皮汤。

按此证表里经络脏腑三焦，俱为湿热所困，最畏内闭外脱，故急以牛黄丸宣窍清热而护神明；但牛黄丸不能利湿分消，故继以茯苓皮汤。(《温病条辨·中焦篇·湿温》)

⌛ 医家经典论述及医家临床应用 ⌛

方药中：本条阐述湿热郁困三焦神识昏迷的证治。"吸受秽湿"指外感湿热挟秽浊之气。秽浊之气最易阻闭心包出现神识障碍。"三焦分布"，指湿热弥漫三焦，在上焦，表现为热蒸头胀、身痛，并出现湿热蒙蔽心包，神识昏迷；在中焦，呕逆、渴不多饮；在下焦，小便不通。本条虽属三焦俱受，但以内闭心窍最为急重。所以应先用安宫牛黄丸芳香开窍醒神。继而再用茯苓皮汤清利湿热以治其本。茯苓皮汤以甘淡的茯苓、猪苓、薏苡仁、通草以健脾利湿，甘淡、微寒的淡竹叶清心利尿，辛微温的大腹皮既能行气，又能利湿。本方重用淡渗药物以利湿，合辛凉以散热，所以吴氏谓之"淡渗兼微辛微凉法"。（《温病条辨讲解》）

赵绍琴：本证属湿重于热，阻于下焦膀胱，并上蒙心包，治当一以渗湿利尿，一以开窍醒神。根据我们的临床经验，利湿之剂与开窍之剂不必分先后服用，以同时并进为好。另外，本证见"舌白"属湿重于热，安宫牛黄丸大寒之剂，易于冰伏湿邪，故用非所宜，当以苏合香丸或至宝丹为佳。（《温病纵横》）

二、八正散

【八正散】车前子　瞿麦　萹蓄(亦名地萹竹)　滑石　山栀子仁　甘草(炙)木通　大黄(面裹，煨，去面，切，焙)各一斤　上为散，每服二钱，水一盏，入灯心，煎至七分，去滓，温服，食后，临卧。小儿量力少少与之。

【方解】方中瞿麦、萹蓄清热泻火，利水通淋；木通、滑石、车前子清热利湿通淋；栀子、大黄泄热降火；炙甘草和中调药；加灯心草可清心泻火，导热下行。诸药相配，共奏清热泻火、利水通淋之效。主治湿热蕴于下焦膀胱所致淋证，症见尿频尿急，溺时涩痛，淋沥不畅，尿色浑赤，甚则癃闭不通，小腹急满，口燥咽干，舌苔黄腻，脉滑数。

⌛ 《太平惠民和剂局方》相关条文 ⌛

大人、小儿心经邪热，一切蕴毒，咽干口燥，大渴引饮，心忪面热，烦躁不宁，目赤睛疼，唇焦鼻衄，口舌生疮，咽喉肿痛。又治小便赤涩，或癃闭不通，及热淋、血淋，并宜服之。

⌛ 医家经典论述及医家临床应用 ⌛

汪昂：治湿热下注，咽干口渴，少腹急满，小便不通。或淋痛，尿血，或因热

为肿。(《医方集解》)

吴谦:小便不通热实者,宜用八正散加木香。阳虚者,宜用金匮肾气丸。阴虚者,宜用通关丸,即知母、黄柏、肉桂少许也。气虚宜用春泽汤,即五苓散加人参也。(《医宗金鉴》)

徐大椿:热结膀胱,不能化气而水积下焦,故小腹硬满,小便不通焉。大黄下郁热而膀胱之气自化,滑石清六腑而水道闭塞自通,瞿麦清热利水道,木通降火利小水,萹蓄泻膀胱积水,山栀清三焦郁火,车前子清热以通关窍,生草梢泻火以达茎中。为散,灯心汤煎,使热结顿化,则膀胱肃清而小便自利,小腹硬满自除矣。此泻热通闭之剂,为热结溺闭亨专方。(《医略六书》)

赵绍琴等:车前子、瞿麦、萹蓄、滑石、灯芯五药,性皆寒凉,有利尿清热之功。木通、栀子苦寒泄热,通利三焦,导热从小便而祛。大黄苦寒下达,助诸药清泄热邪,且有凉血作用。佐以炙甘草调合诸药,防其苦寒伤正。方中诸药相合,共奏泄热利尿之效,使膀胱湿热外达而病解。(《温病纵横》)

第二节　茯苓皮汤类方鉴别

方名	组成	主症	舌脉	辨证要点	治法	方源
茯苓皮汤	茯苓皮、薏苡仁、猪苓、大腹皮、通草、淡竹叶	热蒸头胀,身痛呕逆,小便不通,渴不多饮	舌白	湿热郁困三焦所致小便不利,渴不多饮者	利湿清热,宣畅气机	《温病条辨》
八正散	车前子、瞿麦、萹蓄、滑石、山栀子仁、甘草(炙)、木通、大黄、灯心草	尿频尿急,溺时涩痛,淋沥不畅,尿色浑赤,甚则癃闭不通,小腹急满,口燥咽干	舌苔黄腻,脉滑数	湿热蕴于下焦膀胱所致淋证	清热利水通淋	《太平惠民和剂局方》

第三节　茯苓皮汤类方临床应用

医案一 **周仲瑛医案**

吴某,男,45岁。初诊:1980年5月22日。

[**主诉及病史**] 5 日来右腰及腹部疼痛。5 日前出差外地,步行路多,汗出而少饮水,连续多日,旋觉右侧腰部及腹部疼痛,以腰部为著。回宁后仍感疼痛且持续加重,需俯身弯腰蹲下方得缓解。饮食减少,精神欠佳。大小便尚无明显异常。

[**诊查**] 舌苔薄白,脉象稍弦,右侧腰部有叩击痛,右脐旁轻度压痛。尿检:红细胞(++),摄 X 线腹部平片显示右输尿管上端有黄豆大致密阴影,诊断为右输尿管上端结石。

[**辨证**] 劳倦汗出,饮水少,津液不足,肾经原有湿热,以致湿热互蕴,津少热盛,凝成结石,气滞不畅,不通则痛。

[**治法**] 当以清利下焦湿热,行气排石。

[**处方**] 川通草 5g,车前子(包)12g,金钱草 30g,海金沙(包)10g,生军(后下)6g,萹蓄 15g,猪、茯苓各 15g,冬葵子 15g,延胡索 10g,乌药 10g,生甘草 5g。当时处方配药 5 剂。以后患者来告,谓服上方 2 剂,即从尿中排出黄豆大结石 2 枚,腰腹疼痛之症顿时消失。余 3 剂药去大黄继续服完,一直工作如常。随访 1 年,恙未发,症状缺如,尿多次检查正常。

按语 此例中医诊断为腰痛、腹痛,并非淋证。但从 X 线腹部平片及尿检,诊断为右输尿管上端结石,按石淋论治,结石排出,病遂告愈。处方以八正散加减,其中所加乌药行气,冬葵子滑利,金钱草、海金沙清利排石,加强八正散通利之功。尿路结石之病各有不同,结石大小、形态、部位不同,患者体质有异,有易治者,有难治者,此方未必万能,然用之得当,可能有捷效。(《中国现代名中医医案精粹》)

医案二　沈会医案

李某,女,76 岁。初诊日期:2021 年 10 月 27 日。

[**主诉**] 反复尿频、尿急、尿痛 2 个月,加重 1 周。

[**病史**] 2 个月前无明显诱因出现尿频、尿急、尿痛,无小腹明显不适,无发热,每次尿时呈烧灼感,尿后不尽感明显,无血尿,自行服用药物(具体不详)后,病情稍有缓解。近 1 周症状反复明显,自觉影响正常生活,遂来我院中医科就诊。现症见:尿频、尿急、尿痛,自觉尿不尽感,食欲可,无明显饱胀不适,恶食寒凉,寐差易醒,大便干燥。平素右颞侧头部灼热跳动感,时伴疼痛,腰背部酸胀不适,易觉疲乏无力,急躁易怒。既往有高血压、高脂血症病史。舌淡苔薄白根腻,脉弦细数。

[**中医诊断**] 淋证(肝经郁热,膀胱湿热)。

[**西医诊断**]下尿路感染。

[**治法**]清热利湿,理气通淋。

[**方宗**]小柴胡汤合八正散加减。

[**处方**]柴胡 10g,黄芩 10g,党参 10g,姜半夏 10g,甘草 5g,萆薢 20g,石韦 20g,萹蓄 20g,杜仲 20g,金银花 10g,淡竹叶 20g。7 剂,日 2 次,水煎服。

二诊:2021 年 11 月 3 日。尿频、尿急较前好转,下尿路灼热不适仍有,便秘减轻,寐差易醒,腰膝酸软。舌淡苔薄白,脉弦细数。上方去萹蓄、淡竹叶,加菟丝子 20g,黄柏 10g,牛膝 20g,首乌藤 20g,鸡血藤 30g。7 剂,日 2 次,水煎服。

按语 本案患者以"反复尿频尿急尿痛 2 个月,加重 1 周"为主诉,自觉尿不尽感,寐差易醒,大便干燥,平素右颞侧头部灼热跳动感,时伴疼痛,腰背部酸胀不适,易觉疲乏无力,急躁易怒等症状,中医诊断为淋证,属膀胱湿热证。《诸病源候论·淋病诸候》载"淋之初病,则无不热剧,无容辨矣。"《丹溪心法·淋》篇论为:"淋有五,皆属于热。"由上所言,患者湿热下注,蕴结膀胱,发而为淋。大便干燥,皆为下焦热象。患者既往高血压,现出现右侧头部灼热疼痛,此为肝经循行之处,平素急躁易怒,即肝经郁热。故当治以清热利湿,理气通淋,方以小柴胡汤合八正散加减治疗。小柴胡汤,和解少阳。柴胡主入肝胆,理气解郁,配以黄芩,清少阳之热。再以党参、甘草健脾益气,固其脾胃之本,对其疲乏之证。八正散,源自《太平惠民和剂局方》,书中记载"……又治小便赤涩,或癃闭不通,及热淋、血淋,并宜服之。"应其方中之意,取萹蓄清热利水之功,配以石韦,加强利水通淋之效。淡竹叶上清心火,下利湿热,使湿热之邪从小便中除。金银花清热解毒,对应热因。而此淋证以湿热为标,肾之气化不利为本,故以杜仲补肾,亦可解其腰背部酸胀不适。二诊患者尿频尿急好转,去淡竹叶,留八正格局巩固清热通淋,加菟丝子、牛膝以补肾治其本,则腰膝酸软之证可缓。肝肾同源,养肾同时,滋其肝血,故加鸡血藤。又以夜交藤对应其寐差之症。

下篇

寒湿病类方临证思辨

第一章　参附汤类方临证思辨

第一节　参附汤类方

参附汤出自《重订严氏济生方》,由人参、炮附子组成,是温阳益气固脱之方,主治元气大亏,阳气暴脱之证。桂枝姜附汤、椒附白通汤、术附汤、术附姜苓汤组成皆有附子以温阳散寒,故以参附汤类方命名。后四方且又含干姜或炮姜,皆治疗寒湿伤阳之症。寒湿之邪容易上损心阳,中损脾胃之阳,下损肾阳,导致寒湿内留,心、脾胃、肾之阳损伤证。临床表现以舌质淡、苔白厚腻,畏寒,脘痞,便溏等为特点,虽然四方主症同中存异,临证需据方证应用,但皆为温阳逐湿之法,故归于同类方。

一、参附汤

【**参附汤**】人参_{半两}　附子_{炮,去脐,一两}　上咬咀,分作三服,水二盏,生姜十片,煎至八分,去滓,食前温服。

【**方解**】方中人参甘温,大补元气以固后天;附子大辛大热,温壮元阳以补先天。二药相配,共奏回阳、益气、固脱之功。本方是益气救脱的代表方剂,主治元气大亏,阳气暴脱证,症见手足厥逆,冷汗淋漓,呼吸微弱,脉微欲绝。

◤◢ 《重订严氏济生方》相关条文 ◤◢

真阳不足,上气喘急,自汗盗汗,气虚头晕,但是阳虚气弱之证,并宜服之。

◤◢ 医家经典论述及医家临床应用 ◤◢

张景岳:真阳不足,上气喘急,呃逆自利,脐腹疼痛,手足厥冷,呕恶不食,自汗盗汗,气短头晕等证。(《景岳全书》)

吴谦:先身而生,谓之先天;后身而生,谓之后天。先天之气在肾,是父母之所赋;后天之气在脾,是水谷之所化。先天之气为气之体,体主静,故子在胞中,赖母气以养生气,则神藏而机静;后天之气为气之用,用主动,故育形之后,资水谷以奉生身,则神发而运动。天人合德,二气互用。故后天之气得先天之气,则生生而不息;先天之气得后天之气,始化化而不穷也。若夫起居不慎则伤肾,肾伤则先天气虚矣。饮食不节则伤脾,脾伤则后天气虚矣。补后天之气无如人参,补先天之气无如附子,此参附汤之所由立也。二脏虚之微甚,参附量为君主,二药相须,用之得当,则能瞬息化气于乌有之乡,顷刻生阳于命门之内,方之最神捷者也。(《医宗金鉴》)

二、桂枝姜附汤

【桂枝姜附汤】(苦辛热法)　桂枝六钱　干姜三钱　白术(生)三钱　熟附子三钱　水五杯,煮取二杯,渣再煮一杯服。

【方解】方中桂枝配附子温阳通络;白术配附子温阳除湿;干姜配附子辛热温阳散寒。主治寒湿伤阳所致的形寒、经络拘束疼痛等证。

《温病条辨》相关条文

四九、寒湿伤阳,形寒脉缓,舌淡,或白滑不渴,经络拘束,桂枝姜附汤主之。

载寒湿,所以互证湿温也。按寒湿伤表阳中经络之证,《金匮》论之甚详,兹不备录。独采叶案一条,以见湿寒、湿温不可混也。形寒脉缓,舌白不渴,而经络拘束,全系寒证,故以姜附温中,白术燥温,桂枝通行表阳也。(《温病条辨·中焦篇·湿温 寒湿》)

医家经典论述及医家临床应用

叶天士:王,二五,冷湿损阳,经络拘束,形寒。酒客少谷,劳力所致。桂枝、淡干姜、熟附子、生白术。(《临证指南医案》)

方药中:此条是讲寒湿的证治。关于"寒湿"前文已作讲解,其病机是因寒生湿,或因湿伤阳,阳虚生寒,所以对于寒湿,治宜用刚,方宜温中、散寒、燥湿。桂枝姜附汤即为温中散寒燥湿的代表方剂。(《温病条辨讲解》)

三、椒附白通汤

【椒附白通汤】生附子(炒黑)三钱　川椒(炒黑)二钱　淡干姜二钱　葱白

三茎 猪胆汁_{半烧酒杯(去渣后调入)} 水五杯,煮成二杯,分二次凉服。

【方解】方中附子温补命门真火以散寒;干姜温补中阳,散寒逐湿;花椒燥湿除胀消食,止心腹冷痛;葱白通阳发散寒湿;猪胆汁苦寒反佐诸辛热药燥热之性。

《温病条辨》相关条文

四八、足太阴寒湿,舌白滑,甚则灰,脉迟,不食,不寐,大便窒塞,浊阴凝聚,阳伤腹痛,痛甚则肢逆,椒附白通汤主之。

此足太阴寒湿,兼足少阴、厥阴证也。白滑灰滑,皆寒湿苔也。脉迟者,阳为寒湿所困,来去俱迟也。不食,胃阳痹也。不寐,中焦湿聚,阻遏阳气不得下交于阴也。大便窒塞,脾与大肠之阳,不能下达也。阳为湿困,返逊位于浊阴,故浊阴得以盘踞中焦而为痛也;凡痛皆邪正相争之象,虽曰阳困,究竟阳未绝灭,两不相下,故相争而痛也(后凡言痛者仿此)。椒附白通汤,齐通三焦之阳,而急驱浊阴也。(《温病条辨·中焦篇·湿温》)

医家经典论述及医家临床应用

叶天士:方,四四,形质颓然,脉迟小涩,不食不寐,腹痛,大便窒痹。平昔嗜酒,少谷中虚,湿结阳伤,寒湿浊阴鸠聚为痛。炒黑生附子、炒黑川椒、生淡干姜、葱白。调入猪胆汁一枚。(《临证指南医案》)

方药中:本条述寒湿凝聚、阻遏三焦阳气的证治。舌白滑或灰滑,说明证属寒湿无疑。由于脾阳不振,寒湿凝聚中焦,就会出现不食、大便不通,甚则腹痛等表现。中焦浊阴盘踞,还会影响全身上中下三焦阳气不伸,气血运行不利。《素问·调经论》谓:"血气者,喜温而恶寒,寒则泣不能流,温则消而去之。"由于寒阻心阳,血脉运行缓慢,就会出现"脉迟"。心阳不能下交于足少阴肾,就会影响睡眠,出现"不寐"。由于浊阴凝聚,阳气郁而不通,还会出现明显的腹痛,出现四肢厥逆。可以看出,本条所述虽以寒湿凝聚中焦为主,但是已影响三焦阳气。所以应急温全身阳气以化寒湿。方用椒附白通汤,即《伤寒论》白通汤加猪胆汁方去人尿加川椒而成。椒附汤,指宋代医家许叔微《普济本事方》中之椒附散方。该方以大辛大热的附子配干姜、葱白温阳通经以消浊阴,以川椒燥湿散满以除腹中冷痛。猪胆汁性味苦寒,加入辛热方中作为反佐。对阴盛格阳之证,可以防止拒辛热药入胃之虞,并有清肠通便的作用。(《温病条辨讲解》)

张文选:叶氏原医案主治证与《金匮要略》白通汤、白通加猪胆汁汤主治证有所不同:《金匮要略》原方主治"少阴病,下利",或再见脉微、厥逆无脉、干呕而烦者;叶氏椒附白通汤则主要用于腹痛,大便窒塞,不食不寐,脉迟小涩者。(《温病方证与杂病辨治》)

四、术附汤

【术附汤】(苦辛温法)　生茅术五钱　人参二钱　厚朴三钱　生附子三钱　炮姜三钱　广皮三钱　水五杯,煮成两杯,先服一杯,约三时,再服一杯,以肛痛愈为度。

【方解】人参大补元气,生附子补火助阳,两者峻补肾中元阳之气;炮姜温中、苍术健脾,两者补脾中健运之气;厚朴、陈皮行浊湿之滞气。俾虚者充,闭者通,浊者行,而坠痛自止,胃开进食矣。

《温病条辨》相关条文

五十七、浊湿久留,下注于肛,气闭肛门坠痛,胃不喜食,舌苔腐白,术附汤主之。

此浊湿久留肠胃,至肾阳亦困,而肛门坠痛也。肛门之脉曰尻,肾虚则痛,气结亦痛。但气结之痛有二:寒湿、热湿也。热湿气实之坠痛,如滞下门中用黄连、槟榔之证是也。此则气虚而为寒湿所闭,故以参、附峻补肾中元阳之气,姜、术补脾中健运之气,朴、橘行浊湿之滞气,俾虚者充,闭者通,浊者行,而坠痛自止,胃开进食矣。按肛痛有得之大恐或房劳者,治以参、鹿之属,证属虚劳,与此对勘,故并及之。再此条应入寒湿门,以与上三条有互相发明之妙,故列于此,以便学者之触悟也。(《温病条辨·焦篇·湿温》)

医家经典论述及医家临床应用

叶天士:王,六二,病人述病中厚味无忌,肠胃滞虽下,而留湿未解,湿重浊,令气下坠于肛,肛坠痛不已。胃不喜食,阳明失阖。舌上有白腐形色。议劫肠胃之湿。生茅术、人参、厚朴、广皮、炮姜炭、生炒黑附子。(《临证指南医案》)

方药中:本条是讲湿邪久留、肛门坠痛的证治。肛门坠痛,属湿浊邪气久而不清,湿邪下注,气道闭塞,下注于肛门,而有坠痛之感。但由于湿的产生有寒有热,因此,肛门坠痛亦有热湿、寒湿之不同。其属于热湿者,治疗上应清利湿热。其属于寒湿者,则必须温中燥湿。本条是讲由于寒湿而引起的肛门坠痛,

所以选用本方。(《温病条辨讲解》)

张文选:我在临床上常用术附汤治疗寒湿伤阳所致的腹泻、便血、腹胀、胃痛等病证,用之对证,有立竿见影之效。(《温病方证与杂病辨治》)

五、术附姜苓汤

【术附姜苓汤】(辛温苦淡法) 生白术五钱 附子三钱 干姜三钱 茯苓五钱 水五杯,煮取二杯,日再服。

【方解】本方即附子理中汤去人参、甘草,加茯苓。因寒湿盛,故不用参、草甘守,加茯苓和白术渗湿健脾;附子、干姜温阳逐湿。白术、附子、茯苓三药配伍,用于寒湿伤阳所引起的痿弱、麻痹、疼痛等证有特殊的疗效。

⚍ 《温病条辨》相关条文 ⚎

四十五、湿久伤阳,痿弱不振,肢体麻痹,痔疮下血,术附姜苓汤主之。

按痔疮有寒湿、热湿之分,下血亦有寒湿、热湿之分,本论不及备载,但载寒湿痔疮下者,以世医但知有热湿痔疮下血,悉以槐花、地榆从事,并不知有寒湿之因,畏姜、附如虎,故因下焦寒湿而类及之,方则两补脾肾两阳也。(《温病条辨·下焦篇·湿温》)

⚍ 医家经典论述及医家临床应用 ⚎

叶天士:张,四五,阳伤痿弱,有湿麻痹,痔血。生白术、附子、干姜、茯苓。(《临证指南医案》)

方药中:四十五条是讲下焦寒湿合并痔疮出血,痔疮出血一般都是先血后便。痔疮出血的病因有寒湿和湿热的不同,其属于湿热者,用清热利湿止血的药物治疗,其属于寒湿者,则须用温中利湿的药物治疗。本条所列之术附姜苓汤,即属于温中利湿一类方剂。痔疮出血在临床诊断及治疗上必须严格区分寒热,否则祸不旋踵。(《温病条辨讲解》)

第二节　参附汤类方鉴别

方名	组成	主症	舌脉	辨证要点	治法	方源
参附汤	人参、附子	手足厥逆,冷汗淋漓,呼吸微弱或上气喘急	脉微欲绝	元气大亏,阳气暴脱证	回阳益气固脱	《重订严氏济生方》
桂枝姜附汤	桂枝、干姜、白术、附子	形寒,经络拘束	舌淡或白滑,脉缓	寒湿伤阳	温中散寒燥湿	《温病条辨》
椒附白通汤	附子、花椒、干姜、葱白、猪胆汁	不食,不寐,大便窒塞,浊阴凝聚,阳伤腹痛,痛甚则肢逆	舌白滑,甚则灰,脉迟	足太阴寒湿	温阳散寒止痛	《温病条辨》
术附汤	苍术、人参、厚朴、附子、炮姜、陈皮	气闭,肛门坠痛,胃不喜食		浊湿久留,下注于肛	温中理气燥湿	《温病条辨》
术附姜苓汤	白术、附子、干姜、茯苓	痿弱不振,肢体麻痹,痔疮下血		湿久伤阳	温阳散寒利湿	《温病条辨》

第三节　参附汤类方临床应用

医案一 **张文选医案**

　　郝某,34岁,职员。2006年6月3日初诊。患者素有慢性前列腺炎,近来小便黄赤如浓茶,臊臭异常,小便时尿道灼热不舒,右胁下连右腹撑胀难忍,夜间可以胀醒,胀甚则恶心欲吐,时食后呕吐。曾请中医治疗近1年,所用方有清热解毒者,有清利湿热者,有理气消胀者,有填补肾精者,有补脾益气者,无一有效。诊脉沉细软,舌淡胖苔白厚腻。其脉舌与腹胀呕吐等症,颇似寒湿伤阳的术附汤证,但小便特征又不支持。先用小剂龙胆泻肝汤原方6剂试探虚实。2006年6月10日二诊:右胁下与腹撑胀益甚,小便更黄赤、更臊臭,脉舌同前,遂改用术附汤法,处方:干姜10g,红人参2g,苍术10g,白术10g,厚朴15g,陈皮10g,茯苓30g,炮附子8g。6剂。2006年6月17日三诊:腹胀全消,恶心呕吐除,小便随转清,不再臊臭。守原方6剂巩固疗效,后随访小便正常,未再腹胀。

方证解释:本案小便黄赤如浓茶、臊臭、尿道灼热不舒,从表面看,颇似肝胆湿热下注,或小肠、膀胱火热,但用清利药有增无减。二诊舍小便证,抓住脉舌特征,结合腹胀、呕吐等辨为术附汤证,结果取显效。本案有两点重要启示:其一,小便黄赤灼热不一定都是热证,寒湿蕴结,肾阳虚损,下焦虚火内生可致小便黄赤臊臭。其二,术附汤温阳燥湿既可以治疗小便频多清长,也可以治疗小便黄赤短涩臊臭。(《温病方证与杂病辨治》)

医案二 沈会医案

张某,女,86岁。初诊日期:2022年1月12日。

[主诉]大便次数增多伴便血3个月,加重3日。

[病史]3个月前无明显诱因出现大便次数增多,每日4~5次,便中带血,伴少量脓液,大便不净感明显,大便不成形,便前及便后腹痛,无恶心呕吐,无呕血。曾就诊于大连市某医院,查结肠镜结果示:溃疡性结肠炎(具体不详),予美沙拉嗪口服及灌肠治疗,上述症状略好转。后每因进食生冷食物或受凉出现大便次数增多,每日5~6次,便血加重,保留灌肠后上述症状缓解。3日前进食生冷食物后出现大便次数增多,每日6~8次,便中夹鲜血或血块,无恶心呕吐,无呕血,为求进一步诊治,遂就诊于我科。现症见:大便次数增多,每日5~6次,便中带血,大便不爽,便前及便后腹痛,得温痛减,伴脘腹胀满,面色萎黄,神疲乏力,四肢不温,纳呆,寐宁,舌淡苔白滑,脉沉弱。

[中医诊断]久痢(脾肾两虚,邪滞肠腑)。

[西医诊断]溃疡性结肠炎。

[治法]温补脾肾,调气化滞。

[方宗]术附汤加减。

[处方]炒白术15g,制附子5g,党参10g,厚朴10g,炮姜10g,陈皮15g,木香5g,肉桂5g,盐补骨脂10g,青黛(包煎)10g,苦参10g,地榆25g,仙鹤草20g,焦麦芽20g,焦六神曲10g。7剂,每日1剂,每日2次,水煎服。

二诊:2022年1月18日。大便次数较前减少,每日2~3次,血量较前减少,其余症状明显缓解,仍有乏力气短,伴夜尿频多。上方减去焦麦芽、焦六神曲,加杜仲10g,菟丝子20g,黄芪30g。7剂,每日1剂,每日2次,水煎服。

三诊:2022年1月24日。便中无鲜血或血块,略有血丝,余症状均明显缓解,晨起偶有一过性头晕。二诊方减去菟丝子,加姜半夏10g,天麻10g。14剂,每日1剂,每日2次,水煎服。

服药后诸症缓解。

按语 患者以"大便次数增多伴便血3个月,加重3日"为主诉,患者大便次数增多,便中带血,伴少量脓液,便前及便后腹痛,中医诊断"久痢"。痢疾日久,脾肾阳气虚损,升降失司,易生痰饮、瘀血等病理产物,或郁而化热,湿热蕴肠,气血瘀滞,大肠传导功能失司,故见腹痛,伴大便次数增多,大便不爽;肠络受损,腐败化为脓血,故见便血;由于进食寒凉,且下痢日久,正虚邪恋,而致脾虚中寒,故腹痛得温痛减;脾胃运化功能失职,故脘腹胀满,纳呆;日久化源不足,则见面色萎黄,神疲乏力;脾阳虚衰,水谷精微无以正常输布,不能濡养肾阳,终致脾肾两虚,失于温煦,故四肢不温,舌淡苔白滑,脉沉弱,故中医辨证"脾肾两虚,邪滞肠腑"。治以"温补脾肾,调气化滞",选用术附汤加减治疗。术附汤为张仲景之《金匮要略·中风历节病脉证并治》篇所载附方,方中炒白术补益脾气,燥湿利水;附子温肾暖脾,散寒除湿,补火生土,二药配伍,有温阳散寒,健脾除湿之功,并有脾肾兼治之能。炮姜温中止痛,善治阳虚腹痛;肉桂大补元阳,既能温中又可温下;厚朴、陈皮理气健脾,燥湿消痰;木香调中宣滞、行气止痛,还可和胃调中;焦麦芽、焦六神曲健脾和胃、消积化滞;党参补益中焦脾土,化生气血;补骨脂温补脾肾、收敛止泻;地榆清热凉血、消肿止痛;仙鹤草收敛止血;青黛、苦参清热解毒、燥湿止痢,清肠中之热毒。《普济方》有用青黛治痢的记载,《普济方·泄痢门》载:"治下痢其色瘀黑,或如猪肝,内切痛。犀角屑(半两)、茜根、青黛、黄连(各一两),上为末,面糊丸如梧桐子大,每服十五丸,米饮下。"(犀角现已禁用,多以水牛角代)同时,青黛与附子温清并用,相得益彰。二诊:症状明显缓解,仍有乏力气短,伴夜尿频多,加黄芪健脾益气,杜仲、菟丝子补肾止泻,固精缩尿;饮食正常故减焦麦芽、焦六神曲。三诊:诸症明显缓解,晨起偶有一过性头晕,上方加半夏、天麻健脾祛湿,化痰息风,无夜尿频多故减菟丝子,防止温补收摄太过。三诊服药后诸症缓解。

第二章 五苓散类方临证思辨

五苓散出自张仲景《伤寒论》，吴鞠通《温病条辨·中焦篇·寒湿》中五苓散由猪苓、赤术、茯苓、泽泻、桂枝组成，具有利水渗湿、温阳化气的功效。与四苓加厚朴秦皮汤、四苓加木瓜草果厚朴汤、草果茵陈汤、五苓散加防己桂枝薏仁方皆主寒湿困脾之证。半苓汤组成虽只有茯苓，但亦主寒湿困脾证，而且各方药物配伍皆有淡渗利湿之法，故归于同类方。

第一节 五苓散类方

一、五苓散

【五苓散】（甘温淡法） 猪苓—两 赤术—两 茯苓—两 泽泻—两六钱 桂枝五钱 共为细末，百沸汤和服三钱，日三服。

【方解】方中泽泻利水祛湿兼清热；茯苓、猪苓淡渗利水，以增强泽泻利水祛湿之力；白术燥湿健脾；桂枝温通阳气，助膀胱气化，协渗利药以行水。五药相合，共奏利水渗湿、温阳化气之功。

《伤寒论》相关条文

太阳病，发汗后，大汗出，胃中干，烦躁不得眠，欲得饮水者，少少与饮之，令胃气和则愈。若脉浮，小便不利，微热，消渴者，五苓散主之。(71)（《伤寒论》）

发汗已，脉浮数，烦渴者，五苓散主之。(72)（《伤寒论》）

伤寒，汗出而渴者，五苓散主之；不渴者，茯苓甘草汤主之。(73)（《伤寒论》）

《温病条辨》相关条文

五十、湿伤脾胃两阳，既吐且利，寒热身痛，或不寒热，但腹中痛，名曰霍乱。寒多,不欲饮水者,理中汤主之。热多,欲饮水者,五苓散主之。

若热欲饮水之证,饮不解渴,而吐泄不止,则主以五苓。邪热须从小便去,膀胱为小肠之下游,小肠,火腑也,五苓通前阴,所以守后阴也。太阳不开,则阳明不阖,开太阳正所以守阳明也。(《温病条辨·中焦篇·寒湿》)

⚏ 医家经典论述及医家临床应用 ⚏

方药中:五苓散为《伤寒论》方。原方用"白饮"即米汤合服,此处改用"百沸汤和服",即用滚开的水调散送服,认为百沸汤具有助阳气、行经络的作用,以助脾阳、利小便……霍乱有寒热两种类型。如寒多,不欲饮水者,同时可见腹痛、肢冷、上吐下泻等证。是由于脾胃阳伤、阴寒独盛。治用理中汤以温中散寒。这是属寒的一种。如热多、欲饮水者,同时可见寒热身痛,上吐下泻等证,是由于湿热在里,气机不宣、阻滞膀胱气化不行、治用五苓散以通利膀胱气化,使热从小便而泄。这是属热的一种。(《温病条辨讲解》)

二、四苓加厚朴秦皮汤

【四苓加厚朴秦皮汤】(苦温淡法)　茅术三钱　厚朴三钱　茯苓块五钱　猪苓四钱　秦皮二钱　泽泻四钱　水八杯,煮成八分三杯,分三次服。

【方解】方中以四苓利水渗湿;厚朴燥湿行气除胀;秦皮清肝泄热。全方可利水渗湿,理气消胀,清泄肝热。

⚏ 《温病条辨》相关条文 ⚏

四五、足太阴寒湿,腹胀,小便不利,大便溏而不爽,若欲滞下者,四苓加厚朴秦皮汤主之,五苓散亦主之。

经谓太阴所至,发为膜胀,又谓厥阴气至为膜胀,盖木克土也。太阴之气不运,以致膀胱之气不化,故小便不利。四苓辛淡渗湿,使膀胱开而出邪,以厚朴泻胀,以秦皮洗肝也。其或肝气不热,则不用秦皮,仍用五苓中之桂枝以和肝,通利三焦而行太阳之阳气,故五苓散亦主之。(《温病条辨·中焦篇·寒湿》)

⚏ 医家经典论述及医家临床应用 ⚏

方药中:本条述寒湿困脾的又一证治。寒湿郁困脾阳,在中可表现为脘腹胀闷,在下可表现为大便溏泄,气化不行还可影响膀胱的气化功能,使小便不利。"大便溏而不爽,若欲滞下者",指软便不成形而溏薄还有便不尽之感。"滞下"指痢疾。以里急后重、便利脓血等为主症。如果有腹胀,小便不利,大便溏薄不爽、里急后重感时,此为寒湿困脾。治以温阳利水兼清泄肝热,方用四苓加厚朴秦皮汤。以四苓健脾利湿,厚朴燥湿除满,加秦皮一味意在清肝泻热以制肝胜乘脾,如无肝热表现,就用五苓散健脾温阳利小便。(《温病条辨讲解》)

三、四苓加木瓜草果厚朴汤

【四苓加木瓜草果厚朴汤】(苦热兼酸淡法) 生于白术三钱 猪苓一钱五分 泽泻一钱五分 赤苓块五钱 木瓜一钱 厚朴一钱 草果八分 半夏三钱 水八杯,煮取八分三杯,分三次服。阳素虚者,加附子二钱。

【方解】方中四苓利水渗湿;木瓜平肝化湿和胃;草果、厚朴、半夏温中燥湿。全方温运脾阳,温化寒湿。

《温病条辨》相关条文

四六、足太阴寒湿,四肢乍冷,自利,目黄,舌白滑,甚则灰,神倦不语,邪阻脾窍,舌蹇语重,四苓加木瓜草果厚朴汤主之。

脾主四肢,脾阳郁故四肢乍冷。湿渍脾而脾气下溜,故自利。目白精属肺,足太阴寒则手太阴不能独治,两太阴同气也,且脾主地气,肺主天气,地气上蒸,天气不化,故目睛黄也。白滑与灰,寒湿苔也。湿困中焦,则中气虚寒,中气虚寒,则阳光不治,主正阳者心也,心藏神,故神昏。心主言,心阳虚故不语。脾窍在舌,湿邪阻窍,则舌蹇而语声迟重。湿以下行为顺,故以四苓散驱湿下行,加木瓜以平木,治其所不胜也。厚朴以温中行滞,草果温太阴独胜之寒,芳香而达窍,补火以生土,驱浊以生清也。(《温病条辨·中焦篇·寒湿》)

医家经典论述及医家临床应用

叶天士:范,四肢乍冷,自利未已,目黄稍退,而神倦不语。湿邪内伏,足太阴之气不运。经言脾窍在舌,邪滞窍必少灵,以致语言欲謇。必当分利,佐辛香以默运坤阳,是太阴里证之法。生於术三钱、厚朴五分、茯苓三钱、草果仁七分、木瓜五分、泽泻五分。(《临证指南医案》)

张文选:吴瑭于叶案方中加入猪苓、半夏,即合入四苓散、平胃散法,制定出四苓加木瓜厚朴草果汤方证。本方以草果、厚朴、半夏配伍,类似于达原饮法,辛燥开达膜原三焦寒湿,四苓渗利湿浊,木瓜平肝敛肝,是一首治疗寒湿黄疸的良方。四苓加木瓜厚朴草果附子汤,更加附子温阳逐湿,可治疗寒湿发黄

而脾肾之阳已伤者。(《温病方证与杂病辨治》)

四、草果茵陈汤

【草果茵陈汤】(苦辛温法)　草果一钱　茵陈三钱　茯苓皮三钱　厚朴二钱
广皮一钱五分　猪苓二钱　大腹皮二钱　泽泻一钱五分　水五杯,煮取二杯,分二次服。

【方解】方中草果、厚朴、陈皮、大腹皮温燥寒湿,理气除满;茯苓皮、猪
苓、泽泻为四苓散法渗利湿浊;茵陈利湿退黄。

⊐⊏ 《温病条辨》相关条文 ⊐⊏

四七、足太阴寒湿,舌灰滑,中焦滞痞,草果茵陈汤主之;面目俱黄,四肢常
厥者,茵陈四逆汤主之。

湿滞痞结,非温通而兼开窍不可,故以草果为君。茵陈因陈生新,生发阳
气之机最速,故以之为佐。广皮、大腹、厚朴,共成泻痞之功。猪苓、泽泻,以导
湿外出也。(《温病条辨·中焦篇·寒湿》)

⊐⊏ 医家经典论述及医家临床应用 ⊐⊏

叶天士:陆,湿滞如痞。山茵陈、草果仁、茯苓皮、大腹皮绒、厚朴、广皮、猪
苓、泽泻。(《临证指南医案》)

五、五苓散加防己桂枝薏仁方

【五苓散加防己桂枝薏仁方】即于前五苓散加防己一两、桂枝一两
半,足前成二两,薏仁二两,寒甚者,加附子大者一枚。杵为细末,每服五钱,百
沸汤和,日三,剧者日三夜一,得卧则勿令服。

【方解】方中以五苓散另加防己、薏苡仁健脾利水渗湿,增加桂枝用量
温阳通经,若寒盛则加附子温阳散寒。

⊐⊏ 《温病条辨》相关条文 ⊐⊏

五二、霍乱兼转筋者,五苓散加防己桂枝薏仁主之;寒甚脉紧者,再加
附子。

肝藏血,主筋,筋为寒湿搏急而转,故于五苓和霍乱之中,加桂枝温筋,防
己急驱下焦血分之寒湿,薏仁主湿痹脚气,扶土抑木,治筋急拘挛。甚寒脉紧,

则非纯阳之附子不可。(《温病条辨·中焦篇·寒湿》)

医家经典论述及医家临床应用

方药中:本条述霍乱转筋的证治。"霍乱兼转筋者",指吐泄交作而出现两小腿肌肉拘急痉挛,又名"转筋霍乱"。由于肝主筋,寒湿伤脾及肝,所以在治霍乱吐泄的五苓散方中,加重桂枝以温肝脾,通经脉,散寒湿,加防己、苡仁以利湿健脾。健脾扶土,就可以抑制肝木来乘。如寒象重,脉紧者,加附子温阳通经并防止厥脱。霍乱转筋,病情急重,所以在服药方法上不可拘于常规。吴氏提出日服三次或日服三次、夜服一次的服药方法。《温病条辨讲解》

六、半苓汤

【半苓汤】(此苦辛淡渗法也) 半夏五钱 茯苓块五钱 川连一钱 厚朴三钱 通草八钱,(煎汤煮前药) 水十二杯,煮通草成八杯,再入余药煮成三杯,分三次服。

【方解】方中半夏燥湿运脾,恢复脾运;厚朴醒脾化湿,行气除满;茯苓、通草通调水道,导湿下行;黄连燥湿和脾,清其郁热。合而用之,体现苦辛淡渗,运脾除湿之法。方中通草用量最重,是欲藉此甘淡渗湿而不伤脾,令湿有外出去路;黄连用量最轻,是欲藉此苦以燥湿,并微清其热。

《温病条辨》相关条文

四四、足太阴寒湿,痞结胸满,不饥不食,半苓汤主之。

此书以温病名,并列寒湿者,以湿温紧与寒湿相对,言寒湿而湿温更易明析。痞结胸满,仲景列于太阴篇中,乃湿郁脾阳,足太阴之气,不为鼓动运行。脏病而累及腑,痞结于中,故亦不能食也。故以半夏、茯苓培阳土以吸阴土之湿,厚朴苦温以泻湿满,黄连苦以渗湿,重用通草以利水道,使邪有出路也。(《温病条辨·中焦篇·寒湿》)

医家经典论述及医家临床应用

方药中:本条述寒湿郁困脾阳的证治,并述本书列寒湿的目的。脾为足太阴经脉所系,"足太阴寒湿",即寒湿犯脾。从本条起至四十八条条文均冠以"足太阴寒湿",亦均属此意。脾主运化,胃主受纳,脾胃为寒湿所困,中阳遇阻,脾失运化,胃纳无权,饮食停滞不化,所以出现胸腹满闷,纳呆不饥。治用半苓汤。半苓汤以半夏、厚朴与黄连同用,辛开苦降,以除痞结消胸满,以茯苓健脾利湿,重用通草,淡渗以利湿,使湿从小便而出。由于通草质轻体膨,大量应用时宜先煎取汤煎药。本方是用苦辛通降与淡渗利湿合用,所以称"苦辛淡渗法"。(《温病条辨讲解》)

第二节　五苓散类方鉴别

方名	组成	主症	舌象	辨证要点	治法	方源
五苓散	猪苓、白术、茯苓、泽泻、桂枝	腹胀,小便不利,大便溏而不爽,欲滞下		寒湿困脾	利水渗湿,温阳化气	《温病条辨》《伤寒论》
四苓加厚朴秦皮汤	苍术、厚朴、茯苓、猪苓秦皮、泽泻	腹胀,小便不利,大便溏而不爽,欲滞下		寒湿困脾	利水渗湿,理气消胀,清泄肝热	《温病条辨》
四苓加木瓜草果厚朴汤	白术、猪苓、泽泻、茯苓、木瓜、厚朴、草果、半夏	四肢乍冷,自利,目黄,神倦不语,邪阻脾窍,舌蹇语重	舌白滑,甚则灰	寒湿困脾黄疸	温运脾阳,温化寒湿	《温病条辨》
草果茵陈汤	草果、茵陈、茯苓皮、厚朴、陈皮、猪苓、大腹皮、泽泻	中焦滞痞	舌灰滑	寒湿滞结、脾阳不振	温运脾阳,开结除痞	《温病条辨》
五苓散加防己桂枝薏仁方	五苓散、防己、桂枝、薏苡仁	吐,泄,肌肉拘急痉挛		霍乱转筋	温阳通经,利水渗湿	《温病条辨》
半苓汤	半夏、茯苓、黄连、厚朴、通草	痞结胸满,不饥不食		寒湿困脾	燥湿利水,辛开苦降	《温病条辨》

第三节　五苓散类方临床应用

医案一 **李吉彦医案**

王某,女,56岁。初诊:2020年7月15日。

[主诉]头晕伴口渴1周。

[病史] 1周前因饮食不当出现头晕,口渴欲饮,休息后无明显缓解,近日生气后,头晕加重,伴口渴,遂就诊于我处。刻下:头晕,口渴欲饮水,偶心悸、恶心,呕吐,双下肢水肿,纳可,小便不利,大便溏而不爽,寐宁,舌淡苔白,脉弦滑。

[辨病辨证] 眩晕(膀胱气化不利,痰饮上犯蒙窍)。

[治法] 化气利水开窍。

[方宗] 五苓散合半夏白术天麻汤加减。

[处方] 泽泻30g,茯苓15g,猪苓10g,白术10g,姜半夏10g,天麻10g,陈皮10g,钩藤(后下)10g,牡蛎(先煎)20g,白蒺藜20g,生地黄20g,杜仲20g,木瓜10g,炒薏苡仁40g。7剂,水煎服。

二诊:2020年7月22日。患者上述症状均明显缓解,偶有胸闷,反酸,舌淡苔薄白,脉滑。加瓜蒌20g,薤白15g,浙贝母20g,海螵蛸20g。7剂,水煎服。

三诊:2020年7月29日。上述症状均明显缓解,效不更方,10剂,水煎服。

随诊:服药1个月后上症明显好转。

按语 患者因饮食不节致膀胱气化失司,故小便不利;水蓄不化,阻碍气机,气不化津,津液不得上承于口,故口渴欲饮水;湿邪日久化痰,痰随气升,蒙蔽清窍故头晕;水气凌心,故心悸;痰气交阻于中焦则出现恶心、呕吐;水湿内盛,泛溢肌肤,故双下肢水肿;水湿之邪下注大肠,故大便溏而不爽。《温病条辨》云:"足太阴寒湿,腹胀,小便不利,大便溏而不爽,若欲滞下者,四苓加厚朴秦皮汤主之,五苓散亦主之。"故治以化气利水开窍,以五苓散为主方加减治疗。方中泽泻为君,配伍茯苓、猪苓、白术利水健脾渗湿,因无外感表证未加桂枝;另加半夏、天麻合白术、茯苓、陈皮成半夏白术天麻汤以健脾祛湿,化痰息风,为治眩晕头痛常用方;炒薏苡仁、木瓜增强利水渗湿之力;钩藤、白蒺藜、牡蛎平肝潜阳息风止头晕;生地黄、杜仲补肾利水,给水饮邪气以出路。二诊痰盛瘀阻于胸,故出现胸闷;痰气交阻,使气机不得降,故出现反酸。另加瓜蒌、薤白合半夏成瓜蒌薤白半夏汤以行气解郁,祛痰宽胸;浙贝母化痰散结;海螵蛸制酸保护胃黏膜。三诊症状均明显缓解,效不更方,续服前方。

医案二 **李吉彦医案**

邹某,女,34岁。初诊:2018年10月29日。

[主诉] 胃脘部胀满伴食欲不振1个月。

[病史] 1个月前因进食寒凉后出现胃脘部胀满,食欲不振,伴四肢怕凉,偶有头晕,乏力,未系统治疗,逐渐加重,来诊我处。刻下:胃脘部胀满,食欲不

振,口干,四肢怕冷,偶有头晕,易疲乏,烦躁,二便正常,夜眠欠佳。近日因外感出现鼻塞,流涕。平素经期小腹疼痛,月经量少色暗。2018年10月30日外院胃镜提示:无明显异常。舌淡,苔白腻,脉沉。

[辨病辨证]痞满(湿阻中焦)。

[治法]苦辛淡渗,运脾除湿。

[方宗]半苓汤加减。

[处方]姜半夏10g,茯苓35g,黄连5g,厚朴10g,黄芪50g,白术10g,防风15g,焦栀子5g,陈皮15g,益母草20g,苏梗(后下)15g,连翘15g,生麦芽15g,炒麦芽15g,炙甘草10g,炙鸡内金15g,肉桂10g,珍珠母(先煎)30g,沙参15g,神曲10g,旱莲草15g,女贞子10g,蒲公英25g,夜交藤15g,广藿香5g,砂仁(后下)5g,土茯苓35g,生姜5g,大枣5g。10剂,水煎服。

二诊:2018年11月9日。胃脘部胀满明显好转,仍有四肢怕冷,无鼻塞、流涕症状。效不更方,原方10剂,水煎服。

按语 该患者进食寒凉,而致寒湿之邪,侵犯足太阴脾,脾胃之阳郁结,湿阻中焦,痞结胸满,则出现胃脘部胀满痞闷,食欲不振,四肢怕凉,头晕,乏力,故用半苓汤为主方苦辛淡渗,运脾除湿。《温病条辨》言:"足太阴寒湿,痞结胸满,不饥不食,半苓汤主之……以半夏、茯苓培阳土以吸阴土之湿,厚朴苦温以泻湿满,黄连苦以渗湿,重用通草以利水道,使邪有出路也。"半夏、茯苓合陈皮、甘草成二陈理气和中燥湿;黄芪、白术、防风成玉屏风散益气固表;苏梗、连翘解郁散结;蒲公英、土茯苓利湿;广藿香化湿;砂仁化湿醒脾;生麦芽、炒麦芽、神曲、炙鸡内金消食和胃;半夏、陈皮、连翘更是取保和丸消食化滞之意;焦栀子除烦;益母草活血祛瘀;夜交藤、珍珠母安神;旱莲草、女贞子成二至丸补益肝肾;肉桂温阳散寒;沙参益胃生津;生姜、大枣补脾益气,炙甘草调和诸药。寒湿邪气易伤脾阳,此案患者因寒湿困阻中焦,而成痞结胸满,正如吴鞠通所云:"湿之入中焦,有寒湿,有热湿,有自表传来,有水谷内蕴,有内外相合。其中伤也,有伤脾阳,有伤脾阴,有伤胃阳,有伤胃阴,有两伤脾胃,伤脾胃之阳者十常八九。"又云:"水谷内蕴,肺虚不能化气,脾虚不能散津,或形寒饮冷,或酒客中虚。内外相合,客邪既从表入,而伏邪又从内发也。伤脾阳,在中则不运痞满,传下则洞泄腹痛。伤胃阳,则呕逆不食,膈胀胸痛。两伤脾胃,既有脾证,又有胃证也。"

第三章　四逆汤类方临证思辨

　　四逆汤出自张仲景《伤寒论》,吴鞠通《温病条辨·中焦篇·寒湿》中记载此方,由生附子、干姜、炙甘草、人参组成,具有回阳益气救逆之功。四逆汤、茵陈四逆汤、附子粳米汤组成中皆含有附子、干姜、炙甘草,三方和加减附子粳米汤皆取苦(甘)辛热之法,主太阴脾胃寒湿之证,故归于同类方。

第一节　四逆汤类方

一、四逆汤

　　【四逆汤】(辛甘热法)　炙甘草二两　干姜一两半　生附子一枚(去皮)　加人参一两　水五茶碗,煮取二碗,分二次服。

　　【方解】方中用大辛大热的附子温壮命火,破阴逐寒,通行十二经脉,迅达内外以回阳救逆;干姜辛热,守而不走,专于温中散寒,助附子破阴回阳,增强回阳救逆之力,故前人有"附子无姜不热"之说;炙甘草益气安中,既解附子之毒,又可缓附、姜之峻,更寓护阴之意,回阳逐寒而无劫阴和致虚阳暴散之虑;另加人参大补元气。全方脾肾兼顾,温补并用,力专效宏,共奏回阳益气救逆之功。

▰▰▰《伤寒论》相关条文 ▰▰▰

　　病发热、头痛,脉反沉,若不瘥,身体疼痛,当救其里,四逆汤方。(92)(《伤寒论》)

　　脉浮而迟,表热里寒,下利清谷者,四逆汤主之。(225)(《伤寒论》)

　　少阴病,脉沉者,急温之,宜四逆汤。(323)(《伤寒论》)

　　少阴病,饮食入口则吐,心中温温欲吐,复不能吐。始得之,手足寒、脉弦迟者,此胸中实,不可下也,当吐之。若膈上有寒饮,干呕者,不可吐也,当温之,

宜四逆汤。(324)(《伤寒论》)

《温病条辨》相关条文

五一、湿伤脾胃两阳,既吐且利,寒热身痛,或不寒热,但腹中痛,名曰霍乱。寒多,不欲饮水者,理中汤主之。热多,欲饮水者,五苓散主之。吐利汗出,发热恶寒,四肢拘急,手足厥冷,四逆汤主之。吐利止而身痛不休者,宜桂枝汤小和之。

按霍乱一证,长夏最多,本于阳虚寒湿凝聚,关系非轻,伤人于顷刻之间。奈时医不读《金匮》,不识病源,不问轻重,一概主以藿香正气散,轻者原有可愈之理,重者死不旋踵;更可笑者,正气散中加黄连、麦冬,大用西瓜治渴欲饮水之霍乱,病者岂堪命乎!塘见之屡矣,故将采《金匮》原文,备录于此。胃阳不伤不吐,脾阳不伤不泻,邪正不争不痛,营卫不乖不寒热。以不饮水之故,知其为寒多,主以理中汤(原文系理中丸,方后自注云:然丸不及汤,盖丸缓而汤速也;且恐丸药不精,故直改从汤),温中散寒。人参、甘草,胃之守药;白术、甘草,脾之守药;干姜能通能守,上下两泄者,故脾胃两守之;且守中有通,通中有守,以守药作通用,以通药作守用。若热欲饮水之证,饮不解渴,而吐泄不止,则主以五苓。邪热须从小便去,膀胱为小肠之下游,小肠,火腑也,五苓通前阴,所以守后阴也。太阳不开,则阳明不阖,开太阳正所以守阳明也。此二汤皆有一举两得之妙。吐利则脾胃之阳虚,汗出则太阳之阳亦虚;发热者,浮阳在外也;恶寒者,实寒在中也;四肢拘急,脾阳不荣四末;手足厥冷,中土湿而厥阴肝木来乘病者,四逆汤善救逆,故名四逆汤。人参、甘草守中阳,干姜、附子通中阳,人参、附子护外阳,干姜、甘草护中阳,中外之阳复回,则群阴退避,而厥回矣。吐利止而身痛不休者,中阳复而表阳不和也,故以桂枝汤温经络而微和之。(《温病条辨·中焦篇·寒湿》)

医家经典论述

张仲景:既吐且利,小便复利而大汗出,下利清谷,内寒外热,脉微欲绝者,四逆汤主之。(389)(《伤寒论》)

方药中:"吐利汗出,发热恶寒",说明表里同病而表阳已虚。"四肢拘急,手足厥逆",说明脾阳已虚不能达于四末。脾虚则肝木来乘,所以四肢拘急。此属表里同病、表里俱虚的急危重证,因此要用四逆汤回阳救逆。本方加人参,即四逆加人参汤,以四逆汤回阳救逆,用人参大补元气以救厥脱。(《温病条辨讲解》)

医家临床应用

胡希恕:常用于霍乱、吐泻等急性传染病、瘟疫出现的津液虚里寒甚证,也用于一般急性病,因津液大伤出现里虚寒甚四肢厥逆,而呈现心脏循环衰竭,在古代是常用的急救方药,在现代仍有其在急救上的优越性。本方也用于慢性病,还可适证治疗疑难病。(《经方传真》)

唐祖宣:本证系少阴阳衰而阴寒内盛,以恶寒蜷卧,四肢厥冷,呕吐,下利清谷,渴欲引水自救,且喜热饮,小便色白等为主要见证。本方现代多用于急、慢性胃肠炎、胃下垂;阳虚寒盛,吐利厥逆;低血压或高血压阳虚阴盛证;多汗或误治亡阳虚脱证;阳虚阴盛之肢端青紫及阴性疮疡等证。心肌梗死并发心源性休克,本方可与生脉散同用;慢性肾炎,阳虚水肿者,可合五苓散。凡具心肾阳衰病理特点者,均可用本方治疗。(《唐祖宣伤寒论类方解》)

二、茵陈四逆汤

【茵陈四逆汤】(苦辛甘热复微寒法) 附子三钱(炮) 干姜五钱 炙甘草二钱 茵陈六钱 水五杯,煮取二杯。温服一杯,厥回止后服;仍厥,再服;尽剂,厥不回,再作服。

【方解】 方中附子、干姜温脾肾之阳而散寒湿;茵陈利湿退黄;炙甘草调和诸药。四药合用,利湿与散寒并进,湿邪得除,阴寒得散,黄疸自退。主治阴黄,症见黄色晦暗,皮肤冷,背恶寒,手足不温,身体沉重,神倦食少,口不渴或渴喜热饮,大便稀溏,舌淡苔白,脉紧细或沉细无力。

《温病条辨》相关条文

四七、足太阴寒湿,舌灰滑,中焦滞痞,草果茵陈汤主之;面目俱黄,四肢常厥者,茵陈四逆汤主之。

若再加面黄肢逆,则非前汤所能济,故以四逆回厥,茵陈宣湿退黄也。(《温病条辨·中焦篇·寒湿》)

医家经典论述及医家临床应用

沈金鳌:有阴黄,乃伤寒兼症,四肢重,自汗,背寒身冷,心下痞硬泻利,小便白,脉紧细空虚,此由寒凉过度,变阳为阴,或太阳太阴司天之岁寒湿太过,亦变此症,宜茵陈四逆汤。(《杂病源流犀烛》)

方药中：本条阐述寒湿发黄合并肢厥的证治。本条较上条寒湿程度要重。前条"舌白滑"；本条"舌灰滑"，前条"目黄"，本条"面目俱黄"；前条"四肢乍冷"，本条"四肢常厥"。"中焦滞痞"，即寒湿停滞结于中焦。出现了一派寒湿滞结、脾阳不振的证候。在治疗上，一般健脾利湿药物已难以奏效，必须以温运脾阳，开结除痞为治，用草果茵陈汤。如果黄疸合并四肢厥逆，就要以辛热通阳，回阳救逆，方用茵陈四逆汤。茵陈四逆汤是元代医家罗谦甫的方子，即在仲景四逆汤的基础上加茵陈而成，是治疗阴黄的一张代表方剂。(《温病条辨讲解》)

三、附子粳米汤

【附子粳米汤】(苦辛热法)　人参三钱　附子二钱　炙甘草二钱　粳米一合　干姜二钱　水五杯，煮取二杯，渣再煮一杯，分三次温服。

【方解】本方以仲景原方为基础，取四逆汤、理中汤之意，用干姜、人参代替半夏、大枣，扶阳明、补太阴、温少阴，急救土败之危。两方比较，仲景附子粳米汤是以附子与半夏配伍，散寒止痛，驱饮止呕，主治雷鸣切痛、胸胁逆满、呕吐之证；本方是附子与干姜、人参配伍，温补太阴少阴之阳，扶胃益气，主治自利不渴、胃少纳谷、呃忒等。

〓〓《金匮要略》相关条文 〓〓

腹中寒气，雷鸣切痛，胸胁逆满，呕吐，附子粳米汤主之。(10)(《金匮要略·腹满寒疝宿食病脉证治》)

〓〓《温病条辨》相关条文 〓〓

九十五、自利不渴者属太阴，甚则哕(俗名呃忒)，冲气逆，急救土败，附子粳米汤主之。

此条较上条更危，上条阴湿与脏阴相合，而脏之真阳未败，此则脏阳结而邪阴与脏阴毫无忌惮，故上条犹系通补，此则纯用守补矣。扶阳抑阴之大法如此。(《温病条辨·中焦篇·寒湿》)

〓〓 医家经典论述及医家临床应用 〓〓

王子接：附子粳米汤，温胃通阳于肾之剂。本论云：腹中寒气，雷鸣切痛，胸胁逆满，呕吐，是邪高痛下矣，岂非肾虚寒动于下，胃阳为寒凝窒乎？即首节所云:趺阳脉微弦,虚寒从下上也。治以附子之温,半夏之辛,佐以粳米之甘,使以甘草大枣缓而行之,上可去寒止呕,下可温经定痛。细续胸满寒疝宿食全篇,始论正虚邪实,继论邪正俱衰,此论上实下虚之治法也。(《绛雪园古方选注》)

叶天士:某,自利不渴者属太阴。呃忒之来,由乎胃少纳谷,冲气上逆。有土败之象,势已险笃。议《金匮》附子粳米汤。人参、附子、干姜、炙草、粳米。(《临证指南医案》)

方药中:本条述自利属脾阳衰败的证治。"自利不渴属太阴",引自《伤寒论》太阴病篇,说明此证属寒湿在脾。如阴气太盛,脾阳衰败,脾胃升降失常,胃气上冲,气逆为呃。治疗应急救脾阳,用附子粳米汤。本条与上条比较,同为寒湿盛,脾阳衰,但上条较轻,所以温脾与化湿同用,有补有通。本条则脾阳衰败,气机逆乱,因此更为危重,所以急救脾阳以抑阴。(《温病条辨讲解》)

四、加减附子粳米汤

【加减附子粳米汤】人参二钱　半夏姜汁炒三钱　茯苓三钱　淡附子七分　白粳米五钱　木瓜二钱

【方解】本方是附子粳米汤去甘草加人参、茯苓、木瓜、半夏而成,以附子、人参、白粳米温阳益胃;茯苓、木瓜健脾化湿和胃;半夏降逆止呕。

《临证指南医案》相关条文

徐氏,经候适来,肢骸若撤,环口肉瞤蠕动,两踝、臂、肘常冷。夫冲脉血下,跷、维脉怯不用,冲隶阳明,厥阴对峙。因惊肝病,木乘土位,以致胃衰,初则气升至咽,久则懒食脘痞。昔人有治肝不应,当取阳明。阳明不阖,空洞若谷,厥气上加,势必呕胀吞酸。然阳明胃腑,通补为宜,则药畏其劫阴,少济以柔药,法当如是。人参二钱、半夏姜汁炒三钱、茯苓三钱、淡附子七分、白粳米五钱、木瓜二钱。胃虚益气而用人参,非半夏之辛、茯苓之淡,非通剂矣。少少用附子以理胃阳,粳米以理胃阴,得通补两和阴阳之义,木瓜之酸,救胃汁以制肝,兼和半夏、附子之刚愎,此大半夏与附子粳米汤合方。

医家经典论述及医家临床应用

张文选:综上所述,加减附子粳米汤是附子粳米汤与理中汤、四逆汤合法变通而成,附子粳米去草枣加参苓木瓜汤则是附子粳米汤合大半夏汤加减而成。这两法是叶氏变通附子粳米汤法中最具代表性的两种手法,前者有干姜,偏于治疗自利、呃逆;后者有半夏,偏于治疗呕吐、胃痛。叶氏不仅用此两法治疗寒湿伤阳证,而且用变通附子粳米汤法广泛地治疗胃阳虚所致的呕吐、闻谷干呕、呕噫吞酸、噫嗳、呃忒、噎嗝反胃、痞、胃脘痛、自利、下痢,以及木乘土所致的诸多病证,颇有助于开启人们变通应用仲景经方的思路,有待深入研究。(《温病方证与杂病辨治》)

第二节　四逆汤类方鉴别

方名	组成	主症	舌脉	辨证要点	治法	方源
四逆汤	附子、人参、干姜、炙甘草	吐利汗出,发热恶寒,四肢拘急,手足厥冷		湿伤脾胃两阳	回阳益气,救逆固脱	《温病条辨》《伤寒论》
茵陈四逆汤	附子、干姜、炙甘草、茵陈	面目俱黄,四肢常厥		寒湿发黄合并肢厥	辛热通阳回阳救逆	《温病条辨》
附子粳米汤	附子、人参、干姜、炙甘草、粳米	自利不渴,甚则哕(俗名呃忒),胃少纳谷,冲气上逆		脾阳衰败自利	温中益气,散寒止利	《温病条辨》《金匮要略》
加减附子粳米汤	附子、人参、粳米、半夏、茯苓、木瓜	脘痞,胃痛,呕吐		胃阳虚呕吐	温中止呕,益气健脾,化湿和胃	《临证指南医案》

第三节　四逆汤类方临床应用

医案一 张文选医案

杨某,男,40 岁。2004 年 12 月 18 日初诊。从胃脘至脐下胀满难忍,月余不愈,大便溏,每日 1 次,胃不痛。脉沉缓,寸尺无力,舌淡红,苔白滑。曾请中医诊治,用理气消胀药无效。此阳虚寒湿作胀,属附子粳米汤证,处方:红人参 3g,清半夏 15g,炮附子 5g,干姜 10g,茯苓 30g,枳实 10g,粳米 20g。5 剂。1 剂胀减,5 剂告愈。(《温病方证与杂病辨治》)

医案二 **李吉彦医案**

孙某,女,30 岁。初诊:2019 年 6 月 20 日。

[**主诉**] 腹泻反复发作 10 余年,月经闭经 10 余年。

[**病史**] 10 年来每于饮食不当(辛辣、油腻及寒凉食物)或饱食后出现腹泻,大便呈絮状,每日 4~5 次,晨起即便,便前腹中拘急疼痛,无后重感,伴夜间肠鸣,偶有腹胀。患者自 10 余年前出现月经量逐渐减少直至闭经,于外院行激素六项及妇科彩超等相关检查(具体不详),诊断为"卵巢早衰",曾行人工补充激素替代治疗,效果不明显。就诊于我处。刻下:面色暗黄褐斑,手足不温,情绪易紧张,纳一般,寐可,腹胀、腹泻,夜间肠鸣,大便每日 4~5 次,呈絮状,晨起即便,便前腹中拘急疼痛,无后重感,小便可,至今未行经。舌淡苔白略腻,脉弱。2016 年 12 月 25 日胃镜示:慢性萎缩性胃炎;巴雷特食管(Barrett esophagus)。病理示:(中度)肠上皮化生。

[**辨病辨证**] 泄泻(脾肾不足)。

[**治法**] 健脾温肾,益气养血。

[**方宗**] 四逆汤加减。

[**处方**] 炮附子 15g,炮姜 10g,白术 10g,桂枝 10g,益母草 20g,防风 15g,焦栀子 10g,川芎 15g,珍珠母 30g,怀牛膝 15g,菟丝子 10g,木香 5g,砂仁 5g,炙鸡内金 15g,海螵蛸 20g,沙参 15g,姜、枣为引。10 剂,水煎服。

二诊:2019 年 6 月 27 日。仍便溏,腹部发凉,未行经,夜眠尚可,纳可,体力欠佳。舌质淡暗,舌苔薄白,舌下络脉微青,脉沉。上方加炒山药 15g,仙茅 10g,桑寄生 15g,减焦栀子至 5g,增砂仁至 10g。10 剂,水煎服。

三诊:2019 年 7 月 5 日。易疲劳,腰膝酸软,时有心悸,自觉食管灼热感,夜眠尚可,纳一般,大便次数较前减少,便质细软。未行经。舌质淡暗,舌苔薄白,舌下络脉微青,脉沉。二诊方去桂枝、炮附子,加炙甘草 10g,桑椹子 15g,薄荷 15g,生地黄 15g,熟地黄 15g。10 剂,水煎服。

四诊:2019 年 7 月 18 日。患者诉近日胃肠感冒,便溏,呈水样便,可见食物残渣。自觉胃脘连及后背畏寒,饱食则痞满不适,略烧心,无口干、口苦,体倦乏力,烦躁轻。未行经。查体:舌质淡暗,苔薄白,舌下络脉微青,脉沉。三诊方加沙参 15g,瓦楞子 25g,柴胡 10g,炒扁豆 10g,增川芎至 20g,菟丝子至 15g。10 剂,水煎服。

五诊:2019 年 8 月 1 日。大便日 1 次,基本成形,自觉小腹冷坠,未行经,体力尚可,余症尚可。舌淡暗,苔薄白,脉沉。四诊方易炮姜为干姜 10g,加红花 15g,增炒山药至 20g,增仙茅至 15g。10 剂,水煎服。

继服半年余,大便正常,月经复来,余症好转。

按语 该患者脾肾俱虚,阳气衰微,阴寒内盛,督任失养,日久发为本病。治以健脾温肾,益气养血,故用四逆汤以温补脾肾,固补督任,温宫祛寒。方中炮附子大辛大热,温壮脾阳肾阳;炮姜较干姜辛热,鼓舞脾胃之阳,温手足。二药相合,能"彻上彻下,开辟群阴"。白术健脾燥湿,桂枝温通达末,二药与附子合用温煦经脉、除寒湿;益母草、川芎活血调经;防风一味承痛泻,升散疏郁,伍白术以鼓舞脾之清阳;焦栀子除微烦,佐附子辛热;珍珠母安神定惊;怀牛膝引药下行,强壮督任;菟丝子温煦肾阳;木香、砂仁行气止痛,除脾滞;鸡内金、海螵蛸抑酸护胃,健脾消食;沙参益胃生津,佐大辛大热之药。二诊继续加强健脾除湿止泻之力,加炒山药补脾止泻,仙茅、桑寄生补肾阳强筋骨;三诊见食管灼热,虑火逆上炎,故减桂枝、炮附子,加薄荷、生地黄散郁热、滋肾水,加炙甘草益气健脾,熟地黄、桑椹子补肾填精;四诊见痞满、烧心,当抑酸益胃,疏泄滞气,故加柴胡、瓦楞子等,继续加强通经络作用;五诊大便成形,改炮姜为干姜,温补脾肾,加红花活血通经。

第四章 理中汤类方临证思辨

理中汤出自吴鞠通《温病条辨·中焦篇·寒湿》，由人参、干姜、白术、甘草组成，有温中健脾的功效。加减附子理中汤、附子理中汤去甘草加广皮厚朴汤、薛氏扶阳逐湿汤皆为理中汤加减方，主寒湿伤阳之证，故归于同类方。

第一节 理中汤类方

一、理中汤

【理中汤】（甘热微苦法，此方此方分量以及后加减法，悉照《金匮》原文，用者临时斟酌） 人参 甘草 白术 干姜各三两 水八杯，煮取三杯，温服一杯，日三服。若脐上筑者，肾气动也，去术加桂四两。吐多者，去术加生姜三两。下多者还用术。悸者加茯苓二两。渴欲得水者，加术足前成四两半。腹中痛者，加人参足前成四两半。寒者，加干姜足前成四两半。腹满者，去术加附子一枚。服汤后，如食顷，饮热粥一升许，微自汗，勿发揭衣被。

【方解】 方中人参、炙甘草益气补中；干姜温中散寒；白术健脾燥湿。四药配伍，共奏温中健脾、燥湿祛寒功效。

▆■ 《伤寒论》相关条文 ■▆

伤寒服汤药，下利不止，心下痞硬，服泻心汤已，复以他药下之；利不止；医以理中与之，利益甚，理中者，理中焦，此利在下焦，赤石脂禹余粮汤主之。复不止者，当利其小便。赤石脂禹余粮汤。(159)(《伤寒论》)

霍乱，头痛、发热、身疼痛、热多欲饮水者，五苓散主之；寒多不用水者，理中丸主之。(386)(《伤寒论》)

大病瘥后，喜唾，久不了了，胸上有寒，当以丸药温之，宜理中丸。(396)(《伤寒论》)

❧❧ 《温病条辨》相关条文 ❧❧

五一、湿伤脾胃两阳,既吐且利,寒热身痛,或不寒热,但腹中痛,名曰霍乱。寒多,不欲饮水者,理中汤主之。

胃阳不伤不吐,脾阳不伤不泻,邪正不争不痛,营卫不乖不寒热。以不饮水之故,知其为寒多,主以理中汤(原文系理中丸,方后自注云:然丸不及汤,盖丸缓而汤速也;且恐丸药不精,故直改从汤),温中散寒。人参、甘草,胃之守药;白术、甘草,脾之守药;干姜能通能守,上下两泄者,故脾胃两守之,且守中有通,通中有守,以守药作通用,以通药作守用。(《温病条辨·中焦篇·寒湿》)

❧❧ 医家经典论述及医家临床应用 ❧❧

方药中:霍乱一病,是以急性吐泻为主证的一类疾病。多发于夏秋季节,可迅速使人死亡。这些认识与现代医学由霍乱弧菌引起的烈性传染病霍乱及急性胃肠炎在认识上基本一致。但在所属范畴、病因、病机等方面有很大不同,因此不可混同。现在真性霍乱虽已不见,但各种原因引起的急性吐泻并不少见,均可归属中医"霍乱"范围,按霍乱进行辨证论治;寒多者,用理中汤健脾温阳;湿热重者、挟表者,用五苓散温阳利湿解表;表里俱衰的厥逆重证,用四逆汤加参回阳救逆;余邪未解表不和者,用桂枝汤解表、调和营卫。(《温病条辨讲解》)

二、加减附子理中汤

【加减附子理中汤】(苦辛温法)　白术三钱　附子二钱　干姜二钱　茯苓三钱　厚朴二钱　水五杯,煮取二杯,分二次温服。

【方解】方中附子、干姜温中散寒;白术、茯苓健脾燥湿;厚朴行气除满。诸药合用,可温中祛寒,健脾燥湿。

❧❧ 《温病条辨》相关条文 ❧❧

九十四、自利腹满,小便清长,脉濡而小,病在太阴,法当温脏,勿事通腑,加减附子理中汤主之。

此偏于湿,合脏阴无热之证,故以附子理中汤,去甘守之人参、甘草,加通运之茯苓、厚朴。(《温病条辨·中焦篇·寒湿》)

⚖ 医家经典论述及医家临床应用 ⚖

叶天士：陆，二六，腹满自痢，脉来濡小，病在太阴，况小便清长，非腑病湿热之比。法当温之。生於术、附子、茯苓、厚朴、干姜。（《临证指南医案》）

张文选：本方即附子理中汤去人参、甘草之甘守，加厚朴、茯苓利湿除满。也即术附姜苓汤加厚朴，可称为术附姜苓加厚朴汤。其中附子、干姜、白术、茯苓配伍，既善于治腹泻，又善于止痹痛，从而构成了本方的特点。本方的证以腹满、下利为主，也可治疗肢体肌肉痹痛证。（《温病方证与杂病辨治》）

三、附子理中汤去甘草加广皮厚朴汤

【附子理中汤去甘草加广皮厚朴汤】（辛甘兼苦法）　生茅术三钱　人参一钱五分　炮干姜一钱五分　厚朴二钱　广皮一钱五分　生附子一钱五分（炮黑）水五杯，煮取八分二杯，分二次服。

【方解】方中附子、干姜温中散寒；人参益气补中；苍术健脾燥湿；厚朴、陈皮行气除满。诸药合用，可温中健脾，燥湿行气。

⚖ 《温病条辨》相关条文 ⚖

四九、阳明寒湿，舌白腐，肛坠痛，便不爽，不喜食，附子理中汤去甘草加广皮厚朴汤主之。

九窍不和，皆属胃病。胃受寒湿所伤，故肛门坠痛而便不爽；阳明失阖，故不喜食。理中之人参补阳明之正，苍术补太阴而渗湿，姜、附运坤阳以劫寒，盖脾阳转而后湿行，湿行而后胃阳复。去甘草，畏其满中也。加厚朴、广皮，取其行气。合而言之，辛甘为阳，辛苦能通之义也。（《温病条辨·中焦篇·寒湿》）

⚖ 医家经典论述及医家临床应用 ⚖

方药中：本条述寒湿伤及胃阳的证治。"阳明寒湿"，指寒湿伤胃和大肠，胃属足阳明，大肠属手阳明。"舌白腐"，腐苔，指舌苔颗粒粗大质地松浮，主食积和痰浊。胃阳被寒湿所困，不欲进食或进食不化，多出现白腐苔。寒湿伤胃肠阳气，在上则不欲纳食，在下则肛门重坠、疼痛、大便不爽，用附子理中汤去甘草加广皮厚朴汤治疗。附子理中汤出自《伤寒论》为温中健脾的代表方剂。脾胃寒湿，多见中满症状，故去甘草。加厚朴、陈皮者，用以行气散满。理中汤原方系用白术，此处改苍术者，苍术味辛性燥，燥湿作用较白术为强而不易壅

中。(《温病条辨讲解》)

四、薛氏扶阳逐湿汤

【**薛氏扶阳逐湿汤**】人参　白术　附子　茯苓　益智仁

【**方解**】方中白术、附子、茯苓配伍是温阳逐湿；益智仁温燥寒湿；人参补益胃阳。其立意,薛雪用"扶阳逐湿"四字做了精辟的概括。

《湿热病篇》相关条文

湿热证,身冷脉细,汗泄胸痞,口渴舌白,湿中少阴之阳,宜人参、白术、附子、茯苓、益智仁等味。

医家经典论述及医家临床应用

叶天士:某,脾肾虚寒多泻,由秋冬不愈,春木已动,势必克土。腹满,小便不利,乃肿病之根,若不益火生土,日吃疲药。焉能却病。人参、白术、附子、生益智、菟丝子、茯苓。《临证指南医案》

张文选:薛氏原治证:湿热证,身冷脉细,汗泄胸痞,口渴舌白,湿中少阴之阳者。薛氏自注说:"此条湿邪伤阳,理合扶阳逐湿,口渴为少阴证,乌得妄用寒凉耶。"实为点睛之笔,揭明了该方证的病机要点。王士雄认为:"此为湿热证之类证,乃寒湿也,故伤人之阳气。或湿热证,治不如法,但与清热,失于化湿,亦有此变。"关于本方证中的"口渴",章虚谷指出:"渴者,湿遏阳气,不化津液以上升,非热也。"这是对于寒湿伤阳口渴病机的准确解释。(《温病方证与杂病辨治》)

第二节　理中汤类方鉴别

方名	组成	主症	舌脉	辨证要点	治法	方源
理中汤	人参、甘草、白术、干姜	吐且利,寒热身痛,或不寒热,腹中痛,寒多,不欲饮水		寒湿伤脾胃两阳之霍乱	温中健脾、燥湿祛寒	《温病条辨》《伤寒论》

方名	组成	主症	舌脉	辨证要点	治法	方源
加减附子理中汤	白术、附子、干姜、茯苓、厚朴	自利腹满,小便清长	脉濡而小	太阴寒湿	温中祛寒,健脾燥湿	《温病条辨》
附子理中汤去甘草加广皮厚朴汤	苍术、人参、干姜、厚朴、陈皮、附子	肛坠痛,便不爽,不喜食	舌白腐	寒湿伤胃阳	温中健脾,燥湿行气	《温病条辨》
薛氏扶阳逐湿汤	人参、白术、附子、茯苓、益智仁	身冷,汗泄胸痞,口渴	舌白,脉细	湿邪伤阳	扶阳逐湿	《湿热病篇》

第三节　理中汤类方临床应用

医案 **张文选医案**

我在临床上常用本方治疗寒湿伤阳所致的腹泻、腹痛、腹胀等病证,此介绍治验案二则如下。

腹泻:林某,男,31岁。2005年12月13日初诊。患者异常消瘦,面色苍黄,长期腹泻,日2~3次,时有腹痛,肠鸣甚,下腹部发凉,极易疲劳,下肢酸软,遗精。舌质淡,苔白略厚而腻,脉沉软。此寒湿伤阳,用薛氏扶阳逐湿汤化裁,处方:红人参5g,干姜10g,白术15g,茯苓30g,炮附子10g,益智仁10g。6剂。2005年12月20日二诊:大便成形,每日1次,腹痛、肠鸣止,疲劳减轻,下肢不再酸软,1周来未遗精,唯头微晕。脉弦细,舌正红,苔变薄白。上方加菟丝子15g。6剂善后。

单腹胀:张某,男,35岁。2006年5月2日初诊。腹胀满,腹中气充如囊,敲之如鼓,食后胀甚,大便偏溏,曾多处请中医诊治,观所用方均以理气消胀为主,腹胀不减。脉沉细软滞,舌淡红润,苔黄白相兼而厚腻。此寒湿伤阳为胀,辨为薛氏扶阳逐湿汤证。处方:炮附子8g,红人参3g,生白术15g,茯苓30g,益智仁10g。6剂,腹胀愈。(《温病方证与杂病辨治》)

第五章　达原饮类方临证思辨

第一节　达原饮类方

　　达原饮出自明代医家吴又可的《温疫论》,由槟榔、厚朴、草果仁、知母、芍药、黄芩、甘草组成,是治疗温疫初起,邪伏膜原的要方,也是治疗湿邪内伏膜原证的要方。后世医家在达原饮的基础上多有发展,形成达原饮类方,如清代薛生白《湿热论》中治疗湿热证,寒热如疟,湿热阻遏膜原的薛氏加减达原饮、俞根初《通俗伤寒论》中柴胡达原饮、《广温热论》中戴麟效引樊开周验方新定达原饮、雷丰《时病论》中治湿疟的雷氏宣透膜原法等。此类方皆含有草果、厚朴、槟榔三药,草果辛热,散寒燥湿,温脾截疟;厚朴苦辛温,行气化湿,温中止痛;槟榔苦辛温,下气通便,利水消肿,消积杀虫。其共性温热,湿得温而化。辛能开能行以宣湿;苦能燥湿,能降以利湿;辛开苦降舒畅气机以化中焦之湿,故使秽湿浊气得以消散,湿消热自除矣。正如吴又可云:“三味协力,直达其巢穴,使邪气溃败,速离膜原,是以为达原也。”后世医家去达原饮补阴营血的阴柔之药,加重除湿之品或芳化或燥湿或利湿或宣上或畅中或渗下,治疗湿邪内伏膜原证,表现为往来寒热,或壮热,或低热,也可不发热而恶寒,头身痛,胸胁痞满,恶心呕吐,纳呆,脘痞倦怠,尿少,便秘或不爽,苔多白厚腻,脉濡滑或数。临床上急性感染性疾病、急性传染性疾病的高热和某些不明原因的高热等急性热证见有上述症状,皆可辨为邪伏膜原证,以达原饮及其类方治疗。

一、达原饮

　　【达原饮】槟榔二钱　厚朴一钱　草果仁五分　知母一钱　芍药一钱　黄芩一钱　甘草五分　上用水二钟,煎八分,午后温服。

　　【方解】方中槟榔辛散湿邪,化痰破结,使邪速溃,为君药。厚朴芳香化浊,理气祛湿;草果辛香化浊,辟秽止呕,宣透伏邪。二药共为臣药。以上三药气味辛烈,可直达膜原,逐邪外出。凡温热疫毒之邪,最易化火伤阴,故用白芍、知母清热滋阴,并可防诸辛燥药之耗散阴津;黄芩苦寒,清热燥湿。三药共为佐药。配以甘草生用为使,既能清热解毒,又可调和诸药。全方合用,共奏开达膜原,辟秽化浊,清热解毒之功,可使秽浊得化,热毒得清,阴津得复,则邪气溃散,速离膜原,故以"达原饮"名之,为温疫初起,或疟疾邪伏膜原的首要方剂。主治温疫或疟疾,邪伏膜原证。症见憎寒壮热,或一日三次,或一日一次,发无定时,胸闷呕恶,头痛烦躁,脉弦数,舌边深红,舌苔垢腻,或苔白厚如积粉者。

⚓ 《温疫论》相关条文 ⚓

温疫初起,先憎寒而后发热,日后但热而无憎寒也。初得之二三日,其脉不浮不沉而数,昼夜发热,日晡益甚,头疼身痛。其时邪在伏脊之前,肠胃之后,虽有头疼身痛,此邪热浮越于经,不可认为伤寒表证,辄用麻黄桂枝之类强发其汗。此邪不在经,汗之徒伤表气,热亦不减。又不可下,此邪不在里,下之徒伤胃气,其渴愈甚。宜达原饮。

⚓ 医家经典论述及医家临床应用 ⚓

吴又可:槟榔能消能磨,除伏邪,为疏利之药,又除岭南瘴气;浓朴破戾气所结;草果辛烈气雄,除伏邪盘踞;三味协力,直达其巢穴,使邪气溃败,速离膜原,是以为达原也。热伤津液,加知母以滋阴;热伤营血,加白芍以和血;黄芩清燥热之余;甘草为和中之用;以后四味,不过调和之剂,如渴与饮,非拔病之药也……凡疫邪游溢诸经,当随经引用,以助升泄,如胁痛、耳聋、寒热、呕而口苦,此邪热溢于少阳经也,本方加柴胡一钱;如腰背项痛,此邪热溢于太阳经也,本方加羌活一钱;如目痛、眉棱骨痛、眼眶痛、鼻干不眠,此邪热溢于阳明经也,本方加干葛一钱。(《瘟疫论》)

赵绍琴:方中槟榔、厚朴、草果三药相配,苦温、辛温并用,辛开苦降,开郁燥湿,行气破结,开达伏于募原之湿浊疫邪,为方中主要药物。又配入黄芩以清热燥湿,知母清热滋阴,白芍敛阴和血,二药相伍,有防止湿热化燥伤阴之功,又能制约槟榔、厚朴、草果燥烈之弊。甘草调合诸药。各药配伍,开达募原,逐邪外出,祛邪而不伤正,属和解法范畴。临床应用时,可随证情变化而加减化裁。(《温病纵横》)

张文选:我在临床中体会到,本方草果、厚朴、槟榔辛香温燥化湿与知母、黄芩、白芍苦酸泄热药配合,有开达膜原以及泄厥阴、开太阴的作用,是一首类似于治疗伤寒厥阴病寒热错杂证的名方。对于内伤杂病表现为恶寒发热,或病变发作有时等难治性病证,但见舌苔白厚如积粉一证,即可用之,有不可思议的疗效。(《温病方证与杂病辨治》)

胡秋伟:唐祖宣在应用达原饮时,他常谓,掌握病机是治疗此病的关键。他对膜原的认识有以下几个方面:①膜原的部位并非肠胃半表半里。而是分布体内外各组织间隙之中的一种刚柔相济的组织。②膜原在机体上是形有质的组织,这种组织相当于腹膜、胸膜、肠系膜、筋膜、腱膜、淋巴系统及其他网状系统等。③膜原的生理功能有二,一为体液循环与气化功能不可分割的系统,故称为三焦的辅助装置;二为机体上防御病邪之藩篱,因此说膜原接近淋巴器官与网状内皮系统。④膜原在病理上,是为邪之潜入巢穴,但其性质的不同而反映出的病理变化与症状亦不同。(《唐祖宣温病类方解析》)

二、薛氏加减达原饮

【薛氏加减达原饮】柴胡　厚朴　槟榔　草果　藿香　苍术　半夏　干菖蒲　六一散

【方解】方中仿达原饮,保留槟榔、厚朴、草果,另加柴胡和解枢机、透邪外达;藿香、苍术、半夏、干菖蒲苦温芳香化湿,以助开达膜原湿浊;六一散以清热利湿。本方用药特点是清热之力较弱而燥湿之力较强,对于寒甚热微之证较适宜。

《湿热论》相关条文

湿热证,寒热如疟,湿热阻遏膜原,宜柴胡、厚朴、槟榔、草果、藿香、苍术、半夏、干菖蒲、六一散等味。

医家经典论述及医家临床应用

薛生白:疟由暑热内伏,秋凉外束而成,若夏月腠理大开,毛窍疏通,安得成疟,而寒热有定期,如疟之发作者,以膜原为阳明之半表里,热湿阻遏,则营卫气争,症虽如疟,不得与疟同治,故仿吴又可达原饮之例,盖一由外凉束,一由内湿阻也。(《湿热论》)

三、柴胡达原饮

【**俞氏柴胡达原饮**】柴胡_{钱半} 生枳壳_{钱半} 川朴_{钱半} 青皮_{钱半} 炙草_{七分} 黄芩_{钱半} 苦桔梗_{一钱} 草果_{六分} 槟榔_{二钱} 荷叶梗_{五寸}

【**方解**】方中柴胡疏达膜原气机;黄芩味苦泄膜原之郁火;枳壳、桔梗开上;厚朴、草果疏中;青皮、槟榔达下。宣达三焦之气机,使膜原伏邪从三焦而外达肌腠。荷梗透之,甘草和之。全方和解之中兼有开上、畅中、导下之能,共奏宣畅三焦、透达膜原之功。虽云达原,实为和解三焦之良方。

《通俗伤寒论》相关条文

柴胡达原饮,和解三焦法,俞氏经验方。

医家经典论述及医家临床应用

俞根初:秀按《内经》言:邪气内薄五脏,横连膜原。膜者,横隔之膜;原者,空隙之处,外通肌腠,内近胃腑,即三焦之关键,为内外交界之地,实一身之半表半里也。凡外邪每由膜原入内,内邪每由膜原达外,此吴又可治疫邪初犯膜原,所以有达原饮之作也。今俞氏以柴芩为君者,以柴胡疏达膜原之气机,黄芩苦泄膜原之郁火也。臣以枳、桔开上,朴、果疏中,青、槟达下,以开达三焦之气机,使膜原伏邪从三焦而外达肌腠也。佐以荷梗透之;使以甘草和之。虽云达原,实为和解三焦之良方,较之吴氏原方,奏功尤捷。然必湿重于热,阻滞膜原,始为适宜。若湿已开,热已透,相火炽盛,再投此剂,反助相火愈炽,适劫胆汁而烁肝阴,酿成火旺生风,痉厥兼臻之变矣。用此方者其审慎之。(《重订通俗伤寒论》)

张文选:俞氏以此方治疗伤寒兼疟中的痰疟,即痰疟之邪在膜原证,其表现为"痰阻膜原者,初起胸膈痞满,心烦懊侬,头眩口腻,咯痰不爽,间日发疟,舌苔粗如积粉,扪之糙涩";"脉弦而滑"等。(《温病方证与杂病辨治》)

四、新定达原饮

【**新定达原饮**】真川朴_{八分} 花槟榔_{钱半} 草果仁_{五分} 枳壳_{钱半} 焦山栀_{三钱} 淡豆豉_{三钱} 青子芩_{二钱} 桔梗_{钱半} 鲜荷叶包六一散_{三钱} 知母_{三钱} 先用活水芦根二两,北细辛三分,煎汤代水。

【**方解**】方中以达原饮去芍药、甘草另加枳壳、桔梗理气;焦山栀子清热利湿;淡豆豉透邪外出;鲜荷叶包六一散清暑利湿。

▆ 《重订广温热论》相关条文 ▆

　　温热二病,有似疟、转疟、兼疟之不同,用药亦有微异。似疟者,乃寒热往来,或一日二三次,或一次,而时无定也:温热兼风寒症,初起多有之。转疟者,温热症,谵妄烦渴大剧之后,已经大汗、大下,仍有余邪不解,复作寒热,转成疟象也,温热症末路多有之。兼疟之症,乃寒暑时邪合病也,其症寒热有常期,疟症全具,但热多寒少,且多躁渴扰乱,热势迅速,或更昏愦,秽气触人为异,秋令多有之。温热症所以似疟者,因伏邪盘踞膜原,欲出表而不能透达,欲陷里而未得空隙,故见半表半里之少阳症也,治法以新定达原饮为主。

▆ 医家经典论述及医家临床应用 ▆

　　何廉臣:至于伏暑,由夏令吸收之暑气,与湿气蕴伏膜原,至秋后而发者是也。内经曰:夏伤于暑,秋必痎疟。又曰:逆夏气则伤心,秋为痎疟,奉收者少,冬至重病。此即经论伏暑晚发之明文也。就余所验,发于处暑以后者,名曰伏暑,病尚易治;发于霜降后冬至前者,名曰伏暑晚发,病最重而难治。其伏邪往往因新邪而发,如叶氏云:伏暑内发,新凉外束。确多是症。初起恶寒发热,午后较重,状似疟疾而不分明;继而但热不寒,热甚于夜,恶心胸闷,口干不喜饮,至晨得汗,身热稍退,而胸腹之热不除,日日如是,往往五七候始解,治法须辨其舌。舌苔白腻而厚,或中虽黄黑,而边仍白滑,膜原湿遏热伏也。宜用新定达原饮,加藿香、青蒿,达膜原而解外邪。(《重订广温热论》)

五、雷氏宣透膜原法

　　【**雷氏宣透膜原法**】厚朴一钱,姜制　槟榔一钱五分　草果仁八分,煨　黄芩一钱,酒炒　粉甘草五分　藿香叶一钱　半夏一钱五分,姜制　加生姜三片为引。

　　【**方解**】本方为达原饮去知母、白芍,加藿香叶、姜半夏、生姜,甘草易粉甘草而成。以性辛烈温燥的槟榔、厚朴、草果三药达原祛邪。藿香味辛微温,化脾醒湿,辟秽和中;半夏辛温而燥,降逆消痞;生姜温中化痰,破阴化湿。三药皆入脾胃二经,芳香运化,温燥透达,共奏调气畅脾之功。因湿邪久易化火伤阴,以黄芩清湿中余热;粉甘草即鲜草剥去外皮者,清热解毒、缓急调和之功较生品更甚。诸药配伍,主治寒湿秽浊乘入膜原之湿疟。

⊐⊏ 《时病论》相关条文 ⊐⊏

湿温之病……如果寒热似疟，舌苔白滑，是为邪遏膜原，宜用宣透膜原法治之。

宣透膜原法：治湿疟寒甚热微，身痛有汗，肢重脘满。此师又可达原饮之法也。方中去知母之苦寒及白芍之酸敛，仍用朴、槟、草果，达其膜原，祛其盘踞之邪，黄芩清燥热之余，甘草为和中之用，拟加藿、夏畅气调脾，生姜破阴化湿，湿秽乘入膜原而作疟者，此法必奏效耳。

⊐⊏ 医家经典论述及医家临床应用 ⊐⊏

雷丰：疫疟之为病，因天时寒热不正，邪气乘虚而袭膜原，欲出表而不能透达，欲陷里而未得空隙，故作寒热往来，或一日二三次，或一次而无定期也。寒轻热重，口渴有汗，右脉多胜于左，是为疫疟也。盖疫者役也，若役使然，大概沿门合境，长幼之疟相似者，皆可以疫名之。竟不必拘于一定之见证，当随时令而治，此司天运气之所宜考也，拟以宣透膜原法为主……己卯夏五，患寒热者甚众，医者皆以为疟。所用咸是小柴胡汤、清脾饮，及何人饮、休疟饮等方，未有一方奏效。殊不思经谓"夏伤于暑，秋必痎疟"，疟每发于秋令，今于芒种夏至而发者何也？考岁气阳明加于少阳，天政布凉，民病寒热，斯时病疟者，尽是时行疫疟也。有建德钱某来舍就医，曰：患疟久矣，请先生截之。丰曰：此乃时行疫疟。遂用宣透膜原法加豆卷、干姜治之，其效捷于影响。后来求治者，皆与钱病无异，悉以此法治之，莫不中窾。可见疫疟之病，不必拘疟门一定之方，又不必拘一定之证，更又不必拘一定之时，但其见证相同，而用药亦相同者，断断然矣。（《时病论》）

第二节　达原饮类方鉴别

方名	组成	主症	舌脉	辨证要点	治法	方源
达原饮	槟榔、厚朴、草果仁、知母、芍药、黄芩、甘草	憎寒壮热，或一日三次，或一日一次，发无定时，胸闷呕恶，头痛烦躁	舌边深红，舌苔垢腻，或苔白厚如积粉，脉弦数	温疫或疟疾，邪伏膜原证	开达膜原，辟秽化浊，清热解毒	《温疫论》

方名	组成	主症	舌脉	辨证要点	治法	方源
薛氏加减达原饮	槟榔、厚朴、草果、柴胡、藿香、苍术、半夏、菖蒲、六一散	寒热如疟		湿热阻遏膜原	燥湿化浊,宣透膜原	《湿热论》
柴胡达原饮	槟榔、厚朴、草果、炙甘草、黄芩柴胡、枳壳、青皮、桔梗、荷叶梗	胸膈痞满,心烦懊恼,头眩口腻,咯痰不爽,间日发疟	舌苔粗如积粉,扪之糙涩,脉弦而滑	痰疟之邪在膜原证	宣湿化痰,和解三焦,透达膜原	《通俗伤寒论》
新定达原饮	槟榔、厚朴、草果、黄芩、知母、枳壳、桔梗、栀子、淡豆豉、荷叶、六一散、芦根、细辛	寒热往来,或一日二三次,或一次,而时无定也。恶寒发热,午后较重,状似疟疾而不分明;继而但热不寒,热甚于夜,恶心胸闷,口干不喜饮,至晨得汗,身热稍退,而胸腹之热不除,日日如是,往往五七候始解	舌苔白腻而厚,或中虽黄黑,而边仍白滑	温热症似疟暑气与湿气蕴伏膜原	清热利湿,开达膜原	《重订广温热论》
雷氏宣透膜原法	槟榔、厚朴、草果、黄芩、粉甘草、藿香叶、半夏、生姜	寒热似疟,寒甚热微,身痛有汗,肢重脘满	舌苔白滑	寒湿秽浊乘入膜原之湿疟	疏利透达膜原湿浊	《时病论》

第三节　达原饮类方临床应用

医案一 唐祖宣医案

孙某,男,68岁,1983年9月2日诊治。

病人6日前因淋雨引起鼻塞发热、咳嗽,在当地按"上呼吸道感染"治疗未解。2日前出现憎寒壮热,每日1次,发无定时,胸脘痞闷呕恶,头痛烦躁,舌边深红,苔厚腻微黄,脉弦数。诊断为温疫(邪伏膜原),治宜开达膜原,辟秽降浊,方选达原饮加减。药用:槟榔 15g,厚朴 12g,草果 12g,知母 9g,黄芩 6g,青蒿 15g,金银花 20g,生甘草 9g。

二诊:1983 年 9 月 6 日,服上方后仍有发热,但憎寒壮热已消,T 37.6℃,余症均有所好转,服上方继收。

三诊:1983 年 9 月 12 日,热退身凉,纳谷知香等症悉除,临床治愈,嘱其调饮食,适度体育锻炼,预防感冒。

唐祖宣治疗经验:达原饮源自《温疫论·温疫初起》,论中谓:"温疫初起,先憎寒而发热,日后但热而无憎寒也。初得之二三日,其脉不浮不沉而数,昼夜发热,日晡益甚,头疼身痛。其时邪在伏脊之前,肠胃之后,虽有头疼身痛,此邪热浮越经,不可认为伤寒表证,辄用麻黄桂枝之类强发其汗,此邪不在经,汗之徒伤表气,热亦不减。又不可下,此邪不在里,下之徒伤胃气,其渴愈甚。宜达原饮。"

本方证是温疫初起或疟邪入膜原所致。膜原者,薛生白谓:"外通肌肉,内通胃腑,即三焦之门户,实一身之半表半里也,邪由上受,直趋中道,故病多归膜原。"(《温热经纬》)由于邪伏于半表半里,正邪相争,阻滞营卫运行之机,故见憎寒壮热;邪在半表半里,出入营卫之间,邪正交争之时,则寒热发作,病邪伏藏,则寒热休止,故见发无定时;温疫每夹湿浊,疫湿阻遏于中,以致气机失调,胃气上逆,则胸闷呕恶;清阳不升则头痛;气机被郁化热而见烦躁,脉弦数。其舌质、舌苔是湿遏热伏之象。(《唐祖宣温病类方解析》)

医案二 **张文选医案**

许某,男,46 岁。1999 年 4 月 22 日初诊。患者发热近 1 年,体温 38.5℃左右,多于下午发热,在北京几家大医院反复检查,发热原因不明。口苦,大便不干,有汗,面色苍,体质弱,舌淡红,苔厚腻黄白相兼。口苦、发热为小柴胡汤证;间歇性发热,面苍,苔厚腻为达原饮、平胃散证,用三法合而为方:草果 4g,槟榔 10g,厚朴 10g,陈皮 10g,苍术 10g,柴胡 16g,黄芩 10g,半夏 10g,红人参 3g,生姜 3g,炙甘草 3g。7 剂。1999 年 5 月 1 日二诊:服上方 7 剂,体温下降到 37.5℃ 左右,口苦减轻,自觉精神渐复。继续用上方 7 剂,体温恢复正常,腻苔退净。改用小柴胡汤善后以巩固疗效。(《温病方证与杂病辨治》)

第六章　鹿附汤类方临证思辨

　　鹿附汤出自吴鞠通《温病条辨·下焦篇·寒湿》,由鹿茸、附子、草果、菟丝子、茯苓组成,具有温补肾阳、通补督脉、燥湿利水的功效,是治疗寒湿久留不解,肾阳督脉虚损的重要方剂。叶天士在《临证指南医案》中提出通补奇经的理论,认为奇经与肝肾、阳明、太阴有关,肝肾损伤,下元不足,则进一步累及奇经,发为奇经病证。寒湿最易损伤脾肾之阳,累及奇经,导致奇经八脉之虚。叶氏在讨论络病与奇经病病机时,精辟地提出了寒湿损伤脾肾,累及奇经的理论和治法。在《临证指南医案》湿门、痢门等医案中,具体论述了寒湿损伤奇经的证治。吴瑭整理叶案,在《温病条辨》中拟定出鹿附汤、安肾汤、扶阳汤、双补汤、参茸汤、加减参茸汤等方证,进一步发扬了叶氏论治寒湿损伤奇经的经验。各方组成含鹿茸、附子、菟丝子、人参之类,配伍取辛甘温阳之法,且皆可温阳通补奇经,故归于同类方。临床上,各种原因引起的络病,由络伤累及奇经之虚,或肝肾、阳明虚损,进一步损及奇经者,均可以遵照叶氏温养通补奇经的治法,以此类方加减化裁治疗。

第一节　鹿附汤类方

一、鹿附汤

　　【**鹿附汤**】(苦辛咸法)　鹿茸五钱　　附子三钱　　草果一钱　　菟丝子三钱　　茯苓五钱　　水五杯,煮取二杯,日再服,渣再煮一杯服。

　　【**方解**】方中鹿茸温补奇经督脉;菟丝子助鹿茸温补肾阳;附子温阳通经散寒;草果辛香温燥太阴寒湿;茯苓淡渗利水逐湿。全方不仅温补肾阳,而且通补督脉;不仅温阳散寒,而且燥湿利水,是治疗寒湿久留不解,肾阳督脉虚损的重要方剂。

《温病条辨》相关条文

四十三、湿久不治,伏足少阴,舌白身痛,足跗浮肿,鹿附汤主之。

湿伏少阴,故以鹿茸补督脉之阳。督脉根于少阴,所谓八脉丽于肝肾也;督脉总督诸阳,此阳一升,则诸阳听令。附子补肾中真阳,通行十二经,佐之以菟丝,凭空行气而升发少阴,则身痛可休。独以一味草果,温太阴独胜之寒以醒脾阳,则地气上蒸天气之白苔可除;且草果,子也,凡子皆达下焦。以茯苓淡渗,佐附子开膀胱,小便得利,而跗肿可愈矣。(《温病条辨·下焦篇·寒湿》)

医家经典论述及医家临床应用

叶天士:某,三八,舌白身痛,足跗浮肿,从太溪穴水流如注。此湿邪伏于足少阴,当用温蒸阳气为主,鹿茸、淡附子、草果、菟丝子、茯苓。(《临证指南医案》)

方药中:本条是指肾阳虚衰、寒湿下注的证治。下焦寒湿,由于肝肾阳虚,特别是肾阳虚衰,不能将水湿外泄。水为阴邪,得阳则化,因而在治疗上也就必须温补肾肝之阳佐以淡渗利湿之药,则小便自然通利,肿胀全消。鹿附汤为温肾利水剂,方中鹿茸、附子,温补肝肾之阳,菟丝子培补肾阴,佐以茯苓淡渗利湿,所以对下焦寒湿、肾阳虚所致之水肿,效果更好。(《温病条辨讲解》)

二、安肾汤

【安肾汤】(辛甘温法) 鹿茸三钱 胡芦巴三钱 补骨脂三钱 韭子一钱 大茴香二钱 附子二钱 茅术二钱 茯苓三钱 菟丝子三钱 水八杯,煮取三杯,分三次服。大便溏者,加赤石脂。久病恶汤者,可用贰拾分作丸。

【方解】方中鹿茸、胡芦巴、补骨脂、韭菜子、菟丝子温润通补奇经督脉;附子、八角茴香温阳散寒;苍术、茯苓燥湿利水以通脾阳。全方以温补肾督之阳为主,燥湿通脾阳为辅。吴鞠通将这种重补肾阳,脾阳得复,寒湿得散的治法称为"釜底增薪法"。

《温病条辨》相关条文

四四、湿久,脾阳消乏,肾阳亦惫者,安肾汤主之。

凡肾阳惫者,必补督脉,故以鹿茸为君,附子、韭子等补肾中真阳;但以苓、术二味,渗湿而补脾阳,釜底增薪法也(其曰安肾者,肾以阳为体,体立而用安矣)。(《温病条辨·下焦篇·寒湿》)

医家经典论述及医家临床应用

叶天士：庞，四四，湿久脾阳消乏，中年未育子，肾真亦惫。仿安肾丸法。鹿茸、胡芦巴、附子、韭子、赤石脂、补骨脂、真茅术、茯苓、菟丝子、大茴香。（《临证指南医案》）

方药中：本条为湿伤脾肾之阳的治法。本条与前条之义基本相同。所不同者，前条重点在肾，本条兼及于脾，所以原文明确提出："湿久，脾阳消乏，肾阳亦惫。"安肾汤方，除具有温肾作用，与鹿附汤相同以外，加入了胡芦巴、补骨脂、韭子等壮阳药物，壮阳药物有补命门之义的作用，补命火可以生脾土，因此有温脾阳的作用，同时还加入了茅术，直接补脾，所以此方有温补脾肾的作用。"湿"的产生虽然与肺脾肾皆密切相关，但是，脾的运化作用不行，又是重点之重点，所以前条原注谓："脾主湿土之质，为受湿之区，故中焦湿证最多"。安肾汤虽云安肾，实乃脾肾两温，所以为下焦寒湿的常用方。（《温病条辨讲解》）

张文选：本方的证主要为奇经督脉不足，寒湿稽留中下焦所致的男子阳痿，精少不育；女子带下、宫冷不孕、月经不调，以及便溏，腰痛，下肢痿软等。（《温病方证与杂病辨治》）

三、扶阳汤

【扶阳汤】（辛甘温阳法）　鹿茸生锉末，先用黄酒煎得，五钱　熟附子三钱　人参二钱　粗桂枝三钱　当归二钱　蜀漆炒黑，三钱　水八杯，加入鹿茸酒，煎成三小杯，日三服。

【方解】方中鹿茸、附子、桂枝温补肾阳散寒；人参、当归益气养血；蜀漆截疟。全方可温补肾阳截疟。

《温病条辨》相关条文

六十一、少阴三疟，久而不愈，形寒嗜卧，舌淡脉微，发时不渴，气血两虚，扶阳汤主之。

《疟论》篇：黄帝问曰：时有间二日，或至数日发，或渴或不渴，其故何也？岐伯曰：其间日者，邪气客于六腑，而有时与卫气相失，不能相得，故休数日乃作也。疟者，阴阳更胜也。或甚或不甚，故或渴或不渴。《刺疟篇》曰：足少阴之疟，令人呕吐甚，多寒热，热多寒少，欲闭户牖而处，其病难已。夫少阴疟，邪入至深，本难速已；三疟又系积重难反，与卫气相失之证，久不愈，其常也。既已久不愈矣,气也血也,有不随时日耗散也哉!形寒嗜卧,少阴本证,舌淡脉微不渴,阳微之象。故以鹿茸为君,峻补督脉。一者八脉丽于肝肾,少阴虚,则八脉亦虚;一者督脉总督诸阳,为卫气之根本。人参、附子、桂枝,随鹿茸而峻补太阳,以实卫气;当归随鹿茸以补血中之气,通阴中之阳;单以蜀漆一味,急提难出之疟邪,随诸阳药努力奋争,由卫而出。阴脏阴证,故汤以扶阳为名。(《温病条辨·下焦篇·寒湿》)

🏷 医家经典论述及医家临床应用 🏷

方药中:本条讲少阴三疟的证治。"少阴三疟",即三日疟之由于肾寒所致者,三日疟,其临床表现有肾阳虚衰症状与体征者,均可名曰"少阴三疟"。由于少阴三疟系属肾寒,所以少阴三疟的治疗原则是温肾截疟。本条所列扶阳汤,即温补肾阳截疟方剂。方中鹿茸、附子、桂枝温肾;人参、当归益气养血;蜀漆截疟。对于少阴三疟有一定治疗效果。凡属疟疾,只要在临床上表现有肾阳不足者,均可运用本方治疗。用本方治少阴疟,疟疾停止发作后,即减去蜀漆,再继续服用本方或其他温补肾阳方剂一段时间,亦可抗疟疾复发。(《温病条辨讲解》)

四、双补汤

【**双补汤**】(复方也,法见注中) 人参 山药 茯苓 莲子 芡实 补骨脂 苁蓉 萸肉 五味子 巴戟天 菟丝子 覆盆子

【**方解**】方中人参、山药、茯苓、莲子、芡实补脾健运;补骨脂、肉苁蓉、巴戟天、菟丝子、覆盆子、山萸肉、五味子平补肾气,即所谓"双补"。其特点是在补脾益气的基础上,平补肾气而顾肾阴肾阳,且用芡实、莲子、山萸肉、五味子等药酸温收涩固摄。可用于脾肾不足,累及奇经所致的遗精、阳痿以及妇科崩漏、带下、不孕等病证。

🏷 《温病条辨》相关条文 🏷

六十四、老年久痢,脾阳受伤,食滑便溏,肾阳亦衰,双补汤主之。

老年下虚久痢,伤脾而及肾,食滑便溏,亦系脾肾两伤。无腹痛、肛坠、气胀等证,邪少虚多矣。故以人参、山药、茯苓、莲子、芡实甘温而淡者补脾渗湿,再莲子、芡实水中之谷,补土而不克水者也;以补骨、苁蓉、巴戟、菟丝、覆盆、萸肉、五味酸甘微辛者,升补肾脏阴中之阳,而兼能益精气安五脏者也。此条与上条当对看:上条以酒客久痢,脏真未伤而湿热尚重,故虽日久仍以清热渗湿

为主；此条以老年久痢，湿热无多而脏真已歉，故虽滞下不净，一以补脏固正，立法于此，亦可以悟治病之必先识证也。(《温病条辨·下焦篇·寒湿》)

🎗 医家经典论述及医家临床应用 🎗

叶天士：蒋，五一，久痢用辛甘温而效，是脾阳久伤，治由东垣法极是。述食血腥滑必便溏，四肢忽有肉疹。营卫内应脾胃，气血未得充复。五旬外，下亦怯，用脾肾两补。人参、山药、茯苓、湖莲、芡实、补骨脂、苁蓉、黄肉、五味、巴戟、菟丝、覆盆子。(《临证指南医案》)

方药中：本条是讲老年久痢脾肾阳虚的治疗方法。久痢必然伤脾，脾病必然及肾。久痢，脾肾两伤应是一般最常见的情况。本条特别指出：老年久痢，脾肾两伤者，因为老年患者，脾肾本已不足，再加久痢，更容易出现脾肾两伤情况，实际上一般久痢患者，都应该考虑脾肾两伤以及在治疗上如何培补脾肾的问题，不独老年久痢为然。(《温病条辨讲解》)

五、参茸汤

【参茸汤】(辛甘温法) 人参　鹿茸　附子　当归(炒)　茴香(炒)　菟丝子　杜仲

【方解】方中以血肉有情之品鹿茸温养督脉；菟丝子、杜仲配合鹿茸补奇经督脉；"冲脉隶于阳明"，八脉与阳明关系密切，故用人参补阳明而益奇经；当归、小茴香炒焦黑，以通肝脏脉络之阳，又可辛散益肾；附子升少阴之阳，又可辛通太阳之络。本方是叶氏温补奇经的代表方之一，全方以温补奇经之督脉、冲脉，兼通厥阴、少阴、太阳之络为法，治疗久利损伤脾胃肝肾内络之阳，进而累及奇经，发为"少腹肛坠，连两腰胯，脊髀酸痛"之证。

🎗《温病条辨》相关条文 🎗

七十一、痢久阴阳两伤，少腹肛坠，腰胯脊髀酸痛，由脏腑伤及奇经，参茸汤主之。

少腹坠，冲脉虚也；肛坠，下焦之阴虚也；腰，肾之腑也；胯，胆之穴也(谓环跳)；脊，太阳夹督脉之部也；髀，阳明部也；俱酸痛者，由阴络而伤及奇经也。参补阳明，鹿补督脉，归茴补冲脉，菟丝、附子升少阴，杜仲主腰痛，俾八脉有权，肝肾有养，而痛可止，坠可升提也。按：环跳本穴属胆，太阳少阴之络实会于此。(《温病条辨·中焦篇·寒湿》)

医家经典论述及医家临床应用

叶天士:某,痢久阴阳两伤。少腹肛坠,连两腰胯,脊髀酸痛,由脏腑络伤,已及奇经。前议轻剂升阳颇投,仍从下治。人参、鹿茸、附子、炒当归、茴香、菟丝子、杜仲。(《临证指南医案》)

方药中:本条是讲久痢阴阳两伤并兼"腰、胯、脊、髀"酸痛症的治疗。"少腹肛坠",指少腹及肛门下坠。是久痢的本证,与久病"冲脉"受损有关。"腰"指两侧腰部,腰为肾之府,久痢伤肾,所以出现腰痛。"胯"指髋部,与足少阳胆经有关。"脊"指脊柱,与督脉及足太阳膀胱经有关。"髀"指大腿的上部,与足阳明胃经有关。久痢患者,这些部位出现酸痛,说明久痢不仅损伤了肝、脾、肾正经,而且奇经也受损伤,所以原文原注谓:"俱酸痛者,由阴络而伤及奇经也。"因而在治疗上也就必须兼治正经及奇经,阴阳两伤,阴阳两补,参茸汤有兼补正经奇经的作用,所以久痢阴阳两伤而在临床上合并腰、脊、胯、髀酸痛者,即可选用本方。(《温病条辨讲解》)

六、加减参茸汤

【加减参茸汤】(辛甘温法) 人参 鹿茸 当归(炒) 茴香(炒) 菟丝子 杜仲 补骨脂

【方解】本方即参茸汤去附子之辛热刚燥,加补骨脂增强温补督脉之力而成,此法虽然与参茸汤相同,但有其自身的特点,故命名为"加减参茸汤",与参茸汤比较应用。

《温病条辨》相关条文

七十一、痢久阴阳两伤,少腹肛坠,腰胯脊髀酸痛,由脏腑伤及奇经,参茸汤主之。

按此方虽曰阴阳两补,而偏于阳。若其人但坠而不腰脊痛,偏于阴伤多者,可于本方去附子,加补骨脂。又一法也。(《温病条辨·中焦篇·寒湿》)

医家经典论述及医家临床应用

叶天士:陈,三七,泻痢久则伤肾,多见下焦沉坠。先伤在阴,刚药不效。人参、鹿茸、菟丝子、茯苓、舶茴香、制补骨脂、砂仁。(《临证指南医案》)

张文选:参茸汤与加减参茸汤是叶桂通补奇经的代表方,临床上,不仅痢疾损伤奇经可以应用本方,各种原因引起的络病,由络伤累及奇经之虚,或者肝肾、阳明虚损,进一步损及奇经者,均可以遵照叶氏温养通补奇经的手法,用此两方加减化裁治疗。若能抓住参茸汤、加减参茸汤的制方要点,对于进一步探讨叶氏的奇经用药手法将不无裨益。(《温病方证与杂病辨治》)

第二节 鹿附汤类方鉴别

方名	组成	主症	舌脉	辨证要点	治法	方源
鹿附汤	鹿茸、附子、草果、菟丝子、茯苓	身痛,足跗浮肿	舌白	寒湿久留不解,肾阳督脉虚损	温阳燥湿利水	《温病条辨》
安肾汤	鹿茸、胡芦巴、补骨脂、韭菜子、八角茴香、附子、苍术、茯苓、菟丝子	男子阳痿,精少不育;女子带下、宫冷不孕、月经不调,以及便溏,腰痛,下肢痿软		湿伤脾肾之阳	温补脾肾燥湿	《温病条辨》
扶阳汤	鹿茸、附子、人参、桂枝、当归、蜀漆	形寒嗜卧,发时不渴	舌淡脉微	少阴三疟	温补肾阳截疟	《温病条辨》
双补汤	人参、山药、茯苓、莲子、芡实、补骨脂、肉苁蓉、山茱萸、五味子、巴戟天、菟丝子、覆盆子	食滑便溏		久痢脾肾阳虚	温补脾肾,收敛固摄	《温病条辨》
参茸汤	人参、鹿茸、附子、当归、茴香、菟丝子、杜仲	少腹肛坠,腰胯脊膝酸痛		久痢阴阳两伤,由脏腑伤及奇经	阴阳两补,温补奇经	《温病条辨》
加减参茸汤	人参、鹿茸、当归、茴香、菟丝子、杜仲、补骨脂	泄泻,下焦沉坠		泻痢久伤肾	温养通补奇经	《温病条辨》

第三节 鹿附汤类方临床应用

医案一 张文选医案

慢性湿疹:王某,男,32岁,医生。1977年12月26日初诊。患有严重的湿疹,泛发周身,以下肢为重,两下肢前侧、内侧皮损密集,底部发红,上层结痂,结痂下渗出尤多,会阴部阴囊周围皮损更为严重,奇痒难忍。经北京某医院皮肤科治疗无效,转请中医皮肤科专家诊治,病证如故,患者已失去了治疗的信心。因偶然的一次机会,我看到患者下肢的皮损,详细询问,得知2年前因长期住潮湿的简易房而患此病。由此受到启发,详细诊察,发现患者虽然体格健壮,但舌不红而淡,苔不黄而白腻,脉沉缓而两尺无力。遂从寒湿久稽,肾阳、督脉虚损考虑,用通补督脉,温补肾阳,散寒祛风除湿法,以鹿附汤加味处方:鹿角片15g,炮附子6g,菟丝子30g,淫羊藿10g,草果8g,苍术12g,土茯苓30g,薏苡仁30g,乌梢蛇10g,白鲜皮10g,蛇床子10g。3剂。上方3剂,痒大减,渗出减少,皮损开始收敛。患者的夫人也是医生,发现此方疗效明显,遂在自己所在医院照方取药,每日1剂,连续服用1个月,如此严重的皮肤病竟然完全治愈。其后患者告诉我,自己的皮肤病已经痊愈,我半信半疑,察看时,皮肤湿疹完全消失,仅有愈后色素沉着的痕迹,才知本方疗效非凡。

带下如注:周某,女,38岁。2006年4月11日初诊。患者长期腰痛,白带颇多,有时如水下注,自觉流出白带湿冷,小腹下坠、发凉,四肢也凉,月经量少,痛经。曾多次经西医妇科检查治疗,未效,服中药完带汤、补中益气汤也不效。舌淡胖,苔白厚腻,脉沉软。辨为寒湿损伤奇经的鹿附汤证,处方:鹿角片15g,鹿角霜15g,炮附子8g,菟丝子15g,草果3g,茯苓30g,炒白术30g,干姜10g,炙甘草6g。7剂。2006年4月18日二诊:白带大为减少,腰痛减轻。脉沉软,舌淡苔白、略腻。上方加小茴香6g。7剂。带下、腰痛、小腹坠凉诸症痊愈。

综上所述,鹿附汤不是一般的温补肾阳方,其鹿茸、菟丝子、附子与辛香之草果、淡渗之茯苓配伍,具有通补奇经督脉的特殊作用,而又善于除寒湿,因此能够治疗督脉与肾阳不足,寒湿内盛,阴湿下注所致的诸多病证。(《温病方证与杂病辨治》)

医案二 张文选医案

钱某,男,35岁。2005年1月25日初诊。患者腰痛半年,以腰骶部两侧为甚,腰部酸胀,伴有胸闷,心慌,心慌则腿软,两手发麻,睡眠差,性功能减弱,阳具能勉强勃起而不能持久,脉左弦大,右沉细,舌正红,苔薄白。辨为安肾丸证,处方:鹿角片(先煎)15g,鹿角霜(先煎)15g,胡芦巴10g,补骨脂10g,小茴香3g,炮附子6g,苍术6g,茯苓20g,菟丝子15g,杜仲10g,桑寄生10g,川楝子10g。7剂。2005年2月1日二诊:服药后腰痛明显减轻,心慌、胸闷、失眠明显好转,性功能增强。脉左弦略大,右沉细。上方加柴胡24g,黄芩10g。7剂。腰痛等症痊愈。(《温病方证与杂病辨治》)

医案三　张文选医案

潘某,男,39岁。2006年1月3日初诊。素有早泄,每次性生活双方均得不到满足感。虽非阳痿,但性功能低下。大便溏,不成形,日2次。患胆囊息肉,右胁下时隐隐作痛。曾屡用补肾药,未能见效。舌边偏红,苔白薄,脉沉细缓,略弦。辨为双补汤证,拟平补脾肾、通调奇经、兼疏理肝胆法,处方:红人参3g,生山药10g,茯苓20g,莲子10g,芡实10g,补骨脂10g,肉苁蓉10g,山萸肉10g,五味子10g,巴戟天10g,菟丝子10g,覆盆子10g,柴胡20g,白芍10g,枳实10g,炙甘草6g。6剂。2006年1月10日二诊:患者自述本方有特效,服药后早泄明显改善,便溏愈,胁下痛止。以前性生活后疲劳异常,困顿不堪,服此方后,精神振作,性后不再疲劳。脉沉软滑,左脉滑甚,舌偏红,苔薄白。上方加黄芩12g。6剂。2006年1月17日三诊:早泄未再发生,希望继续服药。脉沉软兼滑,舌红苔白。用一诊方加鹿角片、鹿角霜各15g,合补骨脂、肉苁蓉、巴戟天、菟丝子、生晒参、茯苓以通补奇经。7剂。早泄痊愈,性功能恢复正常。(《温病方证与杂病辨治》)

医案四　张文选医案

杨某,女,29岁,2004年9月7日初诊。结婚5年,一直与丈夫同居,但未孕。曾经在妇科做详细检查,子宫发育与宫腔形态正常,双侧输卵管通畅。病检提示:"子宫内膜腺体分泌不良。"其丈夫精液检查正常。用西药治疗并服中药健脾、补肾方未效。平时小腹发凉、下坠,白带较多,月经周期正常,月经量少,腰酸沉。舌红苔薄白,脉沉弱。从小腹下坠,月经量少,腰酸沉等辨为奇经不足的加减参茸汤证,处方:鹿角片(先煎)10g,鹿角霜(先煎)15g,当归10g,小茴香3g,菟丝子15g,杜仲15g,补骨脂10g,红人参3g,茯苓15g,生黄芪20g。7剂。患者家在陕西,带此方回家坚持服药1个月后,电话告知月经40余天未至,经查怀孕,后足月顺产一女婴。杨某患者的一位亲戚赵某也患不孕症,得知杨某怀孕生小孩后也来电话索方,遂将上方转给赵姓患者,其坚持服药月余,也怀孕,后足月生产一男婴。(《温病方证与杂病辨治》)

第七章 竹皮大丸类方临证思辨

竹皮大丸出自《金匮要略》，由生竹茹、石膏、桂枝、甘草、白薇组成，具有清热止呕，安中益气的功效，主妇人乳虚呕逆；橘半桂苓枳姜汤主妇人寒湿阴吹，呕恶；白术和中汤主脾虚湿滞食积。三方虽然组成药物各有不同，但皆主中焦呕逆之证，故归于同类方。

第一节 竹皮大丸类方

一、竹皮大丸

【竹皮大丸】生竹茹二分　石膏二分　桂枝一分　甘草七分　白薇一分　上五味，末之，枣肉和丸弹子大，以饮服一丸，日三，夜二服。有热者倍白薇，烦喘者加柏实一分。

【方解】方中竹茹、石膏清胃热，止呕逆；白薇清虚热；桂枝平冲逆；甘草、大枣安中益气，调和诸药。全方共奏清热止呕、安中益气之功。

《金匮要略》相关条文

妇人乳中虚，烦乱，呕逆，安中益气，竹皮大丸主之。(10)(《金匮要略·疟病脉证并治》)

医家经典论述及医家临床应用

陈修园：病本全由中虚，然而药止用竹茹桂甘石膏白薇者，盖中虚而至为呕为烦，则胆腑受邪，烦呕为主病，故以竹茹之除烦止呕者为君，胸中阳气不用，故以桂甘扶阳，而化其逆气者为臣，以石膏凉上焦气分之虚热为佐，以白薇去表间之浮热为使，要知烦乱呕逆，而无腹痛下利等证，虽虚，无寒可疑也。妙在加桂于凉剂中，尤妙在甘草独多，意谓散蕴蓄之邪，复清阳之气，中即自安，气即自益，故无一补剂，而反注其立汤之本意曰安中益气。竹皮大丸，神哉。喘加柏实，柏每西向，得西方之气最清，故能益金，润肝木而养心，则肺不受烁，喘自平也。有热倍白薇，盖白薇能去浮热，故小品桂枝加龙骨牡蛎汤云。汗多热浮者，去桂加白薇附子各三分，名曰二加龙骨汤，则白薇之能去浮热可知矣。（《金匮要略浅注》）

武之望：中虚不可用石膏，烦乱不可用桂枝，此方以甘草七分，配众药六分，又以枣肉为丸，仍以一丸饮下，可想其立方之微，用药之难，审虚实之不易也。仍饮服者，尤虑夫虚虚之祸耳！用是方者，亦当深省。（《济阴纲目》）

周扬俊：妇人以阴血上为乳汁，必藉谷气精微以成之。然乳房居胃上，阳明经脉之所过，乳汁去多，则阴血乏而胃中益虚，阴乏则火挠而神昏乱，胃虚则呕逆，用甘草泻心火安中益气，石膏疗烦乱，竹皮主呕逆，桂枝利荣气，通血脉，又宣导诸药，使无扞格之患，柏实，《本草》主恍惚虚烦，安五脏，益气。烦喘者，为心中虚火动肺，故以柏实两安之。（《金匮玉函经二注》）

二、橘半桂苓枳姜汤

【橘半桂苓枳姜汤】（苦辛淡法）　半夏二两　小枳实一两　橘皮六钱　桂枝一两　茯苓块六钱　生姜六钱　甘澜水十碗，煮成四碗，分四次，日三夜一服，以愈为度。愈后以温中补脾，使饮不聚为要。其下焦虚寒者，温下焦，肥人用温燥法，瘦人用温平法。

【方解】方中半夏燥湿化痰、和胃止呕、消结散痞；因气机不畅则痰凝，痰凝则更阻滞气机，故以陈皮、枳实理气和中、化湿消痰；茯苓健脾利湿，使湿去则痰无以生；桂枝温阳以化痰饮；生姜温中和胃止呕，并制半夏之毒。诸药合用，燥湿化痰，和中止呕，行气化滞，使气行湿化，则痰消而诸症可愈。临床常用于阴吹、带下病、产后咳嗽等属痰饮内停者。

《温病条辨》相关条文

五十一、饮家阴吹，脉弦而迟，不得固执《金匮》法，当反用之，橘半桂苓枳姜汤主之。

《金匮》谓阴吹正喧，猪膏发煎主之。盖以胃中津液不足，大肠津液枯槁，气不后行，逼走前阴，故重用润法，俾津液充足流行，浊气仍归旧路矣。若饮家之阴吹，则大不然。盖痰饮蟠踞中焦，必有不寐、不食、不饥、不便、恶水等证，脉不数而迟弦，其为非津液之枯槁，乃津液之积聚胃口可知。故用九窍不和，皆属胃病例,峻通胃液下行,使大肠得胃中津液滋润而病如失矣。此证系余治验,故附录于此,以开一条门径。(《温病条辨·下焦篇·寒湿》)

🎋 医家经典论述及医家临床应用 🎋

方药中:本条是讲寒湿合并阴吹的辨证论治。"阴吹",即妇女阴道排气。"阴吹"之名,首见《金匮要略·妇人杂病脉证并治》,其谓:"胃气下泄,阴吹而正喧,此谷气之实也,膏发煎导之。"阴道排气,一种情况是大便不通,大便秘结时,直肠充满硬结大便,压迫阴道,所以发生阴道排气;另一种情况是小便不利,少腹积水,压迫阴道,所以发生阴道排气。前者治疗上应予润肠通便,大便通畅以后,阴道排气自然消失。后者则应利水消胀,小便通利以后,阴道排气自然消失。此两种情况在临床表现上都是阴道排气,但由于其病机不同,所以治疗方法也有不同。《金匮要略》中所说的情况是属于前一种情况,所以谓之"此谷气之实也"。"谷气实",是指大便秘结。膏发煎,主要药物是猪膏,亦即猪油,口服大量猪油通便,以治疗由于大便秘结而致之阴吹,即原注所谓"盖以胃中津液枯槁,气不后行,逼走前阴,故重用润法,俾津液充足流行,浊气得归旧路"。本条所指的情况属于后一种情况,即水饮内停,压迫阴道而致阴吹。原文谓"饮家",即指素有积水患者,"脉弦而迟",属于阳虚,有积水说明属于寒湿,前条已曾述及。吴氏认为饮家水在中焦者,加枳实、橘皮。饮家出现阴吹,多属津液积聚胃口,所以吴氏从中焦论治,以橘半桂苓枳姜汤来作治疗。原文原注谓:"此证是余治验,故附录于此,以开一条门径。"并明确提出:"不得固执金匮法,当反用之。"说明吴氏丰富的治疗经验和遵经而不泥古的治学态度……此外,吴氏在橘半桂苓枳姜汤方后注中,特别提出了愈后的治疗问题,他一方面提出使用本方以愈为度,亦即"中病即止",愈后要"温中补脾,使饮不聚","其下焦虚寒者,温下焦",这是"治病必求于本"。"肥人用温燥法,瘦人用温平法",这是因人而异。在方后吴氏还加了大段按语,从中可以看出,吴氏治学力主因人、因时、因地制宜,反对机械地对待疾病,这是中医学指导思想整体恒动观念在临床中的具体体现。(《温病条辨讲解》)

三、白术和中汤

【白术和中汤】生晒术钱半　新会皮钱半,炒　焦六曲三钱　佛手花五分　浙茯苓四钱　春砂仁一钱,杵　五谷虫三钱,漂净　陈仓米三钱,荷叶包

【方解】方中以茯苓、白术培中利湿;陈皮、砂仁运中;神曲、谷虫导滞;

佛手花理气宽胀;荷叶包陈仓米升清气以和胃。全方补而不滞,疏而不消,为温和脾胃,条畅气机之方。

《重订通俗伤寒论》相关条文

温和脾胃　若寒气盛,加炒干姜八分,淡吴萸五分,紫猺桂三分;若湿热盛,加川连六分,川朴一钱;兼大便闭结者,吞服枳实导滞丸三钱,以胀满多挟宿滞也,下后,随用此汤渐磨而化之;若兼络瘀,加新绛钱半,旋覆花三钱包煎,青葱管五寸冲。

医家经典论述及医家临床应用

俞根初:脾胃主中气,过服消克则中气虚,气虚则滞,滞则中满,甚或成臌,多由湿聚为满,气壅为胀,中空无物,按之不坚,亦不痛,或时胀时减,病名气虚中满。湿证夹食,中期最多此证,用药最难,纯补则胀满愈甚,分消则中气愈虚,故以苓、术培中化湿为君;臣以陈皮、砂仁运中,神曲、谷虫导滞;佐以佛手花疏气宽胀;使以荷叶包陈仓米,升清气以和胃,补而不滞,疏而不削。此为温和脾胃,条畅气机之良方。(《重订通俗伤寒论》)

赵绍琴:方中白术健脾燥湿,茯苓健脾利湿,二药相配,化湿健脾和中,为方中君药。陈皮、佛手花,行气宽中和胃。焦神曲、砂仁,芳香醒胃消食。陈仓米补益胃气,以荷叶包之是取其芳香化湿和中作用。诸药相配,共奏化湿消食,健脾和胃之功,是湿热病瘥后调理之方。正如何秀山在本方按语中所说:"补而不滞,疏而不消,此为温和脾胃,条畅气机之良方。"五谷虫即蝇蛆,古人用以消导化滞,现已不用。根据我们的经验,临床应用本方,可酌加藿香三钱、佩兰三钱,以增强芳香化湿和中之力。(《温病纵横》)

第二节　竹皮大丸类方鉴别

方名	组成	主症	舌脉	辨证要点	治法	方源
竹皮大丸	竹茹、石膏、桂枝、甘草、白薇、大枣	妇人乳中虚,烦乱,呕逆		妇人产后虚热	清热止呕,安中益气	《金匮要略》
橘半桂苓枳姜汤	半夏、枳实、陈皮、桂枝、茯苓、生姜	饮家阴吹	脉弦而迟	寒湿阴吹	燥湿化痰,理气和中	《温病条辨》

续表

方名	组成	主症	舌脉	辨证要点	治法	方源
白术和中汤	白术、陈皮、神曲、佛手、茯苓、砂仁、五谷虫、荷叶包陈仓米	腹中胀满,中空无物,按之不坚,亦不痛,或时胀时减		食积不消,脾虚湿滞	消食和胃,理气宽中	《重订通俗伤寒论》

第三节 竹皮大丸类方临床应用

医案 **刘渡舟医案**

王某 女,50岁。1994年8月29日初诊。近半年来感觉周身不适,心中烦乱,遇事情绪易激动,常常多愁善感,悲恸欲哭。胸闷心悸气短,呕恶不食,头面烘热而燥,口干喜饮,失眠多梦,颜面潮红,但头汗出。月经周期不定,时有时无。某医院诊断为"更年期综合征",服更年康及维生素类药物,未见效果。舌苔薄白,脉来滑大,按之则软。刘老辨为妇女50岁乳中虚,阳明之气阴不足,虚热内扰之证,治宜养阴益气,清热除烦,为疏《金匮要略》竹皮大丸加减。白薇10g,玉竹20g,牡丹皮10g,生石膏30g,竹茹30g,桂枝6g,大枣5枚,炙甘草10g。服药5剂,自觉周身轻松,烦乱呕逆之症减轻,又续服7剂,其病已去大半,情绪安宁,睡眠转佳,病有向愈之势。守方化裁,共服20余剂而病瘳。

按 竹皮大丸见于《金匮要略·妇人产后病脉证治》,主治"妇人乳中虚,烦乱呕逆"之证,是证由产后气阴两亏,虚热内扰而生。本案所现脉证,发于经断前后,亦是由于气血阴津俱虚所致。月经欲断未断,每易伤阴耗气,气阴不足,则因虚而生内热,热扰于中焦,胃气不得下降,故见呕恶不食;上扰于胸位,使心神无主,又加中焦亏乏,不能"受气取汁,变化而赤为血",则心血不充,神明失养,故可见心中烦乱,失眠多梦以及情绪异常等症。治疗当师仲景"安中益气"为大法,清热降逆,养阴和胃,用竹皮大丸。竹茹、石膏清热、降逆、止呕;桂枝、甘草辛甘化气,温中益心;白薇清在上之虚热;大枣、玉竹滋中州之阴液;牡丹皮助白薇养阴以凉气血而清虚热。本方寒温并用,化气通阴,服之能使气阴两立,虚热内除,于是随月经欲断所现等证候自愈。(《刘渡舟临证验案精选》)

第八章　寒湿其他类方临证思辨

吴鞠通《温病条辨·下焦篇·寒湿》中黄土汤、椒桂汤、大黄附子汤、天台乌药散有温阳散寒，兼止血、理气、止痛、通便的功效。虽然组成药物各有不同，但皆治下焦寒湿之证。其中黄土汤治下焦寒湿合并便血；椒桂汤、大黄附子汤、天台乌药散皆可治疗寒疝。故归于同类方。

第一节　寒湿其他类方

一、黄土汤

【**黄土汤**】(甘苦合用刚柔互济法)　甘草三两　干地黄三两　白术三两　附子炮,三两　阿胶三两　黄芩三两　灶中黄土半斤　水八升,煮取二升,分温二服。(分量服法悉录古方,未敢增减,用者自行斟酌可也。)

【**方解**】方中灶心黄土温中止血；白术、附子温脾阳而补中气,助灶心黄土复统摄之权；出血量多,阴血亏耗,而辛温之术、附又易耗血动血,故用地黄、阿胶滋阴养血；黄芩清热止血；甘草调药和中。诸药配伍,寒热并用,标本兼治,刚柔相济,温阳而不伤阴,滋阴而不碍阳。

⊐⊏ 《温病条辨》相关条文 ⊐⊏

四十六、先便后血,小肠寒湿,黄土汤主之。

此因上条而类及,以补偏救弊也,义见前条注下。前方纯用刚者,此方则以刚药健脾而渗湿,柔药保肝肾之阴,而补丧失之血,刚柔相济,又立一法,以开学者门径。后世黑地黄丸法,盖仿诸此。(《温病条辨·下焦篇·寒湿》)

⊐⊏ 医家经典论述及医家临床应用 ⊐⊏

方药中：四十六条是讲下焦寒湿合并非痔疮出血。非痔疮出血,一般都是先便后血。非痔疮出血,亦属于"湿"。但一般阴阳俱虚、寒热错杂者不少。本条所附黄土汤、出自《金匮要略》,原文云:"下血,先便后血,此远血也,黄土汤主之。"方中附子、白术温中补脾,地黄、阿胶滋肾养肝,黄芩清热,黄土温摄止血,为治疗疾病晚期出血之著名方剂,因此下焦寒湿合并便血,特别是先便后血者,常用本方。(《温病条辨讲解》)

　　赵绍琴:黄土汤中之"灶中黄土"即伏龙肝,有温脾止血之功。白术、附子温阳健脾。三药相配,温振脾阳。更加甘草以益脾气,使脾之阳气得复,则统血有权,能统血而止血。地黄、阿胶滋阴养血。黄芩性寒,可制约白术、附子之温燥辛窜。甘草又有调合之功。本方诸药配伍,温阳而不燥烈,滋阴而不碍阳,共奏温阳补阴/养血止血之功,是温而不燥,滋而不柔之良方。(《温病纵横》)

二、椒桂汤

　　【椒桂汤】(苦辛通法)　川椒(炒黑)六钱　桂枝六钱　良姜三钱　柴胡六钱小茴香四钱　广皮三钱　吴茱萸(泡淡)四钱　青皮三钱　急流水八碗,煮成三碗,温服一碗,覆被令微汗佳;不汗服第二碗,接饮生姜汤促之;得汗,次早服第三碗,不必覆被再令汗。

　　【方解】方中用花椒、吴茱萸、小茴香温中散寒,芳香化浊以行气;柴胡入少阳引邪外出;桂枝建中并解太阳表邪;青皮、陈皮疏肝理气从中达外;高良姜温养下焦阳气。共奏暖肝散寒,除湿止痛之功。

🔹《温病条辨》相关条文🔹

　　五十二、暴感寒湿成疝,寒热往来,脉弦反数,舌白滑,或无苔不渴,当脐痛,或胁下痛,椒桂汤主之。

　　此小邪中里证也。疝,气结如山也。此肝脏本虚,或素有肝郁,或因暴怒,又猝感寒湿,秋月多得之。既有寒热之表证,又有脐痛之里证,表里俱急,不得不用两解。方以川椒、吴萸、小茴香直入肝脏之里,又芳香化浊流气;以柴胡从少阳领邪出表,病在肝治胆也;又以桂枝协济柴胡者,病在少阴,治在太阳也,经所谓病在脏治其腑之义也,况又有寒热之表证乎!佐以青皮、广皮,从中达外,峻伐肝邪也;使以良姜,温下焦之里也,水用急流,驱浊阴使无留滞也。(《温病条辨·下焦篇·寒湿》)

医家经典论述及医家临床应用

方药中:吴氏对于"寒疝"的认识是:"寒疝"的病因,其内因是患者素体肝气不足,复加猝感寒凉;或素有肝郁,或因暴怒导致肝气受损,再加猝感寒凉,所以发病。这就是五十二条原注中所谓的"此肝脏本虚,或素有肝郁,或因暴怒,又猝感寒湿,秋月多得之"。"寒疝"的病机,其病位在足厥阴肝,其病性属于寒湿,由于多属猝感寒凉,所以既有表证,也有里证。疼痛之理,系由寒湿导致气滞血瘀,肝胆经络不通,不通则痛。这也就是本篇五十二条原注中所谓的"秋月多得之",既有寒热之表证,又有脐痛之里证。本篇五十三条原注中所谓的邪居厥阴,表里俱急。(《温病条辨讲解》)

三、大黄附子汤

【大黄附子汤】(苦辛温下法)　大黄五钱　熟附子五钱　细辛三钱　水五杯,煮取两杯,分温二服。(原方分量甚重,此则从时改轻,临时对证斟酌)

【方解】方中附子、细辛温里通阳,散寒湿之邪;又因肝胆无出路,故用大黄通胃腑为出路;大黄之苦合附子、细辛之辛,苦辛相合,能降能通,通则不痛。

《金匮要略》相关条文

胁下偏痛,发热,其脉紧弦,此寒也,以温药下之,宜大黄附子汤。(15)(《金匮要略·腹满寒疝宿食病脉证治》)

《温病条辨》相关条文

五十三、寒疝脉弦紧,胁下偏痛,发热,大黄附子汤主之。

此邪居厥阴,表里俱急,故用温下法以两解之也。脉弦为肝郁,紧,里寒也;胁下偏痛,肝胆经络为寒湿所搏,郁于血分而为痛也;发热者,胆因肝而郁也。故用附子温里通阳,细辛暖水脏而散寒湿之邪;肝胆无出路,故用大黄,借胃腑以为出路也;大黄之苦,合附子、细辛之辛,苦与辛合,能降能通,通则不痛也。(《温病条辨·下焦篇·寒湿》)

医家经典论述及医家临床应用

方药中:"寒疝"的临床表现是:少腹或脐部疼痛,或牵引胁下痛,或牵引睾丸痛,或牵引腰痛,疼痛十分剧烈,或合并发热、恶寒、寒热往来;脉弦紧,这就是本篇五十二条原文中所谓的"寒热往来",本篇五十三条原文中所谓的"寒疝,脉弦紧,胁下偏痛发热",本篇五十四条原文中所谓的"寒疝少腹或脐旁,下引睾丸,或掣胁,下掣腰,痛不可忍。"(《温病条辨讲解》)

四、天台乌药散

【天台乌药散】(苦辛热急通法) 乌药五钱 木香五钱 小茴香(炒黑)五钱 良姜(炒)五钱 青皮五钱 川楝子十枚 巴豆七十二粒 槟榔五钱 先以巴豆微打破,加麸数合,炒川楝子,以巴豆黑透为度,去巴豆、麸子不用。但以川楝同前药为极细末,黄酒和服一钱。不能饮者,姜汤代之。重者日再服,痛不可忍者,日三服。

【方解】方中乌药辛温,入厥阴肝经,行气疏肝,散寒止痛。青皮疏肝理气,小茴香暖肝散寒,高良姜散寒止痛,木香行气止痛,四药辛温芳香,可加强乌药行气疏肝,散寒止痛之功。槟榔行气导滞,直达下焦而破坚;苦寒之川楝子与辛热之巴豆同炒,去巴豆而用川楝子,既可制其苦寒之性,又增其行气散结之力。诸药合用,使寒凝得散,气滞得疏,肝络调和,则疝痛自愈。

《温病条辨》相关条文

五十四、寒疝少腹或脐旁,下引睾丸,或掣胁,下掣腰,痛不可忍者,天台乌药散主之。

此寒湿客于肝肾小肠而为病,故方用温通足厥阴、手太阳之药也。乌药祛膀胱冷气,能消肿止痛;木香透络定痛;青皮行气伐肝;良姜温脏劫寒;茴香温关元,暖腰肾,又能透络定痛;槟榔至坚,直达肛门散结气,使坚者溃,聚者散,引诸药逐浊气,由肛门而出;川楝导小肠湿热,由小便下行,炒以斩关夺门之巴豆,用气味而不用形质,使巴豆帅气药散无形之寒,随槟榔下出肛门;川楝得巴豆迅烈之气,逐有形之湿,从小便而去,俾有形无形之结邪,一齐解散而病根拔矣。(《温病条辨·下焦篇·寒湿》)

医家经典论述及医家临床应用

方药中:"寒疝"的治疗,其治法是温中、散寒、理气、通下,常用方是:椒桂汤、大黄附子汤、天台乌药散。(《温病条辨讲解》)

第二节　寒湿其他类方鉴别

方名	组成	主症	舌脉	辨证要点	治法	方源
黄土汤	灶中黄土、甘草、生地黄、白术、附子、阿胶、黄芩	先便后血		下焦寒湿合并便血	温阳健脾，养血止血	《温病条辨》《金匮要略》
椒桂汤	花椒、桂枝、高良姜、柴胡、小茴香、陈皮、吴茱萸、青皮	寒热往来，不渴，当脐痛，或胁下痛	舌白滑或无苔，脉弦反数	寒湿成疝	暖肝散寒，除湿止痛	《温病条辨》
大黄附子汤	大黄、附子、细辛	胁下偏痛，发热	脉弦紧	寒疝，寒积里实证	温里散寒，通便止痛	《温病条辨》《金匮要略》
天台乌药散	乌药、木香、小茴香、高良姜、青皮、川楝子、巴豆、槟榔	少腹或脐旁，下引睾丸，或掣胁，下掣腰，痛不可忍		寒疝，肝经寒凝气滞证	行气疏肝，散寒止痛	《温病条辨》

第三节　寒湿其他类方临床应用

医案一　吴鞠通医案

　　丙辰年，瑭治一山阴幕友车姓，年五十五岁，须发已白大半。脐左坚大如盘，隐隐微痛，不大便数十日。先延外科治之，外科以大承气下之三四次，终不通。延余诊视。按之坚冷如石，面色青黄，脉短涩而迟。先尚能食，屡下之后，糜粥不进，不大便已四十九日。余曰：此癥也，金气之所结也。以肝本抑郁，又感秋金燥气，小邪中里，久而结成，愈久愈坚，非下不可，然寒下非其治也。以天台乌药散二钱，加巴豆霜一分，姜汤和服。设三伏以待之，如不通，第二次加巴豆霜分半，再不通，第三次加巴豆霜一分，姜汤和服。服至三次后，始下黑亮球四十九枚，坚莫能破。继以苦温甘辛之法调理，渐次能食。又十五日不大便，余如前法，下至第二次而通，下黑亮球十五枚，虽亦坚结，然破之能碎，但燥极耳。外以香油熬川椒，熨其坚处，内服苦温芳香透络，月余化尽。于此证，方知燥金之气伤人如此，而温下寒下之法，断不容紊也。（《温病条辨》）

医案二 **吴鞠通医案**

乙酉四月十九日,傅,五十七岁。感受燥金之气,腹痛泄泻呕吐。现在泄泻虽止,而呕不能食,腹痛仍然,舌苔白滑,肉色刮白。宜急温之,兼与行太阴之湿。茯苓块五钱、吴萸二钱、川椒炭三钱、姜半夏五钱、良姜二钱、益智仁二钱、生苡仁五钱、广皮三钱、公丁香一钱。煮三杯,分三次服。二十二日,背仍痛,于原方加良姜一钱、吴萸二钱、桂枝五钱。二十七日,已效,阴气未退,再服三帖,分四日服完。五月初三日,痛减,呕与泄泻俱止,减川椒、吴萸、良姜之半,再服六帖。十三日,阴未化,阳自不复,且心下坚大如盘,脉如故,再服。(《吴鞠通医案》)

方证解释:"感受燥金之气",即感受秋燥寒湿之邪。证为腹痛、泄泻、呕吐,舌苔白滑,肉色刮白。此寒湿阻滞,脾胃升降逆乱。二诊方用川椒炭、桂枝、吴茱萸、高良姜、广皮,正是椒桂汤法,所谓"苦热"温散寒湿。其公丁香代替小茴香,所谓"芳香"流通,辟秽化浊。另用姜半夏止呕;益智仁、茯苓、生苡仁止泻。〔《温病方证与杂病辨治》(增订本)〕

医案三 **蒲辅周医案**

苗某,女,58岁。患者大便后流鲜血,或无大便亦流大量鲜血。每次流血量约1~2茶碗之多,每日2~3次,已10余日。两少腹有隐痛,自觉头晕心慌,气短自汗,脸肿,饮食尚可,素有失眠及关节疼痛,月经已停止2年。脉沉数,舌微淡无苔。《黄帝内经》谓:"结阴者,便血一升,再结二升,三结三升。"以阴气内结,不得外行,血无所禀,渗入肠间。今去血过多,治宜温养脾肾。方用《金匮要略》黄土汤加味:熟地黄一两,白术六钱,炙甘草六钱,黑附子三钱,黄芩二钱,阿胶五钱,侧柏叶(炒)三钱,黄土二两。用开水泡黄土,澄清取水煎药,服2剂。

复诊时,服上方已有好转,昨日大便2次,只有1次流血,今日又便后流血1次,仍有心跳气短,已无头晕及自汗出,饮食尚可,眠佳,舌无苔,脉仍沉数。原方再服3剂。

三诊便血已很少,心跳气短亦减,舌薄苔微黄,脉如前。此证血虽渐止,但日久伤血,中气亦伤,仍宜益气滋阴补血以资善后。处方:生黄芪五钱,当归二钱,干地黄四钱,东阿胶三钱,甘草二钱,生地愉二钱,侧柏叶(炒)二钱,枯黄芩一钱五分,炒槐花二钱,地骨皮二钱。5剂。3个月后随访,未再便血,心跳气短亦较前为佳。

按　古之所谓结阴,即今之所谓便血。《金匮要略》:"下血,先便后血,此远血也,黄土汤主之。"黄土性温入脾,合白术、附子以复健行之气,血得温即循经而行;又用阿胶、地黄、甘草,滋肾以益脱竭之血。又虑辛温之品,易致出血,故又以黄芩之苦寒制之。本例采用全方再加侧柏叶,增强止血作用。善用经方者,常能应手而效。(《蒲辅周医案》)

医案四　**赵守真医案**

　　钟大满　腹痛有年,理中、四逆辈皆已服之,间或可止。但痛发不常,或一月数发,或两月一发,每痛多为饮食寒冷之所诱致。自常以胡椒末用姜汤冲服,痛得暂解。一日,彼晤余戚家,谈其痼疾之,乞为诊之。脉沉而弦紧,舌白润无苔。按其腹有微痛,痛时牵及腰胁,大便间日一次,少而不畅,小便如常。吾曰:君病属阴寒积聚,非温不能已其寒,非下不能荡其积,是宜温下并行。而前服理中辈无功者,仅祛寒而不逐积耳!依吾法两剂可愈。彼曰:吾固知先生善治异疾,倘得愈,感且不忘。即书予大黄附子汤:大黄四钱　乌附三钱　细辛钱半　并曰:此为《金匮》成方,屡用有效,不可为外言所惑也。

按　腹痛食冷即发,服温热则缓,常复发,脉沉紧,舌白润。此为寒积,故而复发无时。此证用温中散寒药虽可暂止其痛,然若不去其寒积,终不能去其病根。大黄附子汤温下寒积,故得根治。(《治验回忆录》)

主要参考文献

1. 胡秋伟,唐文生,唐丽,等.唐祖宣温病类方解析[M].北京:科学出版社,2019.

2. 赵绍琴.赵绍琴临证400法[M].北京:人民卫生出版社,2006.

3. 赵绍琴,胡定邦,刘景源.温病纵横[M].北京:人民卫生出版社,2006.

4. 张文选.温病方证与杂病辨治[M].北京:人民卫生出版社,2007.

5. 刘景源.刘景源温病学讲稿[M].北京:人民卫生出版社,2008.

6. 许家松.《温病条辨》研读与临证心悟九讲[M].北京:人民卫生出版社,2015.

7. 方药中,许家松.温病条辨讲解[M].北京:人民卫生出版社,2007.

8. 中国中医研究院.蒲辅周医案[M].北京:人民卫生出版社,2005.

9. 刘景源.《温病条辨》通俗讲话[M].北京:中国中医药出版社,2016.

10. 李彩云.温病条辨临证精华[M].太原:山西科学技术出版社,2018.

11. 朱进忠.朱进忠老中医感悟经典:温病条辨[M].太原:山西科学技术出版社,2016.

12. 李鑫辉.温病条辨与临床案例[M].太原:山西科学技术出版社,2019.

13. 王绵之.王绵之方剂学讲稿[M].北京:人民卫生出版社,2005.

14. 李庆业,王云阁,赵晖,等.汤头歌诀白话解[M].4版.北京:人民卫生出版社,2006.

15. 李宇航.伤寒论研读[M].北京:中国中医药出版社,2016.

16. 唐静雯,胡秋伟,董建生,等.唐祖宣伤寒论类方解[M].北京:科学出版社,2017.

17. 冯世纶,张长恩.经方传真:胡希恕经方理论与实践[M].修订版.北京:中国中医药出版社,2008.

18. 李吉彦,沈会.中医脾胃病临证思辨录[M].北京:人民卫生出版社,2019.

19. 李吉彦,沈会.伤寒论类方临证思辨录[M].北京:人民卫生出版社,2022.

20. 蒋健,周华.伤寒论汤证新解[M].上海:上海科学技术出版社,2016.

21. 陈慎吾.陈慎吾伤寒论讲义[M].北京:中国中医药出版社,2008.

22. 秦伯未.增补谦斋医学讲稿[M].北京:中国医药科技出版社,2021.

23. 李克绍.李克绍医论医话[M].2版.北京:中国医药科技出版社,2018.

24. 何廉臣.全国名医验案类编[M].唐文吉,唐文奇,点校.北京:学苑出版社,

2018.

25. 鲍相璈. 验方新编 [M]. 潘远根, 旷惠桃, 整理. 北京: 人民军医出版社, 2008.

26. 李经纬, 余瀛鳌, 王振瑞. 中医大辞典 [M].3 版. 北京: 中国医药科技出版社, 2023.

27. 曹颖甫. 经方实验录 [M]. 北京: 中国医药科技出版社, 2014.

28. 丁甘仁. 丁甘仁医案 [M]. 苏礼, 王怡, 谢晓丽, 整理. 北京: 人民卫生出版社, 2007.

29. 方药中, 许家松. 温病条辨讲解 [M]. 北京: 人民卫生出版社, 2007.

30. 胡希恕. 六经辨证解温病: 胡希恕温病条辨讲义 [M]. 北京: 中国中医药出版社, 2015.

31. 刘渡舟. 刘渡舟伤寒论讲稿 [M]. 北京: 人民卫生出版社, 2008.

32. 孙希良, 吕冠华, 朱成慧, 等. 青黛的历代应用研究 [J]. 中医学报, 2020, 35(8): 1653-1655.

33. 张婉成. 导赤清心汤治疗性病后综合征 28 例初探 [J]. 光明中医, 1995(2): 39-40.

34. 钱红霞, 杜玉坤, 李丽, 等. 解毒承气汤灌肠治疗慢性盆腔炎合并急性弥漫性腹膜炎疗效及对免疫功能的影响 [J]. 现代中西医结合杂志, 2021, 30(14): 1536-1539.

35. 周庆兵, 陈远丽. 浅论叶天士对乌梅丸的创新应用 [J]. 江苏中医药, 2010, 42(2): 55-56.

36. 王高雷. 减味乌梅丸在 2 型糖尿病(上热下寒证)胰岛素强化治疗中的作用 [D]. 咸阳: 陕西中医学院, 2014.

37. 范顺, 石冲, 尚懿纯. 初探温病中“先入后出”之法 [J]. 中医学报, 2020, 35(9): 1846-1848.

38. 王华明, 黄振翘, 何玉辉, 等. 壮热、发斑、痹痛案 [J]. 中医杂志, 1986, (343)5: 23-25.

39. 马伯艳, 王宁, 李云凤, 等.《温病条辨》治哕之阐微 [J]. 辽宁中医杂志, 2021, 48(2): 66-68.

40. 田雷.《祖剂》“宗”“祖”方剂研究及分类方法辨析 [D]. 哈尔滨: 黑龙江中医药大学, 2012.

41. 李克成. 燥证之研究 [D]. 南京: 南京中医药大学, 2009.

42. 顾伟民. 叶天士“在卫汗之可也”探析 [J]. 中华中医药杂志, 2009, 24(6): 704-706.

43. 张艳芳, 徐树楠. 清金化痰汤临床运用案 [J]. 河北中医药学报, 2000(1): 14, 35.

44. 徐雯,吴艳清,丁浩然,等.广藿香的药理作用及机制研究进展 [J].上海中医药杂志,2017,51(10):103-106.

45. 杨进,张文选.孟澍江治疗内科杂病经验 [J].中医杂志,1987(5):21-22.

46. 辜炳锐,范蕊,段富津.《温病条辨》泻心汤类方研究 [J].西部中医药,2016,29(6):28-30.

47. 徐宏诚.辛开苦泄法的应用 [J].湖北中医杂志,1985(2):8-9.

48. 缪钟丽.新加香薷饮治疗暑病四则 [J].江苏中医,1995(3):35.

49. 刘素英.雷氏清宣金脏法治疗暑咳 60 例临床疗效观察 [J].现代诊断与治疗,2013,24(12):2692-2693.

50. 李冀,田雷.《祖剂》与《伤寒论类方》比较 [J].中医药学报,2012,40(3):143-144.

51. 黄煌.关于《伤寒论类方》与《类聚方》的思考 [J].医学与哲学,1994(3):32-33.

52. 李加璞,侯钦丰.读《伤寒论类方》札记 [J].山东中医学院学报,1984(3):22-26.

53. 左言富.从"伤寒论类方"的发展看《伤寒论》方剂的特点 [J].南京中医学院学报,1982(4):17-20.

54. 阮亦,王建楠,刘龙,等.张琪运用清心莲子饮经验体悟 [J].中国中医药信息杂志,2015,22(1):98-99.

55. 张福利,苏金峰,李富震.龙江名医王德光治疗发热临床经验撷菁 [J].中国中医急症,2021,30(8):1477-1480.

56. 崔振儒.秦艽鳖甲散加减退热降温治验 [J].黑龙江中医药,1993(1):2-3,56.

57. 李璇,吴华堂.吴华堂治疗肠燥津亏型老年功能性便秘经验 [J].湖南中医杂志,2016,32(6):31-32.

58. 杨旭东,何萍,苏艳.刘以敏导赤泻黄散治疗小儿急性疱疹性咽峡炎 [J].实用中医内科杂志,2014,28(11):11-12,15.

59. 赵翠英,张闽华,边瑞宏.清胃散临症举隅 [J].陕西中医,2005(8):843.

60. 赵岩松,黎又乐,沈宜华,等.对暑邪的再认识 [J].江苏中医药,2016,48(6):6-8.